BIOESTATÍSTICA
TEÓRICA E COMPUTACIONAL

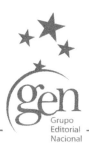

O GEN | Grupo Editorial Nacional – maior plataforma editorial brasileira no segmento científico, técnico e profissional – publica conteúdos nas áreas de ciências da saúde, exatas, humanas, jurídicas e sociais aplicadas, além de prover serviços direcionados à educação continuada e à preparação para concursos.

As editoras que integram o GEN, das mais respeitadas no mercado editorial, construíram catálogos inigualáveis, com obras decisivas para a formação acadêmica e o aperfeiçoamento de várias gerações de profissionais e estudantes, tendo se tornado sinônimo de qualidade e seriedade.

A missão do GEN e dos núcleos de conteúdo que o compõem é prover a melhor informação científica e distribuí-la de maneira flexível e conveniente, a preços justos, gerando benefícios e servindo a autores, docentes, livreiros, funcionários, colaboradores e acionistas.

Nosso comportamento ético incondicional e nossa responsabilidade social e ambiental são reforçados pela natureza educacional de nossa atividade e dão sustentabilidade ao crescimento contínuo e à rentabilidade do grupo.

BIOESTATÍSTICA
TEÓRICA E COMPUTACIONAL

Com bancos de dados reais em disco
Inclui o programa DIMAM, para dimensionamento
de amostras em experimentos e pesquisa clínica
Contém 26 conjuntos de *slides* de apresentação
de aulas para o professor

Héctor Gustavo Arango

Mestre e Doutor em Ciências pela Escola Federal de
Engenharia de Itajubá, Minas Gerais.
Membro da Associação Brasileira de Estatística (ABE).
Membro da Sociedade Brasileira de Econometria (SBE).
Membro da *New York Academy of Sciences* (NYAS).
Titular de Bioestatística da Faculdade de Medicina de Itajubá (FMIt).
Professor Titular da Faculdade de Ciências Sociais Aplicadas do Sul de Minas (FACESM).
hector@itacabo.com.br

Terceira Edição

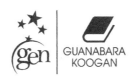

- O autor deste livro e a editora empenharam seus melhores esforços para assegurar que as informações e os procedimentos apresentados no texto estejam em acordo com os padrões aceitos à época da publicação, *e todos os dados foram atualizados pelo autor até a data da entrega dos originais à editora.* Entretanto, tendo em conta a evolução das ciências, as atualizações legislativas, as mudanças regulamentares governamentais e o constante fluxo de novas informações sobre os temas que constam do livro, recomendamos enfaticamente que os leitores consultem sempre outras fontes fidedignas, de modo a se certificarem de que as informações contidas no texto estão corretas e de que não houve alterações nas recomendações ou na legislação regulamentadora.

- O autor e a editora se empenharam para citar adequadamente e dar o devido crédito a todos os detentores de direitos autorais de qualquer material utilizado neste livro, dispondo-se a possíveis acertos posteriores caso, inadvertida e involuntariamente, a identificação de algum deles tenha sido omitida.

- **Atendimento ao cliente: (11) 5080-0751 | faleconosco@grupogen.com.br**

- Direitos exclusivos para a língua portuguesa
  Copyright © 2009 by
  Guanabara Koogan Ltda.
  Uma editora integrante do GEN | Grupo Editorial Nacional
  Travessa do Ouvidor, 11
  Rio de Janeiro – RJ – 20040-040
  www.grupogen.com.br

- Reservados todos os direitos. É proibida a duplicação ou reprodução deste volume, no todo ou em parte, em quaisquer formas ou por quaisquer meios (eletrônico, mecânico, gravação, fotocópia, distribuição pela Internet ou outros), sem permissão, por escrito, da Editora Guanabara Koogan Ltda.

Editoração Eletrônica: ANTHARES

CIP-BRASIL. CATALOGAÇÃO NA FONTE
SINDICATO NACIONAL DOS EDITORES DE LIVROS, RJ

A679b
3.ed.

Arango, Héctor Gustavo
Bioestatística: teórica e computacional: com banco de dados reais em disco / Héctor Gustavo Arango. – 3.ed. - [Reimpr.]. - Rio de Janeiro: Guanabara Koogan, 2021.

Apêndices
Contém respostas de problemas selecionados
"Inclui o programa DIMAM, para dimensionamento de amostras em experimentos e pesquisa clínica"
"Contém 26 conjuntos de *slides* de apresentação de aulas para o professor"
Inclui bibliografia e índice
ISBN 978-85-277-1558-4

1. Bioestatística. 2. Bioestatística – Processamento de dados. I. Título.

09-1061.   CDD: 570.15195
                                       CDU: 57.087.1

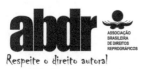

Colaboradora

Luciana Scarlazzari Costa
Bacharel em Estatística pelo Instituto de Matemática, Estatística e Ciências da Computação (IMECC) da UNICAMP, tem Mestrado em Saúde Coletiva na área de epidemiologia também pela UNICAMP e Doutorado em Saúde Pública, também na área de epidemiologia, pela Faculdade de Saúde Pública da USP. Atualmente é Docente da disciplina de Bioestatística, junto com o Prof. Héctor Gustavo Arango, no curso de Pós-graduação em Engenharia Biomédica do Instituto Nacional de Telecomunicações (INATEL). Participa, ainda, de um projeto de pesquisa subsidiado pelo CNPq e vinculado ao Governo do Estado de São Paulo.

Material Suplementar

Este livro conta com o seguinte material suplementar:

- Programa DIMAM, para dimensionamento de amostras em experimentos e pesquisa clínica (leitores e docentes cadastrados)
- Slides de apresentação de aulas (restrito a docentes cadastrados)

O acesso ao material suplementar é gratuito. Basta que o leitor se cadastre e faça seu login em nosso site (www.grupogen.com.br), clicando em GEN-IO no menu superior do lado direito.

É rápido e fácil. Caso haja alguma mudança no sistema ou dificuldade de acesso, entre em contato conosco (gendigital@grupogen.com.br).

Veja as páginas 429 a 433 para informações adicionais.

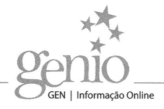

GEN-IO (GEN | Informação Online) é o ambiente virtual de aprendizagem do GEN | Grupo Editorial Nacional

Prefácio da Terceira Edição

Assim como foi mencionado por ocasião do lançamento da primeira edição desta obra, os temas ligados à Bioestatística continuam crescendo de forma considerável. Cada vez mais os profissionais da área de saúde percebem a importância de eles mesmos compreenderem os mecanismos de validação científica envolvidos em pesquisa biomédica e serem capazes de aplicá-los nos experimentos nos quais participam e/ou coordenam. Em alguns cursos de Medicina, a disciplina de Bioestatística, que é ministrada nos primeiros anos do curso, tem horas de reforço e revisão incluídas no sexto ano. Este procedimento constitui uma forma de auxiliar os alunos na elaboração cada vez mais aprimorada dos seus trabalhos de conclusão de curso, que geralmente envolvem o tratamento de dados de vários grupos experimentais e de diversas variáveis.

A terceira edição apresenta um conjunto de alterações cujo objetivo é melhorar o resultado da obra para o leitor. Entre elas é possível mencionar a complementação de alguns tópicos existentes e o desenvolvimento de outros, além da preocupação em oferecer um maior número de exemplos, exercícios e soluções.

Desta forma, foram incorporados vários quadros e diagramas ilustrativos, principalmente nos capítulos iniciais da obra. Foram também revistas e melhoradas várias ilustrações ao longo do livro.

Foi aumentado o número de exemplos, especialmente no Capítulo 4, Medidas Características de uma Distribuição, no qual foi incluído um tópico com teoria e exemplos sobre curtose.

O número de problemas e exercícios e soluções selecionadas foi também aumentado, principalmente no capítulo sobre probabilidade e noções de epidemiologia.

No Capítulo 14, Dimensionamento Amostral, foi incorporado um novo tópico para tratar da questão do dimensionamento em estudos que empregam regressões lineares.

Finalmente, para auxiliar e facilitar o trabalho em aula dos professores da disciplina de Bioestatística, foi desenvolvido um conjunto de *slides* para apresentação multimídia dos 14 capítulos do livro, que ficaram divididos em um total de 26 aulas expositivas.

Grande parte desta revisão foi possível devido à inestimável colaboração da Dra. Luciana Scarlazzari Costa, que auxiliou na correção geral bem como em alguns aspectos particulares da obra. Neste sentido, cabe destacar suas observações sobre o Capítulo 1, A Bioestatística e a Preparação de Estudos, que permitiu uniformizar melhor a linguagem sobre estudos em geral. Também destaco sua participação no Capítulo 5, Probabilidade e Propriedades Epidemiológicas, e no Capítulo 13, Teoria da Regressão, especialmente no tópico de Análise da Qualidade do Ajustamento.

Mais uma vez gostaria de externar minha gratidão por inúmeras pessoas que ajudaram na realização e na melhoria da obra. Neste particular, me permito destacar os alunos dos cursos de Medicina da Faculdade de Medicina de Itajubá, FMIt, e de pós-graduação em Engenharia Biomédica do Instituto Nacional de Telecomunicações, INATEL.

— O AUTOR

Prefácio da Primeira Edição

A demanda pelos temas ligados à Bioestatística tem sido crescente nos últimos anos e pode ser explicada por duas razões. Em primeiro lugar, com as diretrizes da nova LDB (Lei de Diretrizes e Bases) aprovadas em dezembro de 1996, todas as Universidades e Escolas Superiores do Brasil passaram a ser avaliadas em termos de desempenho. Este desempenho é medido em termos de três fatores básicos: formação dos alunos (Provão), infra-estrutura oferecida e qualidade do corpo docente. Neste último aspecto, passou a ter uma importância fundamental a titulação docente. Assim, foi verificado, nos últimos dois anos, um número significativamente maior de matrículas em cursos de pós-graduação, em todas as áreas e, particularmente, na área biomédica. Como o curso de Bioestatística é conteúdo base (matéria obrigatória) nos cursos de pós-graduação na área biomédica, isto explica uma parte do aumento da demanda por este tema. Em segundo lugar, um número cada vez maior de instituições superiores está investindo em pesquisa. Especificamente na área biomédica, os pesquisadores usam intensamente métodos estatísticos para validação dos seus estudos. Estas atividades envolvem profissionais da área (como médicos, nutricionistas e fisioterapeutas, por exemplo), alunos de pós-graduação e, também, de graduação. Desta forma, o número de pessoas envolvidas torna-se realmente significativo. Para avaliar este fenômeno, basta observar o expressivo número de Congressos Seminários de Iniciação Científica surgidos em diversos centros de ensino superior e pesquisa no país nos últimos dois anos.

Este livro está dirigido aos cursos de graduação em Medicina, Nutrição, Fisioterapia, Odontologia, Psicologia, Fonoaudiologia, Farmácia, Veterinária, Ciências Biológicas. Pode servir de referência também nos cursos de pós-graduação de diversas especialidades médicas.

O objetivo, ao longo da obra, foi o de manter uma linguagem biomédica, de forma a criar um ambiente favorável à compreensão dos conceitos estatísticos. A teoria é sempre apresentada seguida de exemplos. De um modo geral, os exemplos estão direcionados à área médica (como casos clínicos), mas podem ser compreendidos por alunos de cursos correlatos.

Embora o título enfatize a questão computacional, o livro pode ser lido e entendido sem o conhecimento de computação. Contudo, como a maioria dos bons centros de ensino emprega hoje pacotes computacionais no ensino de Bioestatística, o livro também apresenta, ao final da quase totalidade dos capítulos, um guia teórico para resolver os problemas computacionalmente, além de exemplos e exercícios específicos. Junto com a obra, acompanha como anexo um arquivo eletrônico em CD, com um conjunto de bases de dados reais em várias áreas da Medicina, tais como Pediatria, Cardiologia, Obstetrícia, Pneumologia e outras. Estes bancos de dados são empregados para a resolução de exemplos e exercícios com e sem o auxílio computacional.

O livro dedica especial importância à parte de testes estatísticos. Esta parte é imprescindível para a pesquisa biomédica. Neste particular, é bom para escolas que trabalham o binômio ensino-pesquisa.

O autor gostaria de expressar seus agradecimentos a todos aqueles que, direta ou indiretamente, contribuíram para a conclusão desta obra. Em especial, gostaria de mencionar a colaboração dos professores Jarbas de Britto, Raimundo Silva, Marcelo Sechinato, Francisco Sales de Almeida, Marcus Vinicius Chiaradia e Maria Christina Anna Grieger. Contudo, as eventuais incorreções ao longo do texto que possam ter restado após inúmeras revisões são de minha exclusiva responsabilidade.

— O AUTOR

Conteúdo

Capítulo 1
A Bioestatística e a Preparação de Estudos, 1

1   Conceitos Preliminares, 1
- 1.1 Estatística, 1
  - 1.1.1 Conceito e Objetivo, 1
  - 1.1.2 Divisão, 2
- 1.2 Bioestatística, 2
- 1.3 População e Amostra, 3
- 1.4 Dados Primários e Dados Secundários, 5
- 1.5 Censo, 5
- 1.6 Estatísticas de Saúde no Brasil, 6
  - 1.6.1 Assistência à Saúde, 6
  - 1.6.2 Rede Assistencial, 6
  - 1.6.3 Morbidade e Informações Epidemiológicas, 7
  - 1.6.4 Estatísticas Vitais e Mortalidade e Nascidos Vivos, 7
  - 1.6.5 Recursos Financeiros, 7
  - 1.6.6 Informações Demográficas e Socioeconômicas, 7
- 1.7 Conceitos e Informações Preliminares Importantes, 7
  - 1.7.1 Arredondamento de Dados, 7
  - 1.7.2 Classificação de Variáveis, 8

2   A Preparação de um Estudo, 8
- 2.1 Tipos de Estudos, 9
- 2.2 Escolha das Variáveis ou dos Fatores, 10
- 2.3 Problemas Usuais no Levantamento de Dados, 11
  - 2.3.1 Representatividade, 12
  - 2.3.2 Fidedignidade, 13
- 2.4 Efeitos Indesejados no Levantamento de Dados, 13
  - 2.4.1 Efeito Placebo, 13
  - 2.4.2 Efeito Rosenthall, 14
  - 2.4.3 Efeito Hawthorne, 15
  - 2.4.4 Ilusão de Müller-Lyer, 15
  - 2.4.5 Efeito Complacência, 15
  - 2.4.6 Efeito Memória, 16
  - 2.4.7 Efeito Desmascaramento, 16
- 2.5 Obtenção de Amostras, 16
  - 2.5.1 Formas de Amostragem, 17
  - 2.5.2 Tamanho de uma Amostra, 19

3   Recursos Computacionais em Bioestatística, 20
- 3.1 Escolha do Programa Ideal, 20
- 3.2 Montagem de Arquivos de Dados, 21

4   Aspectos Históricos da Estatística, 24
     4.1 História da Estatística no Mundo, 24
     4.2 História da Estatística no Brasil, 27

Capítulo 2
Organização de Dados em Tabelas, 32
1   Normas para Apresentação Tabular de Dados, 32
     1.1 Regras Gerais, 32
     1.2 Simbologia e Números, 34

2   Dados Brutos e Rol, 34

3   Número de Classes e Intervalo de Classe, 35

4   Freqüência, 41

5   Construção de Tabelas: Princípios Básicos, 41

6   Classificação de Tabelas, 43

7   Exemplos de Tabelas em Publicações Científicas, 43

8   Recursos Computacionais para a Construção de Tabelas, 48
     8.1 Edição de Tabelas de Freqüência Empregando o Programa STATISTICA, 48
          8.1.1 Tabelas Simples, 49
          8.1.2 Tabelas Duplas, 51

Capítulo 3
Apresentação Gráfica de Dados, 58
1   Utilidade dos Gráficos, 58

2   Recursos Gráficos Computacionais, 62

3   Exemplos de Gráficos em Publicações Científicas, 63

4   Módulo Gráfico do Programa STATISTICA, 73
     4.1 Gráfico Circular, 75
     4.2 Gráfico de Colunas, 76
     4.3 Gráfico de Barras, 77
     4.4 Histograma de Freqüências, 77
     4.5 Gráficos em Três Dimensões, 3D, 80
     4.6 Interpretação e Análise do Histograma Bivariado, 82
     4.7 Um Exemplo do Editor Gráfico do Excel, 83

Capítulo 4
Medidas Características de uma Distribuição, 91
1   Medidas de Tendência Central, 91
     1.1 Aspectos Gerais, 91
     1.2 Tratamento de Dados Simples, 92
          1.2.1 A Média Aritmética, 92
          1.2.2 A Mediana, 96

CONTEÚDO **xiii**

1.2.3 A Moda, 100
1.3 Tratamento de Dados Agrupados, 102
    1.3.1 Média para Dados Agrupados, 102
    1.3.2 Mediana para Dados Agrupados, 104
    1.3.3 Moda para Dados Agrupados, 104

2 Medidas de Dispersão ou Variabilidade, 105
2.1 Aspectos Gerais, 105
2.2 Tratamento para Dados Simples, 106
    2.2.1 A Amplitude Total, 106
    2.2.2 A Soma dos Desvios Simples, 107
    2.2.3 O Desvio Médio, 108
    2.2.4 A Soma dos Quadrados dos Desvios, 108
    2.2.5 A Variância e o Desvio Padrão, 110
    2.2.6 Correção dos Indicadores para Amostras, 110
    2.2.7 Cálculos Abreviados para a Variância e para Dados Agrupados, 111
    2.2.8 Uma Medida de Variabilidade Normalizada: O Coeficiente de Variação, 112
    2.2.9 A Taxa de Anormalidade, 113
    2.2.10 A Taxa de Anormalidade Melhorada: Taxa de Anormalidade de Risco, 114

3 Medidas de Assimetria, 115
3.1 Assimetria: Conceito e Utilidade, 115
3.2 Coeficientes de Assimetria, 117

4 Curtose, 121
4.1 Conceito, 121
4.2 Medidas de Curtose, 121

5 Cálculo Automático dos Parâmetros de uma Distribuição, 123

Capítulo 5
Probabilidade e Propriedades Epidemiológicas, 143
1 Probabilidade, 143
1.1 Conceito, 143
1.2 A Mensuração da Probabilidade, 143
1.3 Probabilidade como um Número, 144
1.4 Probabilidade na Medicina, 147
1.5 Cálculo de Probabilidades, 147
    1.5.1 Lei Multiplicativa, 148
    1.5.2 Lei Associativa, 150
1.6 Eventos Dependentes, 153
1.7 Probabilidade Condicionada, 153
    1.7.1 Conceito, 153
    1.7.2 Risco Relativo, 156
    1.7.3 Coeficiente de Associação de Yule, 158
    1.7.4 Aplicações da Probabilidade Condicional: Teorema de Bayes, 159

2 Aplicações do Cálculo de Probabilidades: Noções de Epidemiologia, 160
2.1 Avaliação da Qualidade de um Exame Diagnóstico, 161
    2.1.1 Propriedades Estáveis, 162
    2.1.2 Propriedades Instáveis, 162
2.2 Coeficiente de Kappa, 164

xiv CONTEÚDO

Capítulo 6
Distribuições de Probabilidade, 183
1 Conceito, 183

2 Construção da Função de Probabilidade Dada a Probabilidade de uma Ocorrência, 184

3 Distribuição Binomial, 185

4 Distribuição de Poisson, 186

5 Distribuição Normal ou de Gauss, 187
5.1 Conceito, 187
5.2 Características da Distribuição *Normal*, 187
5.3 Variável Aleatória Padronizada, 188
5.4 Rotina para Calcular Probabilidade da Distribuição de Gauss Usando Tabela (Apêndice 1) ou Programa, 190

6 Distribuição de Student, 190

7 Distribuição de Fisher, 191

8 Distribuição de Qui-quadrado, 191

9 Recursos Computacionais para o Cálculo de DP, 191

Capítulo 7
Teoria da Amostragem e Teoria da Estimação, 199
1 Teoria da Amostragem, 199
1.1 Conceito e Objetivo, 199
1.2 Técnicas de Extração de Amostras, 200
1.3 Distribuição Amostral das Médias, 201
1.4 Distribuição Amostral das Proporções, 203
1.5 Distribuição Amostral das Diferenças ou das Somas, 204

2 Teoria da Estimação, 204
2.1 Estimativa: Conceito, 204
2.2 Estimativas Pontuais, 204
2.3 Estimativas por Intervalo, 205
2.4 Atributos de um Estimador, 205
    2.4.1 Estimador Consistente, 205
    2.4.2 Estimador Eficiente, 205
2.5 Intervalo de Confiança para a Média Populacional, 205
    2.5.1 Desvio Padrão Populacional Conhecido, 205
    2.5.2 Tamanho da Amostra para Obter um Intervalo de Confiança Determinado, 207
    2.5.3 Desvio Padrão Populacional Estimado, 207
2.6 Intervalo de Confiança para a Diferença de Médias Populacionais, 209
    2.6.1 Amostras Independentes, 209
    2.6.2 Amostras Pareadas, 210
2.7 Intervalo de Confiança para Proporções Populacionais, 212
2.8 Intervalo de Confiança para Diferenças de Proporções Populacionais, 212

3 Comparação de Grupos Usando IC para Diferenças, 213

Capítulo 8
Teoria dos Testes de Hipóteses, 219
1   Conceitos Básicos, 219
     1.1   Hipóteses, 219
     1.2   Regra de Decisão, 220
     1.3   Erros da Decisão, 220
     1.4   Nível de Significância, α, 222
     1.5   Níveis Clássicos de Significância, 224
     1.6   Nível de Significância de um Teste, p, 224

2   Tamanho das Amostras e Resultados dos Testes, 225

3   Testes Unilaterais e Bilaterais, 226

4   Poder de um Teste, 235
     4.1   Conceito, 235
     4.2   Função de Poder, 237

Capítulo 9
Testes para Dados Categorizados, 239
1   Conceitos Básicos, 239

2   Tabelas de Contingência, 239

3   Testes Categorizados, 240
     3.1   Teste de Qui-quadrado Clássico, 240
     3.2   Teste Exato de Fisher, 243
     3.3   Teste de McNemar, 245
     3.4   Teste de Mantel-Haenszel, 247

4   Recursos Computacionais para Testes Categorizados, 253

Capítulo 10
Testes de Normalidade, 261
1   Conceito e Finalidade, 261

2   Testes de Normalidade, 262
     2.1   Teste de Kolmogorov-Smirnov (K-S), 262
     2.2   Teste de Shapiro-Wilks (W), 262

3   Suporte Computacional para os Testes de Normalidade, 264

Capítulo 11
Testes Paramétricos, 268
1   Conceito, 268

2   Testes Paramétricos para Comparação de Duas Populações, 268
     2.1   Comparação de Duas Médias: Teste de Student (t), 268
         2.1.1   Amostras Independentes, 269
         2.1.2   Amostras aos Pares (Pareadas), 269

xvi CONTEÚDO

2.2 Comparação de Duas Variâncias: Teste de Fisher (F), 270
2.3 Resumo dos Procedimentos para Comparação de Dois Grupos, Variáveis Numéricas, 271

3 Comparação de Mais de Duas Médias Populacionais, 276
3.1 Análise de Variância, ANOVA, 276
   3.1.1 Teste para um Fator de Classificação, 277
   3.1.2 Teste para Mais de um Fator de Classificação, 277
3.2 Testes Não-planejados para Comparação de Médias, 278
   3.2.1 Teste de Tukey (HSD), 278

4 Suporte Computacional para Testes Paramétricos, 283

Capítulo 12
Testes Não-paramétricos, 289

1 Conceito, 289

2 Testes para Comparação de Duas Populações, 289
2.1 Teste dos Sinais, 289
2.2 Teste de Wilcoxon-Mann-Whitney, 293

3 Testes para Comparação de Mais de Duas Populações, 297
3.1 Teste de Kruskal-Wallis, 297
3.2 Método de Dunn para Comparação de Dois Grupos no Teste de Kruskal-Wallis, 297
3.3 Teste de Friedman, 299

4 Ferramentas Computacionais para Testes Não-paramétricos, 302
4.1 Teste do Sinal, 303
4.2 Teste de Wilcoxon, 303

Capítulo 13
Teoria da Regressão, 306

1 Análise de Regressão, 306
1.1 Método de Mínimos Quadrados, 308
1.2 Regressão Simples, 308
   1.2.1 Regressão Linear Simples, 309
   1.2.2 Regressão de Curvas do Grau i, 313
   1.2.3 A Exponencial de Base Ajustável, 313
   1.2.4 A Exponencial de Base Neperiana, 314
   1.2.5 A Geométrica, 314
   1.2.6 Regressão da Função Logística, 315
1.3 Regressão Múltipla, 315
   1.3.1 Função Logística Múltipla, 317

2 Análise da Qualidade do Ajustamento, 320

3 Significância dos Parâmetros, 323

4 Intervalos de Confiança da Regressão, 326
4.1 Intervalos de Confiança para as Estimativas de y, 326
4.2 Intervalos de Confiança para as Estimativas dos Parâmetros, 326

5 Regressão de Dados Usando Suporte Computacional, 327

Capítulo 14
Dimensionamento Amostral, 335

1 Conceito e Importância, 336

2 Resumo das Etapas do Planejamento Experimental, 337
2.1 Definição dos Objetivos e das Hipóteses, 337
2.2 Escolha dos Fatores (ou das Variáveis), 337
2.3 Desenho Experimental, 338
    2.3.1 Escolha dos Níveis aos quais os Fatores Escolhidos Serão Tomados, 338
    2.3.2 Escolha do Número de Unidades (Grupos) Experimentais que Serão Empregadas, 338
    2.3.3 Observação de Possíveis Medidas para Redução de Erros Não Controlados, 338

3 O Problema da Determinação do Tamanho das Amostras, 340

4 Como Dimensionar Amostras, 340

5 Tipos de Estudos Científicos, 340

6 Dimensionamento Amostral para Estimativas ou Baseado em Intervalos de Confiança, 341
6.1 Intervalos de Confiança e Tamanho da Amostra, 341
6.2 O Problema da Referência Circular, 342
6.3 Dimensionamento Amostral para Estimativas de Médias, 343
    6.3.1 Erro Absoluto População Infinita, 343
    6.3.2 Erro Relativo População Infinita, 345
    6.3.3 Erro Absoluto População Finita, 346
    6.3.4 Erro Relativo População Finita, 347
6.4 Dimensionamento Amostral para Estimativas de Proporções, 347
    6.4.1 Erro Absoluto População Infinita, 348
    6.4.2 Erro Relativo População Infinita, 349
    6.4.3 Erro Absoluto População Finita, 350
    6.4.4 Erro Relativo População Finita, 352

7 Dimensionamento de Amostras para Comparações ou Baseado em Testes de Significância, 352
7.1 Introdução, 352
7.2 Teste de uma Média Experimental Contra um Valor Referência (Normal para Médias), 354
    7.2.1 Teste Unilateral ("Maior que" ou "Menor que"), 354
    7.2.2 Teste Bilateral (Diferenças), 355
7.3 Duas Médias Experimentais (Teste de Student, t), 355
    7.3.1 Amostras de Tamanhos Iguais, 355
    7.3.2 Amostras de Tamanhos Diferentes, 356
    7.3.3 Amostras Pareadas (Antes *Versus* Depois), 357
    7.3.4 Amostras Pareadas em Estudos "Cruzados" (Tratamento *Versus* Controle), 358
7.4 Teste de uma Proporção Experimental Contra uma Taxa de Referência (Normal para Proporções), 359
    7.4.1 Teste Unilateral ("Maior que" ou "Menor que"), 359
    7.4.2 Teste Bilateral (Diferenças), 359
7.5 Duas Proporções Experimentais (Teste de Qui-quadrado, χ^2), 360

7.5.1 Amostras do Mesmo Tamanho, 360
7.5.2 Amostras de Tamanhos Diferentes, 360
7.6 Duas Proporções Pareadas (Antes/Depois ou A/D, Teste de McNemar), 361

8 Dimensionamento Amostral para Regressão Linear Simples, 362

9 Guia Rápido de Expressões para Dimensionamento de Amostras, 363
9.1 Estudos Observacionais (Intervalos de Confiança), 364
9.2 Estudos Experimentais (Testes de Significância), 365

Apêndice, 369

Tabela 1.A	Área Acumulada sob a Curva Normal Padronizada (Valores Negativos de z), 370
Tabela 1.B	Área Acumulada sob a Curva Normal Padronizada (Valores Positivos de z), 371
Tabela 2	Valores de t para Testes Bilaterais e Unilaterais, 372
Tabela 3.A	Valores da Distribuição de Fisher para $\alpha = 0,01$, 373
Tabela 3.B	Valores da Distribuição de Fisher para $\alpha = 0,05$, 374
Tabela 4	Valores da Distribuição de Qui-quadrado, 375
Tabela 5	Amplitude Total Estudentizada, $\alpha = 5\%$, 376
Tabela 6	Tabelas para Dimensionamento de Amostras, 377

Respostas de Problemas Selecionados, 393

Formulário, 404

Bibliografia, 427

Material Suplementar, 429

Índice Alfabético, 434

BIOESTATÍSTICA
TEÓRICA E COMPUTACIONAL

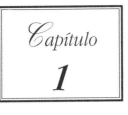

A Bioestatística e a Preparação de Estudos

1 **Conceitos preliminares**
 1.1 Estatística
 1.2 Bioestatística
 1.3 População e amostra
 1.4 Dados primários e dados secundários
 1.5 Censo
 1.6 Estatísticas de saúde no Brasil
 1.7 Conceitos e informações preliminares importantes

2 **A preparação de um estudo**
 2.1 Tipos de estudos
 2.2 Escolha das variáveis ou dos fatores
 2.3 Problemas usuais no levantamento de dados
 2.4 Efeitos indesejados no levantamento de dados
 2.5 Obtenção de amostras

3 **Recursos computacionais em bioestatística**
 3.1 Escolha do programa ideal
 3.2 Montagem de arquivos de dados

4 **Aspectos históricos da estatística**
 4.1 História da estatística no mundo
 4.2 História da estatística no Brasil

1 Conceitos Preliminares

1.1 Estatística

1.1.1 Conceito e objetivo

Entende-se por estatística a área do conhecimento que se encarrega especificamente da coleção ou da reunião de dados.

O objetivo de reunir dados é o de fornecer *informações* sobre as características de grupos de pessoas ou coisas (Fig. 1.1). As informações têm por objetivo conhecer algum aspecto (ou questão) relacionado a esses grupos e, desta forma, servir de base para a escolha dos procedimentos mais adequados para resolvê-lo.

Por exemplo, quando um cardiologista solicita do seu paciente informações referentes ao seu histórico familiar sobre doenças cardiovasculares, DCV, está levantando um dado que já mostrou, a partir de dados referentes a outros pacientes, apresentar uma possível relação com o seu prognóstico cardiológico. Essa e outras informações, como tipo de alimentação, exposição a tensões e sedentarismo, irão auxiliar a compor um quadro dos fatores que podem contribuir para melhorar ou prejudicar a saúde do paciente. Essas informações são de natureza estatística, aplicadas, neste caso, à medicina.

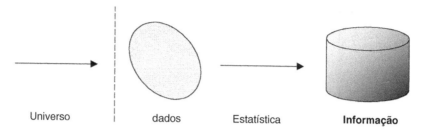

Fig. 1.1 Metodologia da estatística descritiva.

Evidentemente, trata-se de fornecer a informação da forma mais inteligível e completa possível. Desta forma, são utilizadas rotinas e meios que permitam um bom entendimento das informações, *organizando* os dados. A organização de vários grupos de dados dá origem aos *bancos de dados*.

Define-se como primeiro (porém não mais importante) objetivo da estatística tornar a informação clara e precisa ao receptor, valendo-se do ferramental disponível. Atualmente, os recursos automáticos e gráficos da microcomputação são ferramenta indispensável para o tratamento da informação e, por extensão, para a estatística.

1.1.2 Divisão

Costuma-se dividir a estatística em duas partes:

➤ **Descritiva:** encarrega-se do levantamento, organização, classificação e descrição dos dados em tabelas, gráficos ou outros recursos visuais, além do cálculo de parâmetros representativos desses dados.
➤ **Analítica:** trabalha com os dados de forma a estabelecer hipóteses em função desses dados, procede a sua comprovação e, posteriormente, elabora conclusões científicas.

Uma terceira parte, que será aqui denominada *Estatística de Planejamento*, poderia ser acrescentada e refere-se, basicamente, à otimização estatística das ações postuladas em função das conclusões obtidas na fase analítica. Esta parte é denominada *Teoria da Decisão Estatística* ou *Estatística Bayesiana*.

1.2 Bioestatística

Bioestatística é a estatística aplicada às ciências que estudam aspectos vitais (referentes à vida), como Medicina, Biologia, Nutrição, Fisioterapia, Odontologia, Farmácia, Psicologia, Enfermagem, Veterinária, Agronomia, Engenharia Ambiental e outras.

Na Medicina, especificamente, pode ser entendida em dois ambientes. O primeiro, referente ao levantamento de informações, como registro de doenças, surtos, endemias, epidemias, e de registros de qualidade de vida, como condições de alimentação, sanitárias, habitacionais, de prevenção de doenças, educação etc. Denomina-se esse ambiente de *ambiente macro*, e tem a ver fundamentalmente com a identificação, a planificação e a execução de ações de *Saúde Pública*. Neste caso, constitui-se num ferramental fundamental para cadeiras do curso de Medicina como *Epidemiologia, Medicina Preventiva, Organização de Sistemas de Saúde* etc.

O segundo ambiente refere-se à elaboração de experiências e pesquisa científica, tais como testes de vacinas, avaliação de terapêuticas e tratamentos, testes de medicamentos etc. Denomina-se este ambiente de *ambiente micro*, e tem a ver, naturalmente, com a pesquisa laboratorial e científica. Relaciona-se, principalmente por esse motivo, com as disciplinas de *Imunologia, Fisiologia* e *Farmacologia*, dentro do ciclo de formação básica do médico, e com todas as demais áreas

A BIOESTATÍSTICA E A PREPARAÇÃO DE ESTUDOS **3**

clínicas, em maior ou menor medida, como *Pediatria, Cardiologia, Neurologia, Pneumologia, Psiquiatria, Gastroenterologia* etc., toda vez que é indispensável à compreensão da grande maioria das publicações de artigos científicos nessas especialidades.

A Bioestatística, pela sua importância para a pesquisa médica, é disciplina obrigatória da maioria das especialidades de pós-graduação em Medicina.

1.3 População e amostra

Normalmente entende-se o termo população como um conjunto de pessoas. Em estatística, o sentido da palavra se torna mais amplo.

Entende-se por *população* a totalidade dos elementos ou de um atributo dos elementos referentes a um conjunto determinado. Assim, é lícito, na linguagem estatística, falar de:

➤ **População de Itajubá**, cujos elementos são as pessoas que residem nessa cidade.
➤ **População de pacientes internados no HE-FMIt**, que tem como elementos as pessoas internadas no HE-FMIt (Hospital Escola da Faculdade de Medicina de Itajubá).
➤ **População de pacientes atendidos no PS do HE-FMIt em 1999**, cujos elementos são as pessoas atendidas no Pronto-Socorro do Hospital..., no ano de 1999.
➤ **População dos ratos Wistar machos do Biotério da FMIt**, que tem como elementos ratos Wistar machos do...
➤ **População de seringas descartáveis do Posto de Saúde do Bairro do Cruzeiro**, cujos elementos são seringas...

Em primeiro lugar, nota-se que a população estatística não é necessariamente um conjunto de pessoas. Por outro lado, percebe-se que a população pode ser *enumerável* e *finita*, como o caso do primeiro, terceiro, quarto e quinto exemplos citados. A população pode ser também *infinita*, ou impossível (difícil) de enumerar, como o caso do segundo exemplo, no qual, por falta de maiores informações a respeito do conjunto, torna-se difícil a sua contagem. Outro exemplo neste sentido seria o das "pessoas portadoras do vírus HIV". Mesmo que esse conjunto fosse (como na verdade é) finito, a sua determinação é de extrema dificuldade, pois, para consegui-la, seria necessário testar todos os habitantes do planeta. Aliás, mesmo que as pessoas fossem de uma cidade, bairro ou até de um grupo, seriam encontradas dificuldades.

A dificuldade em enumerar ou tratar conjuntos completos de dados faz com que se trabalhe com partes do conjunto original, tidas como *representantes* do conjunto. Convenciona-se denominar essas partes *amostras*. Deste modo, uma amostra é uma parte tomada da população, ou um conjunto de elementos da população selecionado segundo algum critério, como será mostrado no item 2.5.1 deste capítulo.

Entendendo a população como um *conjunto universal*, U, uma amostra pode ser considerada como um subconjunto de U.[1] É claro também que várias amostras podem ser extraídas de uma mesma população, como sugere a Fig. 1.2.

A definição correta da população alvo de um estudo é uma questão de grande importância para a pesquisa médica. Como foi possível observar nos exemplos anteriores, informações acerca da abrangência espacial (geográfica) e temporal servem para definir a população com maior precisão. A rigor, quando é acrescentada a uma coleção de dados uma característica adicional, está-se definindo uma nova população, mais específica (ou menos geral) que a anterior. É importante notar que essa nova população é *outra* população. Por exemplo, imagine que estão sendo estudados os efeitos colaterais de determinado anticoncepcional oral. O objeto de estudo pode ser definido, da forma mais abrangente possível, como a população feminina. Assim, a população seriam todas as mulheres. Contudo, não é sempre fácil ou possível relacionar os efeitos da droga com toda a

---

[1]Como será explicado adiante, se um subconjunto de U contém todos os elementos que comportem um certo atributo, esse subconjunto passa a constituir outra população.

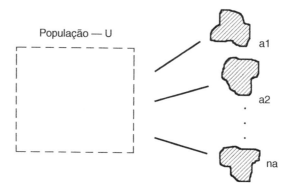

Fig. 1.2 Extração de amostras de uma população.

população. Pode ser, por exemplo, que determinado subgrupo feminino seja mais sensível a determinado efeito. Suponha que esse subgrupo seja o das mulheres hipertensas. Observa-se que, ao se acrescentar uma característica ao grupo "mulheres", tornando-o o grupo "mulheres hipertensas", foi definida uma outra população, diferente da anterior, mesmo que os indivíduos do grupo original estejam necessariamente todos no novo grupo. Não se deve pensar que o novo grupo é uma amostra do primeiro, simplesmente porque é um subconjunto dele. A razão disto é que o grupo "mulheres hipertensas" possui *todas* as mulheres que têm pressão arterial elevada. Portanto, é uma população.

Voltando à questão da definição clara da população: se, no exemplo citado, a experiência usasse o conjunto "mulheres", seria testada uma amostra desse conjunto que iria conter uma proporção de mulheres hipertensas e não-hipertensas. O resultado das conclusões a respeito dos efeitos do anticoncepcional sobre as "mulheres" seria então diferente das conclusões que teriam sido obtidas caso a amostra tivesse sido somente de mulheres hipertensas. Observe que essa informação seria fundamental do ponto de vista clínico. Se uma mulher visita seu ginecologista para se aconselhar sobre o tipo de anticoncepcional mais conveniente para ela, o médico necessitará de informações específicas sobre o fármaco antes de recomendar ou não o seu uso. A Fig. 1.3 ilustra estes conceitos.

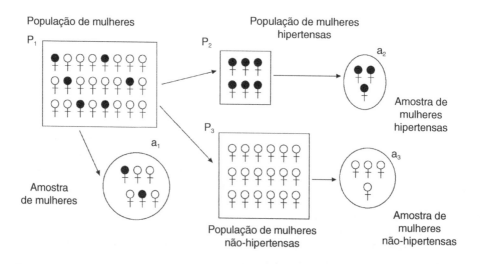

Fig. 1.3 Definição de população e de amostra.

Observe que P_1 representa a população de mulheres, supondo que todas as mulheres estejam incluídas. Ao definir mulheres hipertensas (♀), se forem tomadas todas as mulheres que possuem este atributo, está sendo definida a população representada por P_2. Note todos os símbolos ♀ de P_1 estão em P_2. O mesmo pode ser dito sobre as mulheres não-hipertensas. Já a_2 é uma amostra de P_2, pois contém alguns dos seus elementos. Idêntico raciocínio pode ser aplicado a a_3. Em a_1, vemos que existem elementos de P_1, e que possui proporções casuais ou aleatórias de mulheres hipertensas e não-hipertensas. Note que, eventualmente, uma amostra de P_1 poderia conter indivíduos com apenas um dos atributos, se, por acaso, assim ocorresse.

Tarefa ilustrativa 1.1

Leia a bula de um remédio qualquer e verifique as *indicações*, as *contra-indicações* ou os *efeitos adversos* (efeitos colaterais ou efeitos secundários). Observe como as informações estão direcionadas a grupos específicos. Perceba que todas essas informações foram testadas em amostras de cada um dos subgrupos (populações). Verifique se existem restrições de caráter geral, ou seja, indicações sem referência a um grupo específico.

1.4 Dados primários e dados secundários

Ao reunir informações sobre um estudo, o pesquisador normalmente trabalha com dados resultantes de medidas, contagens ou experimentos realizados por ele ou sua equipe. Denominam-se esses dados como *dados primários*, uma vez que o primeiro a ter acesso aos mesmos é o próprio pesquisador, ou a sua equipe. Considera-se que o pesquisador tenha trabalhado de forma a garantir um nível adequado de qualidade de dados e que as limitações dos mesmos sejam conhecidas. Nos itens 2.3 e 2.4 deste capítulo serão discutidos os problemas subjacentes ao levantamento de dados primários.

Entretanto, são usuais nos estudos os *dados secundários*, obtidos de diversas fontes, como por exemplo: artigos em periódicos científicos, artigos ou comunicações em eventos científicos ou institutos de pesquisa e estatísticas. Como os dados secundários não foram obtidos diretamente pelo pesquisador e sua equipe, verifica-se que a qualidade deles pode estar prejudicada. Contudo, pelo menos nos exemplos de fontes de dados secundários que foram mencionados, espera-se que a qualidade seja elevada. No caso de periódicos científicos, a qualidade está relacionada normalmente ao prestígio da publicação. Dados ou informações extraídos do *New England Journal of Medicine* ou do *Journal of the American Medical Association, JAMA*, por exemplo, são referências mundiais na área de saúde. Dados ou informações extraídas de meios de comunicação leigos, como revistas, jornais ou televisão, costumam ter um nível de qualidade muito baixo. No item 1.6 são mostradas estruturas de dados que podem ser consultadas de fontes de dados secundários para saúde e população confiáveis, referentes a institutos de pesquisa e processamento de dados, como o DataSUS e o Instituto Brasileiro de Geografia e Estatística — IBGE. A Organização Mundial da Saúde — OMS, e a Organização Panamericana de Saúde — OPAS, também costumam auxiliar no levantamento de bons dados secundários para pesquisa.

1.5 Censo

Entende-se Censo como o levantamento ou registro estatístico de uma certa população, de acordo com alguns critérios tais como sexo, idade, religião, estado civil, profissão.

Esta conceituação, entretanto, está relacionada com a definição clássica de Censo, ou com a idéia de Censo Demográfico. Mais modernamente, e de acordo com a definição de população que foi dada anteriormente, a contagem populacional pode estar relacionada ao número de estabelecimentos industriais, rebanhos animais, tamanho de propriedades rurais, número de estabelecimentos bancários etc. Esses censos são denominados: Censo Industrial, Censo Agropecuário e Censo Comercial e de Serviços.

6   BIOESTATÍSTICA

O Censo Demográfico inclui informações relacionadas à população (pessoas) e habitação (residências). Ainda, são investigadas nele o tamanho e composição populacional, estrutura familiar, movimentos migratórios, escolaridade, potencial e qualificação da mão-de-obra, padrões de renda familiar e individual, fecundidade e situação habitacional.

Os censos industrial, comercial, agropecuário e de serviços permitem o levantamento de dados relativos à mão-de-obra empregada, distribuição salarial, produtividade média, capital empregado, estoques, índice de preços etc.

No Brasil, os recenseamentos são efetuados pelo Instituto Brasileiro de Geografia e Estatística — IBGE. O IBGE reúne uma grande quantidade de dados e informações sobre recenseamentos no Brasil, inclusive atuais, que podem ser consultados nas agências do instituto existentes nas principais cidades do País ou no seu *site*: www.ibge.gov.br.

1.6 Estatísticas de saúde no Brasil

Os registros de saúde no Brasil podem ser consultados no *site* do Serviço Único de Saúde (SUS) do Ministério da Saúde: http://www.datasus.gov.br. Esses registros de estatísticas de saúde são elaborados pelo DataSUS e se referem a várias categorias. A seguir é mostrada a estruturação de registros que pode ser ali consultada:

* Assistência à Saúde
* Rede Assistencial
* Morbidade e Informações Epidemiológicas
* Estatísticas Vitais e Mortalidade e Nascidos Vivos
* Recursos Financeiros
* Informações Demográficas e Socioeconômicas

1.6.1 Assistência à saúde

Em termos de assistência à saúde, estão disponíveis séries referentes a:

* Internações por especialidade e local de internação, desde 1981
* Procedimentos hospitalares por local de internação, desde 1992
* Procedimentos hospitalares por local de residência, desde 1995

Produção ambulatorial, imunizações, desde 1994

* Doses aplicadas
* Cobertura

Situação da saúde, desde 1998

* Produção e marcadores
* Cadastramento familiar
* Situação do saneamento

1.6.2 Rede assistencial

Em termos de rede assistencial, estão disponíveis séries referentes a:

* Rede hospitalar, desde 1992
* Rede ambulatorial, desde 1998
* Cadastro Nacional de Estabelecimentos de Saúde
* Pesquisa Assistência Médico-Sanitária (AMS), de 1981 a 1990, 1992, 1999 e 2002.

1.6.3 Morbidade e informações epidemiológicas

Em termos de morbidade e informações epidemiológicas, estão disponíveis séries referentes a:

- Morbidade hospitalar por local de internação, desde 1984
- Morbidade hospitalar por local de residência, desde 1995
- Aids, desde 1980
- Câncer de colo de útero e mama, desde 2002
- Hanseníase, desde 1997
- Saúde bucal, cárie dental, desde 1996

1.6.4 Estatísticas vitais e mortalidade e nascidos vivos

Em termos de Estatísticas vitais e mortalidade e nascidos vivos, estão disponíveis séries referentes a:

- Mortalidade geral, desde 1979
- Nascidos vivos, desde 1994

1.6.5 Recursos financeiros

- Recursos financeiros, AIH e GAP (Guia de Autorização de Pagamento) (de 1990 a 1997)

1.6.6 Informações demográficas e socioeconômicas

Em termos de **Informações demográficas e socioeconômicas** estão disponíveis séries referentes a:

- População
- Educação (alfabetização e escolaridade)
- Abastecimento de água
- Instalações sanitárias
- Coleta de lixo

Embora o DataSUS disponibilize informações demográficas e socioeconômicas, o IBGE disponibiliza uma grande quantidade de informação a este respeito. Os dados mais recentes se referem aos levantamentos do Censo 2000, da Pesquisa Nacional por Amostra de Domicílios de 2002 e da Síntese de Indicadores Sociais, de 2003. Outro tipo importante de informação que pode ser obtida no *site* do IBGE são os dados discriminados por município. Podem ser obtidos dados demográficos e socioeconômicos atualizados para todos os municípios brasileiros.

1.7 Conceitos e informações preliminares importantes

1.7.1 Arredondamento de dados

Muitas vezes o resultado de uma operação contém um grande número de decimais, ou de casas após a vírgula. Geralmente, nesses casos, utiliza-se uma técnica para reduzir o número de algarismos significativos (e o número de casas decimais) para um valor julgado conveniente.

O arredondamento é sempre feito por aproximação. Desta forma, a altura 176,25 cm, arredondada para inteiros (ou sem casas decimais) resulta 176 cm, assim como 176,75 seria 177 cm.

Entretanto, quando o número a arredondar dista (aproxima) igualmente de dois valores possíveis, o critério apresentado não é suficiente. Nesses casos, costuma-se arredondar o número para o par mais próximo, ou para o número par que precede o 5.

8 BIOESTATÍSTICA

Assim, o arredondamento de 176,25 para décimos (ou com uma casa decimal) resultaria 176,2 (pois 0,25 está mais próximo de 0,2 do que de 0,4). Pela mesma razão, 176,75 seria arredondado para 176,8.

Observação: O arredondamento não se refere somente a casas decimais. Pode-se desejar, dependendo do problema, efetuar um arredondamento de valores inteiros. Por exemplo, arredondar o número 1.250.456 para milhares. Neste caso, o arredondamento seria 1.250 milhares.

1.7.2 Classificação de variáveis

Uma *variável* pode ser definida como uma característica de um conjunto de elementos, desde que essa característica apresente mais de uma classificação possível. Por esta razão, costuma-se representar uma variável da seguinte forma:

$$X = \{x_1, x_2, \dots, x_j, \dots, x_n\}$$

Onde X representa uma determinada variável (por exemplo, X = peso de camundongos), enquanto $x_1, x_2, \dots, x_j, \dots, x_n$ são observações de X, sendo que pelo menos duas observações são diferentes.

Caso contrário, isto é, se a característica ou o atributo que está sendo aferido admite uma única classificação, ter-se-á uma *constante*. Por esta razão, as constantes costumam ser representadas matematicamente por uma única letra. Por exemplo, a constante a.

As variáveis, de acordo com a forma como são medidas, admitem a seguinte classificação:

1. Variáveis quantitativas ou numéricas: são avaliadas de forma numérica.
2. Variáveis qualitativas ou literais: são expressas por a) palavras (atributos), como por exemplo, tipo sanguíneo, ou b) ordens, como 1.º, 2.º etc.

Por sua vez, as variáveis quantitativas se dividem em:

1.1. Discretas: admitem somente números inteiros (conjunto dos números Naturais). Exemplos seriam as variáveis resultantes de contagens, como o número de batimentos cardíacos, a freqüência respiratória ou a concentração de plaquetas no sangue.
1.2. Contínuas: admitem números fracionários (conjunto dos números Reais). Estão relacionadas com mensurações. Tempo de coagulação, perímetro cefálico e peso do fígado são exemplos de variáveis contínuas.

Um caso especial das variáveis qualitativas é o das que possuem somente duas categorias — as chamadas variáveis binárias ou dicotômicas. Esse tipo de variável somente assume um de dois possíveis valores — zero ou um. Normalmente, a inclusão de um sintoma como variável em um estudo é feita de forma binária, considerando a existência ou não do mesmo. Por exemplo, a variável "dor de cabeça", admitindo as possibilidades de resposta: "sim" ou "não".

Embora algumas variáveis tenham uma classificação clara, como, por exemplo, o "tipo sanguíneo", muitas outras variáveis admitem ser tratadas de forma qualitativa ou quantitativa, dependendo do caso. Por exemplo, considere a pressão arterial. Em um estudo, essa variável pode ser numérica, empregando medidas expressas em milímetros de mercúrio (mm Hg), ou qualitativa, classificando a pressão como: "baixa", "normal" "ou elevada", ou ainda binária: hipertenso, não-hipertenso.

2 A Preparação de um Estudo

A preparação de um estudo é uma fase fundamental da pesquisa científica. Diversos procedimentos estatísticos estão presentes nessa fase, de forma que é importante que se considere a participação de um bioestatístico durante as discussões preliminares dos projetos de pesquisa, ou que se tenha no grupo um pesquisador experiente que tenha uma visão geral dos principais métodos estatísticos relacionados com a área. Este cuidado costuma evitar ulteriores frustrações em relação aos resultados alcançados pela pesquisa.

2.1 Tipos de estudos

Em princípio, pode-se dizer que os estudos científicos se dividem em dois grandes grupos: i) os *estudos observacionais* e ii) os *estudos experimentais*.

Os estudos observacionais caracterizam-se pela não intervenção do pesquisador no ambiente da pesquisa. Neles, as situações ocorrem naturalmente e o pesquisador observa as características dos pesquisados e faz comparações e descrições. Já nos estudos experimentais, o pesquisador produz uma situação artificial, na qual ele aloca aleatoriamente os elementos pesquisados a grupos (de modo a serem submetidos ou não a uma vacina, um medicamento ou outro procedimento), a fim de terem os efeitos avaliados em condições controladas de observação.

Na literatura médica, os principais desenhos de estudos encontrados são:

- Estudo retrospectivo ou de casos e controles
- Estudo de coortes
- Estudo de prevalência ou transversal
- Estudo ecológico
- Estudo experimental — ensaio clínico aleatório.

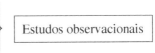

Estudo Retrospectivo ou de Casos e Controles

A característica específica dos estudos retrospectivos é a de que estes são iniciados após os indivíduos terem desenvolvido a condição (patológica ou não) investigada. Esses estudos regridem no tempo para determinar as características que os indivíduos apresentavam antes do início da condição. Nos estudos de casos e controles, os "casos" são os indivíduos que desenvolveram a condição, enquanto os que não a desenvolveram são os "controles".

Estudo de Coortes (grupos)

Coorte é um grupo de indivíduos que compartem uma experiência. Nesses estudos, são formados dois coortes, um que possui as características estudadas e um outro coorte que não as possui.

Estudo de Prevalência ou Transversal

Esse tipo de estudo consiste em estudar determinada população, ou uma amostra representativa dela, em função de apresentar características que possibilitem a investigação exposição-doença. Nesse tipo de estudo, as informações sobre exposições e doenças da população são medidas simultaneamente em um curto período de tempo. Assim, o estudo transversal fornece um retrato de como as variáveis estavam relacionadas no momento da pesquisa.

Estudo Ecológico

Nesse delineamento a unidade de análise não é constituída de indivíduos, mas de grupos de indivíduos. Assim, não se sabe se um determinado indivíduo da população investigada é exposto ou doente; apenas as informações globais estão disponíveis, como a proporção ou freqüência da doença na população e a proporção ou freqüência da exposição na população.

Ensaio Clínico Aleatório

Esse ensaio, também chamado de controlado, é um experimento no qual os indivíduos ou elementos são alocados aleatoriamente para grupos, de estudo (ou também chamado experimental) e controle (testemunha) de modo a serem submetidos ou não a uma vacina, um procedimento, um medicamento, e terem seus efeitos avaliados em condições controladas de observação. Em condições ideais, os indivíduos são escolhidos ao acaso e às cegas, tanto no grupo controle quanto no grupo tratamento.[2]

Esquema Geral de um Estudo Clínico

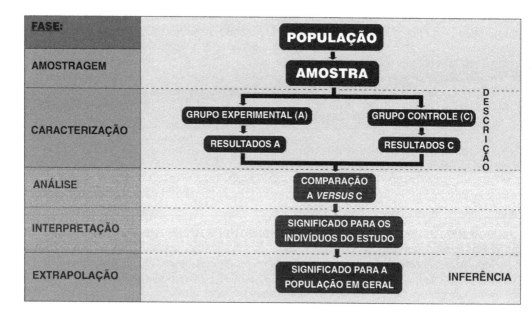

2.2 Escolha das variáveis ou dos fatores

Existem vários critérios para auxiliar na hora de decidir quais as variáveis ou fatores que deverão ser incluídos no estudo. Porém, essa escolha está intimamente ligada ao tipo de estudo a ser realizado, ao assunto de interesse e à sua respectiva literatura. A pesquisa bibliográfica nas bases de dados existentes é imprescindível para auxiliar no levantamento das variáveis que já foram relacionadas ao assunto de interesse da pesquisa. Essas variáveis devem ser incorporadas no ambiente de pesquisa atual para controle de possíveis vieses. De uma maneira geral, as variáveis que devem ser consideradas em uma pesquisa podem ser agrupadas em:

1. Fatores de interesse direto (diretamente relacionados *a priori*).
2. Fatores que podem modificar a ação dos fatores principais (a), ou que podem elucidar o funcionamento dos fatores principais (b).
3. Fatores relacionados com a técnica empregada no experimento.
4. Fatores de classificação, sugeridos por agrupamentos naturais das unidades experimentais.
5. Variações propositais introduzidas nas unidades experimentais.

Considere, por exemplo, um estudo sobre doenças respiratórias. Alguns exemplos de fatores do primeiro grupo poderiam ser: i) presença de pigarro, ii) tosse freqüente, iii) dores de garganta. Estas variáveis servem para avaliar o estado do paciente, em função da presença ou não do

---

[2]Amostragem aleatória significa que qualquer indivíduo tem uma probabilidade conhecida de ser selecionado para qualquer um dos grupos. Será discutida no item 2.5.1 deste capítulo. Escolha "às cegas" ocorre quando nem pacientes nem pesquisadores saibam em qual dos grupos se encontra um determinado participante do experimento. Esse método será discutido no item 2.4.

sintoma. Observe que as variáveis exemplificadas são de natureza qualitativa, porém, variáveis quantitativas poderiam ser incluídas, dependendo do caso.

Em relação a fatores da categoria 2.a, podem ser selecionadas variáveis como: i) tabagismo, ou ii) qualidade do ar. No caso 2.b, idade.

Em relação aos fatores da categoria 3, teria que ser definido o tipo de experimento. Se, por exemplo, os dados estão sendo obtidos efetuando exames de pacientes por dois ou três médicos, a informação sobre qual deles realizou o exame em cada paciente poderia ser importante. O fator seria, por exemplo "exame", e 1, 2 e 3 seriam os médicos que realizaram as consultas.

Fatores de classificação, sugeridos por agrupamentos naturais das unidades experimentais seriam, por exemplo: i) sexo, ii) faixa etária, iii) etnia etc.

Variações introduzidas no estudo poderiam ser: i) a introdução de um grupo de indivíduos com asma brônquica ou ii) tratar uma parte do grupo com um descongestionante. O objetivo seria o de verificar as alterações provocadas nos indivíduos ou no experimento em geral.

2.3 Problemas usuais no levantamento de dados

Um conceito importante que se deve ter em mente quando se trata de levantamento de dados é o de que o sucesso nas conclusões tiradas acerca da população com base nas informações colhidas de uma ou mais amostras depende da criteriosa seleção desta(s). Assim, dados mal coletados irão carregar suas distorções para qualquer análise que se faça deles.

Toda pesquisa tem limitações, nos seus resultados, decorrentes da metodologia empregada na investigação. O sucesso nas conclusões acerca da população, com base nas informações colhidas de uma ou mais amostras, depende do grau com que o estudo atinge conclusão correta, ou seja, da validade do estudo. Questões metodológicas não resolvidas no decorrer da pesquisa, no modo de seleção das pessoas, na forma de obtenção dos dados ou na maneira de analisá-los constituem ameaças à validade, à credibilidade das conclusões.

Basicamente existem dois tipos de validade: validade interna e validade externa.

A validade interna diz se as conclusões de uma pesquisa são corretas para a amostra estudada. Essa validade é pré-requisito para a validade externa.

A validade externa diz se as conclusões de uma pesquisa são aplicáveis à população da qual a amostra se originou ou às outras populações. Essa validade possui dois aspectos distintos de extrapolação de resultados:

- Extrapolação da amostra para a população da qual a amostra teve origem. O sucesso da generalização depende da observância das regras estatísticas de amostragem e está relacionado à representatividade dos participantes incluídos na amostra, em face da população da qual foi retirada esta amostra.
- Extrapolação da população investigada para outras populações. Os resultados de uma investigação, já generalizados para uma determinada população, são utilizados para outras populações que não disponham de informações semelhantes.

A limitação dos resultados de uma pesquisa científica deve ser discutida à luz dos possíveis erros metodológicos (vieses) que constituem ameaças à validade da pesquisa. Busca-se, então, um nível de confiança que é possível depositar nos resultados e conclusões a partir de uma análise criteriosa dos possíveis erros e suas causas.

Denomina-se viés um erro sistemático (vício, distorção) e não intencional, proveniente de questões metodológicas.

Existem dois fatores que influenciam no correto levantamento dos dados: a representatividade e a fidedignidade.

2.3.1 Representatividade

A representatividade é um fator associado à forma de amostragem. Assim, de modo geral, quando se trata de selecionar uma amostra, procuram-se reproduzir as características observáveis da população.[3] Este procedimento é conhecido como *critério de proporcionalidade* e, quando ele é considerado, diz-se que a amostra é *representativa* da população em questão.

Entretanto, para que isto seja possível, as características da população devem ser previamente conhecidas. Contudo, a disponibilidade de informações prévias sobre a estrutura populacional para um estudo nem sempre é a ideal, de forma que, normalmente, a fonte de informação acaba sendo um outro estudo ou dados estatísticos secundários, extraídos de institutos de pesquisa, por exemplo.

Na falta de informações sobre a composição da população em estudo, trata-se de que a escolha seja a mais isenta possível, adotando-se algum critério de *aleatoriedade* (escolha ao acaso), como um sorteio.

Todavia, quando os dados necessários para o conhecimento dos atributos da população estão disponíveis e são ignorados ou manipulados, a amostra resultante seria considerada *tendenciosa*. Conclusões e estimativas efetuadas com base nessa amostra não possuiriam *consistência*. (Ver Fig. 1.4.)

EXEMPLO 1.1

Tomando um exemplo para ilustrar a questão, imagine um estudo sobre a taxa de *coliformes* presentes na água consumida num determinado município. Parece claro que o estudo deverá ser feito por amostragem domiciliar da água, pois seria inviável testar todos os domicílios. Suponha ainda que existem outras informações como: i) a classificação das áreas geográficas (rural e urbana, por exemplo), ii) a localização dos bairros, iii) a população dos bairros e iv) a taxa de atendimento com água tratada. Veja o Quadro 1.1.

Quadro 1.1 Exemplo de amostragem com informações

População	Número de Habitantes	Taxa de Atendimento com Água Tratada
Rural	**1.000 hab.**	**0%**
Urbana	**9.000 hab.**	**89%**
Bairro A	2.000 hab.	100%
Bairro B	2.000 hab.	100%
Bairro C	5.000 hab.	80%

Contando com essas informações, uma amostra bem selecionada e, portanto, *representativa* da população de domicílios deveria observar que:

➢ todos os locais sejam alcançados pela pesquisa, observando-se a distribuição geográfica (área urbana — com seus três bairros — e área rural). Não é possível, por simples conveniência, efetuar a pesquisa somente em domicílios urbanos ou, pior, no bairro A;
➢ seja considerada, nesse caso, a população de cada setor geográfico. A amostra deverá ser constituída de partes proporcionais idênticas às da população. Assim, 10% da amostra seriam constituídos por domicílios rurais, 20% do bairro A etc. Na falta das populações, poderiam ser empregados pesos para a constituição da amostra, de acordo com o sentimento do analista;
➢ exista total aleatoriedade na escolha dos domicílios.

Caso contrário, poder-se-ia dizer que a amostra é *tendenciosa* e que, portanto, as conclusões dela decorrentes não possuem *consistência*.

---

[3] Por exemplo, se é sabido que, na população em estudo, 20% dos indivíduos são hipertensos, seria conveniente que uma amostra dessa população contivesse também 20% de indivíduos com esse atributo.

2.3.2 Fidedignidade

Outro aspecto que deve ser levado em conta no trabalho de levantamento de dados e constituição das amostras é o da *fidedignidade*. A fidedignidade dos dados ou das informações está relacionada com a *precisão* dos dados, ou a sua qualidade. Veja o Quadro 1.2.

A falta de precisão pode ser ocasionada por vários motivos. De modo geral, podem ser citados: falhas nos instrumentos de aferição dos dados, problemas nos questionários usados para o levantamento de dados e falhas humanas.

No primeiro caso, o uso de balanças ou esfigmomanômetros mal calibrados, réguas ou estetoscópios defeituosos ou em mau estado de conservação pode provocar erros nas medidas. Também alguns exames laboratoriais, como os que implicam contagem, estão sujeitos à falha. Nesses casos, durante o levantamento dos dados da amostra, recomenda-se usar sempre os mesmos aparelhos.

No segundo caso, existem informações que carregam grande margem de erro. Por exemplo, suponha que um questionário contenha a seguinte pergunta: Quanto tempo faz desde que você foi ao médico pela última vez?

Mesmo que o entrevistado tenha boa vontade em responder e não esteja tencionando falsear a resposta, ele pode encontrar dificuldades em realmente precisar o tempo solicitado pela pergunta. A razão da resposta do entrevistado poder apresentar uma falha de informação é simplesmente o fato de que um conjunto de informações não é devidamente registrado e, para obtê-las, às vezes, não existe outra alternativa a não ser contar com a memória do entrevistado.

Outro exemplo de uma questão que poderia suscitar erros seria: Qual é a freqüência do seu relacionamento sexual?

Tratando-se de um tema que em boa parte dos casos cria constrangimento ao entrevistado, ele pode falsear a sua resposta, exagerando ou escondendo a verdadeira informação.

Não é difícil imaginar outras questões incômodas, tais como: Qual a sua renda? Faz higiene bucal diariamente? Já dirigiu embriagado?

Pelos mais variados motivos, desde a precária memória em alguns casos, passando pelo medo e a própria fantasia do entrevistado, é comum a falta de precisão das respostas. Por este motivo, os questionários de levantamento de dados devem ser elaborados com extremo cuidado, evitando perguntas vagas ou que dêem margem a respostas muito subjetivas. Naturalmente, seus resultados devem ser tomados com grande cautela.

Quadro 1.2 Resultados da seleção da amostra quanto à fidedignidade

Fidedignidade	Fator Associado	Estado	Precisão
QUALIDADE DOS DADOS	Instrumentos de aferição	Corretamente calibrados	↑
		Falhas nos instrumentos	↓
	Processo de aferição	Competência técnica	↑
		Falhas humanas	↓
	Questionários	Bem elaborados	↑
		Falhas nos questionários	↓

2.4 Efeitos indesejados no levantamento de dados

2.4.1 Efeito placebo

O efeito placebo ocorre quando um indivíduo participante de um experimento, mas não tratado, acredita estar recebendo o tratamento e passa a relatar melhoras em seus sintomas.

14   BIOESTATÍSTICA

Placebo é uma substância neutra, isto é, que não apresenta nenhum princípio ativo capaz de provocar alterações no estado de um indivíduo. Uma forma de administrar placebo por via oral em comprimidos consiste em dar ao indivíduo um comprimido de farinha. Outra forma é apresentar a substância diluída em uma bebida, como suco ou chá. Normalmente, os comprimidos de placebo possuem o mesmo formato dos comprimidos verdadeiros, isto é, aqueles que contêm o princípio ativo. A intenção com esse procedimento é a de que o paciente, ao tomar o placebo, de fato pense estar tomando uma substância que irá lhe trazer uma mudança de estado. Naturalmente, nada deveria ocorrer com ele e, se relatar melhora, obviamente está sendo objeto do efeito placebo.[4] Esse procedimento é de fundamental importância para isolar a ação do sal ao se testar a sua eficácia. O procedimento experimental empregado para testar o efeito de determinada substância eliminando o efeito placebo consiste em separar os pacientes em dois grupos. O primeiro — denominado controle — recebe comprimidos de placebo; enquanto o segundo — denominado tratamento — recebe os comprimidos verdadeiros. Devido ao fato de os pacientes participantes do experimento não saberem ao certo se estão sendo tratados (recebendo o comprimido verdadeiro), um estudo que adota esse procedimento é denominado *estudo cego*, ou *blind*.

2.4.2 Efeito Rosenthall

Denomina-se efeito Rosenthall ou efeito do experimentador a qualquer mudança ou alteração do padrão de resposta do indivíduo pesquisado provocada, involuntariamente, pelo pesquisador ou experimentador. A influência pode manifestar-se pelo comportamento do experimentador, através do tom da sua voz, sua expressão facial ou a própria atitude.

Esse tipo de efeito é muito comum em pesquisas com questionários. Um exemplo seria perguntar ao entrevistado, com uma entonação de censura, sobre determinada informação. A inibição que pode resultar no entrevistado poderia mudar a sua maneira de responder.

O efeito Rosenthall também pode manifestar-se em relação ao teste de substâncias ativas. Isto pode ocorrer por ocasião da administração da substância se, de alguma forma, o paciente desconfia, pela atitude do experimentador, estar recebendo ou não o sal. Para evitar a ocorrência do efeito Rosenthall nos testes com sais, é necessário evitar que o experimentador saiba qual tipo de substância (ativa ou placebo) está sendo administrada ao paciente. Assim, de forma análoga ao caso do efeito placebo, deve-se cegar o experimentador. O experimento onde nem o experimentador nem o paciente sabem distinguir o comprimido verdadeiro do comprimido de placebo é denominado *estudo duplo cego*, ou *double blind*. Veja o Quadro 1.3. Devido à capacidade de neutralizar os efeitos placebo e Rosenthall, os estudos do tipo duplo cego fazem parte do protocolo de teste de substâncias na indústria farmacêutica e nos organismos de controle de drogas.

Quadro 1.3 Estudos e efeitos tratados

Experimento	Paciente	Pesquisador	Estudo	Efeito Tratado
CONHECIMENTO	NÃO	SIM	Cego (*blind*)	Placebo
	NÃO	NÃO	Duplo cego (*double blind*)	Placebo + Experimentador

---

[4]Apesar de que, ao tomar placebo, o indivíduo realmente não tomou substância alguma capaz de mudar seu estado, isto não quer dizer que, ao relatar uma melhora, o indivíduo esteja mentindo. As melhoras realmente podem ocorrer. As razões para esse fato não são bem compreendidas, embora se possa especular sobre a ativação inconsciente de mecanismos internos de alívio, defesa ou cura do organismo.

2.4.3 Efeito Hawthorne

O efeito Hawthorne ocorre quando um indivíduo participante de um experimento e tratado passa a responder de forma diferente pelo fato de estar participando da experiência. Uma explicação para esse comportamento seria o estado de ansiedade provocado pela nova situação vivida pelo experimentado. Assim, a simples mudança de disposição ou de ânimo do paciente poderiam constituir potenciais fontes de alteração dos resultados obtidos no experimento ou na entrevista, caso se trate de uma pesquisa por questionário. O efeito Hawthorne também pode ser diminuído em um experimento empregando estudos do tipo duplo cego, porque os pacientes não sabem se realmente estão tomando os comprimidos que contêm o princípio ativo.

2.4.4 Ilusão de Müller-Lyer

A ilusão de Müller-Lyer se verifica quando a simples alteração da ordem das questões de uma pesquisa altera as respostas dos pesquisados. Tal comportamento pode ser decorrente da tendência do entrevistado em ir se adaptando à situação à medida que vai respondendo um questionário. De certa forma, o entrevistado vai tentando formar uma idéia dos propósitos da pesquisa à qual está sendo submetido, talvez com a intenção de evitar situações que o coloquem em uma situação incômoda. Por esta razão, ao alterar a ordem das questões, está-se alterando a percepção do entrevistado e, possivelmente, sua reação ou resposta.

EXEMPLO 1.2

A ordem das questões pode alterar o resultado das entrevistas (ilusão de Müller-Lyer). Suponha um questionário com as seguintes perguntas:

1. Considera a ingestão excessiva de açúcar prejudicial à sua saúde?
2. Consome muito açúcar?

Existem aqui dois aspectos a considerar. Quando as questões são efetuadas na ordem 1-2, o entrevistado é "obrigado" a: i) estabelecer uma relação entre as variáveis *ingestão de açúcar* e *saúde* e ii) efetuar um julgamento sobre a ingestão de açúcar (questão 1) antes de declarar se consome ou não muito açúcar (questão 2). Quando a ordem das questões é 2-1, ele responde a primeira questão de forma espontânea. Desta forma, parece que a ordem 2-1 leva a respostas mais "honestas".

2.4.5 Efeito complacência

O efeito complacência está relacionado com a tendência que os entrevistados apresentam de responder de forma positiva às questões. Assim, eles tendem a manter uma concordância com a questão à qual estão sendo submetidos, divergindo dela em menor medida.

EXEMPLO 1.3

Como exemplo do efeito complacência, imagine a seguinte situação: Um grupo de pessoas é perguntado a respeito do comportamento recente de um determinado dirigente sindical.
Considere a seguinte pergunta:

1. Concorda que o dirigente agiu de forma honesta?

Se a pergunta 1 fosse feita de forma diferente, porém equivalente:

2. Concorda que o dirigente agiu de forma desonesta?

Devido ao efeito complacência, o percentual de indivíduos que considera a atuação do dirigente como honesta (ou seu equivalente, que seria "não desonesta") deveria ser diferente. Se o efeito concordância não existisse, honesto e não desonesto deveriam ser equivalentes.

2.4.6 Efeito memória

O efeito memória ocorre quando a ordem dos itens das questões pode alterar os resultados de um levantamento de dados. Este efeito está provavelmente associado à variação da capacidade de atenção e compreensão do receptor durante o período em que está sendo elaborada a questão. Assim, inicialmente, o entrevistado está com toda a atenção voltada à questão, mas, à medida que a mesma vai sendo elaborada, sua atenção diminui devido à necessidade de processar a informação contida na pergunta. Naturalmente, quanto mais longa a pergunta, maior a exposição a este tipo de efeito.

EXEMPLO 1.4

Suponha que, em um estudo sobre o nível de informação do público, se deseje saber a opinião das pessoas quanto aos principais fatores de prejuízo à saúde. Considere as seguintes perguntas:

1. Considera que o **tabagismo** contribui mais do que o **alcoolismo** para a piora das condições de saúde da população?
2. Considera que o **alcoolismo** contribui mais do que o **tabagismo** para a piora das condições de saúde da população?

Embora as perguntas sejam equivalentes e, conseqüentemente, devessem levar aos mesmos resultados quanto à opinião das pessoas, quando a pergunta 1 é efetuada, existe uma tendência de se considerar mais o primeiro fator perguntado, isto é, o tabagismo. Desta forma, quando a pergunta feita é a 2, o fator alcoolismo passa a ser mais lembrado.

2.4.7 Efeito desmascaramento

O efeito desmascaramento ocorre pela desconfiança do entrevistado quanto à manutenção do sigilo das suas informações e da sua identidade. Evidentemente, o efeito desmascaramento se torna mais forte quando o entrevistado é solicitado a responder questões que ele considera que, de alguma maneira, comprometem a sua imagem. Assim, por exemplo, um indivíduo que preserva uma imagem conservadora poderia sentir-se constrangido em responder a perguntas sobre temas considerados polêmicos, dando respostas contrárias ao que supostamente ele deveria opinar. Embora não se trate de pesquisas por questionários, os efeitos do desmascaramento podem ser bem entendidos lembrando de votações ou eleições. O princípio do voto secreto tem justamente a finalidade de preservar os votantes, de forma a permitir que expressem livremente sua opinião.

2.5 Obtenção de amostras

Basicamente, existem dois problemas relacionados com a obtenção de amostras:

- as formas de realizar a amostragem;
- a determinação do tamanho da amostra.

2.5.1 Formas de amostragem

Amostragem Aleatória

A amostragem é denominada aleatória quando, a cada elemento da população, é garantida a mesma chance de ser escolhido. Também pode ser denominada amostragem casual. A principal razão para a realização de amostras aleatórias é a preocupação com a eliminação das distorções provocadas por amostras com características diferentes das da população da qual estão sendo extraídas. Essas distorções são também denominadas de *viés* estatístico. A amostragem casual que não emprega nenhum critério particular para a definição da amostra é denominada **amostragem aleatória simples**.

A realização da amostragem aleatória é efetuada, na prática, empregando algum mecanismo de escolha que não tenha relação com as características da população em estudo. O mecanismo mais comum é um sorteio simples. Contudo, outros critérios podem ser usados, como escolher o número final do documento de identidade das pessoas (por exemplo, uma amostra aleatória de tamanho $n = 200$ poderia ser formada com as primeiras 200 pessoas cujo documento de identidade possui número final 3).

Uma observação que deve ser considerada é que a amostragem aleatória não garante que a amostra obtida será semelhante à população quanto aos seus atributos, mas garante uma maior probabilidade de que isto ocorra.

Amostragem Aleatória com Calculadoras ou Programas

Uma ferramenta importante para a realização de seleção de amostras aleatórias são os denominados **números aleatórios**. Estes são números, compreendidos em um intervalo, cuja probabilidade de serem selecionados é igual, como em um sorteio. Os números aleatórios podem ser obtidos a partir de uma função geradora de números aleatórios. Essas funções constam em calculadoras científicas de diversas marcas existentes no mercado. De modo geral, essa função aparece na tecla da calculadora com o nome de **rand** ou **random**. Ao apertar essa tecla, aparece na tela um número aleatório, geralmente no intervalo entre 0 e 1, com três casas decimais. Por exemplo: rand $\rightarrow$ = 0,761. Em programas como o Excel®, a função geradora de números aleatórios permite definir o intervalo do sorteio e por tipo de número, inteiro ou real. Para isto utiliza a função ALEATORIO ou ALEATORIOENTRE, dependendo da versão. No último caso, a função é acompanhada de um argumento que permite mudar o intervalo do sorteio. Por exemplo: ALEATORIOENTRE (a, b) sorteia números entre a e b.

Amostragem Sistemática (Seqüencial)

Na amostragem sistemática são selecionados os elementos de ordem k da população. A amostragem seqüencial, na maioria das vezes, funciona como uma forma de amostragem casual ou aleatória, dado que uma determinada ordem dos indivíduos, de modo geral, não se relaciona com os atributos da população. Um exemplo de procedimento para amostragem seqüencial pode ser ilustrado da seguinte forma. Suponha que é necessário constituir uma amostra de 30 ($n = 30$ = amostra) alunos em uma sala com 90 (N = 90 = população) alunos. Poderiam ser escolhidos, seqüencialmente, os alunos cujo número na lista de chamada é de ordem $k = 3$ (pois 90/3 = 30). Observe que N = $n \cdot k$. Assim, seriam escolhidos os alunos 3, 6, 9, ... , 90 ($1 \cdot k, 2 \cdot k, 3 \cdot k, ... , 30 \cdot k$).

Um outro exemplo de amostragem seqüencial, aplicado não a números, mas a espaços ou localizações geográficas, seria o seguinte. Imagine que devem ser entrevistadas n famílias de um determinado bairro. Uma forma de compor a amostra, seqüencialmente, seria escolher as famílias residentes a cada k casas, até compor o total necessário. Assim, começando por uma extremidade de uma rua do bairro, poderiam ser tomadas as famílias das casas de ordem 5, o que corresponderia a entrevistar a primeira família, pular 4 casas novamente, entrevistar a segunda família, e assim por diante. Note que, desta forma, estariam sendo selecionadas, na população, as famílias de ordem 5, 10, 15, ..., $n \cdot k$.

Amostragem Estratificada

A amostragem é estratificada quando a população é previamente classificada em estratos. Estratos se referem a divisões da população de acordo com algum critério, como, por exemplo: sexo, faixa etária ou presença de uma doença ou condição. Um exemplo consistiria em separar a população em estratos segundo o seu estado civil. Uma vez feito isto podem ser selecionados, aleatoriamente, indivíduos de cada um dos estratos correspondentes, como casados, solteiros e viúvos. Mais uma vez deve ser lembrado, para uma composição adequada de uma amostra estratificada, o *critério de proporcionalidade*. Desta forma, para uma população de N indivíduos, se k_1 é o coeficiente de proporcionalidade do estrato 1 (casados), k_2, o coeficiente de proporcionalidade do estrato 2 (solteiros) e k_3, o coeficiente de proporcionalidade dos viúvos, a participação de cada estrato na amostra deverá ser: $n_1 = k_1 \cdot N$, $n_2 = k_2 \cdot N$, $n_3 = k_3 \cdot N$. De modo geral $n_j = k_j \cdot N$. A amostragem que segue estes critérios é denominada *amostragem aleatória estratificada*. Este tipo de amostragem é o que consegue a maior redução do viés amostral.

Amostragem por Conglomerado

A amostragem por conglomerado consiste em efetuar subdivisões da população total (conglomerados) em áreas geográficas, como quarteirões, ruas ou bairros, e compor a amostra tomando a totalidade dos indivíduos de alguns desses conglomerados.

A amostragem por conglomerado é também denominada *amostragem por área*. Um exemplo de amostragem por conglomerado seria selecionar, em um bairro, seis quarteirões. Cada quarteirão corresponde, assim, a um conglomerado. Posteriormente, é efetuado um levantamento de dados na totalidade dos indivíduos (ou residências) existentes nesses seis conglomerados.

Comparativamente à amostragem aleatória simples, a amostragem por conglomerados é considerada menos representativa ou com maior viés. Contudo, tem a vantagem da praticidade, gerando pesquisas mais rápidas e baratas.

Amostragem por Conveniência

A amostragem por conveniência ocorre quando a amostra é formada por dados levantados de fácil obtenção, sem observar os critérios anteriores. Existem várias situações que podem configurar uma amostragem por conveniência. Por exemplo, imagine que se deseja constituir uma amostra de crianças de 1 a 4 anos do bairro B, para serem avaliadas fisicamente. Uma amostra de crianças escolhidas em uma creche do bairro constitui uma amostra por conveniência. O problema, neste caso, seria que nem todas as crianças do bairro freqüentariam a creche, e as que o fazem não reproduzem obrigatoriamente os atributos da população de crianças do bairro. Outros exemplos de amostragem por conveniência seriam selecionar pessoas que: i) passam por uma rua ou uma praça, ii) entram em um supermercado, iii) estão na lista telefônica, iv) são assinantes de um determinado jornal.

Deve ser notado que as conseqüências quanto ao *viés* que este tipo de amostragem pode trazer variam de caso para caso. Contudo, de modo geral, as amostragens por conveniência costumam trazer distorções importantes para os estudos aos quais servem de base.

A Fig. 1.4 ilustra o processo de amostragem e a ocorrência de amostras representativas ou tendenciosas em função dele próprio. As setas mais escuras significam maior relação entre o processo e o estado (de tendenciosidade ou de representatividade). Por exemplo, se as características da população não são conhecidas e a amostragem é aleatória, o processo amostral é representativo (pois minimiza a probabilidade de viés). As linhas mais claras representam uma menor relação do processo com o estado. Por exemplo, se as características da população não são conhecidas e a amostragem não é aleatória mas é por conveniência a representatividade do processo amostral

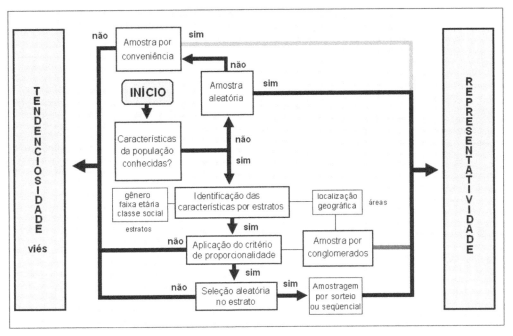

Fig. 1.4 Representatividade e tendenciosidade na seleção de amostras.

não é total, podendo variar dependendo das condições sob as quais a amostra por conveniência foi levantada.[5]

Tarefa ilustrativa 1.2

Elabore exemplos de cada um dos tipos de amostragem. Qual o alcance das conclusões dos estudos dos seus exemplos, em função do tipo de amostragem empregada?

2.5.2 Tamanho de uma amostra

O problema da determinação do tamanho das amostras costuma ser denominado de **dimensionamento amostral**. O dimensionamento amostral é considerado uma etapa fundamental do estudo estatístico, uma vez que permite definir, antes do seu início, o esforço que será necessário durante o levantamento da amostra.

De modo geral, a definição do tamanho de uma amostra está relacionada com uma série de fatores. Os principais são:

- Erro desejado nas conclusões sobre a experiência.
- Risco de uma conclusão equivocada.
- Previsibilidade das variáveis envolvidas no estudo.

O primeiro fator está relacionado com a margem desejada de variação das conclusões finais (em termos absolutos). Uma margem muito grande pode acrescentar nenhuma ou quase nenhuma informação ao problema que está sendo estudado.

---

[5] A rigor, a amostra por conveniência pode chegar a ser muito tendenciosa. No caso da ilustração, está se supondo que existe um critério para tentar diminuir o viés no processo de amostragem por conveniência, de maneira que seja gerada uma amostra parcialmente representativa.

O segundo fator está relacionado com a probabilidade de elaborar uma conclusão correta (ou com o risco associado a uma conclusão incorreta). Esta probabilidade pode ser, *a priori*, definida pelo pesquisador. O problema é que se relaciona inversamente com o primeiro fator (margem de erro).

O terceiro fator pode ser avaliado através da dispersão das variáveis envolvidas no estudo. Neste caso, ter-se-á uma estimativa da variabilidade estrutural do problema. A variabilidade se relaciona com a capacidade de prever ou estimar com maior precisão e certeza. As medidas empregadas para medir a variabilidade são a variância e o desvio padrão.

O dimensionamento amostral deve considerar, ainda, as condições próprias do estudo a ser realizado. Desta forma, existe um procedimento particular para cada tipo de estudo e de hipótese que está sendo analisada. No Cap. 14, é tratada a questão do dimensionamento de amostras, apresentando as expressões de cálculo, tabelas e o programa DIMAM, cujo objetivo é justamente atender a esta finalidade.

3 Recursos Computacionais em Bioestatística

Uma vez encerrada a fase de levantamento de dados, inicia-se o trabalho de organização dos dados.

As etapas do trabalho de organização de dados têm sofrido alterações desde a introdução dos métodos automáticos ou programas específicos de computador na estatística. Além de proporcionar maior velocidade no processamento das informações, o pesquisador se desvincula da necessidade de conhecer e efetuar todas as etapas do trabalho de organização e de tratamento dos dados.

3.1 Escolha do programa ideal

A recomendação de um determinado pacote computacional para uso em pesquisa médica não é uma tarefa fácil. Depende de uma série de fatores; tais como, a finalidade específica e a habilidade e o conhecimento prévios do usuário. Além disso, versões novas são lançadas em intervalos de tempo relativamente pequenos, deixando às vezes obsoletos os comentários acerca de determinada versão de um programa.

A revista BYTE (setembro de 1998, edição em Espanhol) efetuou uma comparação técnica dos cinco principais pacotes computacionais de estatística (STATISTICA, SPSS, MINITAB, Statgraphics e S-PLUS). Foram levados em consideração aspectos como a precisão computacional e a funcionalidade dos programas. O resumo dos resultados é o seguinte (Quadro 1.4):

Quadro 1.4 Comparativo dos pacotes computacionais disponíveis no mercado

Programa	Avaliação
STATISTICA (versão 5.1)	25
SPSS (versão 7.5)	22
MINITAB (versão 12)	18
Statgraphics Plus (versão 3)	17
S-PLUS (versão 4)	16

O fabricante do programa STATISTICA é a StatSoft Inc. Detalhes sobre o programa podem ser consultados na página da empresa na Internet, cujo endereço é http://www.statsoft.com. A versão atual do programa é a versão 6.0, que já incorpora várias modificações em relação à versão anterior.

A SPSS Inc., responsável pelo SPSS, pode ser visitada no endereço http://www.spss.com. A empresa possui mais de 30 anos no setor de análise de dados e foi agraciada com vários prêmios pelos seus produtos.

O endereço eletrônico da Minitab Inc. é http://www.minitab.com. Nesse endereço, é possível obter uma cópia demo (aplicação restrita do programa) da versão 12 do programa, para ser testada durante um mês.

Esses não são, contudo, os únicos pacotes estatísticos disponíveis. O SAS, Maple, STATA, Mathcad e outros são programas de estatística empregados com freqüência. Para se ter uma visão mais ampla dos programas de estatística disponíveis e oportunidade de conhecê-los melhor, sugere-se uma visita à página da web: http://rfe.wustl.edu/Software/StatSoft/index.html.

Um programa que não consta do endereço indicado e que também é empregado por pesquisadores da área médica é o Epi-Info. Esse programa foi desenvolvido pelo Departamento de Controle de Doenças e Epidemiologia da Universidade da Geórgia, em Atlanta, Estados Unidos, para a Organização Mundial da Saúde, dentro do programa de combate à imunodeficiência adquirida. Um aspecto diferencial desse programa é que ele permite, de forma explícita, o cálculo de indicadores epidemiológicos, tais como *especificidade*, *sensibilidade* etc. Além disso, possui um livro-eletrônico com conceitos na área de Epidemiologia e é de domínio público.

Um outro fator importante na escolha de um pacote computacional é a sua disponibilidade no centro educacional ou de pesquisa freqüentado pelo futuro usuário. Os principais programas disponíveis no mercado e que são empregados (às vezes recomendados) nas principais instituições de ensino e pesquisa do Brasil são o SAS, SPSS, STATISTICA e MINITAB.

Até agora se fez referência a programas completos de estatística. Contudo, muitas vezes se deseja empregar uma parte do trabalho estatístico. Para a apresentação gráfica, por exemplo, existem também vários programas, os chamados *editores gráficos*. Contudo, a sofisticação das ferramentas de *software* atuais faz com que programas destinados originalmente à digitação de textos, os *editores de textos*, contenham utilitários que, entre outras coisas, realizam gráficos ou desenhos de excelente qualidade e com uma facilidade muito grande. Um bom exemplo de editor gráfico é o programa Harvard Graphics, nas versões mais avançadas. Microsoft Excel e Lotus são definidos como planilhas de cálculo, mas também possuem recursos gráficos e estatísticos. Um exemplo de editor de texto que nas versões mais atualizadas já incorpora múltiplas funções (gráficos, desenhos, tabelas, cálculos etc.) é o Microsoft Word.

3.2 Montagem de arquivos de dados

Antes mesmo que um programa estatístico elabore uma tabela, gráfico ou qualquer outra tarefa automática, ele deve receber as informações resultantes do levantamento de dados em forma adequada. Existem vários formatos para se armazenarem dados computacionalmente. Os arquivos do STATISTICA podem ser reconhecidos pela terminação "sta", que segue o nome dado ao arquivo. Um exemplo seria um arquivo de nome "biopsias.sta". A terminação "xls" é característica dos arquivos de dados construídos com o Excel; "dbf" indica arquivos do dBase, e assim por diante.

Para construir um arquivo de dados no STATISTICA, o procedimento é muito simples. Os dados são armazenados em uma matriz, onde cada uma das linhas indica um caso e cada uma das colunas, uma variável. Assim, as linhas se referem a indivíduos ou coisas, enquanto as colunas mostram as suas características. Por exemplo, no Quadro 1.5, estão armazenados dados sobre

Quadro 1.5

João	M	21
Maria	F	54
José	M	61

sexo e idade (variáveis) de três indivíduos (casos). Observe que o nome, neste exemplo, serve apenas para identificar cada caso. Contudo, a identificação pode ser efetuada mediante um número (número de ordem, de registro, de prontuário etc.).

Na versão 5.1, a partir da janela inicial do STATISTICA (**Module Switcher**), pode-se clicar na opção de estatística básica (**Basic Statistics and Tables**). O programa irá mostrar sempre o último arquivo empregado. Para iniciar um novo, basta clicar na opção arquivo (**file**), na barra principal de ferramentas. Aberta a janela, deve-se escolher a opção **new data**.

A partir daí, basta escolher o nome para o arquivo (aqui foi digitado o nome "cardio") e o resultado, clicando em **SAVE**. Na versão 6.0, basta iniciar o aplicativo clicando no ícone do programa. O programa inicia mostrando o último arquivo empregado. Para criar uma planilha nova de trabalho, o procedimento é clicar em **FILE** na barra principal de ferramentas (ou no ícone representado por uma folha em branco, no canto superior esquerdo). Aparece então a janela

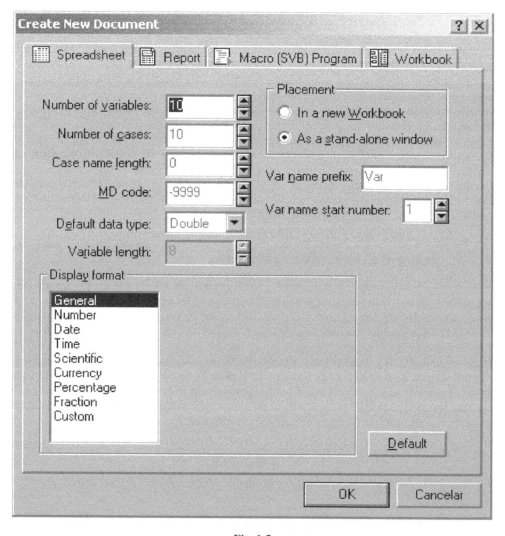

Fig. 1.5

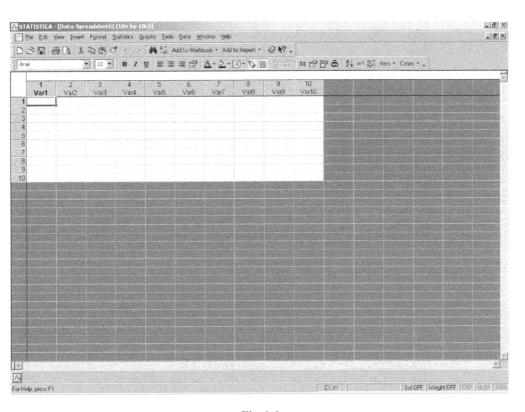

Fig. 1.6

mostrada na Fig. 1.6, que possui comandos para editar a planilha a gosto do usuário. Observe, por exemplo, que é possível demonstrar a matriz de dados conforme for necessário. A opção de *default* é de 10 variáveis por 10 casos. É possível também dimensionar o número de letras para informar os casos, na opção **CASE NAME LENGTH**. O tamanho da matriz de dados pode ser alterado posteriormente empregando os botões **VARS** e **CASES** na barra principal de ferramentas. Observe que, nessa figura, aparece uma matriz com 10 linhas e 10 colunas. Nesses espaços serão preenchidas todas as informações (dados) que, posteriormente, poderão ser processados de forma automática.

Se, por exemplo, se dispuser das informações referentes a 25 pacientes internados na ortopedia de um hospital, será necessário aumentar de 10 para 25 o número de linhas (casos). Também, se as informações sobre os pacientes se restringirem, por exemplo, a idade, sexo, local da fratura e profissão, serão necessárias apenas 4 das 10 variáveis que o programa deixou prontas para serem usadas. As opções **Add** e **Delete** que estão disponíveis ao se clicarem nesses botões permitem acrescentar e eliminar variáveis e casos, respectivamente. Para colocar o nome a uma determinada variável, basta clicar duas vezes no cabeçalho da coluna correspondente à variável e preencher o nome desejado no campo **Name**. Veja a Fig. 1.7.

Uma recomendação prática final sobre a construção de arquivos eletrônicos de dados é que se tente colocar no arquivo a máxima quantidade possível de informação. Se for necessário utilizar parcialmente o arquivo, os programas possuem módulos de gerenciamento que permitem tratar os dados separadamente.

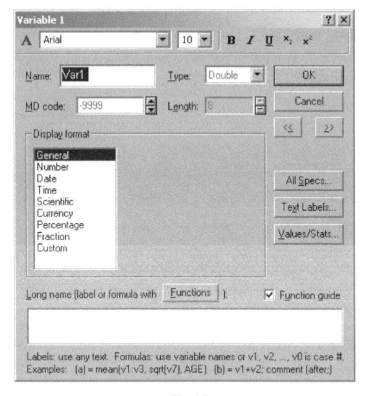

Fig. 1.7

4 Aspectos Históricos da Estatística

A história da estatística pode ser dividida em três grandes etapas ou fases. A primeira etapa é fase dos censos ou levantamentos gerais de dados, normalmente populacionais. Esta idéia está relacionada com a necessidade dos governos terem inventários das suas disponibilidades e permitir organizar as suas decisões.

Na segunda fase se desenvolve aproximadamente a partir do século XVII. Nesta época, com o desenvolvimento da organização social e econômica, passa a ser possível uma descrição pormenorizada das atividades produtivas. Este conhecimento permite fixar com maior precisão a cobrança de taxas e impostos para o financiamento dos governos. Entretanto, o detalhamento das informações torna possível o início das conjecturas a partir de dados, começando desta forma a ser superada a etapa da estatística puramente descritiva. Graunt e Halley, representantes da escola inglesa, dão forte impulso neste sentido.

Finalmente, a terceira fase é caracterizada pela associação entre estatística e probabilidades, permitindo um enorme desenvolvimento na área com a denominada estatística inferencial ou indutiva. Corresponde à estatística como é empregada atualmente.

Nos tópicos seguintes será mostrada a evolução de acontecimentos importantes na história da estatística tanto no mundo como no Brasil.

4.1 História da estatística no mundo

O desenvolvimento da estatística, como ciência, é relativamente recente. Entretanto, algumas tarefas do trabalho estatístico foram já realizadas pelo homem há milhares de anos. Na verdade,

A BIOESTATÍSTICA E A PREPARAÇÃO DE ESTUDOS   **25**

desde os primórdios da civilização, o homem emprega várias formas de registrar dados e efetuar contagens de pessoas, cabeças de gado e utensílios, através de gráficos rudimentares e outros símbolos, em pedras, pedaços de couro, madeiras etc.

Já no caso de contagens mais elaboradas, como os levantamentos populacionais, ou **Censos**, sua existência remonta às cidades-estado gregas, e tinham como principal objetivo a verificação da sua própria capacidade militar. Deste modo, os primeiros registros estatísticos eram de pessoas (pela finalidade, inclusive, contavam-se somente as do sexo masculino e em idade adulta), animais (principalmente cavalos) e armas. Tempos depois, os governantes descobriram que o registro do número de habitantes do seu estado tinha importância do ponto de vista fiscal, pois, se cada habitante era taxado com um determinado tributo, para estimar a receita total do estado era necessário dispor de informações sobre a população total. Por esta razão, a etimologia do termo estatística está associada à raiz *stat* (ou *estat*), e o seu significado estrito seria "coisas do estado", ou "notícias do estado", sentido no qual o termo foi pela primeira vez utilizado documentalmente, em 1749, por Gottfried Achenwall (1719-1772), referindo-se à coleção de informações acerca do estado. A palavra estatística (*Staatenkunde*) teria sido criada a partir do italiano.

Em termos de registros mais concretos, Schott (bib. cit. [18]) cita a primeira estatística da população em Nüremberg, em 1449. No século XVI, surgem descrições estatísticas na Itália e Espanha. Em 1532, na Inglaterra, o rei Enrique VII ordena o início do registro dos óbitos, em razão do medo causado pela peste que assola a Europa. Na Itália, o notável médico Girolano Cardano (1501-1576), jogador inveterado, de fama também notável porém reputação nem tanto, escreve o *Liber de Ludo Aleae*, um pequeno manual de jogos que introduz técnicas combinatórias para calcular a quantidade de possibilidades favoráveis num evento aleatório. Considera-se que esse seja o primeiro escrito sobre probabilidades.

Posteriormente, Pascal (1623-1662) e Fermat (1601-1665), na França, trocam correspondências sobre um problema envolvendo probabilidades nos jogos, que irá resultar no surgimento da idéia da **Lei dos Grandes Números** e a relação entre probabilidade e freqüência num elevado número de provas.

Entre 1624 e 1640 são publicadas as Descrições estatísticas de Jan de Laet, intituladas *Republicae Elzevirianae*.

Nos séculos XV, XVI e XVII, na Europa, Leonardo de Vinci, Nicolás Copérnico, Galileo, Neper, William Harvey, Sir Francis Bacon e René Descartes fazem grandes progressos sobre o método científico. Essa revolução irá contribuir para o posterior desenvolvimento da estatística, em razão das necessidades de observação, análise e experimentação inerentes ao método.

Mais próxima das estatísticas de saúde, e a primeira obra neste sentido de que se tem registro, é a obra *Natural and political observations upon the bills of mortality*, de John Graunt, no ano de 1662.

O trabalho de Graunt foi o primeiro a relacionar as incidências com as causas de mortalidade, considerando aspectos naturais, sociais e políticos. Desta forma, foi capaz de determinar o número de óbitos de pessoas em razão das causas da morte, valendo-se das Tábuas de Mortalidade elaboradas no período em que a peste assolou a cidade de Londres. Observou também o número de nascimentos por sexo e estudou a sobrevida da população. Notou, por exemplo, que, de cada 100 pessoas nascidas, 36 morriam antes dos 6 anos e apenas 7 sobreviviam até os 70 anos de idade. Considera-se que o trabalho desenvolvido por John Graunt constituiu a base da Estatística Moderna.

Anos mais tarde, em 1693, é registrada a publicação da primeira tabela de mortalidade, por Halley.

Por volta de 1750, na Itália, Daniel Bernoulli (1700-1782) elabora formulações para calcular o número esperado de sobreviventes depois de determinado número de anos a partir de informações de um certo número de recém-nascidos e a mortalidade causada pela varíola em pessoas com determinada idade. Sua contribuição foi fundamental para o surgimento dos seguros de vida.

A partir do final da primeira metade do século XVIII, são efetuados censos em várias cidades alemãs e, em 1749, inicia-se, na Suécia, o trabalho de levantamento estatístico demográfico com caráter regular. Em 1741, o dinamarquês Anchersen faz a primeira exposição estatística utilizando tabelas, que irão permitir a reorganização do trabalho de descrição de dados. Em 1782, em Giessen, Crone emprega pela primeira vez as representações gráficas. Em 1790, por mandato da Constituição, os Estados Unidos realizam seu primeiro censo populacional, que será repetido de 10 em 10 anos. Nos anos seguintes, as nações mais desenvolvidas utilizam a estatística com regularidade.

Em 1762, é publicado, *post mortem*, o livro *Essay towards solving a problem of the doctrine of chances* (*Philosophical Transactions of the Royal Society of London*, 1764-65), de Thomas Bayes (1701-1761). Deve-se a ele o conhecido **Teorema de Bayes**, que permite determinar a probabilidade de um certo evento ter sido devido a certa causa. Por esta razão, esse teorema também é denominado Teorema das Causas.

Em 1786, William Playfair desenvolve a idéia da maioria das formas gráficas conhecidas atualmente, tais como o **gráfico de barras**, o **gráfico de linhas**, baseado em dados econômicos, e o **gráfico de setores**, ou circular.

Em 1797 aparece pela primeira vez a palavra *Statistics* na Enciclopédia Britânica.

Carl Friedrich Gauss (1777-1855) apresenta, em 1809, o estudo *Theoria Combinationis Observatorium Erroribus Minimis Obnoxia*. Deve-se a Gauss a distribuição de probabilidade em forma de sino conhecida como **distribuição normal**, ou gaussiana.

Ainda no final do século XVIII, o astrônomo belga Adolphe Quételet propõe o **Índice de Massa Corporal**, ou IMC, conhecida relação entre o peso e a estatura de indivíduos e que serve para classificar categorias de obesidade. O IMC, também conhecido como índice de Quételet, é empregado com bastante freqüência na área de saúde. Adolphe Quételet organizou o Primeiro Congresso de Estatística, em 1853, em Bruxelas, na Bélgica, e escreveu a obra *Sur l'homme et le développement deses facultés, essai d'une physique sociale*, que foi publicado em segunda edição com o título *Physique sociale ou Essai sur le développement des facultés de l'homme*, que incluía uma análise detalhada da teoria das probabilidades.

Em 1834, é fundada a *Statistical Society*, em Londres. Na Alemanha, nos anos subseqüentes, são efetuados diversos tipos de censos (industriais, profissionais, comerciais etc.). Em 1885, é fundado o Instituto Internacional de Estatística. É necessário notar que, em todos esses estudos, predomina a estatística de observação, ou estatística descritiva, que cuida basicamente da organização das informações.

A estatística ganha um novo *status* quando aliada ao ramo da matemática conhecido como Teoria das Probabilidades, e passa então a tratar dos erros decorrentes da chamada ciência indutiva.[6] A partir desse momento, torna-se uma ferramenta importante nos ramos da ciência em que este mecanismo de conhecimento é empregado, e pode ser observada nos currículos de cursos diversos, tais como Medicina, Engenharia, Economia, Administração, Física, Psicologia, e outros.

Francis Galton publica, em 1865, o livro *Hereditary Talent and Genius*. A tese defendida por Galton é que a inteligência é predominantemente herdada, e não fruto do meio ambiente. Ele queria provar que o caráter e os talentos são transmitidos através de sucessivas gerações, através da reprodução. Devem-se a Galton o conceito de **correlação** e a sua medição pelo **coeficiente de correlação**, empregado com freqüência na área biomédica.

Galton também idealizou um mecanismo denominado por ele de *quincunx*, que mostrou na prática como se forma uma distribuição normal. Posteriormente, modificou sua invenção para mostrar que, se forem misturadas distribuições normais, obtém-se outra distribuição deste tipo.

Florence Nightingale foi uma mulher e estatística notável. Considera-se que o seu trabalho lançou as bases da Epidemiologia. Foi responsável pelo conceito da importância dos cuidados com a higiene e assepsia, tanto no serviço hospitalar quanto no tratamento de feridos pela guerra.

J. Neyman e Karl Pearson, trabalhando na área da hereditariedade associada a questões relacionadas com a Biologia e a Genética, desenvolveram, na segunda metade do século XIX, conceitos e formas de análise empregados na Inferência Estatística, tais como a **hipótese de nulidade** e **nível de significância**.

---

[6]O método indutivo, que é a base de uma ciência indutiva, busca a construção de leis gerais a partir do conhecimento de uma parcela do universo. Por exemplo: observando algumas características de um grupo de fumantes, assumir que essas características são típicas de todos os fumantes.

Pearson, juntamente com Walter Weldon e Francis Galton, fundaram a revista *Biometrika*, primeira publicação de estatística aplicada à biologia e cálculo de probabilidades aplicada aos seres vivos. A Pearson é devido o *teste de Qui-quadrado (χ^2)*, de enorme aplicabilidade no estudo da saúde. Também desenvolveu a teoria da correlação e da regressão aplicada a estudos sobre hereditariedade.

Tomando como base a idéia do coeficiente de correlação, idealizado por Karl Pearson, pesquisadores da área biológica como Yule, Norton e Hooker desenvolveram trabalhos relacionando variáveis, dando enorme impulso à biometria. Deve-se a Yule o *coeficiente de associação de Yule*, que mede a intensidade da relação entre duas variáveis.

Outra contribuição importantíssima para a estatística foi dada por William Sealey Gosset. Gosset trabalhava como químico da Cervejaria Guinness, marca conhecida mundialmente não somente pela sua cerveja, mas também pela edição do conhecido *Guinness Book*. Paradoxalmente, devido ao receio de que suas pesquisas pudessem prejudicar seu emprego, publicou suas descobertas com o pseudônimo de *Student*. A sua principal contribuição foi no campo dos testes para pequenas amostras. Gosset criou o teste que é conhecido como *teste de student*, ou *teste t*. O teste foi desenvolvido por ele como uma forma de tratar do problema relacionado com o controle de qualidade da cerveja. Os resultados de seus estudos foram publicados na revista *Biometrika*. Seus estudos podem ser encontrados no livro *Student Collected Papers* (editado por E. S. Pearson e J. Wishart, University College, Londres, 1942).

O desenvolvimento da estatística inferencial continuou com grande vigor nas mãos de outro expoente na área, Sir Ronald Aylmer Fisher. Ele foi responsável pela elaboração de alguns métodos estatísticos, principalmente a *análise de variância*, que permite a comparação de dados separados em vários grupos. Ainda desenvolveu o *método da máxima verossimilhança*, os *testes de hipóteses* e o *planejamento experimental*, de importância fundamental na pesquisa clínica. Fisher também se dedicou aos estudos em genética, sendo responsável por prever dois novos anticorpos ao avaliar os tipos de sangue.

O russo Andrei Nicolaevitch Kolmogorov publicou, em 1933, o que se considera uma enorme contribuição na fundamentação da Teoria das Probabilidades. Trata-se do estudo intitulado *Grundbegrife der Warscheinlichkeitrechnun*, que foi traduzido para o inglês em 1950 com o título *Foundations of Probability*. Deve-se a ele o *teste de Kolgomorov*, para verificar a normalidade de uma distribuição real.

Vários outros estudiosos têm contribuído para o desenvolvimento da estatística. Pode ser lembrado John W. Tukey (1915-2000), que inventou diversas formas gráficas, como o *gráfico de ramos e folhas*. Deve-se a ele também o *teste de Tukey*, que serve para determinar quais grupos apresentam diferenças significantes após o teste de análise de variância. Durante o século XX, podem ser lembrados também M. S. Bartlett (1910-2002), Bonferroni (1892-1960), W. G. Cochran (1909-1980), Sir David R. Cox (1924-), James Durbin (1923-), Haavelmo (1911-1999), Joseph B. Kruskal, Henry Scheffé (1907-1977), N. V. Smirnov (1900-1966), Abraham Wald (1902-1950), Frank Wilcoxon (1892-1965), Walter Francis Willcox (1861-1924) e Frank Yates (1902-1994), entre outros.

Para uma deliciosa viagem pela história da estatística e outras informações interessantes na área, visite a página da Universidade de York, na Inglaterra: http://www.york.ac.uk/depts/maths/histstat/welcome.htm.

4.2 História da estatística no Brasil

Nos tempos do Brasil Colônia, os levantamentos populacionais são iniciados a partir de 1750, por ordem da Coroa portuguesa. A finalidade era semelhante à de outros recenseamentos feitos em outros lugares do mundo, ou seja, a contagem da população livre e adulta apta para fins militares. Esses levantamentos passam a ser realizados, a partir da metade do século XIX, com dados das paróquias, por juízes de paz e chefes de polícia dos municípios. Em 1846, é registrado o primeiro regulamento censitário no Brasil, que tornou os censos regulares em períodos de 8 anos. Contudo,

28 BIOESTATÍSTICA

a definição de orçamentos para efetuar um censo demográfico foi conseguida somente em 1850, sendo o primeiro censo previsto a partir de então para o ano de 1852. Este censo, contudo, teve novamente de ser suspenso, devido à desconfiança que provocou na população, que o interpretou como uma maneira de escravizar homens negros. Somente em 1870 é elaborado um novo regulamento que instituiu o caráter decenal dos levantamentos populacionais.

Foi realizado então o denominado Recenseamento da População do Império do Brasil, em 1872, primeiro censo oficial no Brasil. O segundo ocorreu em 1890. A partir dessa data e até hoje, sempre a cada 10 anos, o censo populacional foi efetuado, salvo em 1910 e 1930, quando a divulgação foi prejudicada pela incerteza nos dados, e em 1990, quando o censo foi adiado por um ano.

Com o objetivo de unificar os conceitos estatísticos e a apuração dos resultados em todo o Brasil, foi criado em 1907 o Conselho Superior de Estatística. Essa medida teve fundamental importância, pois, à época, os dados levantados por municípios e estados apresentavam diferenças metodológicas e de abrangência.

Em 1934, inicia-se, com a criação do Instituto Nacional de Estatística, um movimento que irá culminar, em 1938, com a criação do Instituto Brasileiro de Geografia e Estatística, o IBGE. Nessa etapa, teve importância a participação do demógrafo italiano Giorgio Mortara. O censo passou a ser ampliado, levantando também informações de caráter socioeconômico, como mão-de-obra, emprego, desemprego, rendimento, fecundidade e migrações internas. Entre os idealizadores do IBGE, devem ser lembrados os nomes de Mário Augusto Teixeira de Freitas, Allyrio Carlos Hugueney de Mattos, Fábio de Macedo Soares Guimarães e Christovam Leite de Castro.

Em 16 de agosto de 1939, ocorre uma visita ao IBGE, para uma reunião censitária, dos médicos estagiários do Curso de Bioestatística, secretariada por Mário Augusto Teixeira de Freitas.

A partir da década de 1950, começa a se disseminar no Brasil o interesse pela estatística inferencial. Em 1947, ocorre, por exemplo, o primeiro curso sobre estatística inferencial e, em 1953, iniciam-se na Escola Nacional de Ciências Estatísticas — ENCE, criada pelo IBGE nesse mesmo ano, e na Escola de Estatística da Bahia, mantida pela Fundação Visconde de Cairu, os primeiros cursos de estatística do País.

A cidade de Campinas recebeu, em julho de 1955, um evento de envergadura mundial, o 2.º Congresso Internacional de Biometria. Deste encontro participaram nada menos que o eminente estatístico Sir Ronald Aylmer Fisher e o indiano C. Radhakrishna Rao, outra autoridade mundial na área.

As visitas ao Brasil de estatísticos de renome mundial continuam com Jerzy Neyman, que, durante sua permanência em São Paulo no ano de 1961, propõe a criação de um Departamento de Estatística na Universidade de São Paulo — USP. Sua proposta seria finalmente tornada realidade em 1972, com a criação do Departamento de Estatística e o Curso de Bacharelado em Estatística, cuja primeira turma se formou em 1975.

Em 1970 começam a ser formados grupos de pesquisa na área de probabilidades, no IMPA, Instituto de Matemática Pura e Aplicada, na Universidade Federal do Rio de Janeiro — UFRJ e na Universidade Estadual de Campinas — UNICAMP.

Em 1984, é fundada a Associação Brasileira de Estatística — ABE, cuja finalidade é a de "promover o desenvolvimento, a disseminação e a aplicação da Estatística". A página da ABE pode ser acessada em http://www.ime.usp.br/~abe/index1.htm. Neste local pode ser encontrada informação sobre departamentos de Bioestatística no Brasil, periódicos da área e outros temas interessantes.

O Decreto n.º 97.434, de 05 de janeiro de 1989, estabeleceu que o IBGE passaria a ser integrante da Administração Federal, subordinado diretamente à Secretaria de Planejamento e Coordenação Geral da Presidência da República.

QUESTÕES E PROBLEMAS PROPOSTOS

1. Qual é o objetivo primeiro da estatística?
2. Discuta três exemplos de informações estatísticas aplicadas à medicina.

3. Como é possível facilitar o entendimento das informações brutas?
4. Qual seria o primeiro objetivo da estatística?
5. Quais os recursos que a estatística emprega atualmente para atingir seus objetivos?
6. Como a estatística pode ser dividida?
7. O que é bioestatística?
8. Quais os ambientes de aplicação da bioestatística em medicina?
9. Defina população.
10. Elabore três exemplos de população.
11. Quais tipos de população podem ser encontrados? Dê exemplos.
12. O que é uma amostra? Dê três exemplos.
13. Qual a razão de se trabalhar com amostras?
14. Considere os seguintes grupos: I) crianças; II) crianças obesas; III) crianças obesas com deficiência visual.

    a) Estes grupos constituem populações? Por que razão?
    b) Um grupo com algumas crianças é também uma população? Justifique.

15. Defina censo.
16. Quais informações estão contidas no censo demográfico?
17. Proceda aos seguintes arredondamentos:

    a) 125,2 para inteiros.
    b) 3,67 para uma decimal.
    c) 0,75 para uma decimal.
    d) 65,43 para dezenas.
    e) 4,5 para inteiros.
    f) 77,5 para inteiros.
    g) 0,555 para duas decimais.
    h) 6500 para milhares.

18. Diferencie variável de constante.
19. Exemplifique três constantes.
20. Exemplifique três variáveis binárias.
21. Dê três exemplos de variável quantitativa discreta.
22. Qual a característica das variáveis quantitativas contínuas?
23. Dê um exemplo de uma mesma variável tratada como quantitativa e depois como qualitativa.
24. Qual é o objetivo de um estudo observacional?
25. Dê um exemplo de estudo experimental.
26. Como pode ser efetuada a escolha das variáveis a serem incluídas em um estudo?
27. O que seriam fatores de interesse direto do estudo?
28. O que seriam variações propositais introduzidas nas unidades experimentais?
29. O que seria uma amostra representativa?
30. Quais os critérios para a seleção de uma amostra representativa?
31. Defina viés.
32. Uma determinada faculdade possui quatro cursos: Fisioterapia, com 160 alunos, Medicina, com 360, Psicologia e Farmácia com 240 alunos cada um. Dimensione, empregando o critério de proporcionalidade, uma amostra de 50 alunos dessa faculdade.
33. Que tipo de situação pode levar a dados não fidedignos?
34. Cite exemplos de falta de fidedignidade em dados obtidos de um questionário.
35. Como melhorar a fidedignidade quando são efetuadas mensurações de dobra cutânea?
36. Qual o significado de placebo?
37. O que é efeito placebo?
38. De que forma é efetuado um experimento cego?

39. Como pode ocorrer o efeito Rosenthall?

40. Qual o critério experimental que diminui o efeito placebo e o efeito do experimentador?

41. Um indivíduo participante de um experimento, no qual será injetada determinada substância no seu braço, começa a apresentar taquicardia, palidez e náuseas, devido a um medo exagerado da seringa. Qual o efeito verificado nesse caso?

42. Dê um exemplo onde ocorra a ilusão de Müller-Lyer.

43. Um médico deseja saber quais as queixas do seu paciente. Se ele pergunta: "está se sentindo bem?", terá realmente uma resposta confiável? Justifique.

44. Discuta a importância do segredo médico no contexto da precisão dos dados levantados dos pacientes.

45. Em um questionário sobre preferência por sabores de geléias, é feita ao consumidor a seguinte pergunta: "prefere o sabor morango ao sabor laranja?". Qual ou quais efeito(s) pode(m) ser identificado(s) nessa questão?

46. As cédulas eleitorais são confeccionadas colocando-se os nomes dos candidatos em uma lista vertical, com um quadrado ao lado para que o eleitor manifeste a sua preferência (ver modelo). Discuta se a ordem dos candidatos produz algum efeito e qual seria este.

<u>Marque x no candidato da sua preferência</u>

1. Fulano de Tal ☐

2. Sicrano de Qual ☐

47. Identifique o tipo de amostragem nos seguintes casos:

a) Um conjunto de 30 potes de margarina retirados da prateleira de um supermercado para análise do estado da embalagem.

b) Um conjunto de garfos selecionados de várias mesas de um refeitório para análise microbiológica.

c) Bicos de mamadeiras com número de série final 4 de uma fábrica para análise química de composição.

d) Exames de dosagem de glicose em mulheres e em homens de um bairro, proporcionalmente extraídos.

e) Três lotes de latas de leite em pó para análise de composição nutricional.

f) Bicos de mamadeiras que estavam em uma farmácia para análise química de composição.

g) Todos os copos de 6 mesas selecionadas em um refeitório, para análise microbiológica.

h) Uma determinada quantidade de pressões arteriais de indivíduos que estavam passando por uma praça.

i) Um conjunto de índices de massa corporal em freqüentadores da praia de Itamambuca.

j) Dez galões de 20 litros de água mineral extraídos da linha de produção a cada 50 unidades.

k) Sessenta pares de luvas cirúrgicas selecionadas após cirurgia, em dias alternados, para análise de danos.

l) Resíduos em 200 caixas de leite longa vida após o uso, encontradas em um depósito.

m) Sobras de comida em 100 pratos tomados ao acaso de um refeitório.

n) Raspagem sob unhas dos dedos da mão em enfermeiras de um hospital, considerando sua antiguidade.

o) Cinco caixas de azeite de oliva em embalagem de vidro para análise de composição e pureza.

A BIOESTATÍSTICA E A PREPARAÇÃO DE ESTUDOS   **31**

    p) Um conjunto de 20 esfigmomanômetros extraídos de diversas caixas para verificação da sua regulagem.

    q) Uma amostra de pesos de todos os residentes em quatro quarteirões de um bairro.

    r) Uma amostra da taxa de colesterol composta por três partes iguais de indivíduos das classes socioeconômicas A, B e C.

    s) Uma amostra de estaturas de alunos da 1.ª série escolhidos com base no número da lista de chamada de múltiplo 6.

    t) Pesos de um grupo de crianças da creche de um bairro da cidade de Itajubá.

48. Elabore um plano de amostragem seqüencial para selecionar uma amostra de 42 indivíduos de uma população de 630 aposentados.

49. Discuta alguns critérios para atribuir confiabilidade a publicações científicas.

50. Quando foram citadas fontes de dados secundários, fez-se menção a dados extraídos de eventos científicos, tais como congressos e seminários. Discuta a prática de extrair informações de resumos (ou *abstracts*) de artigos científicos.

51. Monte uma amostra aleatória de 10 indivíduos para o BD1Pediat.sta, empregando a função de números aleatórios do Excel®.

52. Discuta a ocorrência de viés nas seguintes amostras:

    a) Para avaliar a taxa de anemia em um bairro, efetuar exames de dosagem de hemoglobina em crianças que freqüentam a escola do bairro.

    b) Para avaliar a opinião na população sobre o uso de preservativo feminino, aplicar um questionário em funcionárias de uma emissora de TV.

    c) Para avaliar a taxa de lesões cervicais na população feminina de Itajubá, efetuar colposcopias em mulheres que procuram os postos de saúde para consulta ginecológica.

53. Cite exemplos de programas de computador que possuam recursos estatísticos.

54. Elabore um exemplo de montagem de um arquivo eletrônico de dados.

55. Como são denominados os programas para elaborar gráficos?

56. Selecione de forma casual um grupo de 12 colegas de classe. Construa um banco de dados em arquivo "sta" com informações sobre idade, sexo altura, peso e grupo étnico.

| Capítulo 2 | Organização de Dados em Tabelas |

1 Normas para apresentação tabular de dados
  1.1 Regras gerais
  1.2 Simbologia e números

2 Dados brutos e rol

3 Número de classes e intervalo de classe

4 Freqüência

5 Construção de tabelas: princípios básicos

6 Classificação de tabelas

7 Exemplos de tabelas em publicações científicas

8 Recursos computacionais para a construção de tabelas
  8.1 Edição de tabelas de freqüência empregando o programa STATISTICA

1 Normas para Apresentação Tabular de Dados

Apresentação tabular de dados é a representação das informações por intermédio de uma tabela. Uma tabela é um meio bastante eficiente de mostrar dados levantados, facilitando a sua compreensão e interpretação. Além disso, auxilia o entendimento global e o relacionamento entre as variáveis representadas.

As normas para apresentação dos dados em tabelas, bem como definições, terminologia e simbologia podem ser encontradas em:

- Normas de Apresentação Tabular do Conselho Nacional de Estatística, publicadas na *Revista Brasileira de Estatística*, vol. 24, p. 42-60, 1963.
- IBGE – *Normas de apresentação tabular*. 3.ª ed., Rio de Janeiro, 1993.

1.1 Regras gerais

Na construção de tabelas, os dados são apresentados em colunas verticais e linhas horizontais, conforme a classificação dos resultados da pesquisa.

ORGANIZAÇÃO DE DADOS EM TABELAS **33**

Algumas recomendações preliminares são as seguintes:

---

1. *A tabela deve ser simples. Tabelas simples são mais claras e objetivas. Desta forma, é conveniente que grandes volumes de informação sejam descritos em várias tabelas, em vez de em uma só.*
2. *A tabela deve ser auto-explicativa, isto é, sua compreensão deve estar desvinculada do texto.*
3. *Nenhuma casa da tabela deve ficar em branco, apresentando sempre um número ou um símbolo.*
4. *Se houver duas ou mais tabelas em um texto, deverão receber um número de identificação, que será referido no texto.*
5. *As colunas externas de uma tabela não devem ser fechadas.*
6. *Na parte superior e inferior, as tabelas devem ser fechadas por linhas horizontais. O emprego de linhas verticais para a separação de colunas no corpo da tabela é opcional.*
7. *É conveniente que sejam evitados os arredondamentos. Quando for necessário, o arredondamento dos números que compõem a tabela deve ser efetuado segundo critérios de minimização de erros (com isto tenta-se evitar o acúmulo de erros de arredondamento decorrentes do processo de aproximação).*
8. *Deverá ser mantida uniformidade quanto ao número de casas decimais.*
9. *Os totais e os subtotais devem ser destacados, por exemplo, em negrito.*
10. *A tabela deve ser maior no sentido vertical que no horizontal. Contudo, se uma tabela apresentar muitas linhas e poucas colunas (estreita demais), convém separá-la em uma maior quantidade de colunas. Neste caso, as colunas deverão ser separadas por linhas duplas.*

A tabela pode ser dividida hierarquicamente em duas componentes, ditas principais e secundárias. As partes principais compreendem:

I. Corpo: é o conjunto das informações que aparecem no sentido vertical e horizontal.
II. Coluna indicadora: é a divisão em sentido vertical, onde aparece a designação da natureza do conteúdo da linha.
III. Cabeçalho: indica a natureza do conteúdo de cada coluna.
IV. Casa: são as divisões que aparecem no corpo da tabela.

As partes secundárias compreendem:

I. Título: aparece sempre na parte superior da tabela, devendo ser sempre o mais claro e completo possível. Deve responder às perguntas: *o quê? quando? onde?*, relativas ao fato estudado.
II. Rodapé: é um espaço na parte inferior da tabela, utilizado para colocar informações necessárias referentes aos dados.
III. Fonte: é a indicação da entidade responsável pela elaboração da tabela. Deve ser colocada no rodapé, no final da tabela. Esse procedimento garante a honestidade científica e serve como indicativo para posteriores consultas.
IV. Notas: também devem ser colocadas no rodapé, depois da fonte, de forma sintética. As notas têm caráter geral, referindo-se à totalidade da tabela. Devem ser enumeradas em algarismos romanos, quando existirem duas ou mais de duas (às vezes é usado o asterisco).
V. Chamadas: as chamadas têm caráter particular, referindo-se a um item específico da tabela. São enumeradas em algarismos arábicos, entre parênteses (podem também ser utilizados símbolos gráficos).

34 BIOESTATÍSTICA

Exemplo de Tabela

Tabela 2.1 Número de médicos na população, países selecionados, 1984

País	Habitantes por Médico
Chile	1.230
Brasil	1.080
França	320
EUA	470
Argentina	370

Fonte: Arango, Héctor G.
Nota: Dados do relatório sobre o desenvolvimento mundial 1990, Banco Mundial, FGV.

1.2 Simbologia e números

O Quadro 2.1 contém a simbologia comumente empregada em tabelas estatísticas.

Quadro 2.1 Símbolos empregados em tabelas estatísticas

Símbolo	Significado	Função
-	*Hífen*	Quando o valor numérico é nulo.
...	*Reticências*	Quando não se dispõe de dado.
?	*Interrogação*	Quando há dúvida sobre a exatidão do valor.
0; 0,0 ou 0,00	*Zero*	Quando o valor for menor que 0,5.
#	*Parágrafo*	Quando o dado retifica informação anteriormente publicada.
X	*Letra x*	Quando o dado for omitido para evitar identificação.

Quanto aos números, deve ser observado o seguinte:

1. *Todo número inteiro constituído de mais de três algarismos deve ser agrupado de três em três, da direita para a esquerda, separando cada grupo por um ponto (p. ex.: 56.342.901). São exceções:*
   a. os algarismos que representam o ano (p. ex.: 1996);
   b. números de telefone (p. ex.: 622-9780);
   c. placas de veículos (p. ex.: GOX 3434).
2. *A parte decimal de um número deverá ser separada da parte inteira pela vírgula (p. ex.: 0,56).*
3. *A unidade de medida não leva o "s" do plural e nem o ponto final como abreviação (p. ex.: cm, m, kg etc.).*
4. *Os símbolos de medida aparecem depois do número, sem espaço entre eles (p. ex.: 4,2m; 3h).*

2 Dados Brutos e Rol

Entende-se por **dados brutos** a massa de dados tal qual resulta após a fase de levantamento ou reunião deles. Evidentemente, a visualização de qualquer característica da amostra levantada e, por extensão, da população que originou a amostra é extremamente difícil, toda vez que os dados brutos seguem um padrão aleatório de ordem.

Por esse motivo, para variáveis quantitativas, a primeira providência tomada no sentido de melhorar a visualização dos dados é a sua ordenação de forma crescente, ou decrescente, dependendo da finalidade.

ORGANIZAÇÃO DE DADOS EM TABELAS **35**

O conjunto de dados da amostra devidamente ordenados denomina-se tecnicamente *rol*.
No caso de variáveis qualitativas, o procedimento é o agrupamento.

EXEMPLO 2.1

Suponha que um levantamento de diâmetros abdominais de 10 indivíduos resultou nos seguintes dados:

Indivíduo	1	2	3	4	5	6	7	8	9	10
Diâmetro Abdominal (cm)	88	76	105	94	82	65	72	80	86	122

A disposição dos dados na forma anterior corresponde ao que foi denominado dados brutos.
O rol seria (ordenação) crescente.

Indivíduo	1	2	3	4	5	6	7	8	9	10
Diâmetro Abdominal (cm)	65	72	76	80	82	86	88	94	105	122

3 Número de Classes e Intervalo de Classe

Uma vez ordenados os dados, é possível visualizá-los com maior clareza com relação ao seu comportamento ou à sua distribuição.

Todavia, para se ter uma melhor visualização da sua distribuição, é conveniente estabelecer faixas ou intervalos de variação, com a finalidade de saber qual o número de dados que se situa em cada faixa.

As faixas de variação, como já descritas, recebem o nome de *classes*.

Entende-se por *intervalo de classe* a extensão de uma classe, que pode ser a diferença entre os dois valores extremos pertencentes a ela, e que recebem o nome de *limite inferior* e *limite superior* de classe.[1] Os intervalos de classe podem ser inteiros, quando o seu valor corresponde a um número *natural*; ou fracionários, quando seu valor é um número *real*.

O ponto médio de uma classe é obtido somando o limite inferior com o limite superior da classe e dividindo por dois.

Normalmente, as classes possuem a mesma amplitude, quer dizer, contêm intervalos iguais ou regulares. Neste caso, diz-se que as classes são *homogêneas*.

A determinação do número de classes, bem como a determinação dos intervalos de classe e a constituição das classes, é um problema para o qual *não existe uma regra cem por cento eficiente*. Deve-se sempre ter em mente essa afirmativa, para evitar futuras frustrações na hora de montar uma tabela de dados.

Entretanto, é possível seguir algumas orientações de caráter geral. Em primeiro lugar, pode-se dizer que o número de classes depende de três fatores:

➢ Número total de dados da amostra ou população, N;
➢ Amplitude total dos dados, AT;
➢ Número de algarismos significativos da variável na qual os dados estão expressos.

A dependência entre o número de classes, C, e o número de dados da amostra é direta, o que significa dizer que quanto maior for o número de dados, maior será o número de classes, e vice-

---

[1]Quando o limite superior de uma classe não coincide com o limite inferior da classe subseqüente, devem ser tomados os limites reais de classe (ver item 5).

36 BIOESTATÍSTICA

versa. A idéia, neste caso, é evitar que a escolha de um número excessivo de classes deixe algumas delas vazias, isto é, sem nenhum valor compreendido no intervalo delas. Contudo, é difícil estabelecer uma expressão sempre eficiente para calcular as classes em função de N. Uma tentativa é a fórmula de Sturges, que postula:

$$C = 1 + \log_2 N \tag{1}$$

Onde: C = número de classes; $\log_2$ = logaritmo na base 2; N = número de dados.

Como esta expressão depende do cálculo de logaritmos na base 2 e as calculadoras não costumam ter essa tecla disponível, é comum empregar fórmulas alternativas que dão uma aproximação do resultado, como as seguintes:

$$C = 1 + 3,33 \cdot \log_{10} N \tag{2}$$

$$C = 3 + \ln N \tag{3}$$

Onde: $\log_{10}$ = logaritmo decimal; $\ln$ = logaritmo neperiano (base $e \cong 2,7183$).

Na prática, a expressão (2) fornece um valor quase igual ao cálculo do número de classes com o logaritmo base 2 (expressão 1). Pode ser empregada no seu lugar quando o usuário dispõe de uma calculadora que tenha a função de logaritmo decimal (como na maior parte dos casos). A expressão (3) dá uma aproximação melhor para valores de N acima de 10 (como no caso anterior, as calculadoras científicas costumam ter uma função logaritmo neperiano, o que facilita os cálculos).

Uma aproximação mais grosseira para a determinação do número de classes com base no número de dados (casos) consiste em calcular a raiz quadrada do número de dados. Assim:

$$C = \sqrt{N} \tag{4}$$

Esta expressão, contudo, fornece um número de classes elevado demais para valores grandes de N (na prática, acima de 144, indica 12 classes). Devido à facilidade dos cálculos, a expressão (3) é a mais comumente utilizada.

A Tabela 2.2 mostra o número de classes devido à expressão de Sturges baseada no logaritmo de base 2.

Tabela 2.2 Número de classes baseado em Sturges

Número de casos, N	Sturges ($C = 1 + \log_2 N$)
1	1
2	2
3-5	3
6-11	4
12-22	5
23-45	6
46-90	7
91-181	8
182-362	9
363-725	10

O gráfico da Fig. 2.1 mostra a relação entre o número de classes em função do número de casos, N, para as quatro expressões mostradas anteriormente.

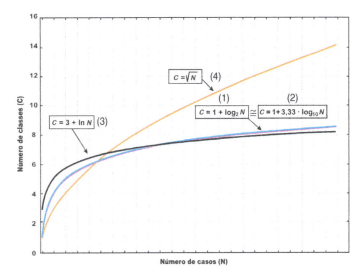

Fig. 2.1 Número de classes em função de N empregando algumas aproximações.

Note que a única expressão que se diferencia suficientemente das demais é a de número (4). As outras expressões fornecem valores tão próximos que praticamente se confundem no gráfico.

Como foi citado, outro fator condicionante do número de classe é a **amplitude total**.

Entende-se por **amplitude total** a diferença entre o último e o primeiro valor dos dados ordenados em forma crescente (ou seja, o maior menos o menor). Matematicamente,

$$\text{para o conjunto } x = \{x_1, x_2, ..., x_n\}; \text{ com } x_1 < x_2 < ... x_n;$$

$$AT = x_n - x_1$$

A amplitude total é um complemento importante do número de dados na definição de C, toda vez que a sua observação puder corrigir as distorções provocadas por uma situação na qual se dispõe de um grande número de dados, porém com uma pequena amplitude.

Finalmente, as grandezas nas quais diferentes variáveis podem ser expressas são também distintas, pela sua própria natureza. Conseqüentemente, o campo de existência de valores que cada variável pode assumir é completamente distinto, seja em termos de abrangência (que de certa forma está considerado na AT), seja em termos de precisão, que, neste caso, convém interpretar como o número de valores possíveis dentro de um certo intervalo. Desta forma, esse fator serve como complemento à *amplitude total*, e é também importante na definição do número de classes.

Assim, para a construção de uma tabela de dados que expresse a informação de forma adequada, deverão ser observados esses três fatores.

De forma simplificada, para a determinação completa do número de classes, pode-se aconselhar o seguinte método, que leva em consideração todos esses fatores.

A. MÉTODO PARA VARIÁVEIS DISCRETAS (VALORES INTEIROS)

Em primeiro lugar, procuram-se os valores de C próprios em função do número de dados, como mostra o Quadro 2.2.

38 BIOESTATÍSTICA

Quadro 2.2 Número de classes em função do número de dados

N	C
0 até 100	4 a 8
101 até 250	5 a 10
+ de 250	7 ou +

A seguir, considera-se um entre os valores de C no intervalo correspondente, tal que satisfaça as seguintes condições:

a. $C.I \geq AT + 1$
b. $R = mínimo$
c. $I > 1$

onde: I = amplitude do intervalo de classe; $R = C.I - (AT + 1)$

Na verdade, as condições postas podem ser lidas da seguinte forma: *"O valor ideal de C é um dos valores do intervalo da tabela em função do número de dados, tal que proporcione um mínimo de valores fora do intervalo dos dados, desde que o intervalo de classe resultante seja pelo menos 2."*

B. MÉTODO PARA VARIÁVEIS CONTÍNUAS (VALORES FRACIONÁRIOS)

a. $C.I \geq AT + u$
b. $R = mínimo$
c. $I > u$

onde u = menor unidade em que são expressos os valores da amplitude total, ou unidade do menor algarismo significativo. Por exemplo, se AT for 0,2, o menor algarismo significativo é o decimal, de forma que u = 0,1. Se a AT for 6,23, o menor algarismo significativo é o centésimo, de forma que u = 0,01.

$$R = C.I - (AT + u)$$

Rotina para Determinação do Número de Classes, C

- leia os valores de x, $\{x_1, x_2, ..., x_r\}$;
- ordene os valores de x;
- determine a amplitude total, AT;
- escolha C entre 4 e 8, ou inicie com 4;
- calcule I, tal que $C.I > AT$;
- calcule o resto, R;
- se R é par, centralize (o mesmo resto para cima e para baixo);
- se R é ímpar, deixe a maior sobra por último;
- repita o procedimento acima até encontrar o menor R possível. Em caso de empate, use o valor de C mais próximo daquele calculado pela fórmula de Sturges.

EXEMPLO 2.2

Os dados a seguir (Quadro 2.3) mostram os resultados de 20 exames hematológicos efetuados no Laboratório de Análises Clínicas da AISI-FMIt-Hospital Escola, referentes ao número percentual de linfócitos, em um grupo de pacientes que apresentavam leucemia linfóide.

Quadro 2.3 Percentual de linfócitos em pacientes com leucemia linfóide

10	12	18	12	15	14	10	12	11	19
13	14	10	11	15	16	22	14	12	13

a. Calcular a amplitude total (*AT*) dos dados.

A amplitude total, *AT*, é igual a 22% menos 10%, ou 12%.

Resposta: $AT = 12\%$

b. Estimar um número de classes conveniente.

A questão deve ser analisada do seguinte modo:

i) Usando Sturges, tem-se:

$$C = 1 + 3,33 \cdot \log N \therefore C = 1 + 3,33 \cdot 1,30103 \cong 5,34 \cong 5$$

ii) Entretanto, deve-se lembrar que esse modelo leva em consideração apenas o número de dados. Neste caso, por exemplo, se forem utilizadas 5 classes, o intervalo de classe resultante deverá ser de aproximadamente 2,6 (13/5) para intervalos fracionários, ou 3 para intervalos inteiros (lembre-se de que devem ser considerados todos os valores entre 10% e 22%, incluindo ambos, o que resulta em 13 valores). Ainda, no exemplo, como todos os dados são inteiros, não resulta adequado trabalhar com intervalos fracionários. Por outro lado, se o intervalo for 3 e o número de classes fosse 5, ter-se-á uma amplitude de 15 e, desta forma, serão incluídos valores que não constam do levantamento de dados. Usando o método para determinação do número de classes em variáveis discretas (Método A) que leva em conta os fatores adicionais, é possível colocar a escolha do seguinte modo (Quadro 2.4):

Quadro 2.4

Classes (C)	Intervalo (I)	Resto (R)
6	3	5
5	3	2
4	4	3
3	5	2
2	7	1

Note-se que, neste caso, o produto entre o número de classes, *C*, e o intervalo correspondente, *I*, deve sempre ser maior que 13 (para incluir todos os valores). Pois,

$$C.I \geq AT + 1$$

$$C.I \geq 13$$

O resto corresponde à diferença entre o produto *C.I* e 13.

Naturalmente, quanto menor for o resto, melhor. Porém, o resto mínimo e, portanto, ideal, seria alcançado para 1 classe de intervalo 13 (ou o inverso, 13 classes de intervalo 1). Esse resultado, claro, não é interessante, pois está abaixo do número mínimo padrão de classes (4). Ainda, 13 classes de intervalo 1 não podem ser consideradas agrupamentos de dados.

40 BIOESTATÍSTICA

Todas essas considerações levam à escolha do número de classes 5, que proporciona um intervalo inteiro de classe igual a 3. Neste caso, o resultado coincide com o valor de C obtido usando a fórmula de Sturges.

Resposta: $C = 5$

EXEMPLO 2.3

Considere o seguinte conjunto de dados referentes à variável contínua x.

n	1	2	3	4	5	6	7	8	9	10	11	12	13	14	15
X	0,245	0,232	0,287	0,230	0,261	0,277	0,253	0,280	0,245	0,260	0,251	0,244	0,271	0,268	0,261

Note que $x_n = 0,287$ e $x_1 = 0,230$ ($x_1 < x_2 < \ldots < x_n$)
Assim, $AT = 0,287 - 0,230 \therefore AT = 0,57$

Classes (C)	Intervalo (I)	Resto (R)
4	0,15	0,60
5	0,12	0,60
6	0,10	0,60
7	0,09	0,63
8	0,08	0,64

Para $C = 4$, $I = 0,15$ pois 0,15 é o primeiro intervalo que cobre a AT. De fato, $C.I = 4.0,15 > AT = 0,57$.
Neste caso, $R = C.I - (AT + u)$.
Observe que $AT = 0,57$, de forma que u = 0,01 (centésimo).
Assim, $R = 0,60 - (0,57 + 0,01) \therefore R = 0,02$.

O número de valores que irá "sobrar" na tabela é igual a 2, pois $n_R = \dfrac{R}{u} \therefore n_R = \dfrac{0,02}{0,01} \therefore$ $n_R = 2$.
Assim, sobram os números 0,229 e 0,288. A tabela resultaria:

Classe	fa
0,229-0,243	2
0,244-0,258	5
0,259-0,273	5
0,274-0,288	3
Total	15

(note que $I = 0,15$, pois $0,244 - 0,229 = 0,15$)
Para $C = 5$ e $C = 6$, o processo é similar.

ORGANIZAÇÃO DE DADOS EM TABELAS **41**

4 Freqüência

A freqüência de uma classe é o número de valores compreendidos em seu intervalo. Para diferenciá-la de outros tipos de freqüência, é comum denominá-la *freqüência absoluta* e denotá-la *fa*.

A freqüência absoluta pode ser também expressa em termos percentuais, o que permite uma melhor visualização da importância de cada classe.

A freqüência assim calculada recebe o nome de *freqüência relativa*, *fr*, e pode ser obtida, para um total de *C* classes, fazendo-se:

$$fr_j = \frac{fa_j}{\displaystyle\sum_{j=1}^{c} fa_j} = \frac{fa_j}{n}$$

fr_j = freqüência relativa da classe j
fa_j = freqüência absoluta da classe j
n = número de dados
C = número de classes

que $\displaystyle\sum_{j=1}^{c} fa_j$ é a soma das freqüências absolutas das classes da tabela (da primeira até a classe C),

de forma que seu valor somente poderia ser igual ao número total de dados, n.

Muitas vezes é interessante saber qual é o número acumulado de dados até uma determinada classe. Neste caso, é conveniente somar em uma coluna à parte a freqüência de cada classe com a das anteriores. Os resultados dessa operação recebem o nome de *freqüências acumuladas*.

Da mesma forma, podem ser acumuladas as freqüências relativas, com a finalidade de se determinar o percentual de dados existentes até certa classe. Aqui, tem-se a *freqüência relativa acumulada*, que, no caso da última classe, assume, obviamente, o valor 1 ou 100%.

5 Construção de Tabelas: Princípios Básicos

Existem vários tipos de tabelas, evidentemente adaptadas a cada caso em particular. Entretanto, é muito comum apresentarem, além da freqüência absoluta, a freqüência relativa. Às vezes consta a freqüência acumulada e, raramente, a relativa acumulada.

Com relação à formação das classes, também há procedimentos diferentes de acordo com o tipo de dado que está sendo tratado. O problema mais comum neste sentido é o de como proceder a fim de que não haja dúvidas quanto a qual classe pertencem os dados. Tal situação surge quando existe uma coincidência entre os limites superiores e os limites inferiores de classes subseqüentes. Para resolver a questão, são usados freqüentemente dois procedimentos distintos. O primeiro consiste em adotar um degrau, ou salto, de uma unidade de uma classe para outra. O segundo utiliza-se da notação → para separar o limite inferior e superior de uma mesma classe, ao mesmo tempo que indica que o valor da classe para a qual a seta está apontada está incluso, estando o outro valor da classe, obviamente, excluído. Desta maneira, estando as setas orientadas na mesma direção, não há coincidência de valores entre as classes imediatamente próximas. No caso da seta orientada como foi mostrado, o limite superior de classe estaria incluído, porém a seta pode estar invertida, indicando exatamente o oposto. É comum também, em algumas tabelas, ver-se a ponta da seta substituída por um traço vertical (⊣ ou ⊢, dependendo do caso), contudo o seu significado é o mesmo que acabou de ser mostrado.

Dependendo do procedimento adotado para a construção da tabela, deve-se tomar cuidado ao avaliar os limites de classe. Embora os valores à esquerda e à direita de cada classe possam ser considerados seus limites, na verdade o limite entre uma classe e a classe subseqüente é o valor a partir do qual um valor passa a ser considerado como pertencente a uma ou outra classe. Esta última definição corresponde ao *limite real de classe*.

Observe-se que, no caso do segundo procedimento, se uma classe tiver seu limite inferior incluído, com um intervalo de classe de por exemplo 1 (um) ano, o limite superior da sua primeira classe irá até 11 meses e 29 dias, pois no dia seguinte, com 1 ano completo, os dados serão computados na classe seguinte. De qualquer modo, como esses valores são muito próximos (corresponde à diferença entre 364 e 365 dias, neste caso), considera-se como limite superior real da primeira classe o valor 1 ano, e como limite inferior real da segunda classe o mesmo valor.

Quando se trata do procedimento descrito em primeiro lugar, entretanto, os limites superiores de uma classe e os inferiores da seguinte correspondem à média aritmética entre os limites inferiores e os superiores das classes subseqüentes. Matematicamente,

$$Lir_j = Lsr_{j-1} = \frac{Li_j + Ls_{j-1}}{2}$$

onde: Lir_j = limite inferior real da classe j
Lsr_{j-1} = limite superior real da classe anterior à classe j

que pode ser traduzido da seguinte forma: *"O limite inferior real de uma classe é igual ao limite superior real da classe anterior e, por sua vez, são iguais à soma do seu limite inferior com o limite superior da classe anterior, dividido por dois."*

Por último, é importante recomendar que, quando da construção das tabelas, os limites de classe possuam a mesma graduação que os dados originais. Não seria adequado, por exemplo, que a freqüência cardíaca medida em batimentos por minuto (bpm), que somente pode resultar em dados inteiros, seja classificada em uma classe de 60,5 até 65,5. Ainda seguindo este raciocínio, se uma variável é graduada com uma casa decimal, devem ser construídos intervalos cujos limites também possuam uma casa decimal. Sintetizando: para dados inteiros, intervalos e limites inteiros; para dados fracionários, intervalos e limites fracionários, com o mesmo número de algarismos significativos.

EXEMPLO 2.4

a. Construir uma tabela para os dados do **Exemplo 2.2**, usando o critério de valores diferenciados para os limites superiores e inferiores das classes subseqüentes.
b. Qual é o valor verdadeiro (real) de cada limite de classe?
c. Determinar a freqüência absoluta de cada classe.
d. Determinar a freqüência relativa de cada classe.
e. Determinar a freqüência absoluta acumulada de cada classe.
f. Determinar a freqüência relativa acumulada de cada classe.

a, c, d, e, f)

Para construir a tabela, deve-se tomar cuidado para que o excesso de resto abaixo e acima dos limites fixados pelo valor mínimo e pelo valor máximo dos dados seja eqüitativamente repartido. Desse modo (Tabela 2.3):

Tabela 2.3

Classe	fa	fr	FA	FR
9-11	5	0,25	5	0,25
12-14	9	0,45	14	0,70
15-17	3	0,15	17	0,85
18-20	2	0,10	19	0,95
21-23	1	0,05	20	1,00
Total →	20	1	—	—

A determinação do número de classe, C, foi feita empregando o procedimento mostrado no Exemplo 2.2.

A determinação da freqüência absoluta de cada classe foi efetuada por contagem do número de casos compreendidos no intervalo correspondente. As demais freqüências foram instaladas de acordo com a definição dada no item 3.4.

Repare que os valores 9 e 23 não constam da tabela original de dados.

Com relação ao item "b", a Tabela 2.4 dá o valor dos limites reais de cada uma das classes:

Tabela 2.4

Classe
8,5-11,5
11,5-14,5
14,5-17,5
17,5-20,5
20,5-23,5

6 Classificação de Tabelas

Pelo que foi explicado anteriormente e pelos exemplos apresentados, é possível classificar as tabelas como é mostrado a seguir:

➢ **Quanto à variável principal:** podem ser qualitativas ou quantitativas.
➢ **Quanto às classes:** podem ser homogêneas ou heterogêneas.
➢ **Quanto à informação:** podem trazer a freqüência absoluta, a relativa, a acumulada e a relativa acumulada.
➢ **Quanto à entrada:** pode ser simples ou de dupla (ou maior) entrada (tabela tipo matriz).

7 Exemplos de Tabelas em Publicações Científicas

Serão apresentados a seguir alguns exemplos de tabelas transcritos de trabalhos científicos publicados em revistas médicas nacionais e internacionais. O objetivo, neste caso, pouco tem a ver com a análise dos trabalhos em si, mas sim com a ilustração dos diversos recursos utilizados na organização dos dados e na construção de tabelas.

Na Fig. 2.2, são reproduzidas três tabelas referentes à Epidemiologia do Sarampo, extraídas do trabalho de Casanova-Cardiel (*Revista de Investigación Clínica*, bib. cit.).

Nesse estudo, foram examinados 201 casos de adultos que apresentaram o quadro clínico da doença segundo os critérios dos CDC (*Centers for Disease Control*, Estados Unidos), e são relatadas as freqüências absolutas e relativas de acordo com três variáveis distintas. A Fig. 2.2a mostra uma classificação do número de casos de acordo com a variável qualitativa "sintomas encontrados".

Achados clínicos em 201 adultos com sarampo

	Número de pacientes	%
Febre	201	100
Exantema	201	100
Conjuntivite	201	100
Tosse	201	100
Disfonia	190	95
Cefaléia	180	90
Manchas de Koplik	80	40
Afonia	45	22

Fonte: *Rev. Invest. Clín.* 1994; *46*: 93-8.

Fig. 2.2a Epidemiologia do sarampo: diagnóstico em 201 casos.

Na Fig. 2.2b, têm-se as freqüências absolutas e as relativas em função da também variável qualitativa "complicações".

Complicações em 201 casos com sarampo

Complicação	Número de pacientes	%
Hepatite	201	100
Pneumonia bacteriana	201	100
Candidíase oral	201	100
Hemorragia no tubo digestivo alto	201	100
Epistaxe	190	95
Encefalite	180	90
Enfisema subcutâneo	80	40
Tetania por hipocalcemia	45	22

Fonte: *Rev. Invest. Clín.* 1994; *46*: 93-8.

Fig. 2.2b Epidemiologia do sarampo: complicações em 201 casos.

Por último, na Fig. 2.2c, é mostrada uma classificação homogênea pela variável quantitativa "nível de DHL (desidrogenase láctica)". Nesta figura, deve-se observar que existe uma dupla

Relação de desidrogenase láctica (DHL) com complicações em 201 adultos com sarampo

Nível de DHL (UI/ml)	Com complicações	Sem complicações	Total %
*Menos de 250	20	15	35 (17)
**250-499	58	20	78 (39)
***599-749	54	15	69 (34)
Mais de 750	17	2	19 (10)
Total (%)	149 (74)	52 (26)	201 (100)

Qui-Quadrado = 8,21; p = 0,04.
Qui-Quadrado para tendência 7,2; p = 0,007.
*RM[†] = 2,1 (IC[‡] = 0,86 − 5,49).
**RM = 2,7 (IC = 1,03 − 7,16).
***RM = 2,1 (IC = 1,17 − 63,66).
[†]RM significa Razão Média. Da segunda classe em relação à primeira, RM = (58/20)/(20/15) = 2,1. Neste caso, a razão média é uma medida de acréscimo do risco (de complicações no sarampo) em função do aumento do nível de DHL.
[‡]IC significa Intervalo de Confiança. O intervalo de confiança é uma estimativa de um determinado parâmetro; neste caso, da razão média. Essa estimativa considera, entre outras coisas, o erro que pode ocorrer pelo fato de estar-se trabalhando com uma amostra. O intervalo de confiança será estudado no capítulo que trata da Teoria da Estimação.
Fonte: *Rev. Invest. Clín.* 1994; *46*: 93-8.

Fig. 2.2c Epidemiologia do sarampo: associação em 201 casos.

ORGANIZAÇÃO DE DADOS EM TABELAS **45**

entrada para as freqüências absolutas (relativas), e que corresponde à classificação qualitativa "sim" e "não" da variável "complicações". A partir de uma tabela como esta, os autores puderam estabelecer que existe uma associação significativa entre os níveis elevados de DHL e a presença (ausência) de complicações no sarampo (83% dos casos apresentaram DHL acima do valor de referência, VR).

No trabalho de Marina (*Journal of the National Cancer Institute*, bib. cit.), sobre a experimentação de uma associação de fármacos no tratamento e no diagnóstico de tumores sólidos em Pediatria, é apresentada uma tabela múltipla, referente às características de 15 pacientes tratados com Ifosfamida/Carboplatina/Etoposido e quimioterapia.

Dentro desta tabela coexistem duas variáveis qualitativas (sexo e diagnóstico) e uma variável quantitativa (idade), classificadas em três faixas ou classes heterogêneas. Para todas as variáveis principais é informada a freqüência absoluta. No caso da variável "diagnóstico", é utilizada adicionalmente uma simbologia especial para explicitar os pormenores do diagnóstico (neuroepitelioma periférico, neuroblastoma e rabdomiossarcoma alveolar) (Fig. 2.3).

Características de 15 pacientes tratados com quimioterapia, regime ICE*	
Característica	Número de pacientes
Sexo	
Masculino	7
Feminino	8
Idade, em anos	
<1	2
1-10	8
>10	5
Diagnóstico	
Tumor de células germinativas	6
Neuroepitelioma periférico	2*
Neuroblastoma	2†
Sarcoma epitelióide	1
Angiossarcoma	1
Adenocarcinoma papilar seroso	1
Rabdomiossarcoma alveolar	1‡
Hemangioendotelioma	1

*Ifosfamida, Carboplatina e Etoposido.
*Esses dois pacientes foram tratados antes do diagnóstico definitivo de neuroepitelioma periférico e foram submetidos a protocolos específicos da doença após dois ou três ciclos de quimioterapia.
†Esses dois pacientes eram crianças com risco médio a elevado de tumores (diplóide). Um paciente recebeu quatro ciclos de quimioterapia com o regime ICE, seguidos de altas doses de quimioterapia com resgate (hematopoético) por reinfusão de medula óssea. O segundo recebeu seis aplicações de quimioterapia com ICE.
‡Originalmente diagnosticada como tumor rabdóide. O diagnóstico final de rabdomiossarcoma alveolar foi baseado na demonstração da translocação cromossômica t(2;13). Esse paciente foi colocado em um regime alternado de vincristina, dactinomicina e ciclofosfamida com ifosfamida e etoposido após receber duas aplicações de quimioterapia.
Fonte: *Journal of the National Cancer Institute*, Vol. 86, N.° 7, April 6, 1994.

Fig. 2.3 Tratamento e diagnóstico de tumores sólidos em pediatria, características de 15 pacientes tratados com ICE e quimioterapia.

Outro exemplo de tabela múltipla é encontrado no trabalho de Frasure-Smith (*Journal of the American Medical Association, JAMA*, bib. cit.), referente ao estudo da depressão pós-infarto do miocárdio (Fig. 2.4).

A tabela na Fig. 2.4, "Relação entre as Variáveis Basais e Depressão Intra-hospitalar", mostra 14 variáveis, 5 quantitativas e 9 qualitativas, todas elas trabalhando em duas faixas (ou alternativas), para permitir a análise de associação estatística entre cada variável listada e a presença ou a ausência de depressão. São mostradas as freqüências absolutas, as relativas e o resultado da associação (ou *nível de significância*, p).

Relação entre variáveis basais e depressão intra-hospitalar

Variável	Categoria	Número de pacientes	Depressão, %	P
Idade*	≥ 65 anos	74	13,5	0,51
	< 65 anos	148	16,9	
Sexo	F	49	24,5	0,057
	M	173	13,3	
Educação[†]	≤ 8 anos	67	19,4	0,33
	> 8 anos	155	14,2	
Vive sozinho	Sim	42	16,7	0,86
	Não	180	15,6	
Amigos íntimos	Sim	181	13,3	0,031
	Não	41	26,8	
Fumante diário	Sim	88	15,9	0,96
	Não	134	15,7	
Infarto do miocárdio prévio	Sim	82	19,5	0,24
	Não	140	13,6	
Fração de ejeção esquerda[‡]	≤ 35%	64	20,3	0,21
	> 35%	156	14,1	
Classificação de Killip	> 1	47	21,3	0,24
	1	175	14,3	
Extra-sístoles ventriculares precoces	≥ 3/h	43	20,9	0,46
	< 3/h	154	16,2	
Trombólise	Sim	108	13,0	0,26
	Não	114	18,4	
Prescrição de β-bloqueadores no momento da alta	Sim	140	15,0	0,68
	Não	82	17,1	
Prescrição de aspirina no momento da alta	Sim	194	16,0	0,99
	Não	28	14,3	
Prescrição de warfarina no momento da alta	Sim	28	32,1	0,022
	Não	194	13,4	

*A idade média dos deprimidos era de 58,3 anos; a idade média dos não-deprimidos era de 60,1 anos; $P = 0,39$.
[†]A média de anos escolares entre os deprimidos era de 10,4 anos; a média entre os não-deprimidos era de 10,6 anos; $P = 0,82$.
[‡]A fração de ejeção média entre os deprimidos era de 40,9%; e a média entre os não-deprimidos era de 44,4%; $P = 0,16$.
Fonte: Suplemento *JAMA*, Vol. 4, N.° 3, April 1994.

Fig. 2.4 Relação entre as principais causas de IM e depressão intra-hospitalar.

Do trabalho de Medina (*Gaceta Médica de Caracas*, bib. cit.) sobre mortalidade neonatal, foram extraídas três tabelas, duas com classificação por variável quantitativa (Fig. 2.5a e Fig. 2.5b) e uma qualitativa (Fig. 2.5c).

A Fig. 2.5a, referente à idade gestacional, mostra uma tabela com classes heterogêneas e apresenta as freqüências absoluta e relativa.

Distribuição por idade gestacional (método de Capurro)		
Idade gestacional	Casos	%
Menos de 28 semanas	43	6,92
28–37 semanas	458	73,74*
> 37 e < 41 + 3 dias	101	16,26
> 41 semanas + 3 dias	10	1,61
Desconhecida	9	1,44

*($p < 0,01$)

Fonte: *Gac. Méd. Caracas* 1994; *102*(1):57-65.

Fig. 2.5a Mortalidade neonatal segundo idade gestacional, estudo de 621 casos.

A Fig. 2.5b mostra uma tabela que relaciona a idade do óbito — como variável principal, com classificação heterogênea em 6 classes — com o número de casos (absoluto e relativo). Também estão relacionados o resultado da avaliação de Silverman, que afere a ocorrência e o grau da SDR, Síndrome de Dificuldade Respiratória, e o promédio de sobrevida.

Relação entre idade de óbito, Silverman ao nascer e média de sobrevida				
Idade de óbito	Casos	%	Silverman ao nascer	Média de sobrevida
0–6 horas	163	26,24	6	3 horas
> 7 anos < 12h	52	8,37	4	9 horas
> 12 anos < 24h	71	11,43	3	1 dia + 2 horas
> 1 ano < 2 dias	116	18,67	3	1 dia + 5 horas
> 3 anos < 6 dias	120	19,32	3	4 dias
> 7 dias	99	15,94	3	12 dias

Fonte: *Gac. Méd. Caracas* 1994; *102*(1): 57-65.

Fig. 2.5b Mortalidade neonatal segundo idade do óbito, estudo de 621 casos.

Na Fig. 2.5c estão associadas a variável qualitativa "risco neonatal", com 12 classificações distintas, o número de casos absolutos e relativos e o resultado da associação (p).

Fatores de risco neonatal			
Risco neonatal	Casos	%	p
SDR	560	90,17	< 0,01
Peso < 2.500 g	512	82,44	< 0,01
Idade gestacional < 37 semanas	501	80,67	< 0,01
Estatura < 45 cm	461	74,23	< 0,01
Apnéia	253	40,74	< 0,01
Icterícia	218	35,10	< 0,01
Sepse	209	33,65	< 0,01
Asfixia	190	30,59	< 0,01
Anemia	145	23,34	< 0,01
Malformação congênita	98	15,78	< 0,01
Hemorragia pulmonar	81	13,04	< 0,01
Hemorragia intracraniana	45	7,24	< 0,01

Fonte: *Gac. Méd. Caracas* 1994; *102*(1): 57-65.

Fig. 2.5c Mortalidade neonatal segundo fatores de risco, estudo de 621 casos.

8 Recursos Computacionais para a Construção de Tabelas

Antes de mostrar alguns exemplos de tabelas elaboradas a partir de pacotes computacionais, é importante deixar claro qual o tipo de tabela que se pretende montar. Se o que se quer é simplesmente agrupar informações, sem a preocupação de calcular freqüências, basta saber *desenhar* uma tabela. Neste caso, o editor de textos Word, do pacote do Office da Microsoft©, possui uma ampla variedade de opções de desenhos de tabelas.

Para a construção de tabelas de freqüência, na qual a contagem automática dos dados em cada categoria é importante, é necessário empregar um programa específico de estatística. O programa STATISTICA, da StatSoft, elabora este tipo de tabela.

8.1 Edição de tabelas de freqüência empregando o programa STATISTICA

A seguir será mostrado o caminho para elaborar tabelas simples e duplas de freqüência. Foi tomado como exemplo ao arquivo BD2Obstet, que contém dados sobre 100 parturientes e que consta das bases de dados do CD que acompanha esta edição.

Uma vez aberto o programa e selecionado o arquivo BD2Obstet (pelo procedimento já mostrado no Cap. 1), deve-se clicar na opção **STATISTICS** na barra principal de ferramentas e depois escolher a opção **BASIC STATISTICS/TABLES**. Desta forma aparece a seguinte janela (Fig. 2.6):

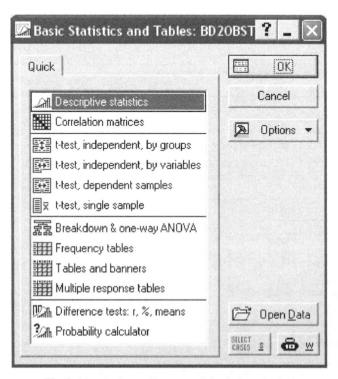

Fig. 2.6 Janela de escolha para tabela de freqüências.

No terceiro bloco de opções podem ser visualizadas as seguintes opções:
FREQUENCY TABLES, que serve para elaborar tabelas de freqüência simples (uma variável sendo descrita).
TABLES AND BANNERS, que serve para tabelas duplas ou superiores (para cruzamento de variáveis).

8.1.1 Tabelas simples

Clicando em **FREQUENCY TABLES**, aparece uma janela semelhante à representada na Fig. 2.7.

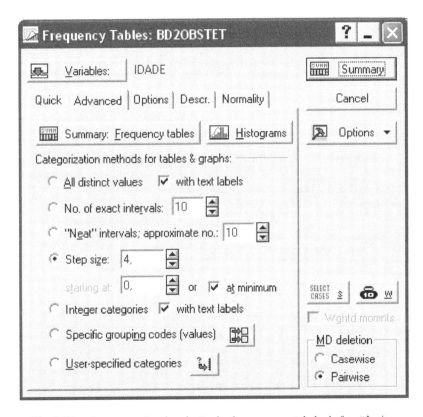

Fig. 2.7 Janela com opções de seleção de classes para a tabela de freqüências.

Na verdade, esta figura foi modificada clicando na ficha **ADVANCED** (na janela que deve aparecer depois de clicar em **FREQUENCY TABLES**, está acionada a opção **QUICK**). Note também que foi selecionada a variável IDADE (é a idade da gestante por ocasião do parto), clicando no botão **VARIABLE**.

É importante prestar atenção às opções que aparecem embaixo da legenda **CATEGORIZATION METHODS FOR TABLES AND GRAPHS**. Note que existem sete opções que podem ser acionadas clicando a bolinha existente na margem esquerda. Resumidamente, as cinco primeiras opções servem para:

50 BIOESTATÍSTICA

OPÇÃO	FINALIDADE
All distinct values	Reconhece todos os distintos valores (se a variável for quantitativa) ou categorias (se for qualitativa) como uma classe diferente. No segundo caso, tem que estar acionada a opção **WITH TEXT LABELS** (quadrado à direita). O problema desta forma de criar classes é que, se houver muitos números diferentes, haverá um número excessivo de classes. Além disto, as classes não são intervalos, e sim valores pontuais.
No. of exact intervals	Serve para variáveis quantitativas. O usuário determina quantas classes deseja (no espaço à direita). O problema que pode ocorrer é que o programa divide a amplitude total pelo número de classes, o que pode resultar em intervalos de classe não muito adequados, dependendo do caso. Por exemplo, em variáveis discretas, aparecerem limites de classe fracionários.
"Neat" intervals approx.	Cria intervalos "inteiros", geralmente múltiplos de 10 ou de 5. Entretanto, o número pedido de classes nem sempre é atendido.
Step size	Para variáveis quantitativas, trata-se da melhor opção. Permite escolher o tamanho do intervalo (**STEP**) e onde iniciar a contagem (**AT MINIMUM** ou onde o usuário desejar).
Integer categories	É a opção que deve ser digitada para variáveis qualitativas.

Na Fig. 2.7, está acionada a opção **STEP SIZE**. Note que foi digitado um intervalo igual a 4, de forma que as classes da variável IDADE serão construídas respeitando um intervalo constante de 4 anos. A opção **AT MINIMUM** está ativada, o que significa que a construção das classes começará no menor valor da variável IDADE. Com estas opções ativadas, pode-se clicar no botão **SUMMARY** e obter uma tabela como a mostrada na Fig. 2.8 (a tabela foi parcialmente editada).

Classes (em anos)	Tabela de freqüências de idade de gestantes, HE-FMIt, 1996			
	fa	FA	fr	FR
13<=x<17	4	4	4,00	4,00
17<=x<21	21	25	21,00	25,00
21<=x<25	21	46	21,00	46,00
25<=x<29	20	66	20,00	66,00
29<=x<33	23	89	23,00	89,00
33<=x<37	8	97	8,00	97,00
37<=x<41	3	100	3,00	100,00
TOTAL	100	-	1,00	-

Fig. 2.8 Tabela de freqüências empregando a opção **STEP SIZE**.

Comentário sobre a tabela de freqüências de idade

A partir da tabela de freqüência pode ser observado o comportamento ou a distribuição das idades das gestantes do HE-FMIt em 1996. Pode ser notado, por exemplo, que a idade de maior freqüência de partos (23% das gestantes) está entre 29 e 32 anos (observe que, pela notação empregada, o valor 33 está excluído da classe). A rigor, 64% das mulheres deram à luz entre 21 e 36 anos. Esta parece ser a faixa "normal" de idade nos partos. É interessante notar também que 4% dos partos ocorrem em idades de 16 anos ou menos. Finalmente, apenas 3% das mulheres deram à luz com idade de 37 ou mais anos.

8.1.2 Tabelas duplas

Clicando em **TABLES AND BANNERS**, aparece uma janela semelhante à representada na Fig. 2.9.

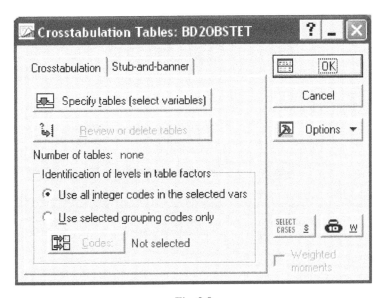

Fig. 2.9

Clicando em OK, pode ser feita a seleção das variáveis que serão cruzadas, como mostra a Fig. 2.10.

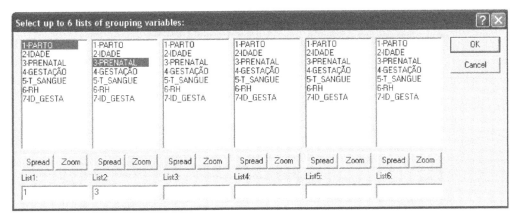

Fig. 2.10

O passo seguinte é clicar em OK, o programa volta à janela da Fig. 2.9. Clicar em **OK** novamente e aparece a janela mostrada na Fig. 2.11.

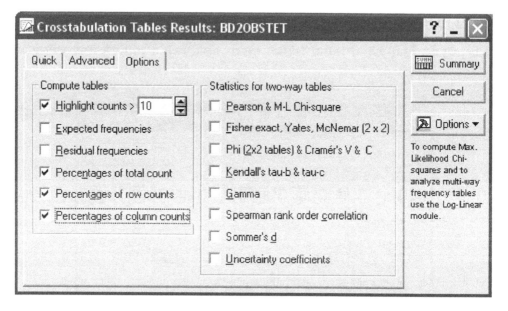

Fig. 2.11

Selecionando as três últimas opções da primeira coluna e clicando em **SUMMARY**, resulta a tabela mostrada na Fig. 2.12.

	PARTO	Tabela de freqüências do tipo de parto e pré-natal de gestantes HE-FMIt, 1996		
		PRENATAL SIM	PRENATAL NÃO	Total linha
Freqüência (fa)	CES	37	3	40
fr da coluna		47,44%	13,64%	
fr da linha		92,50%	7,50%	
fr total		37,00%	3,00%	40,00%
Freqüência (fa)	NOR	41	19	60
fr da coluna		52,56%	86,36%	
fr da linha		68,33%	31,67%	
fr total		41,00%	19,00%	60,00%
Freqüência (fa)	Total	78	22	100
Percentual Total		78,00%	22,00%	

Fig. 2.12

ORGANIZAÇÃO DE DADOS EM TABELAS **53**

Comentário sobre a tabela de cruzando tipo de parto e pré-natal

a) Descrição geral
   Observando a tabela, pode-se notar, em primeiro lugar, que a maioria das mulheres teve parto normal (60%), ao passo que no restante (40%) foi realizada cesárea. Também se nota predominância das mulheres que tiveram acompanhamento pré-natal (78%) em relação às que não o tiveram (22%).

b) Descrição pela variável linha (tipo de parto, neste caso)
   Das 40 mulheres que fizeram cesárea, 37, ou 92,5%, tiveram acompanhamento pré-natal. Apenas 3, ou 7,5%, não receberam acompanhamento médico durante a sua gravidez. Das 60 mulheres que tiveram parto normal, 41, ou 68,33%, fizeram pré-natal e 19 não (31,67%).

c) Descrição pela variável coluna (pré-natal)
   Das 78 mulheres que fizeram pré-natal, 37 fizeram cesáreas (47,44%) e 41 tiveram partos normais (52,56%). Das 22 que não tiveram acompanhamento médico durante a gravidez, 19 (86,36%) tiveram parto normal e apenas 3 (13,64%) foram submetidas a cesariana.
   Os dados da tabela permitem observar que, entre as mulheres que não tiveram acompanhamento pré-natal, a maioria deu à luz através de parto normal (86,36%). Além disso, a maioria das mulheres submetidas a cesárea teve acompanhamento médico durante sua gravidez (92,5%). Estas observações parecem indicar uma relação entre pré-natal e cesariana. Entretanto, para se elaborar uma conclusão a respeito, deve ser empregado um teste estatístico (Cap. 8).

QUESTÕES E PROBLEMAS

1. Quais as informações que devem constar no título de uma tabela? Elabore um exemplo.
2. Que informação deve constar na fonte e qual a sua importância?
3. Qual a diferença entre nota e chamada?
4. A tabela a seguir apresenta alguns erros.

Tabela 2.5 Tipos de sangue, 2004

Tipo Sanguíneo	Percentual (%)
A	13,5
B	53,125
AB*	30,21
O	3,125
Total	100

Nota: todos os indivíduos com tipo AB são Rh positivos.

Enumere e explique os erros que podem ser observados na Tabela 2.5.

5. Qual é a diferença entre dados brutos e rol?
6. O que são classes homogêneas? Monte um exemplo.
7. Quais os fatores que se relacionam com a escolha do número de classes?
8. Empregando a fórmula de Sturges, determine o número de classes em uma amostra com 80 indivíduos.

54 BIOESTATÍSTICA

9. Considere a seguinte tabela:

Tabela 2.6 Freqüência respiratória, FMIt, 2004

Freqüência Respiratória*	Número de Indivíduos
9-12	10
13-16	21
17-20	42
21 ou mais	7
Total	**80**

Fonte: Arango, Héctor G.
*Em bpm.

a. Qual o número de classes?
b. As classes são homogêneas?
c. Qual a amplitude do intervalo de classe?
d. Como se denomina a quarta classe?
e. Qual o limite superior real da segunda classe?
f. Qual a freqüência relativa da terceira classe?
g. Qual a freqüência acumulada da segunda classe?

10. Suponha os seguintes dados:

0,5	0,4	0,5	0,6	0,6	0,4	0,5	0,6	0,7	0,4	0,8	0,7
0,6	0,4	0,7	0,8	0,6	0,5	0,5	0,5	0,8	0,7	0,5	0,5
0,7	0,8	0,7	0,5	0,4	0,6	0,4	0,5	0,4	0,7	0,6	0,7
0,5	0,6	0,7	0,4	0,8	0,7	0,7	0,8	0,7	0,5	0,4	0,6
0,5	0,4	0,6	0,4	0,7	0,4	0,8	0,8	0,7	0,5	0,4	0,6

a. Determine o número de classes empregando Sturges.
b. O número de classes obtido na letra a é conveniente? Justifique sua resposta.
c. Determine o número de classes pelo método para variáveis contínuas.
d. Construa as tabelas de freqüências absolutas empregando o número de classes obtido nos itens a e c. Compare os resultados.

11. Considere os dados a seguir (Quadro 2.5), que representam os resultados de 50 exames de sangue, referentes à fração de colesterol de muito baixa densidade (*Very Low Density Lipoprotein*, VLDL) em miligramas por decilitro (mg/dl), em indivíduos do sexo feminino:

Quadro 2.5 VLDL em mg/dl, sexo feminino

30	35	32	28	25	26	28	30	35	40
26	27	45	36	30	30	26	34	28	29
22	30	28	36	30	28	35	40	39	29
30	28	34	39	26	28	30	34	35	34
28	29	34	35	37	48	30	22	26	30

ORGANIZAÇÃO DE DADOS EM TABELAS **55**

Com base nestas informações, pede-se:

a. Ordenar os dados de forma crescente.
b. Determinar o maior e o menor valor da série.
c. Calcular a amplitude total (AT) dos dados.
d. Estimar um número de classes conveniente.
e. Calcular o valor dos intervalos de classe homogêneos.
f. Construir uma tabela, usando o critério de valores diferenciados para os limites superiores e inferiores das classes subseqüentes.
g. Qual é o valor verdadeiro (real) de cada limite de classe?
h. Determinar a freqüência absoluta de cada classe.
i. Determinar a freqüência relativa de cada classe.
j. Determinar a freqüência absoluta acumulada de cada classe.
k. Determinar a freqüência relativa acumulada de cada classe.

12. Os dados a seguir (Quadro 2.6) mostram os resultados de 30 exames de composição química do sangue, referentes aos níveis de bilirrubina (total), obtidos pelo método de *Van den Bergh* em um grupo de pacientes normais, com icterícia e anemia ferropênica, expressos em miligramas por cada 100 mililitros de plasma:

Quadro 2.6 Níveis de bilirrubina (total), método Van den Bergh, pacientes com icterícia e anemia ferropênica, expressos em mg/100 ml

0,4	0,5	0,5	0,7	0,2	0,5	0,6	0,3	0,8	0,4
0,6	0,5	0,1	0,5	1,2	0,5	0,6	0,7	0,4	0,2
0,3	0,4	0,7	0,6	1,1	0,3	0,6	0,9	1,0	0,7

Com base nestas informações, pede-se:

a. Ordenar os dados de forma crescente.
b. Determinar o maior e o menor valor da série.
c. Calcular a amplitude total (AT) dos dados.
d. Estimar um número de classes conveniente.
e. Calcular o valor dos intervalos de classe homogêneos.
f. Construir uma tabela, usando o critério de valores diferenciados para os limites superiores e inferiores das classes subseqüentes, ou outro que julgar conveniente.
g. Qual é o valor verdadeiro (real) de cada limite de classe?
h. Determinar a freqüência absoluta de cada classe.
i. Determinar a freqüência relativa de cada classe.
j. Determinar a freqüência absoluta acumulada de cada classe.
k. Determinar a freqüência relativa acumulada de cada classe.

13. Como podem ser classificadas as tabelas?
14. Para determinar as preferências de consumo na refeição principal, foi elaborado um estudo em indivíduos de ambos os sexos na cidade de Itajubá. A tabela seguinte resume os resultados obtidos:

Tabela 2.7 Tipo de refeição por sexo, Itajubá, 2004

Sexo	Tipo de Refeição		
	Saladas	**Carnes**	**Massas**
Masculino	12	41	27
Feminino	35	15	30

Fonte: Arango, Héctor G.

a. Segundo o estudo, qual o tipo de refeição preferido?
b. Determine o percentual de mulheres e de homens.
c. Determine o percentual de pessoas que preferem carnes.
d. Entre as mulheres, qual o percentual que prefere saladas?
e. Do consumo de saladas, qual o percentual devido às mulheres?
f. Um restaurante sabe, através de um levantamento anterior, que é freqüentado por 63% de homens e 37% de mulheres. Com as informações disponíveis, em quais proporções deveria preparar saladas, carnes e massas para atender seus clientes. Considere que as porções consumidas por homens e mulheres são iguais.

15. Para o BD7dermato.sta, elabore uma tabela de freqüências absoluta e relativa associando a forma e o aspecto da lesão dos exames de retalhos cirúrgicos de pele.
16. Dê um exemplo de tabela de *dupla entrada*.
17. Dê um exemplo de tabela com variável principal qualitativa.
18. Dê um exemplo de uma tabela cruzando variáveis.
19. Qual o módulo do programa STATISTICA para a elaboração de tabelas de distribuição de freqüências?
20. Qual o módulo do programa STATISTICA para a elaboração de tabelas cruzando variáveis?
21. Uma série de exames hematológicos da série branca em um conjunto de pacientes alérgicos resultou no conjunto de dados sobre o número de eosinófilos por mmc, conforme é descrito a seguir (Quadro 2.7):

Quadro 2.7

320	80	300	240	320	350	180	340	280	210
270	340	240	280	270	300	320	290	270	130
140	260	310	110	180	270	340	160	280	350
300	310	290	330	300	170	210	280	230	220
330	230	240	280	230	300	290	200	330	190

Fonte: Dados Hipotéticos.

Com base nestas informações, construa uma tabela de freqüências, utilizando como limite inferior da primeira classe o valor 50, e como limite superior da última classe o valor 350. Trabalhe com 6 (seis) classes, não coincidentes, com a notação → e o maior valor da classe incluído. Explicite a freqüência absoluta, relativa, absoluta acumulada e relativa acumulada.

22. Os dados do Quadro 2.8 se referem a uma experiência com 15 indivíduos, separados em três grupos. Ao primeiro grupo foi administrada a dieta A (hiperlipídica), ao segundo grupo a dieta B (hipocalórica), enquanto o terceiro grupo (C = controle) manteve seus hábitos alimentares. Consta também o sexo do indivíduo e se ele é praticante ou não de atividade física.

ORGANIZAÇÃO DE DADOS EM TABELAS **57**

Quadro 2.8

DIETA	SEXO	ATFISICA
A	M	N
A	F	S
A	F	N
A	M	S
A	F	S
B	F	S
B	F	N
B	M	N
B	M	S
B	M	N
C	M	N
C	F	N
C	F	S
C	F	N
C	M	S

Com base nessas informações, pede-se:

a. Determine a freqüência relativa (percentual) dos indivíduos do sexo feminino.
b. Determine a freqüência absoluta dos indivíduos que praticam atividade física.
c. Determine o percentual de mulheres que realizam atividade física. Compare com o percentual de homens que realizam atividade física.
d. Elabore uma tabela de freqüências absolutas e relativas cruzando as variáveis DIETA e ATFISICA.
23. Descreva e comente os resultados mostrados pela Tabela 2.8, referente a pacientes idosos atendidos no Hospital Geriátrico Dom Pedro II. (Obs.: Internos são pacientes que se encontram internados no hospital. Os ambulatoriais foram atendidos e diagnosticados no ambulatório.)

Tabela 2.8 Origem × Alzheimer em paciente do H. Dom Pedro II

	Alzheimer		
	Sim	Não	Totais
Internos	**18**	**44**	**62**
Coluna %	69,23%	34,11%	
Linha %	29,03%	70,97%	
Total %	11,61%	28,39%	40,00%
Ambulatoriais	**8**	**85**	**93**
Coluna %	30,77%	65,89%	
Linha %	8,60%	91,40%	
Total %	5,16%	54,84%	60,00%
Totais	**26**	**129**	**155**
Total %	**16,77%**	**83,23%**	**100,00%**

Capítulo

3

Apresentação Gráfica de Dados

1 **Utilidade dos gráficos**

2 **Recursos gráficos computacionais**

3 **Exemplos de gráficos em publicações científicas**

4 **Módulo gráfico do programa STATISTICA**
   4.1 Gráfico circular
   4.2 Gráfico de colunas
   4.3 Gráfico de barras
   4.4 Histograma de freqüências
   4.5 Gráficos em três dimensões, 3D
   4.6 Interpretação e análise do histograma bivariado
   4.7 Um exemplo do editor gráfico do Excel

1 Utilidade dos Gráficos

No trabalho de descrição e apresentação de dados, os gráficos podem ser considerados uma continuação das tabelas. A sua função é a de transmitir uma idéia visual do comportamento de um conjunto de valores. Para tal, são utilizados diversos formatos gráficos de acordo com o problema a ser descrito, ou até de acordo com a preferência do apresentador. Os gráficos têm a vantagem de facilitar a compreensão de uma determinada situação que queira ser descrita, permitindo a interpretação rápida das suas principais características. Em função disto, estão sempre presentes em apresentações de trabalhos científicos e artigos em congressos, seminários, simpósios, onde é necessário comunicar um grande volume de informações com tempo limitado e de forma compreensível e agradável.

Existe uma grande variedade de gráficos. Uma boa parte deles será ilustrada mais adiante, onde serão dados alguns exemplos retirados de revistas científicas e boletins médicos.

Entretanto, é possível listar os mais comuns, que constam da maior parte dos programas computacionais gráficos de uso doméstico, na área de biomédica.

A) gráfico de setores, circular, tipo torta, *pizza* ou *pie*;
B) gráfico de barras ou *bar line*;
C) gráfico de linhas;
D) gráfico tipo diagrama de caixas, ou *box plot*;
E) gráfico de ramos e folhas, ou *stem-and-leaf*

Com esta base, é possível efetuar múltiplas combinações de gráficos, modificando apenas sua aparência final.

A) Gráficos de Setores
Os gráficos tipo circular são empregados quando se quer descrever uma situação na qual existe uma variável principal, com um total determinado de casos (freqüência absoluta), subdividida em alguma característica associada a ela. Por exemplo, imagine a variável "número de casos de

miastenia grave". Seria possível cruzar esta variável com, por exemplo, a faixa etária em que se manifestou. O número total de casos estaria subdividido então em faixas etárias, correspondendo a soma do número de casos por faixa etária ao total de casos da doença. Desse modo, cada faixa etária irá ocupar uma área semicircular proporcional à sua freqüência. De modo geral, os gráficos de setores são empregados em variáveis qualitativas. Somente são empregados em variáveis quantitativas quando a variável é subdividida em categorias ou faixas.

B) Gráficos de Barras
Os gráficos de barras são talvez o tipo de gráfico mais freqüente. Os gráficos de barras verticais, em que as barras estão em contato umas com as outras, são denominados Histogramas. Normalmente associados a freqüências, recebem o nome de histograma de freqüências absolutas quando se referem a número de dados, ou histograma de freqüências relativas quando os dados estão indicados percentualmente. Quando as barras não estão juntas, os gráficos de barras são chamados de gráficos em coluna. Às vezes, quando a variável da qual se informa a freqüência é do tipo qualitativa, os gráficos de barras são apresentados sob formato horizontal.

C) Gráficos de Linha
Os gráficos de linha permitem construir os polígonos de freqüência, que em estatística servem para mostrar as freqüências absolutas (relativas) acumuladas. Entretanto, são de extrema utilidade também quando se quer mostrar a evolução temporal de alguma variável, pois permitem visualizar claramente as diferenças entre um estágio e os estágios subseqüentes. Às vezes as linhas retas que unem as coordenadas dos pontos são substituídas por curvas ou então por linhas retas ajustadas de acordo com algum critério de proximidade (ver Capítulo 11).

EXEMPLO 3.1

Vamos retomar o EXEMPLO 2.2, apresentado no Cap. 2. Um gráfico da freqüência absoluta, unindo os pontos médios de cada classe com uma linha reta, dá origem a um polígono de freqüências.

| 10 | 12 | 18 | 12 | 15 | 14 | 10 | 12 | 11 | 19 |
| 13 | 14 | 10 | 11 | 15 | 16 | 22 | 14 | 12 | 13 |

Polígono de freqüências

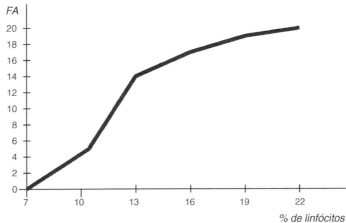

Fig. 3.1

Se for construído um gráfico de retângulos, com suas bases iguais às amplitudes dos intervalos de classe, tem-se um histograma de freqüências.

Histograma

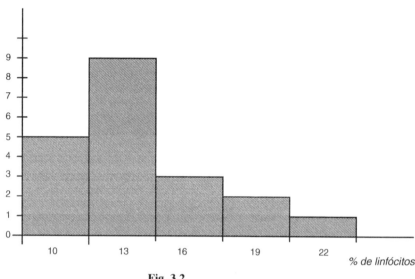

Fig. 3.2

D) Diagramas de Caixas

Os gráficos tipo diagrama de caixas são empregados em variáveis quantitativas. Servem para mostrar alguns valores críticos do conjunto de dados, como o valor que separa a metade inferior da metade superior dos dados. Outros valores importantes mostrados pelo diagrama de caixas são os que indicam os limites dos: a) 25% e b) 75% menores dados do conjunto.

EXEMPLO 3.2

Na Fig. 3.3 pode ser visto um gráfico tipo diagrama de caixas, aplicado, neste caso, aos dados do Quadro 2.3.

A mediana é o valor que divide o conjunto de dados (sobre % de linfócitos) à metade, isto é, 50% dos dados ficam abaixo e 50% ficam acima deste valor. É representada por um quadradinho no interior da caixa. As separatrizes de 25% e 75% formam os limites inferior e superior da caixa. Indicam, neste caso, que 25% dos indivíduos deste conjunto apresentaram taxa de linfócitos inferior a 11,5% e que 75% tiveram taxa inferior a 15%. As linhas externas à caixa limitam o intervalo típico dos dados, enquanto o valor representado por uma bolinha indica se tratar de um valor atípico (fora do intervalo de normalidade).

E) Gráficos de Ramos e Folhas

Os gráficos de ramos e folhas são usados para mostrar a distribuição dos dados de um conjunto. São aplicados a variáveis quantitativas e têm como característica a simplicidade na sua confecção.

Para a elaboração de um gráfico de ramos e folhas, devem ser seguidos os seguintes passos (aplique os passos acompanhando o EXEMPLO 3.3):

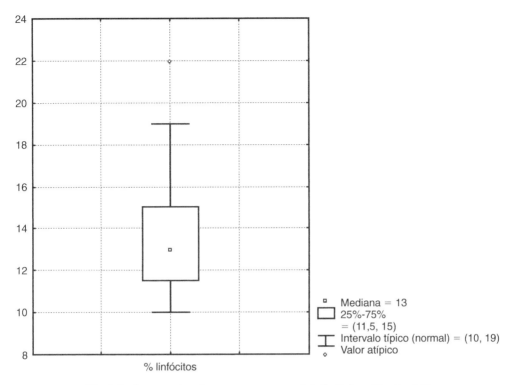

Fig. 3.3 Diagrama de caixas para o percentual de linfócitos (Quadro 2.3).

I. Para os dados do conjunto, separe os dígitos de cada número em ramos e folhas. Por exemplo, para o número 655, a folha é o valor extremo à direita,[1] isto é, o 5. O ramo é constituído pelos demais números (à esquerda), isto é, 65.
II. Inicie o gráfico pelo menor valor do ramo, na parte superior do mesmo.
III. Continue escrevendo os ramos, sempre para baixo, acrescentando sempre uma unidade, até terminar com os ramos.
IV. Desenhe uma linha vertical à direita dos ramos.
V. Acrescente agora as folhas, escrevendo o valor sempre à direita do ramo correspondente. Comece pelo primeiro valor e repita a operação até concluir os dados.

EXEMPLO 3.3

Os dados do Quadro 3.1 mostram os diâmetros abdominais em centímetros de 40 indivíduos adultos.

Quadro 3.1 Diâmetros abdominais de 40 indivíduos adultos

63	59	86	60	64	66	68	62
63	66	69	60	63	69	71	78
70	75	75	77	72	72	70	73
74	57	83	85	86	81	87	88
88	119	95	91	107	94	101	89

---

[1] Às vezes, em função dos dados do conjunto, pode ser conveniente elaborar um gráfico com uma folha de dois dígitos. O princípio geral da construção do gráfico não se altera.

O gráfico de ramos e folhas correspondente é mostrado na Fig. 3.4. Note que a confecção do gráfico é simples, mesmo quando feito à mão, e o resultado final dá uma boa idéia da distribuição da variável que está sendo descrita.

```
 5 | 9 7
 6 | 3 0 4 6 8 2 3 6 9 0 3 9
 7 | 1 8 0 5 5 7 2 2 0 3 4
 8 | 6 3 5 6 1 7 8 8 9
 9 | 5 1 4
10 | 7 1
11 | 9
```

Fig. 3.4 Gráfico de ramos e folhas de diâmetros abdominais.

Também é possível apresentar os dados de forma vertical, como mostra a Fig. 3.5.

```
            9
            3   4
            0   3
            9   0   9
            6   2   8
            3   2   8
            2   7   7
            8   5   1
            6   5   6
            4   0   5   4
        7   0   8   3   1   1
        9   3   1   6   5   7   9
        5   6   7   8   9  10  11
```

Fig. 3.5 Gráfico de ramos e folhas de diâmetros abdominais.

2 Recursos Gráficos Computacionais

Há alguns anos, se alguém quisesse ilustrar um artigo, utilizando gráficos, tinha que recorrer ao auxílio de um desenhista. Atualmente, o trabalho de editoração gráfica pode ser efetuado praticamente por qualquer tipo de usuário, mesmo que ele não tenha a menor noção de desenho, a partir de um dos vários programas de edição de gráficos para computadores pessoais existentes no mercado. Alguns dos mais comuns disponíveis atualmente são:

➢ Microsoft Excel;
➢ Microsoft Graph;
➢ CorelDraw Graphic;
➢ Harvard Graphics.

Contudo, é bom lembrar que a editoração gráfica é parte integrante de qualquer pacote estatístico, como os vários mencionados anteriormente. Portanto, STATISTICA, SPSS, MINITAB etc. podem ser usados para esta finalidade.

Evidentemente não cabe aqui explicar pormenorizadamente o funcionamento de cada um desses programas, mas é possível adiantar que todos eles possuem um conjunto bastante completo de recursos, que permitem a elaboração de gráficos de qualquer tipo e em diversos formatos.

O Excel é parte integrante do pacote Office da Microsoft. Trabalha os dados a partir de uma planilha com formato de matriz quadrada em que os casos estão dispostos em linha e as variáveis correspondem a colunas. As variáveis representadas nas colunas podem ser escritas em função de outras variáveis, ou outras colunas, permitindo combiná-las e testar sua associação, por exemplo. Embora originalmente idealizado como um editor gráfico, o Excel também possui funções estatísticas e matemáticas. Em versões mais modernas, ele possui recursos de linguagem de programação e janelas ativas que o tornam uma poderosa ferramenta gráfica, estatística e matemática.

O Graph é o editor gráfico associado ao amplamente difundido editor de textos Word, também da Microsoft. No caso deste editor gráfico, as informações para construção dos gráficos têm que estar pré-processadas. Ele pode ser acionado diretamente desde o texto que está sendo digitado, incorporando o gráfico ao texto de forma muito prática. Além de bons resultados de apresentação, o Graph é muito simples de usar.

O Harvard Graphics, HG, foi um dos primeiros pacotes gráficos que permitia o uso de múltiplos recursos, e de forma bastante simples. Os gráficos mostrados nos exemplos extraídos do Informe Epidemiológico do SUS, publicado pelo Ministério da Saúde mais adiante, são exemplos de gráficos elaborados a partir do suporte do HG.

Atualmente, alguns pacotes gráficos já incorporam recursos de animação, o que torna a apresentação de um gráfico mais interessante ainda. A evolução desses recursos tem sido tão surpreendente, que resulta difícil escrever sobre eles sem correr o risco de ficar desatualizado pouco tempo depois.

3 Exemplos de Gráficos em Publicações Científicas

Assim como foi feito no caso das tabelas, serão apresentados a seguir um conjunto de gráficos extraídos de revistas científicas de diversas especialidades da medicina, a título de exemplo, para que possa haver uma visualização melhor do que foi colocado nos itens anteriores.

Do informe epidemiológico do SUS (bib. cit.), foi extraído o gráfico da Fig. 3.6, que mostra a relação entre o envenenamento humano em crianças e as causas mais freqüentes desse episódio.

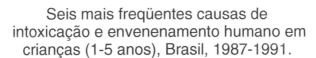

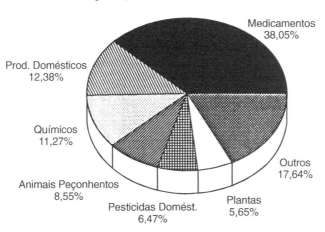

Fonte: *Informe Epidemiológico do SUS*, Jul./Ago., 1993.

Fig. 3.6 Causas de morte por envenenamento em crianças.

O gráfico é do tipo circular e em três dimensões. Cada atributo (causa) ocupa no gráfico uma área semicircular proporcional à sua freqüência. Esta área está em função da abertura do ângulo, que resulta igual à proporção entre o número absoluto de casos referentes a cada atributo e o número total de casos, vezes 360°. Ainda é possível observar, neste gráfico, que está indicado o percentual de cada causa, ficando omitido o valor absoluto. Os gráficos circulares também são denominados gráficos tipo torta, *pizza* ou *pie*.

A Fig. 3.7 mostra um gráfico de barras cuja variável principal é do tipo qualitativa e se refere ao diagnóstico utilizado para a definição dos casos de meningite. A variável assume um total de nove classificações às quais está associado o número percentual de vezes no qual foi utilizado cada critério.

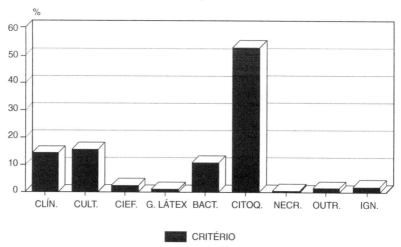

Fig. 3.7 Critérios para o diagnóstico de meningite.

O gráfico da Fig. 3.8 é também um gráfico de barras, mas relaciona duas variáveis principais, sexo e agente do envenenamento, com o número absoluto de casos. As variáveis principais também são do tipo qualitativa e assumem respectivamente 3 e 6 classificações distintas.[2]

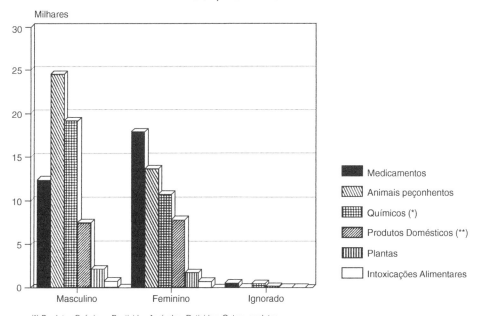

Fig. 3.8 Envenenamento por sexo e causa.

---

[2]Nesta figura os agrupamentos por sexo são válidos, porém as barras deveriam ser separadas dentro de cada sexo e não justapostas como estão. As barras justapostas somente podem ser utilizadas para variáveis quantitativas contínuas no eixo das abscissas e, aí sim, as barras justapostas são designadas como histograma.

Na Fig. 3.9 também podem ser observadas duas variáveis principais, tipo de meningite bacteriana e ano. A diferença em relação ao gráfico anterior é que a variável "ano" é quantitativa e, ainda, que as duas variáveis estão associadas a valores percentuais.[3]

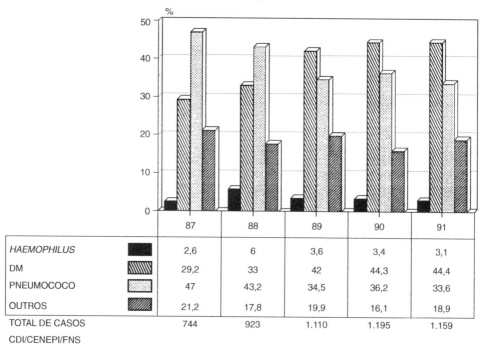

Fig. 3.9 Evolução anual do percentual de casos de meningite, por tipo.

---

[3] A mesma consideração da Fig. 3.8 sobre a justaposição das barras. Essa observação também é válida para as Figs. 3.10 e 3.11.

Na Fig. 3.10 pode ser visto um gráfico de barras, associando a variável qualitativa "causas de internação" e a mortalidade proporcional segundo os grupos de causas de óbito. O gráfico de barras pode ser visto como "um histograma deitado", sendo especialmente útil quando a variável principal é qualitativa e suas classificações apresentam nomes compridos.

Distribuição das AIH segundo grandes grupos de causas de internação (1986) e mortalidade proporcional segundo grandes grupos de causas de óbito (1984)

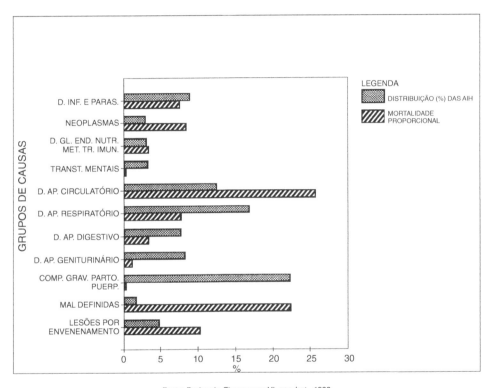

Fonte: Dados da *Fiocruz*, ano VI, ago./set., 1988.

Fig. 3.10 Causas de internação hospitalar e mortalidade proporcional.

O gráfico da Fig. 3.11 é um histograma de freqüências absolutas, mostrando a associação entre a variável quantitativa "ano" e o número de casos de biópsias renais provenientes do HE da UFMG e de outros hospitais, no laboratório de nefropatologia da própria UFMG.

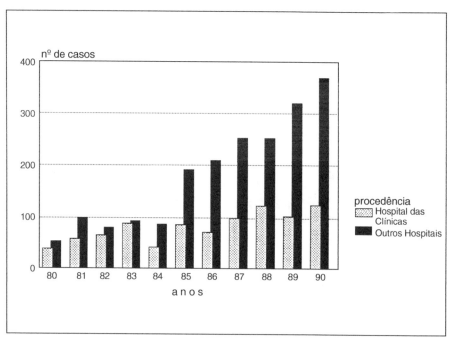

Fig. 3.11 Comparação do número de biópsias efetuadas de acordo com a origem.

O gráfico da Fig. 3.12 combina um histograma e um gráfico de linhas. Perceba que o resultado é um gráfico com grande quantidade de informação, no qual existe, inclusive, uma dupla graduação para o eixo vertical. A primeira, à esquerda, mostra o número absoluto de biópsias globais, enquanto a graduação à direita mostra o total de casos de biópsias renais. O gráfico está ainda acompanhado de uma tabela, embaixo da graduação horizontal da variável quantitativa "ano".

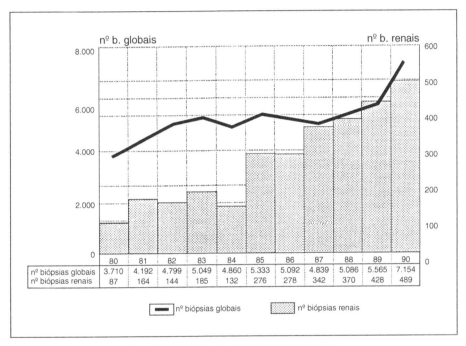

Fonte: *Rev. Méd. Minas Gerais*, Vol. 2, nº 3, jul./set., 1992.

Fig. 3.12 Comparação entre o número de biópsias renais e o total de biópsias.

A Fig. 3.13 mostra um gráfico de linhas, indicando a evolução anual dos diversos tipos de meningite bacteriana. Note-se que está sendo usado um coeficiente equivalente ao número de casos por 100.000 habitantes, ou 0/00000. Este coeficiente é comum em estudos de mortalidade e morbidade.

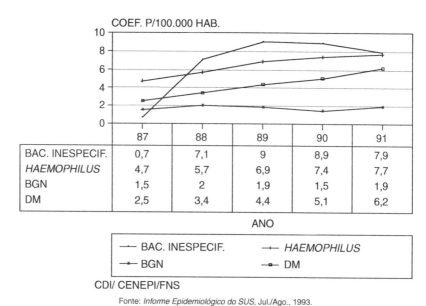

Fig. 3.13 Evolução da incidência de meningite bacteriana segundo o tipo.

Na Fig. 3.14 é mostrada uma composição de tabela e gráfico do tipo histograma. Neste gráfico, estão sendo comparadas as proporções de internações de crianças menores de cinco anos devido a doenças por *Haemophilus influenzae*, em hospitais do exército dos Estados Unidos (parte clara) e em outros hospitais. Observe que a tabela e o gráfico reúnem uma grande quantidade de informações.

Tipo B — Calendário de Doses e Datas de Licenciamento das Vacinas Contra *Haemophilus influenzae*

Data	Vacina*	Idade (em meses) por Ocasião da Primeira Dose
abr. 1985	PRP	≥24 ou ≥18 (mais reforço)
dez. 1987	PRP-D	≥18
dez. 1988	HbOC	≥18
dez. 1989	PRP-OMP	≥15
abr. 1990	PRP-D	≥15
abr. 1990	HbOC	≥15
out. 1990	HbOC	≥2 (mais reforços aos quatro, seis e 15 meses)
dez. 1990	PRP-OMP	≥2 (mais reforços aos quatro e 12 meses)

*PRP indica vacina de polissacáride contra o *Haemophilus influenzae* tipo b (Hib), Praxis Biologics, Rochester, NY; PRP-D, vacina de polissacáride conjugada a toxóide diftérico contra o Hib (ProHIBiT, Connaught Laboratories, Swiftwater, Pa); HbOC, oligossacáride de Hib conjugado à proteína diftérica CRM197 (HibTITER, Lederle-Praxis Laboratories, Fairfax, Va); e PRP-OMP, polissacáride de Hib ligado covalentemente a complexos protéicos da membrana externa de *Neisseria meningitidis* (PedvaxHIB, Merck Sharp & Dohme, West Point, Pa).

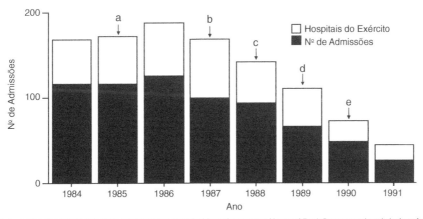

Total de internações de crianças com idade inferior a cinco anos devidas a doenças por *Haemophilus influenzae* em hospitais do exército americano e em outros hospitais, 1984 a 1991 ("a" indica licenciamento da vacina PRP; "b", PRP-D; "c", HbOC; "d", PRP-OMP; e "e", HbOC e PRP-OMP para crianças com idade igual ou superior a dois meses). Outros hospitais incluem internações em estabelecimentos da marinha, da força aérea e da rede CHAMPUS. $P < 0,0001$, x^2 para a tendência. As abreviações são explicadas no rodapé do calendário de vacinação acima.

Fonte: Suplemento *JAMA*, Vol. 27, Nº 4, maio, 1994.

Fig. 3.14 Internações de crianças menores de cinco anos devido a doenças por *Haemophilus influenzae*, em hospitais do exército dos Estados Unidos.

A Fig. 3.15 mostra um gráfico geográfico no qual é utilizado o recurso dos símbolos para melhorar a apresentação. O gráfico possui informações sobre população, número de entradas por envenenamento em hospitais e número de centros de assistência toxicológica.

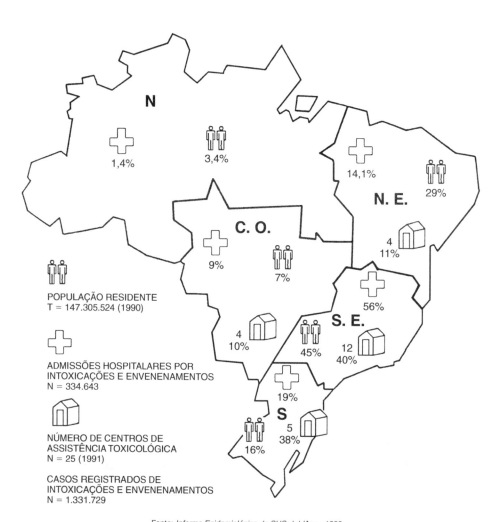

Fonte: *Informe Epidemiológico do SUS*, Jul./Ago., 1993.

Fig. 3.15 Envenenamentos no Brasil de 1987 a 1991.

Por último, na Fig. 3.16, é mostrado um gráfico extraído do livro *Estadística*, de *Sigmund Schott*, (bib. cit.), editado em 1928. O gráfico mostra a evolução da população urbana na Alemanha, nos períodos de 1875, 1900 e 1925. Pela informação que contém, o gráfico poderia ter sido elaborado na forma de um histograma ou de um gráfico de linha. Contudo, nota-se a arte na elaboração do gráfico, com desenhos ilustrando a idéia da migração das zonas rurais para a cidade. Uma obra de arte, em termos de gráfico.

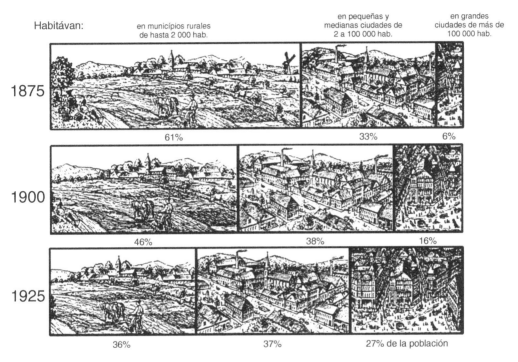

Fig. 3.16 Distribuição da população da Alemanha nos distritos rurais e urbanos em 1875, 1900 e 1925.

4 Módulo Gráfico do Programa STATISTICA

O STATISTICA é na realidade um programa estatístico com uma interface gráfica muito completa. A forma de trabalhar os dados se assemelha ao Excel, principalmente quanto à disposição dos dados em planilha. Possibilita a combinação de variáveis, a criação de subconjuntos dentro das variáveis e a elaboração de rotinas a partir de uma linguagem de programação. A variedade de gráficos do STATISTICA, devido ao completo pacote estatístico que apresenta, é maior que nos editores gráficos comentados anteriormente.

O acesso ao módulo gráfico do STATISTICA pode ser feito desde qualquer módulo do programa. Contudo, é usual acessar o módulo principal, *module switcher* e, a partir dele, o módulo de estatística básica, *basic statistics*. Veja a Fig. 3.17.

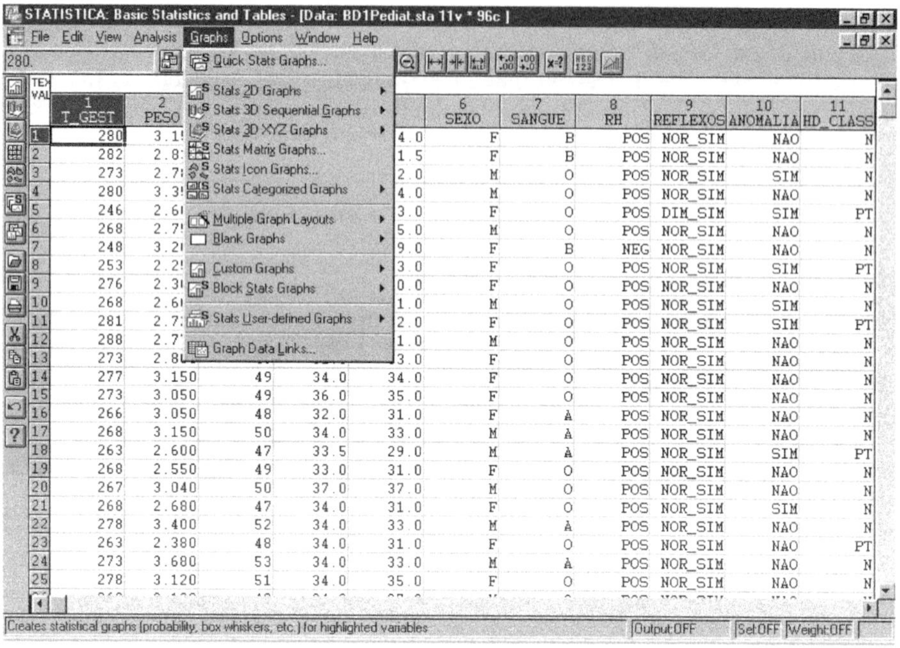

74 BIOESTATÍSTICA

Fig. 3.17 Opções de tipos de gráfico, no STATISTICA.

Clicando na opção de gráficos em duas dimensões, *stats 2D graphs*, abre-se uma janela com várias opções gráficas (gráficos de coluna, linha, setores etc.). Veja a Fig. 3.18.

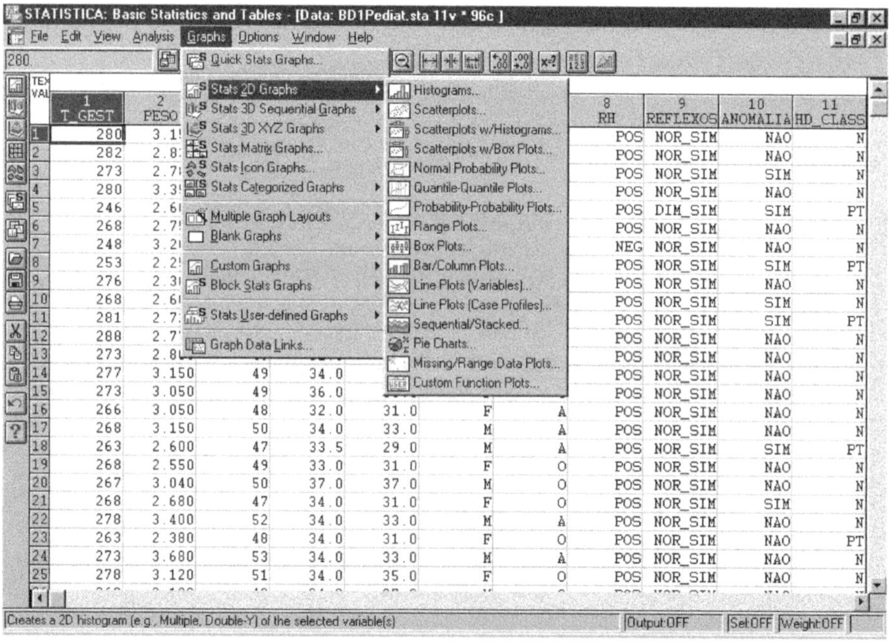

Fig. 3.18 Opções de gráfico em duas dimensões, 2D.

Para exemplificar, é apresentado o banco de dados 1, BD1 (CD = BD1pediat), que contém informações extraídas dos registros da maternidade do Hospital Escola da Faculdade de Medicina de Itajubá, levantadas em 1997 (observa-se a planilha por trás das janelas de gráficos). Os dados se referem a um total de 96 recém-nascidos, e as variáveis selecionadas foram:

Variáveis do Banco de Dados 1: BD1, n = 96, var = 9

Quadro 3.2

Variável	Descrição da Variável	Unidade
Var1	Tempo gestacional	Dias
Var2	Peso	Gramas
Var3	Comprimento	Centímetros
Var4	Perímetro cefálico, PC	Centímetros
Var5	Perímetro torácico, PT	Centímetros
Var6	Sexo	-
Var7	Tipo sangüíneo	-
Var8	Fator Rh	-
Var9	Anomalia(s)	-

4.1 Gráfico circular

O gráfico circular, também denominado gráfico de setores, torta ou *pizza*, é uma forma muito adequada de visualizar a proporção que representa cada categoria de uma variável sobre o total dos dados, permitindo também comparar cada categoria com as demais. Observe o gráfico circular da variável sexo do banco de dados 1, na Fig. 3.19, elaborado usando-se o STATISTICA.

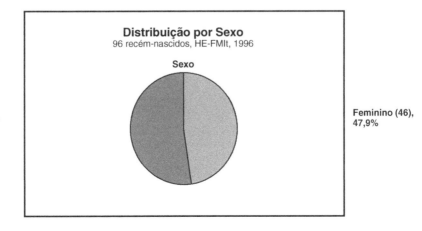

Fonte: Livro de Registros, Maternidade, HE-Faculdade de Medicina de Itajubá, MG.

Fig. 3.19 Gráfico circular simples.

O gráfico circular pode ser aperfeiçoado, assim como é mostrado na Fig. 3.20. Podem ser observados vários detalhes, como a forma elíptica, em três dimensões, e com um dos setores destacado ("explodido").

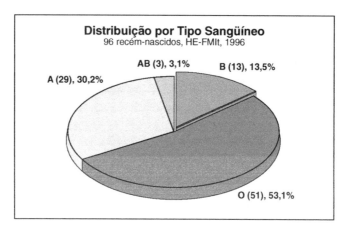

Fonte: Livro de Registros, Maternidade, HE-Faculdade de Medicina de Itajubá, MG.

Fig. 3.20 Gráfico circular 3D explodido.

4.2 Gráfico de colunas

A variável "Tipo Sangüíneo" pode ser colocada graficamente em forma de colunas. Um exemplo que emprega o Microsoft© Graph é o seguinte:

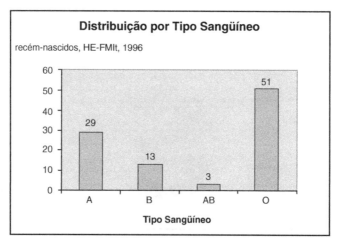

Fonte: Livro de Registros, Maternidade, HE-Faculdade de Medicina de Itajubá, MG.

Fig. 3.21 Gráfico de colunas simples.

4.3 Gráfico de barras

Um efeito muito semelhante ao gráfico de colunas é conseguido com o gráfico de barras. Por exemplo:

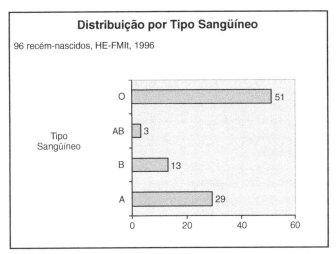

Fonte: Livro de Registros, Maternidade, HE-Faculdade de Medicina de Itajubá, MG.

Fig. 3.22 Gráfico de barras simples.

4.4 Histograma de freqüências

O histograma de freqüências permite observar a distribuição das freqüência absolutas de uma determinada variável em classes que podem ser definidas automaticamente ou pelo usuário. Por exemplo, quando é elaborado um histograma de freqüências para a variável estatura do **BD1pediat**, é obtido um gráfico que permite ter uma idéia da distribuição das estaturas dos recém-nascidos de acordo com um conjunto de classes de estaturas.

Para elaborar um histograma de freqüências no STATISTICA, deve-se clicar na opção **Graphs**, depois na opção **Stats 2D Graphs** e, logo a seguir, na opção **Histograms**. A Fig. 1.26 mostra a tela com essas opções. Como resultado dessa seqüência de operações resulta a janela mostrada na Fig. 3.23.

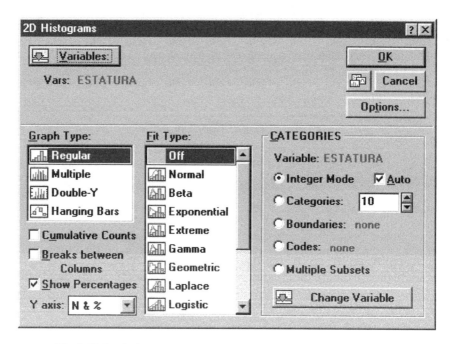

Fig. 3.23 Janela de comandos do gráfico tipo histograma de freqüências.

Observe que a janela de comandos está indicando a opção **Interger Mode**, ou módulo automático. Como resultado, o histograma irá apresentar tantas classes quantos valores diferentes apresentar a variável estatura.

O resultado é um gráfico, como mostra a Fig. 3.24.

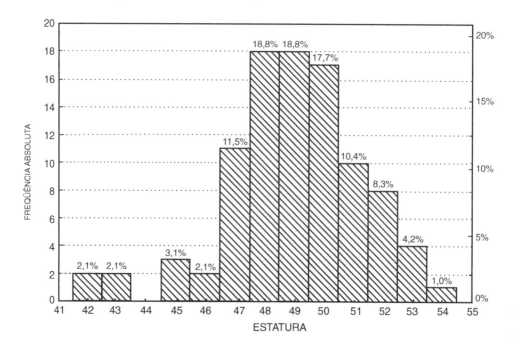

Fig. 3.24 Histograma de freqüência para a variável estatura, modo automático.

Para determinar os limites de forma manual, deve-se clicar na opção **Boundaries**, na caixa de categorias (**Categories**) da janela de comandos. Observe na Fig. 3.25.

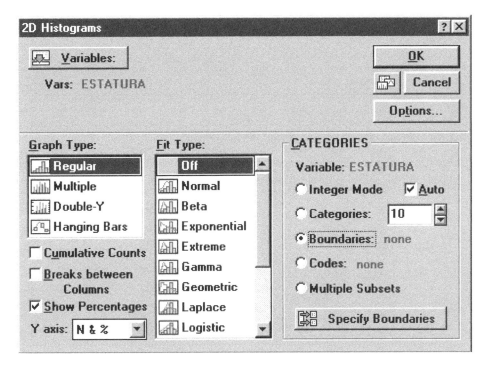

Fig. 3.25 Seleção automática das classes de freqüência.

Clicando no botão **Specify Boundaries**, abre-se a janela mostrada na Fig. 3.26.

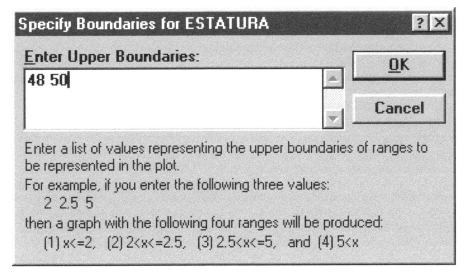

Fig. 3.26 Janela de seleção de limites de classes para o histograma de freqüências.

Nessa caixa, foram digitados os números 48 e 50, que representam respectivamente os limites escolhidos da primeira para a segunda e da segunda para a terceira categorias. Em outras palavras, está sendo construído um histograma de freqüências com três categorias, uma que contém todos os valores até 48cm inclusive, outra que contém todos os valores de mais de 48 até 50cm e, finalmente, uma terceira classe com todas as crianças que nasceram com mais de 50cm. O resultado pode ser visto na Fig. 3.27.

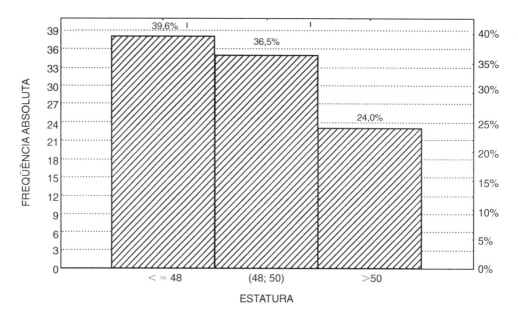

Fig. 3.27 Histograma de freqüências com limites fixados manualmente.

4.5 Gráficos em três dimensões, 3D

Os gráficos em três dimensões permitem adicionar mais uma variável aos desenhos. Por exemplo, foi visto que, quando é elaborado um histograma de freqüências para a variável estatura do **BD1pediat**, é obtido um gráfico que permite ter uma idéia da distribuição das estaturas dos recém-nascidos de acordo com um conjunto de classes de estaturas. Esse gráfico é um gráfico em duas dimensões, uma dimensão é representada pela variável estatura e outra pela contagem de freqüências das classes de estaturas. O histograma em três dimensões permitiria que além da estatura fosse classificada uma outra variável, como, por exemplo, o **sexo**. Desta forma, seria obtido um gráfico que estaria comparando a distribuição das estaturas dos recém-nascidos do sexo masculino com os do sexo feminino. Esse tipo de gráfico, também denominado histograma bivariado, pois apresenta duas variáveis, é de suma importância, pois permite observar padrões de semelhança ou de diferença entre as duas variáveis selecionadas. Assim, pode ser observado se pesos de recém-nascidos do sexo feminino se comportam da mesma forma que os do sexo masculino, se perímetros cefálicos de recém-nascidos com anomalia são semelhantes aos de recém-nascidos normais, e assim por diante.

A opção do gráfico histograma em três dimensões, no STATISTICA, pode ser acessada clicando em **Graphs** e logo a seguir em **Stats 3D sequential graphs**. Clicando na opção **Bivariate Histograms**, obtém-se a janela mostrada na Fig. 3.28.

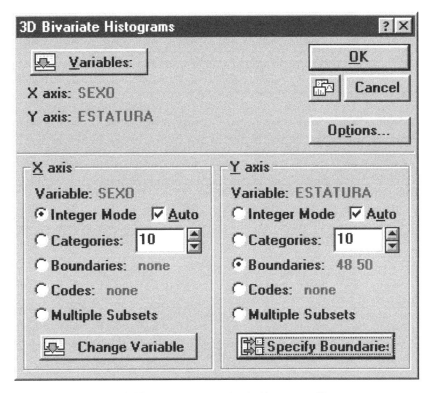

Fig. 3.28 Janela de comandos do histograma 3D.

As condições podem ser selecionadas da mesma forma que no histograma 2D. Na Fig. 3.29 pode ser observada a comparação das distribuições de freqüência das alturas do sexo masculino e feminino, para as mesmas três categorias selecionadas manualmente no histograma 2D da Fig. 3.28.

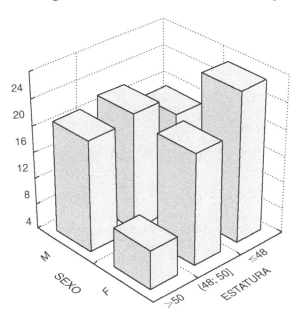

Fig. 3.29 Histograma 3D, sexo *versus* estatura.

4.6 Interpretação e análise do histograma bivariado

No exemplo que acabou de ser apresentado, Fig. 3.29, é possível observar um padrão diferente entre as distribuições das estaturas do sexo masculino e feminino. Observe que a classe predominante para o sexo feminino, isto é, a que apresenta maior freqüência, é a classe de menos de 48cm (classe 1). Para o sexo masculino, a classe predominante é a classe 2. Complementarmente, observe a diferença entre as freqüências das classes 1 e 3 para o sexo feminino. Note que a freqüência relativa de meninas "altas" (classe 3) é baixa. O mesmo não acontece com o sexo masculino. A análise gráfica que acabou de ser descrita fornece meios para evidenciar uma possível diferença entre as categorias masculina e feminina para a variável estatura. Para confirmar essa hipótese, será necessário efetuar um teste estatístico, como será visto no Capítulo 8. Contudo, o recurso gráfico do histograma bivariado oferece boas pistas para se estabelecerem hipóteses.

É importante notar também que o histograma que foi apresentado representa um cruzamento entre uma variável quantitativa, a estatura, e uma variável qualitativa, o sexo. Para ilustrar uma análise com duas variáveis quantitativas, será elaborado um histograma com as variáveis peso e estatura do BD1pediat (Fig. 3.30).

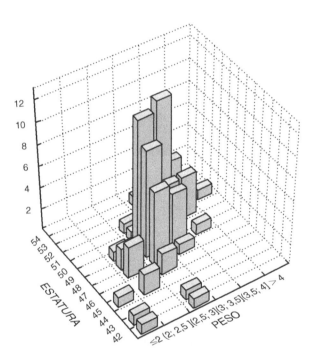

Fig. 3.30 Histograma 3D, peso *versus* estatura.

Note que os valores observados de peso e estatura predominam na diagonal principal do gráfico. Assim, estaturas baixas aparecem predominantemente combinadas com pesos baixos, estaturas médias com pesos médios e estaturas altas com pesos elevados. Claro que existem exceções. Há uma dispersão de valores em torno da diagonal principal. Contudo, não se verificam casos de baixos pesos e altas estaturas, ou o contrário. Desta forma, observa-se que quanto maior a predominância de freqüências sobre a diagonal principal, maior a evidência de uma relação[4] direta entre as variáveis. Mais peso = mais estatura, e vice-versa.

---

[4] O termo correto seria correlação. Correlação não implica relação de causa e efeito entre as variáveis. Contudo, estes conceitos serão abordados com detalhe no Capítulo 9.

A Fig. 3.31 mostra esquematicamente essas idéias. Um predomínio sobre a diagonal principal[5] indica relação direta, enquanto sobre a diagonal secundária, relação inversa.

Quanto à evidência de relação entre as variáveis, seja ela direta ou inversa, nota-se que quanto maior o número de freqüências fora das diagonais, maior o número de exceções. Conseqüentemente, maior a evidência de não relação entre as variáveis, como, por exemplo, entre as variáveis estatura e taxa de glicose.

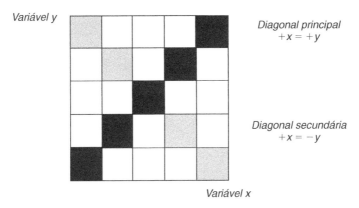

Fig. 3.31 Relação entre as variáveis x e y no histograma bivariado.

4.7 Um exemplo do editor gráfico do Excel

Para utilizar o editor gráfico do Excel de dentro do programa, basta clicar no ícone de **assistente de gráfico** ou, na barra principal, selecionar a opção **inserir** e depois **gráfico**. A Fig. 3.32 mostra a janela de comandos do assistente gráfico do Excel.

---

[5]Diagonal principal é aquela que contém relações de acréscimo para as duas variáveis. Às vezes, ao ser apresentado um histograma bivariado, a figura pode estar rotada e conseqüentemente a diagonal principal pode estar trocada com a diagonal secundária.

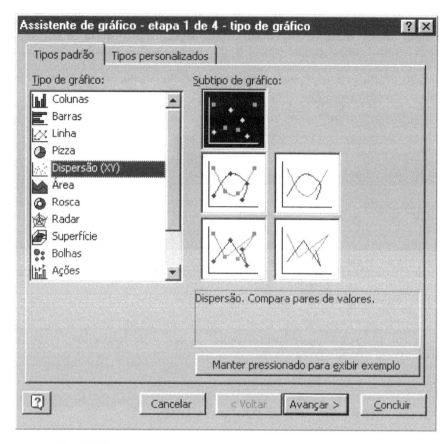

Fig. 3.32 Janela de comandos para escolha do tipo de gráfico no Excel.

O Excel apresenta 14 tipos principais de gráficos, além de várias opções secundárias e personalizadas.[6]

Para visualizar um exemplo de gráfico elaborado com o Excel, foram selecionadas as variáveis idade gestacional e peso do BD1pediat. O gráfico escolhido, como está indicado na tela vista na Fig. 3.32, é o gráfico de **dispersão(XY)** (*scatterplot*, em inglês). O resultado obtido, após alguns ajustes, é o que pode ser observado na Fig. 3.33.

---

[6]Na tela congelada da Fig. 3.32 não ficam visíveis todas as opções.

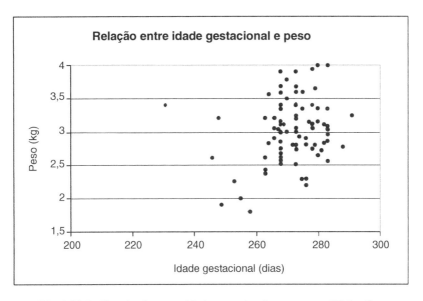

Fig. 3.33 Gráfico de dispersão idade gestacional *versus* peso, BD1pediat.

PROBLEMAS PROPOSTOS

1. Qual é a função e qual a vantagem dos métodos gráficos?
2. Quando são empregados gráficos de setores e para que tipo de variável são indicados?
3. O que é um histograma de freqüências? Qual a diferença para um gráfico de colunas?
4. Para que servem os gráficos de linhas?
5. Para que serve um diagrama de caixas?
6. Os valores apresentados no Quadro 3.3 se referem a taxas de colesterol total (mg/100ml) em 30 indivíduos.

Quadro 3.3 Taxas de colesterol total em 30 indivíduos

160	214	185	190	168	315
260	180	200	190	220	208
140	180	196	180	200	205
280	240	230	225	184	192
220	214	205	200	180	192

Elabore um diagrama de caixas para os dados do Quadro 3.3.

7. A partir das informações do gráfico da Fig. 3.34 e sabendo que os dados se referem a 155 pacientes atendidos no Hospital Geriátrico Dom Pedro II, determine o total de pacientes que ingerem bebidas alcoólicas.

Descrição dos pacientes quanto ao hábito de ingerir bebidas alcoólicas

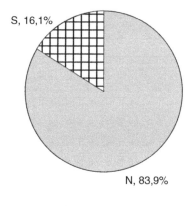

S = sim; N = não

Fig. 3.34

8. O diagrama de caixas da Fig. 3.35 se refere aos recém-nascidos do BD1.Pediat. Comente o gráfico.

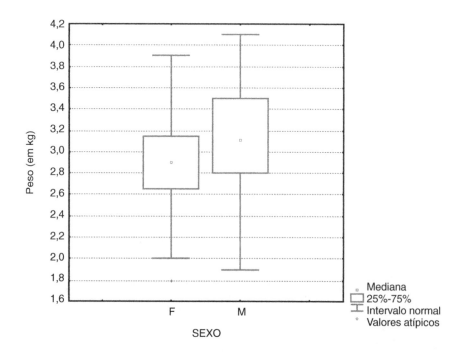

Fig. 3.35 Diagrama de caixas do BD1.Pediat.

APRESENTAÇÃO GRÁFICA DE DADOS **87**

9. Considere os dados a seguir (Quadro 3.4), que representam os resultados de 50 exames de sangue, referentes à fração de colesterol de muito baixa densidade (*"Very Low Density Lipoprotein*, VLDL") em miligramas por decilitro (mg/dl), em indivíduos do sexo feminino:

Quadro 3.4 VLDL em mg/dl, sexo feminino

30	35	32	28	25	26	28	30	35	40
26	27	45	36	30	30	26	34	28	29
22	30	28	36	30	28	35	40	39	29
30	28	34	39	26	28	30	34	35	24
28	29	34	35	37	48	30	22	26	30

Com base nestas informações, pede-se:

a. Elabore um gráfico de ramos e folhas para os dados de VLDL.
b. Determinar a freqüência relativa de cada classe.
c. Determinar a freqüência absoluta acumulada de cada classe.
d. Determinar a freqüência relativa acumulada de cada classe.
e. Faça um gráfico da freqüência absoluta, unindo os pontos médios de cada classe com uma linha reta (polígono de freqüências).
f. Faça um gráfico de retângulos, com suas bases iguais às amplitudes dos intervalos de classe (histograma de freqüências).

10. Os dados a seguir (Quadro 3.5) mostram os resultados de 30 exames de composição química do sangue, referentes aos níveis de Bilirrubina (total), obtidos pelo método de *Van den Bergh* em um grupo de pacientes normais, com Icterícia e Anemia Ferropênica, expressos em miligramas por cada 100 mililitros de plasma:

Quadro 3.5 Níveis de bilirrubina (total), método Van den Bergh, pacientes com icterícia e anemia ferropênica, expressos em mg/100 ml

0,4	0,5	0,5	0,7	0,2	0,5	0,6	0,3	0,8	0,4
0,6	0,5	0,1	0,5	1,2	0,5	0,6	0,7	0,4	0,2
0,3	0,4	0,7	0,6	1,1	0,3	0,6	0,9	1,0	0,7

Com base nestas informações, pede-se:

a. Construa um gráfico de ramos e folhas.
b. Faça um gráfico da freqüência absoluta, unindo os pontos médios de cada classe com uma linha reta (polígono de freqüências).
c. Faça um gráfico de retângulos, com suas bases iguais às amplitudes dos intervalos de classe (histograma de freqüências).

11. Cite pelo menos três programas computacionais que possuam modo de edição de gráficos.

12. Em relação à Fig. 3.8

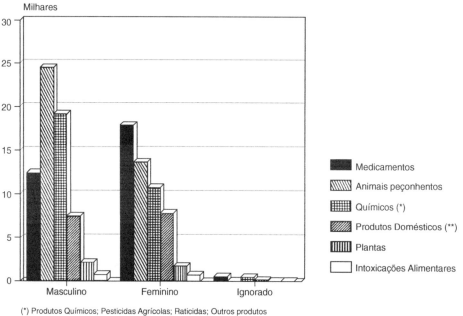

Fig. 3.8 Envenenamento por sexo e causa.

a. Qual dos sexos está mais exposto ao envenenamento?
b. Compare os envenenamentos por sexo referentes a animais peçonhentos e medicamentos.

13. Como se denomina o tipo de gráfico exibido na Fig. 3.13? O que ele mostra?

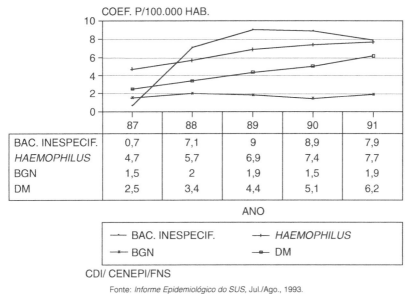

Fig. 3.13 Evolução da incidência de meningite bacteriana segundo o tipo.

14. O gráfico da Fig. 3.36 foi construído com base em indivíduos aos quais foi administrada uma dieta hiperlipídica. Foram avaliados os pesos de cinco indivíduos, no início da dieta, após um mês e após dois meses, todos em kg. Interprete o gráfico, no contexto do estudo.

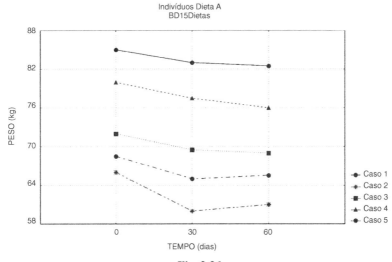

Fig. 3.36

15. A Fig. 3.37 mostra os resultados obtidos em uma pesquisa com pacientes idosos institucionalizados e ambulatorias do hospital geriátrico e de convalescentes Dom Pedro II. Descreva e comente os resultados mostrados pelo gráfico.

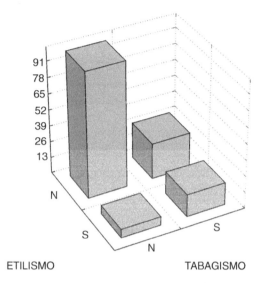

Fig. 3.37

16. O que é um histograma bivariado? Qual a sua utilidade?
17. Como é possível observar a relação entre duas variáveis quantitativas no histograma bivariado?
18. Qual o significado de um histograma bivariado com predominância de freqüências na diagonal principal?
19. Qual o significado de um histograma bivariado que não apresenta padrão de predominância de freqüências?
20. O que é um diagrama de dispersão? Qual a sua utilidade?
21. O banco de dados 2, BD2 (CD=BD2obstet), contém informações extraídas dos registros da maternidade do Hospital Escola da Faculdade de Medicina de Itajubá, MG, levantadas em 1997. Os dados se referem a um total de 100 gestantes. a) elabore um gráfico de setores para o tipo de parto; b) elabore um histograma para o número da gestação; c) elabore um histograma 3D com as variáveis tipo de parto e pré-natal. Descreva o resultado; d) elabore um diagrama de caixas para a idade da gestante. Comente.
22. O banco de dados 3, BD3 (CD=BD3nefro), contém informações extraídas dos registros do serviço de Nefrologia da Santa Casa de Misericórdia de Itajubá, levantadas em 1997. Os dados se referem a um total de 25 pacientes. a) faça uma tabela de freqüências para a variável sódio; b) elabore um gráfico de setores para a variável sexo; c) elabore um histograma 3D, comparando as taxas de uréia do sexo feminino e as do sexo masculino; d) faça um histograma 3D, cruzando as variáveis uréia e creatinina. Comente seus resultados.

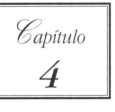

Capítulo 4
Medidas Características de uma Distribuição

1. **Medidas de tendência central**
   1.1 Aspectos gerais
   1.2 Tratamento de dados simples
   1.3 Tratamento de dados agrupados

2. **Medidas de dispersão ou variabilidade**
   2.1 Aspectos gerais
   2.2 Tratamento para dados simples

3. **Medidas de assimetria**
   3.1 Assimetria: conceito e utilidade
   3.2 Coeficientes de assimetria

4. **Curtose**
   4.1 Conceito

5. **Cálculo automático dos parâmetros de uma distribuição**

1 Medidas de Tendência Central

1.1 Aspectos gerais

Dentro do objetivo definido no Cap. 1 para a estatística descritiva, quanto maior a facilidade em transmitir as informações sobre a população em estudo para quem as estiver recebendo, mais eficiente será o meio de transmissão. Ainda, entendendo que esta transmissão é auxiliada pela síntese das informações, conclui-se que, dentro de limites de qualidade lícitos, quanto mais condensada vier a informação, mais fácil irá-se tornar a assimilação das características da população em questão (Fig. 4.1).

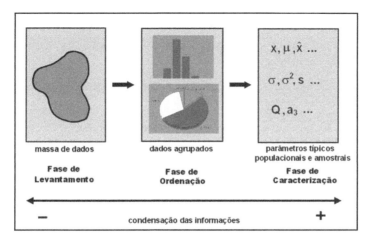

Fig. 4.1

92   BIOESTATÍSTICA

Assim, a busca de valores típicos que caracterizem a população é uma tentativa de melhorar o entendimento do receptor da informação a respeito dela. O primeiro valor típico ou representativo que pode ser imaginado é um valor que seja o mais parecido possível com os demais valores do conjunto. Desse modo, está-se procurando um valor central, ou um valor que tende ao centro. As **Medidas de Tendência Central**, então, são uma primeira caracterização dos conjuntos populacionais ou amostrais, e podem ser classificadas da seguinte forma:

Quadro 4.1

Medida	Família	Natureza
MTCs	▪ Médias (*mean*) – Média aritmética simples, MAS – Média geométrica, G – Média harmônica, H	Valores
	▪ Mediana (*median*)	Ordem
	▪ Moda (*mode*)	Freqüência

1.2 Tratamento de dados simples

1.2.1 A média aritmética

Dado o conjunto de **n** valores da variável X, $X = \{x_1, x_2, ..., x_n\}$, a média aritmética simples desse conjunto, $\bar{x}$, pode ser obtida a partir da expressão:

$$\bar{x} = \frac{\sum_{i=1}^{n} x_i}{n} = \frac{x_1 + x_2 + ... + x_n}{n}$$

No caso de um conjunto com **m** valores diferentes, $x_1, x_2, ..., x_m$, que aparecerem no conjunto com freqüências iguais a $f_1, f_2, ..., f_m$, a média pode ser calculada usando a expressão:

$$\bar{x} = \frac{\sum_{i=1}^{m} x_i \cdot f_i}{\sum_{i=1}^{m} f_i} = \frac{\sum_{i=1}^{m} x_i \cdot f_i}{n}$$

Somando os **m** valores, incluindo as repetições, obtém-se o total de $n = \Sigma f$, que seria o número total de elementos do conjunto.

EXEMPLO 4.1

Dado o número de casos de certa moléstia nas idades i_1, i_2, i_3 com diferentes freqüências, o cálculo correto da idade média de incidência deverá considerar o **peso** do número de casos verificados em cada uma das 3 idades. Se $x_1 = 20$, $x_2 = 21$ e $x_3 = 22$, com $f_1 = 5$, $f_2 = 3$ e $f_3 = 2$, a média das idades resulta então:

$$\bar{x} = \frac{\sum_{i=1}^{m} x_i \cdot f_i}{n} = \frac{x_1 \cdot f_1 + x_2 \cdot f_2 + x_3 \cdot f_3}{f_1 + f_2 + f_3}$$

$$\bar{x} = \frac{20 \cdot 5 + 21 \cdot 3 + 22 \cdot 2}{5 + 3 + 2} = \frac{207}{10} \therefore \bar{x} = 20,7 \text{ anos}$$

Em alguns casos, um dos dados do conjunto possui particular importância, de modo que o pesquisador deseja evidenciar este fato ressaltando seu efeito. Nesse caso, é possível adotar um peso diferente (maior) para esse dado, em relação aos outros. A média calculada com **pesos diferenciados** é denominada **Média Ponderada**, e pode ser calculada, fazendo:

$$\bar{x}_p = \frac{\sum_{i=1}^{n} x_i \cdot p_i}{\sum_{i=1}^{n} p_i}$$

onde p_i = pesos arbitrados para cada dado ou valor.

Perceba-se a analogia com o caso anterior, em que as freqüências f_i's fazem as vezes dos pesos p_i's.

Um caso típico de uso de média ponderada seria o de um pesquisador que deve construir uma média global a partir de, por exemplo, duas amostras com igual número de elementos. Porém, sabendo ele que uma delas foi coletada, por qualquer razão, em circunstâncias que põem em dúvida sua **representatividade**, é possível e conveniente diminuir a influência desta amostra no resultado final, atribuindo-lhe um peso menor.

Propriedades da média aritmética simples

➢ A soma algébrica dos desvios de um conjunto X com n números em relação à média aritmética, $\bar{x}$, é sempre igual a zero. Em termos matemáticos:

$$\sum_{i=1}^{n} (x_i - \bar{x}) = 0$$

Demonstração geral:

$$\sum_{i=1}^{n} (x_i - \bar{x}) = \sum_{i=1}^{n} x_i - \sum_{i=1}^{n} \bar{x} = \sum_{i=1}^{n} x_i - n \cdot \bar{x} = \sum_{i=1}^{n} x_i - n \cdot \frac{\sum_{i=1}^{n} x_i}{n} =$$

$$= \sum_{i=1}^{n} x_i - \sum_{i=1}^{n} x_i = 0$$

EXEMPLO 4.2

Considere o conjunto $X = \{1, 2, 3\}$. A média deste conjunto é $\bar{x} = 2$. Os desvios em relação à média podem ser calculados: $d_1 = x_1 - \bar{x} = 1 - 2 = -1$; $d_2 = x_2 - \bar{x} = 2 - 2 = 0$; $d_3 = x_3 - \bar{x} = 3 - 2 = +1$. A soma dos desvios é:

$$\sum_{i=1}^{3} d_i = d_1 + d_2 + d_3 = -1 + 0 + 1 = 0$$

➢ A soma dos quadrados dos desvios de um conjunto de números x_i, em relação a qualquer número A, é um mínimo quando $A = \bar{x}$ e somente neste caso.

$$\sum_{i=1}^{n} (x_i - \bar{x})^2 = mínimo$$

94 BIOESTATÍSTICA

➤ Se f_1 números têm média m_1, f_2 números têm média m_2, ..., f_k números têm média m_k, a média de todos os números é dada por:

$$\bar{x} = \frac{\sum\limits_{i=1}^{k} m_i \cdot f_i}{\sum\limits_{i=1}^{k} f_i} = \frac{\sum\limits_{i=1}^{k} m_i \cdot f_i}{n}$$

➤ A média de um conjunto de números é também igual à média de cada um destes números menos uma constante, somada depois a essa mesma constante. Matematicamente,

$$\bar{x} = \frac{\sum\limits_{i=1}^{n} x_i}{n} = \frac{\sum\limits_{i=1}^{n} (x_i - A)}{n} + A$$

Esta propriedade é muito interessante quando tem que ser calculada a média de conjuntos com números grandes.

EXEMPLO 4.3

Seja $X = \{11, 12, 13\}$, e seja a constante $A = 10$. Então: $(x_1 - A) = 11 - 10 = 1$, $(x_2 - A) = 12 - 10 = 2$ e $(x_3 - A) = 13 - 10 = 3$.
Assim:

$$\bar{x} = \frac{\sum (x - A)}{n} + A = \frac{1 + 2 + 3}{3} + 10$$

$$\bar{x} = 2 + 10 \therefore \bar{x} = 12, \text{ que é a média do conjunto } X.$$

Outro critério de cálculo da média é o que leva à denominada **Média Geométrica, G**. A Média Geométrica pode ser calculada, empregando-se as expressões:

$$\text{Média geométrica} \rightarrow G = \left[\prod_{i=1}^{n} x_i \right]^{\frac{1}{n}} \text{ ou}$$

$$G = \sqrt[n]{x_1.x_2.x_3 \ldots x_n}$$

aplicando logaritmos à expressão, vem

$$\log_b G = \frac{\log_b x_1 + \log_b x_2 + \ldots + \log_b x_n}{n} =$$

$$= \frac{\sum\limits_{i=1}^{n} \log_b x_i}{n} = \overline{\log_b x}$$

de forma que

$$G = b^{\overline{\log x}}$$

Na área biomédica, é freqüente o emprego da média geométrica para expressar resultados de experiências laboratoriais. Suponha, por exemplo, que determinada experiência consiste na diluição de certa substância. Denominaremos esta substância de substância ativa, enquanto o meio no qual está sendo feita a diluição será denominado substância neutra. Seja a proporção de diluição mantida constante em 1:2 (uma parte da substância ativa para cada duas partes no total). Então, para sucessivas diluições (Fig. 4.2).

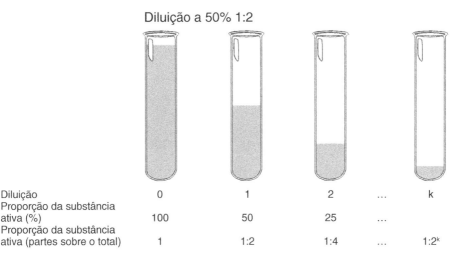

Fig. 4.2

Observe que, se for considerada a concentração da substância ativa, a escala não é linear, pois a diferença entre o teor de concentração para duas diluições subseqüentes não é constante (100 − 50 = 50; 50 − 25 = 25, ...).

Tomando os logaritmos na base b, onde b é a proporção da diluição (na Fig. 4.2, b = 2), a escala de concentração torna-se linear, em intervalos iguais a

$$\log(1:b^k) - \log(1:b^{k-1}) = cte = \log b$$

Por exemplo, para a quarta diluição

$$\log(1:2^4) - \log(1:2^3) = cte = \log 2$$

As propriedades da média aritmética, quanto à sua capacidade de representar normalidade, estão associadas ao fato de a variável estar em escala linear. No caso de sucessivas diluições, a variável "concentração da substância ativa" é expressa em escala logarítmica (não-linear). Desta forma, resulta incorreto aplicar a média aritmética neste tipo de situação. A média geométrica, que por construção se aplica a escalas logarítmicas, fornece o cálculo adequado para representar a normalidade da variável em estudo.

EXEMPLO 4.4

Uma experiência com 25 indivíduos consistiu em determinar a *Concentração Mínima Inibitória* (CMI) de determinado antibiótico para um certo tipo de bactéria (Quadro 4.2).

Quadro 4.2

CMI (μg/ml)	Número de Indivíduos
1,00000	1
0,50000	2
0,25000	6
0,12500	4
0,06250	3
0,03125	9
TOTAL	25

96 BIOESTATÍSTICA

Note que a distribuição de freqüências da CMI é concentrada do lado esquerdo. O uso da média geométrica é adequado neste caso, pois as concentrações se apresentam em escala não-linear.
O cálculo da média geométrica resulta

$$\overline{\log x} = \frac{[1 \cdot \log 1 + 2 \cdot \log 0,5 + 6 \cdot \log 0,25 + ... + 9 \cdot \log 0,03125]}{25}$$

$$\overline{\log x} = -0,9994$$

$$G = 10^{\overline{\log x}} = 10^{-0,9994} \therefore G = 0,1001$$

A CMI normal para este tipo de bactéria é de 0,10 (μg/ml). Se tivesse sido empregada (incorretamente) a média aritmética, o resultado teria sido de aproximadamente 0,18 (μg/ml).
Um outro conceito de média é o da *Média Harmônica, H*, que pode ser calculada

$$\text{Média harmônica} \rightarrow H = n \cdot \left[\sum_{i=1}^{n} (x_i)^{-1} \right]^{-1} \quad \text{ou } H = \frac{n}{\dfrac{1}{x_1} + \dfrac{1}{x_2} + ... + \dfrac{1}{x_n}}$$

EXEMPLO 4.5

Considere que uma lesão provocada por um determinado tipo de bactéria tenha se ampliado em 10 centímetros a partir da origem da lesão. Suponha que até atingir os primeiros 5 cm, deslocou-se a uma velocidade de 1 cm/dia e, a partir deste local, a lesão começa a se ampliar a uma velocidade de 2 cm/dia. Qual seria a velocidade média de crescimento da lesão na área afetada?

SOLUÇÃO:

Tempo para a lesão atingir os primeiros 5 cm = 5 (cm)/1 (cm/dia) = 5 dias.
Tempo para a lesão atingir os restantes 5 cm = (cm)/2 (cm/dia) = 2,5 dias.

Então, a velocidade média de expansão da lesão na área afetada foi:

Expansão da lesão/tempo total = 10 (cm)/7,5 (dias) = 1,33 (cm/dia).

Empregando a média harmônica das velocidades, é obtido o mesmo resultado.
Veja:

$$H = \frac{n}{\dfrac{1}{x_1} + \dfrac{1}{x_2} + ... + \dfrac{1}{x_n}} = \frac{2}{\dfrac{1}{1} + \dfrac{1}{2}} = \frac{2}{1,5} = 1,33 \text{ (cm/dia)}$$

1.2.2 A mediana

A média não é a única medida de tendência central. Utilizando outros critérios para selecionar um valor representativo e central de um conjunto numérico, é possível obter outras medidas.
Um desses critérios consiste em imaginar que, estando os valores que compõem o conjunto de observações ordenado de forma crescente ou decrescente, o valor que ocupa a posição eqüidistante dos extremos é o valor representativo do conjunto. Desta forma, a mediana é uma medida baseada em um critério de ordem, diferentemente da média, cujo resultado depende do valor dos elementos do conjunto. Quanto ao caráter *central* deste número não há o que discutir, toda vez que ele é o próprio centro. Quanto à sua representatividade, equivale a *pegar o meio da fila*, que, estando ordenada, pressupõe uma escolha adequada.

MEDIDAS CARACTERÍSTICAS DE UMA DISTRIBUIÇÃO **97**

A medida de tendência central definida nestes termos recebe o nome de **Mediana**, e será denotada daqui em diante pela letra $\hat{x}$.

Matematicamente,

dado

$$X = \{x_1, x_2, ..., x_n\}$$

com

$$\{x_1 < x_2 < ... < x_n\}$$

tem-se

$$\hat{x} = x_{\left(\frac{n+1}{2}\right)}, \text{ se } n \text{ for ímpar}$$

ou

$$\frac{x_{\left(\frac{n}{2}\right)} + x_{\frac{n+2}{2}}}{2}, \text{ se } n \text{ for par}$$

EXEMPLO 4.6

a. Seja $X = \{2, 8, 3, 5, 4\}$; então $\hat{x} = 4$.

Pois $x_{or} = \{2, 3, 4, 5, 8\}$, $n = 5$ (ímpar) e $\hat{x} = x_{\left(\frac{5+1}{2}\right)} = x_3 = 4$

b. Seja $X = \{2, 8, 3, 5, 4, 0\}$; então $\hat{x} = 3,5$

Pois $x_{or} = \{0, 2, 3, 4, 5, 8\}$, $n = 6$ (par).

Então $\hat{x} = \dfrac{x_{\left(\frac{6}{2}\right)} + x_{\frac{6+2}{2}}}{2} \therefore \hat{x} = \dfrac{x_3 + x_4}{2} = \dfrac{3+4}{2} = 3,5$

A mediana possui uma característica importante quando se trata de conjuntos que possuem um valor **atípico**[1] ou **excepcional** (extremamente grande ou pequeno), pois a forma pela qual o cálculo é feito, este irá pender a um dos extremos, sem afetar o resultado final. Em outras palavras, quando se calcula a mediana, os valores extremos não afetam o resultado final.

Para compreender melhor esta asserção, veja o **Exemplo 4.7**.

EXEMPLO 4.7

Suponha que os dados referentes ao número de cáries em sete crianças em idade pré-escolar obtidos a partir de uma amostra em uma escola pública foram os que constam no Quadro 4.3.

Quadro 4.3

Aluno	1	2	3	4	5	6	7
Cáries	2	0	1	1	0	0	10

---

[1]Os valores atípicos são também denominados **outliers** (denominação em inglês). O seu tratamento será discutido mais adiante, no capítulo de Estatística não-paramétrica.

98 BIOESTATÍSTICA

Se for tomada a média como medida representativa do conjunto, o resultado é $\bar{x} = 2$. Poderia se dizer então que o "normal" para esse grupo seria que cada criança apresentasse duas cáries.

Entretanto, a suposta *normalidade* está sendo *superestimada*, neste caso, pela presença de um caso atípico verificado na sétima criança.

De fato, perceba-se que no conjunto há apenas uma criança (a sétima) com um número superior a duas cáries, o que representa menos de 15% do total. Por outro lado, cinco delas, mais de 70%, apresentam menor número de cáries. Onde está a normalidade então?

Se o valor típico da amostra for estabelecido com base no *valor mediano*, o *padrão de normalidade* estaria em uma cárie, resultado que está mais afinado com a tendência dominante do conjunto, uma vez que este valor encontra-se mais ao meio que a maioria dos valores.

Evidentemente, o exemplo apresentado corresponde a um caso particular, pois a presença de um valor excepcional numa amostra não é de nenhuma maneira a regra geral, mas vale a pena estar atento a estes casos. De qualquer forma, nestas situações, a mediana pode ser considerada mais representativa do que a média, sendo preferida como padrão de normalidade.

Outras medidas baseadas no conceito de ordem (ou rank)

A mediana foi definida como a separatriz de um conjunto na sua metade, de forma que 50% dos valores encontram-se abaixo e acima dela, respectivamente.

Entretanto, podem ser definidas outras separatrizes da ordem para o conjunto, como, por exemplo, a divisão em quatro, dez ou cem partes. As medidas correspondentes recebem os nomes de quartis, decis e percentis.

Assim, tem-se 4 quartis, denominados Q_1, Q_2, Q_3 e Q_4. O primeiro quartil ou quarto limita os 25% menores do conjunto. O segundo quartil, Q_2, é igual à própria mediana. Q_3 limita os 75% menores valores ou, o que é equivalente, os 25% superiores. Q_4 é o limite de 100%, isto é, o último valor.

A definição de decil e percentil segue um critério análogo ao dos quartis. No caso dos decis, são normalmente interessantes os D_1 e D_9, que limitam os 10% dos dados inferiores e superiores do conjunto. No caso dos percentis, o P_5 e o P_{95}.

Determinação do valor de uma separatriz

A fórmula geral para determinar a ordem do elemento que corresponde a uma determinada separatriz é:

$$R_i = (n - 1) \cdot \frac{i}{C} + 1, \quad \text{com } i = 1, 2, \dots C$$

onde,
R_i = ordem do número que representa a i-ésima separatriz
i = separatriz desejada
C = número de divisões do conjunto (por exemplo para quartis, $C = 4$)

Nos casos específicos de quartis, decis e percentis:

- Para quartis $R_i = (n - 1) \cdot \frac{i}{4} + 1$ com i = 1, 2 e 3 (o quarto quartil engloba todo o conjunto)

- Para decis $R_i = (n - 1) \cdot \frac{i}{10} + 1$ com i = 1, 2 ... 9

- Para percentis $R_i = (n - 1) \cdot \frac{i}{100} + 1$ com i = 1, 2 ... 99

MEDIDAS CARACTERÍSTICAS DE UMA DISTRIBUIÇÃO **99**

Uma vez obtida a ordem, verifica-se o número correspondente.

Se R = 12, por exemplo, a separatriz é o valor x_{12}. Entretanto, se o valor de ordem não for um inteiro, deverá ser efetuada uma interpolação. Por exemplo, se R = 15,2, a separatriz correspondente será o número x_{15} mais 0,2 da diferença entre x_{15} e o número seguinte, que é o x_{16}. Ou seja: R = 15,2 → $x_{15,2} = x_{15} + (x_{16} - x_{15}) \cdot 0{,}2$. Veja o **Exemplo 4.8.**

EXEMPLO 4.8

Seja o conjunto:

X = {2, 2, 3, 5, 6, 6, 6, 7, 7, 7, 7, 8, 8, 9, 10, 12, 12, 15, 18, 25, 27, 28, 29, 30, 33}

onde n = 25

O primeiro quarto (Q_1) resulta (C = 4; i = 1)

$R_1 = (25+1) \cdot \dfrac{1}{4} + 1 \therefore R_1 = 7$. Então, $Q_1 = x_7 \therefore Q_1 = 6$

Portanto, $Q_1 = 6$

O terceiro quarto (Q_3) seria (C = 4; i = 3)

$R_3 = (25-1) \cdot \dfrac{3}{4} + 1 \therefore R_3 = 19$. Então $Q_3 = x_{19} \therefore Q_3 = 18$

Portanto $Q_3 = 18$

O nono decil ou D_9 (C = 10; i = 9)

$R_9 = (25-1) \cdot \dfrac{9}{10} + 1 \therefore R_9 = x_{22,6}$

$D_9 = x_{22} + (x_{23} - x_{22}) \cdot 0{,}6$

$D_9 = 28 + (29 - 28) \quad 0{,}6 \therefore D_9 = 28{,}6$

Portanto $D_9 = 28{,}6$

O 95.º percentil ou P_{95} (C = 100; i = 95)

$R_{95} = (25 - 1) \cdot \dfrac{95}{100} + 1 \therefore R_{95} = 23{,}8 \therefore P_{95} = x_{23,8}$

$P_{95} = x_{23} + (x_{24} - x_{23}) \cdot 0{,}8$

$P_{95} = 29 + (30 - 29) \quad 0{,}8 \therefore P_{95} = 29{,}8$

100 BIOESTATÍSTICA

1.2.3 A moda

Outro critério para a escolha do valor típico de um atributo de uma população ou amostra dela é tomar o valor mais freqüente deste conjunto. Em outras palavras: o valor mais representativo é aquele que aparece *maior número de vezes*. Por esta razão, a moda é uma medida baseada em freqüência, conceito diferente do empregado na média e na mediana.

O valor resultante da adoção deste critério é conhecido como *Moda* ou *Valor Modal* do conjunto.

Assim, para o conjunto de valores

$$x_1, x_2, ..., x_k$$

que aparecem com as freqüências

$$f_1, f_2, ..., f_k$$

define-se a moda como

$$\tilde{x} = x_i | f_i > f_1, f_2, ... f_k$$

EXEMPLO 4.9

Para o conjunto X = {0, 1, 0, 2, 1, 0}, têm-se os valores 0, 1, 2, que aparecem com freqüências 3, 2, e 1 respectivamente. A moda é dada então por:

$$\tilde{x} = 0$$

No exemplo apresentado, existe uma única freqüência máxima. Entretanto, em outros casos, as freqüências máximas podem ser duas ou mais de duas, gerando assim distribuições ditas:

➢ *Amodais:* quando todas as freqüências são iguais;
➢ *Bimodais:* quando existem duas freqüências máximas;
➢ *Multimodais:* quando existem várias freqüências máximas.

EXEMPLO 4.10

a. Distribuição amodal   X = {1, 2, 3}; $\boxed{\tilde{x} = \nexists}$

b. Distribuição bimodal   X = {2, 3, 1, 3, 0, 2}; $\boxed{\tilde{x} = 2 \text{ e } 3}$

c. Distribuição multimodal X = {2, 3, 1, 0, 4, 2, 0, 1, 3, 5}; $\boxed{\tilde{x} = 0, 1, 2 \text{ e } 3}$

Trabalhando com distribuições de freqüência contínuas, estes casos podem ser representados graficamente como segue. Veja a Fig. 4.3.

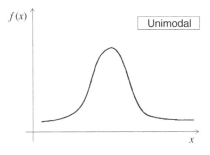

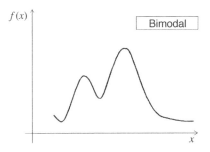

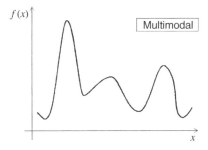

Fig. 4.3 Tipos de distribuições modais.

A moda tem um significado especial para a área biomédica, toda vez que seu conceito coincide com o conceito de *prevalência*, que é largamente utilizado em estudos Epidemiológicos.

Além disso, a moda aparece em alguns casos como a única medida de normalidade representativa, substituindo a média e a mediana. É o caso, por exemplo, de uma moléstia cuja incidência seja em função da idade, e que possua a característica de se manifestar com maior freqüência em dois períodos da idade biológica do indivíduo: a infância e a velhice, associada a períodos de baixa resistência imunológica. A distribuição de freqüências das idades desta moléstia terá características bimodais, como pode ser ilustrado pela Fig. 4.4.

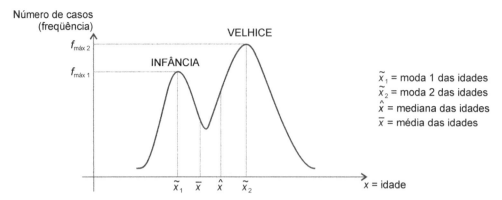

Fig. 4.4 Medidas de tendência central em distribuições bimodais.

Do ponto de vista médico, interessaria determinar qual é a idade normal de manifestação da moléstia, ou prevalência da doença, com a finalidade de tomar, nesses períodos da vida dos indivíduos, precauções quanto ao seu aparecimento.

Como anteriormente foram mostradas duas medidas de normalidade, a média e a moda, poder-se-ia imaginar que qualquer uma delas pudesse ser representativa da normalidade quanto à idade com que a moléstia se manifesta.

Entretanto, pelas peculiares características do problema que foi posto, ambas as medidas falham, mostrando uma normalidade no centro, isto é, numa idade na qual a manifestação da moléstia seria rara.

Com relação à moda, ou idade modal, ou ainda, ***idade prevalente***, observa-se que traduz com exatidão a idéia de normalidade que se estava buscando, e se ajusta perfeitamente em sintonia com a preocupação de profilaxia colocada no início do problema.

Em situações como essa, então, a moda mostra-se superior à média e à mediana enquanto parâmetro de aferição da normalidade de um conjunto.

1.3 Tratamento de dados agrupados

1.3.1 Média para dados agrupados

Quando os dados se encontram dispostos em tabelas, como é o caso do exemplo abaixo (Quadro 4.4), a média aritmética pode ser calculada, adotando-se o ponto médio de classe como valor representativo da classe.

Quadro 4.4

Classe	PM_i	fa
$Li_1 - Ls_1$	pm_1	fa_1
$Li_2 - Ls_2$	pm_2	fa_2
.	.	.
.	.	.
.	.	.
$Li_n - Ls_n$	pm_n	fa_n
Total	—	n

onde $pm_i = \dfrac{Li_i + Ls_i}{2}$, com "$m$" classes e "$n$" dados.

Neste caso, vem

$$\bar{x} = \frac{\displaystyle\sum_{i=1}^{m} pm_i \cdot fa_i}{\displaystyle\sum_{i=1}^{m} fa_i} \quad \text{ou} \quad \bar{x} = \frac{\displaystyle\sum_{i=1}^{m} pm_i \cdot fa_i}{n}$$

Existe um outro processo, chamado de **cálculo abreviado** ou **desvio em classes**, que utiliza a expressão

$$\bar{x} = K + \left(\frac{\displaystyle\sum_{i=1}^{m} fa_i \cdot v_i}{n} \right) \cdot c$$

onde:　K = ponto médio de uma das classes;
　　　fa_i = freqüência absoluta da classe "i";
　　　v_i = valor obtido a partir de K;
　　　c = intervalo de classe.

O procedimento de cálculo, neste caso, é o seguinte:

➢ Escolhe-se uma das classes, preferencialmente a de maior freqüência absoluta. O ponto médio dessa classe é o valor de K.
➢ Atribui-se o valor zero ao "v" correspondente à classe escolhida.
➢ Os demais valores de "v" são obtidos, diminuindo uma unidade para cada valor correspondente às classes anteriores e acrescentando uma unidade para os valores superiores.
➢ Efetua-se o produto de cada v_i pela freqüência absoluta e soma-se.
➢ Efetuam-se os cálculos segundo a expressão para o cálculo abreviado.

Observe o Quadro 4.5:

Quadro 4.5

	Classe	pm	fa	v	$fa.v$
Classe Escolhida $\Rightarrow$	$Li_2 - Ls_2$	pm_2	fa_2	0	0
$fa_2 > fa_1 \dots fa_m$					
	Σ				

com: $K = pm_2$; $c = Li_i - Li_{i-1}$; $pm_i = \dfrac{Li_i + Ls_i}{2}$

104 BIOESTATÍSTICA

1.3.2 Mediana para dados agrupados

Quando os dados estão agrupados, o cálculo da mediana é efetuado com o auxílio de uma expressão, analogamente ao caso da média.

Essa expressão é dada por:

$$\hat{x} = \hat{L}ir + \left(\frac{\frac{n}{2} - \sum_{i=1}^{med-1} fa_i}{fa_{med}} \right) \cdot c$$

onde: $\hat{L}ir$ = limite inferior real da classe mediana;

fa_{med} = freqüência absoluta da classe mediana;

$\sum_{i=1}^{med-1} fa_i$ = soma das freqüências das classes anteriores à classe mediana.

A *classe mediana* é a classe que contém o valor mediano. O valor mediano é o valor de ordem $n/2$.

1.3.3 Moda para dados agrupados

Para dados agrupados em tabelas, a moda é obtida, fazendo-se:

$$\tilde{x} = \tilde{L}ir + \left(\frac{\Delta 1}{\Delta 1 + \Delta 2} \right) \cdot c$$

onde: $\hat{L}ir$ = limite inferior real da classe modal; $\Delta 1$ = excesso de freqüência da classe modal sobre a classe imediatamente anterior; $\Delta 2$ = excesso de freqüência da classe modal sobre a classe imediatamente posterior.

Com relação à moda para dados agrupados, deve-se observar que, às vezes, embora a classe de maior freqüência seja uma só, existe uma outra classe que possui uma quantidade significativa de casos. Se esta classe é contígua à classe de maior freqüência, evidentemente haverá uma única concentração de valores ou de freqüência. Porém, se esta classe estiver razoavelmente afastada da classe modal, estará indicando uma outra concentração de valores. Neste caso, a distribuição de freqüências apresenta dois "picos" ou concentrações de freqüências e, ainda, pode ser considerada bimodal.

Conseqüentemente, devem ser calculadas duas modas, e o conjunto de valores que deu origem a distribuição passa a ter dois valores típicos ou representativos. Veja o exemplo na Tabela 4.1:

Tabela 4.1 Número de mortes por Shiguelose
(CID-BR 012) Brasil, 1983

Classe	fa	fr
0-9	26	0,5417
10-19	2	0,0417
20-29	0	0,0000
30-39	1	0,0208
40-49	1	0,0208
50-59	2	0,0417
60-69	5	0,1042
70 ou +	11	0,2292
Soma →	48	1,0000

Fonte: Divisão Nacional de Epidemiologia/SNABS, Ministério da Saúde.

A primeira classe possui 26 casos, o que corresponde a 54,17% dos casos de morte pela doença e, dessa forma, é indiscutivelmente a classe de maior freqüência. Entretanto, existe uma outra concentração de valores em outro lugar da distribuição e que corresponde às idades ou faixas etárias maiores. Embora esta classe tenha menos valores, pode-se considerar que a distribuição é bimodal, e calcular duas modas. O significado da informação será então: "É normal (típico) verificar óbitos por Shiguelose na faixa etária de 0 a 9 anos e, **também**, na faixa etária acima de 70 anos." (Ver a Fig. 4.5.)

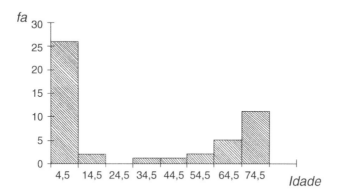

Fig. 4.5 Mortalidade por Shiguelose (CID-BR 012), segundo a faixa etária, Brasil, 1983.

2 Medidas de Dispersão ou Variabilidade

2.1 Aspectos gerais

Entende-se por *dispersão* ou *variabilidade* a diferença observada entre os valores de um conjunto de dados. Evidentemente, quanto maior for esta diferença, maior será a dispersão ou variabilidade do conjunto, sendo válido o raciocínio inverso. Deste modo é possível, por simples observação, caracterizar um conjunto qualitativamente em termos de dispersão.

Entretanto, o conceito de normalidade da variação dos dados pode variar de um conjunto para outro. O que seria uma variabilidade normal para um conjunto que representa as variações no diâmetro da veia porta em cães, antes e após a administração de uma droga, pode não o ser quando estão sendo analisadas as áreas ocupadas por colônias de bactérias após um período "t" da semeadura, por exemplo.

Para evitar o julgamento subjetivo associado à aferição qualitativa da dispersão, resulta conveniente construir um índice que permita efetuar uma análise quantitativa da variabilidade dos dados.

Em princípio, qualquer valor numérico que mantenha coerência com a mensuração da variabilidade, tal como definido anteriormente, pode ser aceito. Espera-se, por exemplo, que este índice mostre um valor igual a zero quando não existir variabilidade.

Serão apresentados a seguir alguns índices que podem ser usados na avaliação quantitativa da dispersão de um conjunto numérico, apontando-se as restrições que forem necessárias.

As medidas de variabilidade ou dispersão, MDs, podem ser classificadas como mostrado no Quadro 4.6.

106 BIOESTATÍSTICA

Quadro 4.6

Medida	Família	Natureza
MDs	• Amplitude Total, AT (*range*) • Soma dos Desvios Absolutos, SDA • Desvio Médio, DM	Lineares
	• Soma dos Quadrados dos Desvios, SQD • Variância, VAR[X] ou $\sigma2$ (*variance*) • Desvio Padrão, σ (*standard deviation*) • Coeficiente de Variação, CV	Quadráticas
	• Taxa de anormalidade	Ordem

2.2 Tratamento para dados simples

2.2.1 A amplitude total

Uma das formas mais óbvias e simples de se medir a dispersão consiste em calcular a ***Amplitude Total*** do conjunto que está sendo observado.

A amplitude total é obtida do seguinte modo:

$$\text{Seja } X = \{x_1, x_2, ..., x_n\}, \text{com } \{x_1 < x_2 < ... < x_n\}. \text{ Então,}$$

$$AT = x_n - x_1$$

Para dados organizados em tabelas de distribuição de freqüências, com m classes, a amplitude total resulta

$$AT = Lsr_m - Lir_1$$

onde:

Lsr_m = limite superior real da classe m (última classe);
Lir_1 = limite inferior real da primeira classe.

Apesar de ter a vantagem da simplicidade, a amplitude total é considerada um indicador ***inadequado*** para a mensuração da variabilidade. As razões apontadas são as seguintes:

➤ A amplitude total não considera a totalidade dos dados do conjunto e, sim, apenas dois deles (o maior e o menor). Desta forma, o indicador não é ***sensível*** à posição que os "$n-2$" valores restantes ocupam no conjunto.
➤ No caso de dados agrupados em tabelas, os limites abertos não permitem o cálculo da amplitude total.

A razão apontada em primeiro lugar pode levar a erros na avaliação da dispersão. Veja-se o exemplo a seguir:

$$A = \{1, 7, 7, 8, 8, 8, 9, 9, 12, 15\}$$
$$B = \{3, 3, 4, 4, 8, 11, 13, 13, 14, 14\}$$

A análise dos conjuntos A e B, segundo o critério da amplitude total, leva a concluir que a dispersão em A é maior que em B. De fato,

$$Dispersão\ [A] = AT_A = 15 - 1 = 14$$
$$Dispersão\ [B] = AT_B = 14 - 3 = 11$$

Entretanto, uma simples análise visual dos valores dos dois conjuntos, devidamente desenhados em uma escala graduada, mostra que a amplitude total reflete mal a dispersão dos conjuntos, tal como definida anteriormente. Observe a Fig. 4.6.

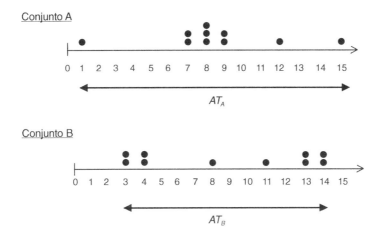

Fig. 4.6 Comparação da dispersão dos conjuntos A e B.

Embora tenha-se mostrado que a amplitude total do conjunto A é maior que a do conjunto B, ($AT_A > AT_B$), percebe-se uma dispersão menor dos valores do conjunto A em relação à do conjunto B. Evidentemente, este exemplo é hipotético e foi forçado para evidenciar o erro. Mas, de qualquer forma, a falha apontada torna a amplitude total um indicador pouco confiável na avaliação da variabilidade de conjuntos numéricos.

2.2.2 A soma dos desvios simples

Se a falha da amplitude total na avaliação da dispersão decorre do fato de considerar apenas os valores extremos do conjunto, a providência lógica a ser tomada é pensar em um indicador que reflita as diferenças de todos os valores do conjunto.

Para atender a esta finalidade seria possível tomar todas as diferenças entre os valores do conjunto. Este procedimento equivaleria a calcular $_nC_2$ diferenças (que é o total de todas as combinações possíveis, tomadas "2 a 2") que poderiam ser, posteriormente, somadas. Desta forma, a operacionalidade do cálculo fica sujeita a $_nC_2 + 1$ operações, o que torna o processo desnecessariamente trabalhoso se for efetuado manualmente e, se for automático, pouco econômico.

Para simplificar o processo, resulta interessante fixar um valor referencial, que sirva de parâmetro para calcular as diferenças dos valores do conjunto em relação a ele. Em princípio, poderia ser tomado qualquer valor do conjunto. Entretanto, parece mais razoável uma medida de dispersão em torno de um valor típico, até por uma razão de referência. Lembrando que as Medidas de Tendência Central foram definidas como valores típicos de um conjunto, a sua adoção, neste caso, resulta apropriada. Por convenção, e por ser a mais conhecida das MTC's, a média é usada para cumprir a função de referencial citada. Desta forma, o número de operações do processo se reduz a $n + 1$, muito menor que no primeiro ensaio. Por exemplo, para um conjunto de 100 números, no primeiro caso haveria $_{10}C_2 + 1 = 4.950$ operações, contra $100 + 1 = 101$ operações, usando o critério do referencial.

A avaliação da variabilidade pelo processo definido em último lugar é denominada *Soma dos Desvios Simples*, *SDS*, e pode ser generalizada pela expressão:

$$SDS = \sum_{i=1}^{n} (x_i - \bar{x})$$

ou, definindo as diferenças dos valores do conjunto em relação à média como ***desvios***, e denotando-os por "*d*", tem-se $d_i = x_i - \bar{x}$. Desta forma

$$SDS = \sum_{i=1}^{n} d_i$$

Os desvios simples podem ser ilustrados como mostra a Fig. 4.7.

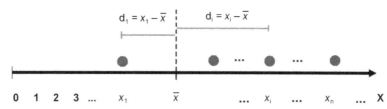

Fig. 4.7 Desvios simples.

Embora este índice apresente coerência quanto a sua formulação, ele resulta inoperável, uma vez que, para qualquer conjunto numérico, a soma das diferenças de seus valores com respeito à média é sempre nula (assim, a medida da variabilidade pela SDS resultará, para qualquer conjunto, igual a zero), como foi demonstrado quando foram apresentadas as propriedades da média aritmética. Assim, torna-se necessário pensar em uma maneira de evitar que os desvios positivos e os negativos se anulem.

2.2.3 O desvio médio

O ***Desvio Médio*** parte do mesmo princípio da SDS, apenas forçando o valor positivo dos desvios pela adoção do valor modular destes. Deste modo, tem-se a Soma dos Desvios Absolutos, SDA.

$$SDA = \sum_{i=1}^{n} |d_i| \text{ ou } SDA = \sum_{i=1}^{n} |x_i - \bar{x}|$$

Ainda, com a finalidade de saber qual seria a variabilidade ***em média***,[2] adota-se o quociente entre a SDA e o número de valores do conjunto, *n*.

Deste modo, tem-se o Desvio Médio, que pode ser posto:

$$DM = \frac{\sum_{i=1}^{n} |x_i - \bar{x}|}{n}$$

O desvio médio é uma medida aceitável para a avaliação e para a comparação da dispersão de conjuntos numéricos.[3]

2.2.4 A soma dos quadrados dos desvios

A ***Soma dos Quadrados dos Desvios*** é uma outra forma de resolver o problema da Soma dos Desvios Simples resultar sempre nula. De fato, tomando cada desvio ao quadrado, o resultado será sempre positivo.

---

[2]Desta forma evita-se um erro que pode ocorrer ao se compararem conjuntos de distintos tamanhos. Tal erro consiste em que um conjunto de menor dispersão, mas constituído por um grande número de valores, "pareça" mais disperso que um outro conjunto de maior dispersão, contudo com um número menor de elementos. Para exemplificar, verifique o que ocorre se for comparada a *SDA* dos conjuntos: A = {5,5,5,6,7,7,7} e B = {4,6,8}.
[3]No exemplo proposto na nota de rodapé anterior, calcule o desvio médio e observe como o resultado da comparação dos conjuntos A e B se altera.

MEDIDAS CARACTERÍSTICAS DE UMA DISTRIBUIÇÃO   **109**

$$SQD = \sum_{i=1}^{n} d_i^2 \text{ ou } SQD = \sum_{i=1}^{n} \left(x_i - \bar{x}\right)^2$$

A idéia de tomar os desvios ao quadrado é preferível à dos desvios absolutos, pois *penaliza relativamente mais os desvios maiores*. A comprovação pode ser observada pelo exemplo seguinte: Seja $X = \{1, 2, 6\}$, então $\bar{x} = 3$. Pelo critério dos desvios absolutos:

Desvios Absolutos, $|d_i| = |x_i - \bar{x}|$

$d_1 = |1 - 3| = 2$ $\qquad\qquad\qquad\qquad\qquad\qquad dr_1 = 33\%$

$d_2 = |2 - 3| = 1$ $\qquad \sum_{i=1}^{3} d_i = 2 + 1 + 3 = 6 \qquad dr_2 = 17\%$

$d_3 = |6 - 3| = 3$ $\qquad\qquad\qquad\qquad\qquad\qquad dr_3 = 50\%$

O dr, ou desvio relativo, mostra a participação do desvio provocado pelo elemento sobre o total dos desvios.

Desvios ao Quadrado, $d_i^2 = (x_i - \bar{x})^2$

$d_1 = (1 - 3)^2 = 4$ $\qquad\qquad\qquad\qquad\qquad\qquad dr_1 = 28,57\%$

$d_2 = (2 - 3)^2 = 1$ $\qquad \sum_{i=1}^{3} d_i^2 = 4 + 1 + 9 = 14 \qquad dr_2 = 7,14\%$

$d_3 = (6 - 3)^2 = 9$ $\qquad\qquad\qquad\qquad\qquad\qquad dr_3 = 64,29\%$

Tomando-se o maior desvio, d_3, percebe-se que, no caso quadrático, o valor do desvio relativo é maior (64,29%) do que no caso absoluto (50%), pesando mais na composição final do resultado.

A preferência por este critério pode ser ilustrada pelo seguinte exemplo. Suponha um indivíduo hipertenso, cuja pressão arterial está sendo monitorada ao longo do dia por um aparelho que fornece informações a cada hora. Parece claro que, em função do paciente ser hipertenso, as oscilações na sua pressão arterial não são desejáveis. Obviamente estas oscilações, traduzidas em números, indicam a variabilidade ou a dispersão da variável pressão arterial do paciente. Portanto, quanto menor a variabilidade dos dados, melhor para a saúde do paciente. Contudo, a *forma como é medida* esta variabilidade é fundamental para que ela sirva como um indicador da melhora ou da deterioração da saúde do paciente. Por exemplo, suponha que a pressão arterial sistólica (PAS) média do paciente ao longo do dia tenha sido de 150 (mmHg). Imagine que, numa determinada hora do dia, sua PAS estivesse em 190 (mmHg) (estado A) e, algum tempo depois, em 230 (mmHg) (estado B). Isso quer dizer que o desvio absoluto da PAS no primeiro caso foi de 40 (mmHg), enquanto no segundo caso de 80 (mmHg). Se esta variabilidade for tomada como um indicador da piora do estado de saúde do paciente, poder-se-ia dizer, baseado no fato de que o segundo desvio é o dobro do primeiro, que a situação dele no estado B é duas vezes pior do que no estado A? Ou, é a mesma coisa o paciente apresentar PAS de 190 mmHg duas vezes do que 230 mmHg uma vez? É claro que avaliar o estado de saúde em termos de "piorou o dobro" parece estranho e subjetivo. Mas poder-se-ia quantificar o resultado do estado de saúde (A ou B) em termos do risco da PAS para a vida do paciente. De qualquer forma, qualquer que seja a maneira de relacionar a variável PAS com o estado de saúde (risco para a saúde) do paciente, há uma sensibilidade quanto ao fato de que o estado B é pior do que o estado A numa relação maior do que 2:1. Usando a segunda interpretação, não se pode dizer que estar duas vezes no estado A seja equivalente a estar uma vez no estado B. O estado B é certamente muito pior do que isso. O que esta idéia está querendo traduzir é o fato de que as variáveis PAS e estado de saúde não se relacionam linearmente. Portanto, para cada aumento equivalente da PAS (por exemplo, 10 mmHg), o estado de saúde se deteriora a uma taxa cada vez maior. Observe que isso faz muito sentido do ponto de vista fisiológico, pois certamente haverá PAS letal para o paciente. Retomando agora a idéia principal dos desvios quadráticos: se o estado de saúde fosse relacionado à PAS por este princípio, o estado B significaria uma situação quatro vezes pior do que o estado A (e não apenas duas vezes pior, como no caso dos desvios absolutos ou escala linear). Veja a Fig. 4.8.

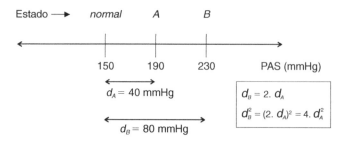

Fig. 4.8 Comparação entre desvios absolutos e desvios quadráticos.

2.2.5 A variância e o desvio padrão

Assim como no caso do Desvio Médio, resulta interessante calcular a média da Soma dos Quadrados dos Desvios, com a finalidade de obter o *desvio quadrático médio*, ou, como é comumente conhecido, a *Variância*.

Deste modo,

$$\text{Desvio Quadrático Médio} = DQM = \frac{\sum_{i=1}^{n}(x_i - \bar{x})^2}{n}$$

Denotando a Variância por $VAR[X]$ ou σ_x^2, tem-se

$$VAR[X] = \sigma_x^2 = \frac{\sum_{i=1}^{n}(x_i - \bar{x})^2}{n}$$

A expressão é conhecida como *Variância Populacional* e pode ser indicada apenas pela letra grega sigma ao quadrado, sempre que se saiba o conjunto que está sendo referido. A Variância é um dos indicadores de variabilidade mais conhecidos e aparece citada, com freqüência em trabalhos científicos na área biomédica.

Entretanto, pelo seu resultado ser obtido somando-se valores elevados ao quadrado, a Variância expressa a variabilidade dos dados como uma grandeza também ao quadrado (por exemplo, a variância das alturas de um grupo de pessoas, medidas em centímetros, será expressa em cm²).

Para solucionar este incômodo, basta extrair a raiz quadrada da Variância, obtendo-se assim um outro indicador de variabilidade, denominado *Desvio Padrão*.

$$\text{Desvio Padrão} = \sqrt{\sigma^2} = \sigma$$

$$\sigma = \sqrt{\frac{\sum_{i=1}^{n}(x_i - \bar{x})^2}{n}}$$

A Variância e o Desvio Padrão são empregados freqüentemente. Os outros indicadores de variabilidade são raramente empregados.

2.2.6 Correção dos indicadores para amostras

Quando se trata de amostras extraídas de uma população, o cálculo da Variância e do Desvio Padrão sofre uma pequena alteração, denominada correção amostral. Ainda é preciso lembrar que,

MEDIDAS CARACTERÍSTICAS DE UMA DISTRIBUIÇÃO **111**

quando se quer indicar um parâmetro amostral, é usada a letra latina correspondente à letra grega utilizada no caso de populações.

Deste modo, as expressões para o cálculo da Variância e do Desvio Padrão **amostral** passam a ser respectivamente:

$$s^2 = \frac{\sum_{i=1}^{n} (x_i - \bar{x})^2}{n-1} \quad e \quad s = \sqrt{s^2} = \sqrt{\frac{\sum_{i=1}^{n} (x_i - \bar{x})^2}{n-1}}$$

Entretanto, a **correção amostral** tem efeito para conjuntos até aproximadamente 30 elementos, de modo que, se a amostra contiver em torno de 30 ou mais valores, a correção praticamente não modificará o resultado final.

2.2.7 Cálculos abreviados para a variância e para dados agrupados

Quando o número de valores de um conjunto é expressivo, e quando não se dispõe de recursos computacionais para o cálculo, é conveniente empregar a equação da variância populacional apresentada anteriormente, reescrita sob a forma:

$$\sigma^2 = \frac{\sum_{i=1}^{n} x_i^2 - \frac{\left(\sum_{i=1}^{n} x_i\right)^2}{n}}{n}$$

que permite efetuar os cálculos de forma simplificada.

Para obter a Variância **amostral**, basta substituir "n" por "$n-1$" no denominador.

$$s^2 = \frac{\sum_{i=1}^{n} x_i^2 - \frac{\left(\sum_{i=1}^{n} x_i\right)^2}{n}}{n-1}$$

Ainda, é possível obter o desvio padrão, extraindo-se a raiz quadrada do resultado final, seja no caso populacional ou amostral. Deste modo,

$$\sigma = \sqrt{\frac{\sum_{i=1}^{n} x_i^2 - \frac{\left(\sum_{i=1}^{n} x_i\right)^2}{n}}{n}} \quad ou \quad s = \sqrt{\frac{\sum_{i=1}^{n} x_i^2 - \frac{\left(\sum_{i=1}^{n} x_i\right)^2}{n}}{n-1}}$$

Quando os dados se encontram agrupados em tabelas e os intervalos de classe são homogêneos, é possível efetuar o cálculo da Variância, empregando-se um processo abreviado, análogo ao da média para dados agrupados. É utilizada a expressão:

$$\sigma^2 = \left[\frac{\sum_{i=1}^{n} (fa_i \cdot v_i)^2}{n} - \left(\frac{\sum_{i=1}^{n} fa_i \cdot v_i}{n} \right)^2 \right] \cdot c^2$$

112   BIOESTATÍSTICA

Evidentemente, as considerações anteriores a respeito dos casos **amostrais** e do **desvio padrão** aplicam-se a esta expressão.

Embora a expressão seja de grande utilidade e praticidade, a sua utilização na área biomédica é muitas vezes inviável pelo fato de as distribuições de freqüência serem não-homogêneas. Neste caso, a expressão deverá ser substituída pela

$$\sigma^2 = \frac{\sum_{i=1}^{n} fa_i \cdot (pm_i - \bar{x})^2}{\sum_{i=1}^{n} fa_i} = \frac{\sum_{i=1}^{n} fa_i \cdot (pm_i - \bar{x})^2}{n}$$

Mais uma vez, devem ser lembradas as correções necessárias para o cálculo do desvio padrão e para os casos amostrais.

2.2.8 Uma medida de variabilidade normalizada: o coeficiente de variação

Quando se trata de comparar a dispersão de dois atributos diferentes de uma população, é conveniente **normalizar** os indicadores. Tal procedimento busca evitar erros nas conclusões a este respeito. O exemplo a seguir mostra um caso que ilustra esta situação.

EXEMPLO 4.11

Imagine uma população composta por dez crianças recém-nascidas, da qual são conhecidos os pesos (em gramas) e os comprimentos (em centímetros).

Recém-nascido	1	2	3	4	5	6	7	8	9	10
Comprimento (cm)	52	48	45	49	51	54	47	50	46	51
Peso (g)	3.300	3.200	2.950	3.150	3.350	3.450	2.900	3.300	3.150	3.250

Poder-se-ia comparar as variabilidades dos pesos e dos comprimentos para saber em qual dos casos há um maior afastamento dos valores normais. Nesse sentido, seriam calculados os desvios padrões do peso, P, e do comprimento, H, usando-se a expressão indicada anteriormente. Obtêm-se assim:

$$\overline{H} = 49,3 \text{ cm}$$
$$\overline{P} = 3.200 \text{ g}$$

$$s_H^2 = 7,24 \text{ cm}^2 \qquad e \qquad s_H = 2,69 \text{ cm}$$
$$s_P^2 = 26500,58 \text{ g}^2 \qquad e \qquad s_P = 162,79 \text{ g}$$

A comparação dos desvios padrões dos pesos e dos comprimentos pelo seu valor absoluto supõe ilusória conclusão de que a variabilidade dos pesos (162,79 g) é muito maior que a das alturas (2,69 cm). Essa conclusão, além de totalmente incorreta, constitui um absurdo, uma vez que estão sendo comparadas grandezas completamente diferentes (centímetro e grama).

Para resolver este problema, é utilizado um outro indicador da variabilidade de dados, denominado *Coeficiente de Variação*, e que pode ser obtido, usando-se as expressões:

➢ no caso populacional,

$$cv = \frac{\sigma}{\bar{x}}$$

MEDIDAS CARACTERÍSTICAS DE UMA DISTRIBUIÇÃO **113**

➢ no caso amostral,

$$cv = \frac{s}{\bar{x}}$$

Perceba-se que, ao dividir o desvio padrão pela média, obtém-se um valor **adimensional** e **normalizado**.

No **Exemplo 4.11**, a comparação das variabilidades dos pesos e dos comprimentos, usando-se o novo critério, ficaria:

$$cv_H = 0,0545 \qquad e \qquad cv_P = 0,0509$$

Os resultados invertem a conclusão baseada na errônea comparação das variabilidades pelos desvios padrões, uma vez que o coeficiente de variação dos comprimentos é maior que o dos pesos, o que indica uma dispersão maior em torno do valor normal.

É importante frisar que o desvio padrão e a variância são muito mais utilizados e conhecidos que o coeficiente de variação e que este se recomenda em casos particulares, como o deste exemplo.

2.2.9 A taxa de anormalidade

Define-se **Taxa de Anormalidade**, A, como o número relativo de casos cujos valores se encontram fora de um intervalo de referência (normalidade) previamente definido.

Deste modo, para um conjunto X de n valores ordenados, ($X = \{x_1, x_2, ..., x_n\}$ e $x_1 < x_2 < ...$ $< x_n$), com os limites do intervalo de referência definidos por $Li = x_3$, $Ls = x_{n-2}$ e $n = 10$, o valor da taxa de anormalidade pode ser calculado

$$A = \frac{V_A}{n}$$

onde

V_A = número de valores fora do intervalo de normalidade;
n = número total de valores do conjunto

e resulta igual a

$$A = \frac{4}{10} = 0,4$$

O que significa que 40% dos valores do conjunto estão fora do padrão de normalidade.

Evidentemente, o intervalo de variação de A está entre 0 e 1. Ainda, quanto mais próximo de 1 for o seu valor, maior será a dispersão do conjunto e vice-versa. Todavia, entende-se que, se $A = 0$, não existem valores **anormais**, embora a dispersão possa existir (não ser nula). Ver restrições à taxa de anormalidade.

Do ponto de vista conceitual, a taxa de anormalidade difere das outras medidas de dispersão porque seu cálculo se baseia na ordem dos elementos de um conjunto e não no seu valor (como no caso do desvio padrão). Desta forma, a taxa de anormalidade é uma medida de variabilidade **ordinal**.

A taxa de anormalidade apresenta algumas vantagens e algumas desvantagens quando comparada com outras Medidas de Variabilidade, conforme é resumido a seguir.

RESTRIÇÕES:

➢ O intervalo que define o valor de referência pode não existir.
➢ O intervalo nem sempre define um mesmo percentual da população como normal.
➢ Podem existir, para uma mesma variável, distintas opiniões de normalidade, dependendo do local ou da época. Deste modo, a taxa de anormalidade, enquanto medida de variabilidade, está restringida ao tempo e ao local de onde os dados foram coletados.

114   BIOESTATÍSTICA

➢ Ao se tentar construir uma medida de variabilidade, imagina-se que, se o resultado desta medida for igual a zero, deveria indicar, naturalmente, que a dispersão é nula e, portanto, não existe. Entretanto, no caso da Taxa de Anormalidade, $A = 0$, não significa necessariamente ausência de dispersão, ou concentração total dos dados, e sim que não existem valores considerados anormais no conjunto. Esta diferença de definição da TA deve ser sempre levada em conta para se evitarem erros de conceito.

VANTAGENS:

➢ A visualização do significado de A é imediata e muito forte.
➢ A informação que carrega, por si só, é muito significativa e auto-explicativa.
➢ O processo de cálculo é simples e rápido.
➢ A dispersão medida por A não é afetada por valores exorbitantes, pois trabalha com número de casos e não com o valor desses casos. Desta forma, constitui um indicador de base ordinal.

Apesar das desvantagens que a taxa de anormalidade apresenta, constitui um indicador de variabilidade especialmente valioso na área biomédica, e resulta particularmente eficiente quando se trata de descrever uma situação. Esta asserção pode ser exemplificada pela seguinte situação:

EXEMPLO 4.12

Imagine que, para transmitir uma idéia da variabilidade das taxas de ferro sérico provenientes dos exames bioquímicos do sangue de um grupo de pacientes na vigésima sétima semana de gestação, sejam fornecidas as seguintes informações:

Valor de Referência	=	45-150 μg/dl
Taxa Média	=	80 μg/dl
Desvio Padrão	=	31 μg/dl

Para que se possa ter uma idéia da variabilidade das taxas de ferro no sangue, é preciso conhecer a variabilidade considerada normal para a distribuição dessas taxas e, mesmo que fossem conhecidas, provavelmente não se conseguiria identificar por meio de uma simples comparação se essa variabilidade apresentasse algum tipo de risco para os pacientes. *Qual é a variabilidade normal para o desvio padrão?* É óbvio que faltam elementos não só para se realizar a análise, mas também para se entender o comportamento do grupo.

Entretanto, se for dada a taxa de anormalidade, por exemplo $A = 0,2$, a compreensão da situação do grupo é imediata: 20% dos pacientes possuem taxas não-normais e, portanto, eles estão sujeitos às complicações associadas a este fato.

2.2.10 A taxa de anormalidade melhorada: taxa de anormalidade de risco

Continuando o exemplo anterior, quando A informa que um certo percentual de casos são anormais, não se refere a qual o tipo de anormalidade, e muitas vezes esta informação é importante. Ao se falar em tipo de anormalidade, está-se referindo a predominância da anormalidade, que pode estar abaixo, acima ou em ambos os lados do intervalo de normalidade. Do ponto de vista clínico, por exemplo, é de fundamental importância saber onde predomina a anormalidade: 20% de taxas de ferro sérico anormais acima de 150 μg/dl não são iguais a 20% abaixo de 45 μg/dl.

MEDIDAS CARACTERÍSTICAS DE UMA DISTRIBUIÇÃO **115**

Considerando esses aspectos, é possível definir a ***Taxa de Anormalidade de Risco***, *AR*, como o número relativo de valores anormais de um conjunto numérico, que implicam ***nocividade*** quando relacionados à variável que representam.

Assim, pode-se dispor

$$AR = \frac{VAR}{n}$$

Naturalmente, dependendo do caso, *AR* deverá ser considerado de diferentes formas. Por exemplo:

➢ A anormalidade de risco para o exemplo da taxa de ferro sérico está nos valores inferiores, associados neste caso com anemia ferropênica;
➢ A anormalidade de risco para taxas de glicose está em ambos os lados, provocando hipoglicemia, associada, por exemplo, a hiperinsulismo, hipopituitarismo, insuficiência hepática e doença de Addison; ou hiperglicemia, associada a diabetes sacarina, síndromes diabetóides hipofisiários (Síndrome de Cushing, acromegalia), hipertiróideo ou supra-renal;
➢ A anormalidade para a freqüência de cigarros fumados está no intervalo superior, uma vez que anormalidade por excesso é que teria importância clinicamente, quando associada a moléstias aos pulmões, ao coração etc.

No segundo caso, a taxa de anormalidade de risco é a taxa de anormalidade como definida originalmente e, nos outros dois casos, pode ser obtida, usando-se a taxa de anormalidade de risco.

3 Medidas de Assimetria

3.1 Assimetria: conceito e utilidade

Por meio das informações disponíveis até agora, a caracterização de um conjunto pode ser feita em termos de um valor típico (medida de tendência central) e do comportamento dos demais valores do conjunto em volta dele (medida de dispersão). Estas duas informações permitem uma razoável visualização do conjunto por parte do receptor das informações. Entretanto, é possível ainda fornecer alguns elementos a mais de maneira a completar o diagnóstico do conjunto, ou melhor, da situação que este representa.

Imagine a situação descrita na Fig. 4.9. A caracterização pela tendência central mostra valores bastante próximos para as duas distribuições. Ainda, a dispersão ou variabilidade dos dados é idêntica. Se fossem fornecidas ao receptor apenas estas informações, sem ele ter conhecimento das figuras, ou melhor, das distribuições que as produziram, ele poderia concluir que ambas as situações definem conjuntos ou casos bastante parecidos. Contudo, percebe-se que neste caso a informação transmitida não corresponde à realidade.

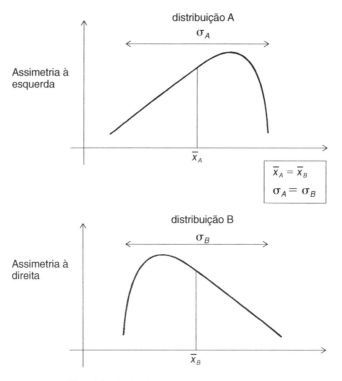

Fig. 4.9 Distribuições à esquerda e à direita.

De fato, a ilustração pode corresponder, por exemplo, à distribuição por faixa etária de duas moléstias. A distribuição A mostra predominância na velhice (faixas etárias à esquerda do centro com maiores freqüências) e a distribuição B, na juventude (o caso inverso). O que de importante se percebe, neste exemplo, é que, se bem as medidas de dispersão captam o desvio em torno do centro, não conseguem transmitir a idéia do formato deste desvio. Desta forma, as medidas de dispersão "lêem" as distribuições acima da mesma forma.

Com a finalidade de sanar esta insuficiência, torna-se necessário introduzir o conceito de simetria, ou do seu oposto: assimetria. Entende-se por simetria a identidade de comportamento de uma curva a ambos os lados de um "eixo de simetria" ou "plano de simetria".

Na Fig. 4.10a, vê-se uma distribuição contínua simétrica. O plano de simetria, neste caso, corresponde às três medidas de tendência central, que são coincidentes quando a distribuição é simétrica.

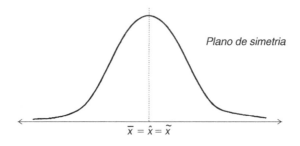

Fig. 4.10a Distribuição contínua simétrica.

Na Fig. 4.10b e na Fig. 4.10c, podem ser vistas duas distribuições assimétricas contínuas à esquerda e à direita.

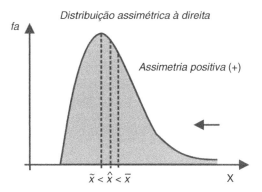

Fig. 4.10b Assimetria à direita (positiva).

A assimetria à esquerda é também chamada de assimetria negativa; em oposição, a assimetria à direita é dita assimetria positiva.

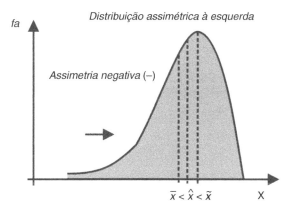

Fig. 4.10c Assimetria à esquerda (negativa).

3.2 Coeficientes de assimetria

Definido o conceito de assimetria, torna-se necessário estabelecer algum critério de mensuração deste atributo. As medidas de assimetria, MAs, podem ser classificadas como indica o Quadro 4.7, a seguir:

Quadro 4.7

Medida	Família	Natureza
MAs	• Coeficiente de Assimetria de Pearson, P	Valores
	• Coeficiente Quartílico de Assimetria, Q	Ordem
	• Coeficiente do Momento de Assimetria	Momentos

118   BIOESTATÍSTICA

O primeiro critério a ser citado é o que leva ao *Coeficiente de Assimetria de Pearson* e que tem como fundamento principal o já citado fato de as Medidas de Tendência Central serem coincidentes quando existe simetria. Percebe-se ainda que, quanto maior for a assimetria, as medidas "extremas" (moda e média) afastam-se cada vez mais uma da outra. Desse modo, e aproveitando tal característica, é possível construir um índice de assimetria:

$$[Assimetria] = [Média - Moda]$$

Ou, ao contrário, já que o critério ainda permaneceria válido. Ainda, esta expressão pode ser melhorada, efetuando o quociente do segundo membro pelo *desvio padrão*. Desta forma, além de estar-se expressando a assimetria em "desvios padrões", o que resulta conveniente quando se trabalha com as distribuições clássicas (Gauss, Student), o coeficiente fica *adimensional*.

Assim, o Coeficiente de Assimetria de Pearson, P, resulta em:

$$P = \frac{\bar{x} - \tilde{x}}{\sigma}$$

É interessante notar que:

➢ Quando a distribuição é simétrica, $\bar{x} = \tilde{x}$ e, portanto, $P = 0$.
➢ Quando a distribuição é à esquerda, $\bar{x} < \tilde{x}$ e, portanto, $P < 0$.
➢ Quando a distribuição é à direita, $\bar{x} > \tilde{x}$ e, portanto, $P > 0$.
➢ Quanto maior a assimetria, maior o valor de $|P|$.

Outra medida de assimetria conhecida é o *Coeficiente Quartílico de Assimetria*, ou Q. Este valor é calculado, usando-se o conceito de *quartil*, cujo princípio é semelhante ao da *mediana*. De fato, enquanto a mediana é o valor que divide uma distribuição ordenada ao meio, deixando 50% dos valores a cada lado, o quartil divide a distribuição em quatro partes, cada uma contendo 25% dos dados. Assim, o primeiro quartil, Q_1, limita os 25% menores valores da distribuição; o segundo quartil, Q_2, 50%; o terceiro, Q_3, 75%; e o quarto corresponde ao último valor. Note-se que o segundo quartil é exatamente igual à mediana.

Dado seu parentesco com a mediana, os quartis são calculados de maneira análoga. O *Coeficiente Quartílico de Assimetria* é dado pela expressão:

$$Q = \frac{(Q_3 - Q_2) - (Q_2 - Q_1)}{Q_3 - Q_1}$$

ou

$$Q = \frac{Q_3 - 2 \cdot Q_2 + Q_1}{Q_3 - Q_1}$$

Percebe-se que Q leva em conta a distribuição dos valores em torno da mediana (e, ainda, que seu "alcance" vai apenas até os 25 primeiros valores percentuais, Q_1 e os 25% últimos, Q_3). E mais, quando a distribuição é simétrica (neste caso tanto faz a média ou a mediana como referencial), $Q = 0$.

Outra medida de assimetria, denominada *Coeficiente do Momento de Assimetria*, denotada a_3, é baseada na Teoria dos Momentos.[4] A expressão para o seu cálculo é mostrada a seguir:

$$a_3 = \frac{\displaystyle\sum_{i=1}^{n} (x_i - \bar{x})^3}{n}$$
$$\Big/ \sigma^3$$

O *Coeficiente do Momento de Assimetria* é também adimensional e apresenta um valor nulo quando a distribuição é simétrica.

---

[4]Este tópico não é abordado neste livro. Para maiores esclarecimentos, sugere-se a obra de Spiegel (opus cit.).

EXEMPLO 4.13

Considere o conjunto formado pelos valores:

$$X = \{2, 4, 5, 5, 6, 6, 6, 6, 6, 6, 7, 10, 12\}$$

Para calcular o coeficiente de assimetria de Pearson é necessário determinar primeiramente a média, a moda e o desvio padrão do conjunto. Assim:

$\bar{x} = 6,25$
$\tilde{x} = 6$
$\sigma = 2,487469$

$$P = \frac{\bar{x} - \tilde{x}}{\sigma} = \frac{6,25 - 6}{2,487469} = +0,100504$$

O coeficiente de assimetria de Pearson resultou igual a aproximadamente 0,1, o que indica assimetria positiva e distribuição ligeiramente assimétrica à direita.

EXEMPLO 4.14

Considere os conjuntos A e B formados pelos valores:

$$X_A = \{2, 2, 3, 7, 12\} \text{ e } X_B = \{2, 7, 11, 12, 12\}$$

Note que os dados em A estão concentrados em valores menores (2 e 3) em relação ao conjunto e que, desta forma, sua distribuição (gráfico) apresenta a cauda longa do lado direito. Assim, trata-se de uma distribuição com assimetria à direita ou positiva. O conjunto B, por ser um espelho do A, apresenta uma situação exatamente oposta. Veja a Fig. 4.11.

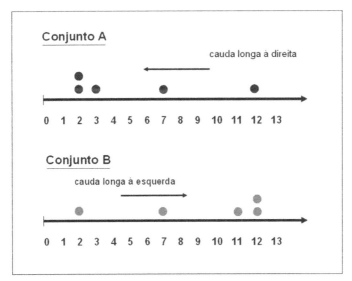

Fig. 4.11 Conjuntos assimétricos à direita (A) e à esquerda (B).

O coeficiente quartílico de assimetria (Q) para os dois conjuntos pode ser calculado como mostrado a seguir.

Conjunto A:

Os quartos que devem ser calculados para aplicar a expressão do coeficiente quartílico de assimetria são Q_1, Q_2 e Q_3. Para o conjunto A: $Q_1 = 2$; $Q_2 = 3$; $Q_3 = 7$. Então:

$$Q = \frac{Q_3 - 2 \cdot Q_2 + Q_1}{Q_3 - Q_1} = \frac{7 - 2 \cdot 3 + 2}{7 - 2} = \frac{3}{5}$$

$$Q = +0,6$$

O valor do coeficiente quartílico de assimetria indica assimetria positiva e, portanto, à direita.

Conjunto B:

Para o conjunto B: $Q_1 = 7$; $Q_2 = 11$; $Q_3 = 12$. Então:

$$Q = \frac{Q_3 - 2 \cdot Q_2 + Q_1}{Q_3 - Q_1} = \frac{12 - 2 \cdot 11 + 7}{12 - 7} = \frac{-3}{5}$$

$$Q = -0,6$$

O valor do coeficiente quartílico de assimetria indica assimetria negativa e, portanto, à esquerda.

Note que os resultados obtidos a partir do coeficiente quartílico de assimetria são coerentes com a percepção da assimetria a partir da observação da Fig 4.11.

EXEMPLO 4.15

Considere os mesmos conjuntos A e B do Exemplo 4.14. O coeficiente do momento de assimetria (a_3) para os dois conjuntos pode ser calculado como mostrado a seguir.

Conjunto A:

Média de A $\rightarrow \bar{x}_A = 5,2$
Desvio padrão de A $\rightarrow \sigma_A = 3,867816$

$$a_3 = \frac{\sum\limits_{i=1}^{n}(x_i - \bar{x})^3}{n} \cdot \sigma^3 \quad \therefore a_3 = \frac{\dfrac{(2-5,2)^3 + (2-5,2)^3 + ... + (12-5,2)^3}{5}}{3,867816^3} = \frac{48,81600}{57,86253} \; \therefore$$

$$a_3 = 0,843655$$

Coeficiente do momento de assimetria do conjunto A $\rightarrow a_3 \cong +0,84$

Conjunto B:

Média de B $\rightarrow \bar{x}_B = 8,8$
Desvio padrão de B $\rightarrow \sigma_A = 3,867816$

$$a_3 = \frac{\sum\limits_{i=1}^{n}(x_i - \bar{x})^3}{n} \cdot \sigma^3 \quad \therefore a_3 = \frac{\dfrac{(2-8,8)^3 + (7-8,8)^3 + ... + (12-8,8)^3}{5}}{3,867816^3} = \frac{-48,816}{57,86253}$$

$$a_3 = -0,84365$$

Coeficiente do momento de assimetria do conjunto B $\rightarrow a_3 \cong -0,84$

Como mostram os resultados dos cálculos utilizando o coeficiente do momento de assimetria, o conjunto A apresentou assimetria positiva de 0,84 enquanto o conjunto B teve assimetria negativa de –0,84, confirmando a percepção (Fig. 4.11) de que os conjuntos apresentavam assimetria à direita e à esquerda, respectivamente.

4 Curtose

4.1 Conceito

O conceito de *curtose* busca identificar se a curva que representa uma distribuição de freqüência apresenta um formato "achatado" ou "alongado". Por este motivo, diz-se do estudo da curtose ou *achatamento* de uma distribuição.

De modo geral, as distribuições se classificam quanto à curtose, conforme é mostrado na Fig. 4.12. Distribuições achatadas recebem o nome de distribuições platicúrticas; as normais, mesocúrticas e as alongadas, leptocúrticas.

A relação entre a curtose e a variabilidade ou dispersão das distribuições é evidente. Obviamente, uma distribuição alongada é altamente concentrada, com uma pequena dispersão em torno dos valores centrais. As curvas achatadas, o oposto.

Por esta razão, tendo-se já exposto os tópicos fundamentais quanto à dispersão, não será objeto imediato deste capítulo deter-se sobre o estudo do achatamento de curvas.

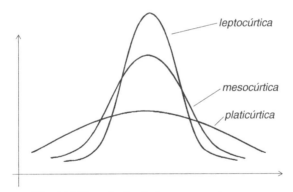

Fig. 4.12 Tipos de distribuições quanto à curtose.

4.2 Medidas de Curtose

Uma medida de curtose baseada no conceito de ordem é o **coeficiente percentílico de curtose**, que pode ser calculado a partir da expressão:

$$\kappa = \frac{ASQ}{AEP_{10-90}} = \frac{0{,}5 \cdot (Q_3 - Q_1)}{P_{90} - P_{10}}$$

Em que: ASQ = amplitude semi-interquartílica; AEP_{10-90} = amplitude entre os percentis 10 e 90; Q_3 = terceiro quartil; Q_1 = primeiro quartil; P_{90} = nonagésimo percentil; P_{10} = décimo percentil.

O valor de referência para κ é de aproximadamente 0,263. Valores maiores do que este representam distribuições mais concentradas ou alongadas, enquanto valores menores do que a referência indicam distribuições mais planas ou dispersas.

A curtose pode ser também avaliada pelo **coeficiente do momento de curtose**, que é uma medida semelhante ao coeficiente do momento de assimetria, porém baseada no quarto momento em relação à média. Desta forma:

122 BIOESTATÍSTICA

$$a_4 = \frac{m_4}{\sigma^4} = \frac{\dfrac{\sum_{i=1}^{n}(x_i - \bar{x})^4}{n}}{\sigma^4}$$

O valor de a_4 para uma distribuição normal (Cap. 6, parte 5) é igual a 3. Assim, valores de a_4 maiores que 3 indicam distribuições leptocúrticas (alongadas) e menores do que 3, distribuições platicúrticas, ou achatadas.

Desta forma, as medidas de curtose podem ser classificadas da seguinte forma:

Quadro 4.8

Medida	Família	Natureza
MCs	• Coeficiente percentílico de curtose, κ	Ordem
	• Coeficiente do Momento de Curtose, a_4	Momentos

EXEMPLO 4.16

Considere o conjunto A do Exemplo 4.14. Os coeficientes percentílico de curtose, κ, e do momento de curtose (a_4) para os dois conjuntos podem ser calculados como mostrado a seguir.

Conjunto A:

Coeficiente percentílico de curtose
Lembrando que para o conjunto A: $Q_1 = 2$ e $Q_3 = 7$ (Exemplo 4.14). Ainda, calculando $P_{90} = 10$ e $P_{10} = 2$, resulta:

$$\kappa = \frac{0,5 \cdot (Q_3 - Q_1)}{P_{90} - P_{10}} = \frac{0,5 \cdot (7-2)}{10-2} = 0,3125$$

Portanto, κ é aproximadamente igual a 0,31.

Coeficiente do momento de curtose
Lembrando agora que: Média de A → $\bar{x}_A = 5$ e Desvio padrão de A → $\sigma_A = 3,794733$ (Exemplo 4.15), vem:

$$a_4 = \frac{m_4}{\sigma^4} = \frac{\dfrac{\sum_{i=1}^{n}(x_i - \bar{x})^4}{n}}{\sigma^4}$$

$$a_4 = \frac{\dfrac{(2-5,2)^4 + (2-5,2)^4 + \ldots + (12-5,2)^4}{5}}{3,867816^4} = \frac{476,3552}{223,8016} = 2,128471$$

Portanto, a_4 é aproximadamente igual a 2,13.

5 Cálculo Automático dos Parâmetros de uma Distribuição

Todos os pacotes computacionais mencionados no Cap. 1 efetuam o cálculo das principais medidas características de uma distribuição. Nesta parte, serão mostrados alguns recursos disponíveis do programa STATISTICA.

No programa STATISTICA, o caminho para se chegar ao módulo de cálculo de parâmetros é o seguinte: estando no módulo principal (*module switcher*), escolha a opção *Basic Statistics* e logo a seguir a opção *Descriptive Statistics*. Na Fig. 4.13 pode ser vista a caixa de comandos resultante desta seqüência.

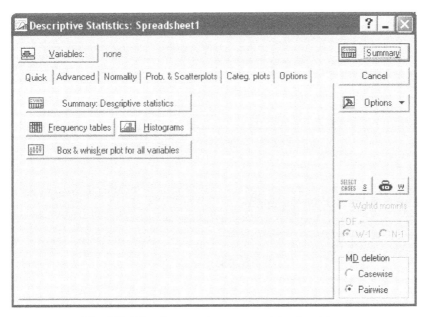

Fig. 4.13 Caixa de comandos para estatística descritiva.

O passo seguinte é a escolha da variável ou das variáveis que serão caracterizadas. Para isto, basta clicar no botão *variables*, no canto superior esquerdo da caixa, e efetuar a seleção desejada. Como exemplo, será escolhida a variável peso do BD1pediat, que já vinha sendo empregada em outras situações. Voltando à caixa de estatística descritiva, observe que a região superior direita foi indicada por uma seta. Nessa região são definidas todas as opções para cálculo dos parâmetros. Para indicar quais os parâmetros que serão calculados, deve ser clicada a opção *more statistics*. O resultado é mostrado na Fig. 4.14.

Note que as opções selecionadas estão indicadas com um *v*. A lista completa de opções inclui o cálculo, pela ordem, do número total de casos, da média, da soma dos casos e da mediana, no primeiro conjunto. Esta caracterização corresponde às medidas de tendência central.

No segundo conjunto estão algumas das medidas de dispersão, como o desvio padrão (*standard deviation*) e a variância.[5]

No terceiro conjunto, aparecem os valores máximo e mínimo, o primeiro e o terceiro quartis (*lower and upper quartiles*), a amplitude total (*range*) e a amplitude entre os quartis (*quartile range*).

---

[5]As outras opções serão vistas mais adiante, na Teoria da Estimação.

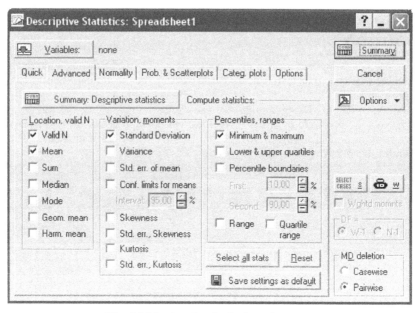

Fig. 4.14 Opções de cálculo de parâmetros.

Finalmente, no quarto conjunto podem ser calculadas a assimetria (*skewness*), a curtose e os erros padrões associados a esses parâmetros.

O resultado obtido por meio das opções selecionadas na Fig. 4.14 para a variável peso do BD1pediat é o seguinte (Quadro 4.9):

Quadro 4.9

	N	Média	Mediana	Mínimo	Máximo	Amplitude Total	Desvio Padrão
PESO	96	3.038	3.050	1.800	4.100	2.300	0.488

Uma opção muito útil que pode ser utilizada no programa STATISTICA ao se calcularem parâmetros é a seleção de um subconjunto (ou categoria). Suponha, por exemplo, que se calcule a média dos pesos dos recém-nascidos do BD1pediat que nasceram com mais de 270 dias de gestação. Clicando no botão *select cases*, obtém-se a janela mostrada na Fig. 4.15.

No BD1pediat, a variável *tempo gestacional* é a variável V1. Desta forma, na opção de inclusão de dados, deve ser digitada a condição **V1>270**, como pode ser observado na figura. Clicando no OK, o programa irá calcular os parâmetros da variável selecionada (peso), somente para os recém-nascidos com mais de 270 dias de gestação. Observe os resultados no Quadro 4.10.

Quadro 4.10

	N	Média	Mediana
PESO	55	3.138	3.100

Note que o número de nascimentos com tempo gestacional superior a 270 dias é de 55 (eram 96 no total). Note também que o peso médio é superior (3.138 > 3.038), assim como a mediana (3.100 > 3.050).

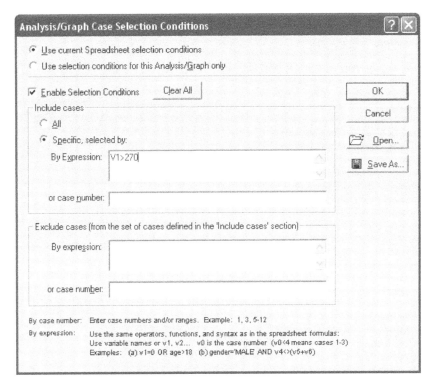

Fig. 4.15 Seleção de uma categoria de dados.

Esta opção é de grande utilidade para a comparação de categorias de dados como: masculino × feminino, anomalia presente × anomalia ausente, etc.

EXERCÍCIOS RESOLVIDOS

Medidas de Tendência Central

1. Os níveis de ácido úrico, em (mg/100 ml), encontrados nos exames bioquímicos de sangue de 10 pacientes do Laboratório de Pesquisas Clínicas do Hospital Escola da FMIt, são os seguintes (Quadro 4.11):

Quadro 4.11

Paciente	AJF	CHJ	WT	APC	MD	SEG	HS	BET	RM	CR
Ácido úrico (mg%)	4,0	5,2	6,5	5,0	4,5	9,0	5,5	4,5	6,0	7,0

Fonte: LPC-HE/AISI FMIt.

Com base nessas informações, pede-se:

a) calcular a taxa média de ácido úrico no sangue dos dez pacientes;
b) calcular a mediana dos valores referidos no quadro;
c) calcular a moda das taxas de ácido úrico;
d) qual das três MTC poderia ser convenientemente adotada como valor típico ou referencial do grupo de pacientes? Por quê?

126 BIOESTATÍSTICA

Solução

a) Sabe-se que

$$\bar{x} = \frac{\Sigma x}{n} = \frac{4,0 + 5,2 + 6,5 + ... + 7,0}{10} = \frac{57,2}{10} = 5,72 \ (mg\%)$$

Resposta: 5,72 (mg%).

b) As taxas de ácido úrico devem ser ordenadas pelo seu valor, de forma crescente (ou decrescente). Têm-se assim (Quadro 4.12):

Quadro 4.12

Taxa	4,0	4,5	4,5	5,0	5,2	5,5	6,0	6,5	7,0	9,0
Ordem	1	2	3	4	5	6	7	8	9	10

Sendo o número de dados par (dez), a mediana é obtida, calculando-se a média aritmética dos valores de ordem 5 e 6 (valores centrais). Então:

$$\hat{x} = \frac{5,2 + 5,5}{2} = 5,35 \ (mg\%)$$

Resposta: 5,35 (mg%).

c) $\tilde{x}$ = valor(es) mais freqüente(s).

As taxas aparecem com a freqüência (Quadro 4.13):

Quadro 4.13

Taxa	4,0	4,5	5,0	5,2	5,5	6,0	6,5	7,0	9,0
Freqüência	1	2	1	1	1	1	1	1	1

logo, a moda resulta $\tilde{x}$ = 4,5.

Resposta: 4,5 (mg%).

d) Para responder a esta questão devem ser considerados os prós e os contras das três medidas para o caso que está sendo estudado. O aspecto negativo mais saliente está no caso da moda. De fato, note-se que o valor modal aparece com uma freqüência muito baixa: 2 pacientes. Isto corresponde a 20% do total (dois casos em dez), de forma que o valor 4,5 (mg%) não pode ser considerado típico ou representativo do conjunto. A mediana, como foi visto, serve muito bem nos casos de aparecimento de valores extremos ou exorbitantes. No caso, não se percebe nenhum valor fora de escala; assim, embora a mediana não tenha restrições ao seu uso neste caso, também não apresenta nenhuma vantagem sobre a média. A média, sendo a mais conhecida das três medidas, e não havendo restrições ao seu emprego, apresenta-se como o melhor valor típico ou representativo do conjunto.

Resposta: a média.

---

2. As amostras de exames bioquímicos de sangue de três diferentes laboratórios apresentaram os níveis de creatinina (mg%) mostrados no Quadro 4.14. Pede-se:

MEDIDAS CARACTERÍSTICAS DE UMA DISTRIBUIÇÃO **127**

Quadro 4.14

Exame →	1	2	3	4	5	6	7
Laboratório A	0,6	0,4	0,5	0,8	0,2	0,8	—
Laboratório B	0,7	0,8	0,6	0,9	0,5	1,1	0,3
Laboratório C	0,6	0,7	2,0	0,5	0,8	0,9	0,9

Creatinina (mg%); dados hipotéticos.

a) calcular a média, a mediana e a moda para os dados do Laboratório A;
b) calcular a média, a mediana e a moda para os dados do Laboratório B;
c) calcular a média, a mediana e a moda para os dados do Laboratório C;
d) discorrer sobre as vantagens e as desvantagens de cada uma das MTC no caso das amostras de cada Laboratório;
e) calcular a média global dos dados;
f) calcular a mediana para os dados dos três Laboratórios;
g) calcular a moda de todos os níveis de creatinina;
h) os problemas verificados com a média, no caso dos dados do Laboratório C, continuam no caso da média de todos os dados?
i) qual seria a MTC mais representativa do conjunto de dados dos três Laboratórios?

Solução

a) $\bar{x}_A = \dfrac{\Sigma x}{n} = \dfrac{0,6 + 0,4 + \ldots + 0,8}{6} = 0,55 \ (mg\%)$

$\hat{x}_A = \dfrac{0,5 + 0,6}{2} = 0,55 \ (mg\%)$

$\tilde{x}_A = 0,8 \ (mg\%)$

Resposta: média $0,55 mg\%$, mediana $0,55 mg\%$ e moda $0,8 mg\%$.

b) $\bar{x}_B = \dfrac{\Sigma x}{n} = \dfrac{0,7 + 0,8 + \ldots + 0,3}{7} = 0,7 \ (mg\%)$

$\hat{x}_B = 0,7 \ (mg\%)$

$\tilde{x}_B = \nexists$

Resposta: média $0,7 mg\%$, mediana $0,7 mg\%$. A moda não pode ser determinada.

c) $\bar{x}_C = \dfrac{\Sigma x}{n} = \dfrac{0,6 + 0,7 + \ldots + 0,9}{7} = 0,914 \ (mg\%)$

$\hat{x}_C = 0,8 \ (mg\%)$

$\tilde{x}_C = 0,9 \ (mg\%)$

Resposta: média $0,914 mg\%$, mediana $0,8 mg\%$ e moda $0,9 mg\%$.

d) No caso do Laboratório A, os níveis de creatinina estão um pouco abaixo do normal, considerando valor de referência 0,4-1,3*mg*% e um valor central 0,85*mg*%. A moda do conjunto não é representativa, pois corresponde a valores superiores, e não centrais, do conjunto. A média e a mediana são MTC representativas. No caso dos valores do Laboratório B, tanto a média como a mediana servem como valores representativos. A moda, por não existirem valores repetidos, não pode ser determinada. O nível médio dos valores do Laboratório C é o maior dos três laboratórios. Entretanto, pelo cálculo das outras MTC, vê-se que sua tendência central é semelhante à do, pelo menos, Laboratório B. Na verdade, a média do Laboratório C está "deslocada" pela terceira taxa (2,0*mg*%), o que compromete a sua representatividade. Neste caso, a mediana ou a moda são MTC mais representativas.

e) A média global pode ser obtida facilmente, usando-se a expressão:

$$\bar{x} = \frac{\sum_{i=1}^{m} x_i \cdot fa_i}{n} = \frac{0,55(mg\%) \cdot 6 + 0,7(mg\%) \cdot 7 + 0,914(mg\%) \cdot 7}{6 + 7 + 7} = 0,73 \ (mg\%)$$

Resposta: 0,73 (*mg*%).

f) A mediana é obtida pela média aritmética dos valores de ordem 10 e 11, e resulta igual a 0,7*mg*%.

Resposta: 0,7 (*mg*%).

g) O valor mais freqüente, ou moda dos três laboratórios, é 0,8*mg*%.

Resposta: 0,8 (*mg*%).

h) Continuam, embora atenuados pelo maior número de dados. Perceba-se que, no caso da amostra do Laboratório C, a taxa atípica 2,0*mg*% de creatinina tem um peso de 1/7 na composição final da média, enquanto na média dos três Laboratórios o seu peso cai para 1/20.

Resposta: Sim, embora atenuados pelo maior número de dados.

i) Como foi visto no item anterior, os problemas com a média foram atenuados, de maneira que qualquer uma das MTC pode ser considerada representativa, adotando-se um critério relativamente flexível. É importante, contudo, estar alerta para o significado de cada uma das MTC que, pela sua definição, é diferente.

Resposta: Não há grande diferença entre as três medidas.

3. Os dados agrupados na Tabela 4.2 referem-se ao número total de óbitos provocados por epilepsia (CID-BR 225), durante o ano de 1983, no Estado de Minas Gerais, de acordo com a faixa etária.

Tabela 4.2

Classe	fa	fr (%)	FA	FR (%)
0-9	44	18,72	44	18,72
10-19	30	12,77	74	31,49
20-29	48	20,43	122	51,92
30-39	50	21,28	172	73,20
40-49	28	11,91	200	85,11
50-59	15	6,38	215	91,49
60-69	11	4,68	226	96,17
70 ou +	9	3,83	235	100
Total	235	100	—	—

Fonte: Divisão Nacional de Epidemiologia/SNABS, Ministério da Saúde.

Com base nessas informações, pede-se que calcule:
a) a idade média;
b) a idade mediana;
c) a idade modal de óbito por epilepsia.

Solução

a) $\bar{x} = K + \left(\dfrac{\sum fa.v}{n} \right) \cdot c$

Tabela 4.3

Classe	fa	v	Fa.v
0-9	44	−3	−132
10-19	30	−2	−60
20-29	48	−1	−48
30-39	50	0	0
40-49	28	+1	+28
50-59	15	+2	+30
60-69	11	+3	+33
70 ou +	9	+4	+36
Total	**235**	—	**−113**

Escolhendo a classe 4 (mais freqüente), o valor de K resulta igual a 34,5 (média entre 30 e 39). O intervalo de classe é igual a 10 (10-0, ou 20-10 etc.). A última classe (70 ou +) é formada por um intervalo aberto, o que tornaria as classes não homogêneas. Entretanto, perceba-se que, além de ser esta a única classe irregular, situa-se numa região onde os casos seriam raros e, se eventualmente existissem, pouco afetariam o resultado final. Por este motivo, para efeitos de cálculo de todas as medidas características, o intervalo (70 ou +) será considerado equivalente ao intervalo (70-79).

130 BIOESTATÍSTICA

Então, a média será igual a

$$\bar{x} = 34,5 + \left(\frac{-113}{235}\right)\cdot 10 = 34,5 - 4,8085 = 29,69 \ (anos).$$

Resposta: 29,69 anos ou 29 anos e 8 meses aproximadamente.

b) $\hat{x} = \hat{L}ir + \left(\dfrac{\dfrac{n}{2} - \displaystyle\sum_{i=1}^{med-1} fa_i}{fa_{med}}\right)\cdot c$

$$\hat{x} = 19,5 + \left(\frac{\frac{235}{2} - 74}{48}\right)\cdot 10 = 19,5 + \left(\frac{43,5}{48}\right)\cdot 10 = 19,5 + 9,06 = 28,56 \ (anos)$$

Resposta: 28,56 anos ou 28 anos e 6 meses aproximadamente.

c) $\tilde{x} = \tilde{L}ir + \left(\dfrac{\Delta 1}{\Delta 1 + \Delta 2}\right)\cdot c$

$$\tilde{x} = 29,5 + \left(\frac{2}{2 + 22}\right)\cdot 10 = 29,5 + 0,83 = 30,33 \ (anos)$$

Resposta: 30,33 anos ou 30 anos e 4 meses aproximadamente.

4. As quantidades de Ácido Ascórbico, em miligramas por 100 mililitros, presentes em 80 exames químicos de plasma humano, estão indicadas na Tabela 4.4.

Tabela 4.4

Classe	*fa*	*fr* (%)	*FA*	*FR* (%)
0,0-0,2	3	3,75	3	3,75
0,2-0,4	6	7,50	9	11,25
0,4-0,6	18	22,50	27	33,75
0,6-0,8	35	43,75	62	77,50
0,8-1,0	16	20,00	78	97,50
1,0-1,2	2	2,50	80	100
Total	**80**	**100**	—	—

Dados hipotéticos.

Com base nesses dados, pede-se que se calculem:
a) a taxa média;
b) a taxa mediana;
c) a taxa modal de ácido ascórbico no plasma.

MEDIDAS CARACTERÍSTICAS DE UMA DISTRIBUIÇÃO **131**

Solução

a)

Tabela 4.5

Classe	fa	v	$fa.v$
0,0-0,2	3	−3	−9
0,2-0,4	6	−2	−12
0,4-0,6	18	−1	−18
0,6-0,8	35	0	0
0,8-1,0	16	+1	+16
1,0-1,2	2	+2	+4
Total	**80**	—	**−19**

Tomando a quarta classe, o valor de K resulta igual a 0,7. O intervalo de classe é igual a 0,2.

$$\bar{x} = K + \left(\frac{\sum fa.v}{n} \right) \cdot c$$

$$\bar{x} = 0,7 + \left(\frac{-19}{80} \right) \cdot 0,2 = 0,7 - 0,0475 = 0,6525 \ (mg/100ml)$$

Resposta: 0,6525 $(mg/100ml)$.

b) $\hat{x} = \hat{L}ir + \left(\dfrac{\dfrac{n}{2} - \displaystyle\sum_{i=1}^{med-1} fa_i}{fa_{med}} \right) \cdot c$

$$\hat{x} = 0,6 + \left(\frac{\dfrac{80}{2} - 27}{35} \right) \cdot 0,2 = 0,6 + 0,0743 = 0,6743 \ (mg/100ml)$$

Resposta: 0,6743 $(mg/100ml)$.

c) $\tilde{x} = \tilde{L}ir + \left(\dfrac{\Delta 1}{\Delta 1 + \Delta 2} \right) \cdot c$

$$\tilde{x} = 0,6 + \left(\frac{17}{17 + 19} \right) \cdot 0,2 = 0,6 + 0,0944 = 0,6944 \ (mg/100ml)$$

Resposta: 0,6944 $(mg/100ml)$.

5. Os dados agrupados na Tabela 4.6 se referem ao total de óbitos decorrentes de gripe (CID-BR 322) durante o ano de 1983, no Estado de São Paulo, de acordo com a faixa etária.

Tabela 4.6

Classe	fa	fr (%)	FA	FR (%)
0-9	15	34,09	15	34,09
10-19	0	0	15	34,09
20-29	1	2,27	16	36,36
30-39	1	2,27	17	38,63
40-49	1	2,27	18	40,90
50-59	1	2,27	19	43,17
60-69	4	9,09	23	52,26
70-79	6	13,65	29	65,91
80 ou +	15	34,09	44	100
Total	44	100	—	—

Fonte: Divisão Nacional de Epidemiologia/SNABS, Ministério da Saúde.

Com base nesses dados, pede-se:

a) construir o histograma de freqüência do número de óbitos por faixa etária;
b) calcular a idade média, mediana e modal de óbito por gripe;
c) qual seria, neste caso, a MTC mais adequada, e por quê?

Solução

a)

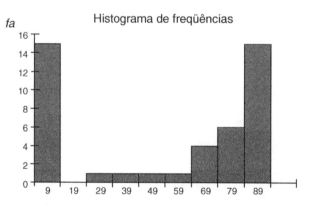

Fig. 4.16

b)

Tabela 4.7

Classe	*fa*	*v*	*fa.v*
0-9	15	0	0
10-19	0	1	0
20-29	1	2	2
30-39	1	3	3
40-49	1	4	4
50-59	1	5	5
60-69	4	6	24
70-79	6	7	42
80 ou +	15	8	120
Total	**44**	—	**200**

Tomando a primeira classe, K resulta 4,5; e a soma de $fa \cdot v$, 200. Assim:

$$\bar{x} = 4,5 + \left(\frac{200}{44} \right) \cdot 10 = 4,5 + 45,45 = 49,95 \ (anos)$$

Obs.: Para o intervalo aberto (80 ou +), valem as mesmas considerações feitas para o Problema 3.

$$\hat{x} = \hat{L}ir + \left(\frac{\frac{n}{2} - \sum_{i=1}^{med-1} fa_i}{fa_{med}} \right) \cdot c$$

$$\hat{x} = 59,5 + \left(\frac{\frac{44}{2} - 19}{4} \right) \cdot 10 = 59,5 + 7,5 = 67 \ (anos)$$

Para o cálculo da moda, existem duas classes que podem ser consideradas modais, a primeira e a nona. Deste modo, serão calculadas duas modas, que formam uma distribuição bimodal.

$$\tilde{x} = \tilde{L}ir + \left(\frac{\Delta 1}{\Delta 1 + \Delta 2} \right) \cdot c$$

$$\tilde{x}_1 = -0,5 + \left(\frac{15}{15 + 15} \right) \cdot 10 = 4,5 \ (anos)$$

$$\tilde{x}_2 = 79,5 + \left(\frac{9}{9 + 15} \right) \cdot 10 = 79,5 + 3,75 = 83,25 \ (anos)$$

134 BIOESTATÍSTICA

Resposta: média = 49,95 anos; mediana = 67 anos; moda = 4,5 e 83,25 anos (distribuição bimodal).

c) A pergunta equivale a indagar qual seria a idade típica (normal) na qual se verificaria óbito por gripe. Pelo Histograma (item a) vê-se que isto ocorre com predominância em dois períodos (idades) e não em apenas um. A tipicidade mostrada pela média (e a mediana) é claramente equivocada, basta notar que, na faixa etária de 40 a 49 anos, que contém o valor médio, verificou-se um óbito apenas, num total de 44 casos. Os valores modais 4,5 e 83,25 anos dão uma idéia aceitável da idade normal de óbito por gripe. Juntas, as duas classes (0 − 9) e (80 ou +) representam mais de 80% dos casos.

Resposta: a moda.

6. Os dados na Tabela 4.8 se referem ao total de óbitos provocados por sarampo (CID-BR 042), durante o ano de 1983, na Cidade de Recife–PE, de acordo com a faixa etária.

Tabela 4.8

Classe	Ponto Médio	*fa*	*FA*
Menos de 1 ano	0,5 ano	31	31
1 a 4 anos	2,5 anos	42	73
5 a 9 anos	7 anos	0	73
10 a 14 anos	12 anos	1	74
Total	—	**74**	—

Fonte: Divisão Nacional de Epidemiologia/SNABS, Ministério da Saúde.

Calcule a média aritmética da idade de óbito por sarampo.

Solução

Como as classes são heterogêneas, usa-se a expressão:

$$\bar{x} = \frac{\sum pm \cdot fa}{\sum fa} = \frac{\sum pm \cdot fa}{n}$$

$$\bar{x} = \frac{(0,5 \cdot 31) + (2,5 \cdot 42) + (7 \cdot 0) + (12 \cdot 1)}{31 + 42 + 0 + 1} = \frac{132,5}{74} = 1,79 \ (ano)$$

Resposta: 1,79 ano ou 1 ano e 9 meses aproximadamente.

MEDIDAS DE DISPERSÃO

7. Os resultados de 12 provas de coagulação, encontrados em exames hematológicos de pacientes do HE-FMIt., são os seguintes (Quadro 4.15):

Quadro 4.15

Paciente	JB	JCB	CA	JE	AR	HT	JAL	APC	LF	DTI	LG	LM
Tempo de coagulação (min)	6	5	6	7	9	6	8	7	4	10	6	12

Dados hipotéticos.

Com base nesses dados, pede-se que se calculem:

a) o Desvio Médio;
b) a Variância;
c) o Desvio Padrão;
d) o Coeficiente de Variação dos tempos de coagulação.

Sabendo que o tempo normal (VR) de coagulação do sangue está entre 5 e 10 minutos e que valores acima do tempo normal indicam Diástesis Plasmopáticas (Hemofilia, Hipoprotrombinemias graves etc.), calcule:

e) a Taxa de Anormalidade;
f) a Taxa de Anormalidade de Risco.

Solução

a) $DM = \dfrac{\sum |x - \bar{x}|}{n}$

$$\bar{x} = \frac{\sum x}{n} = \frac{86}{12} \cong 7,1667$$

$$DM = \frac{|6 - 7,1667| + |5 - 7,1667| + ... + |12 - 7,1667|}{12} = \frac{20,5001}{12} = 1,7083$$

Resposta: desvio médio = 1,7083 (min).

b) Observe que se trata de uma amostra. Então

$$s^2 = \frac{\sum (x - \bar{x})^2}{n - 1}$$

$$s^2 = \frac{(6 - 7,1667)^2 + (5 - 7,1667)^2 + ... + (12 - 7,1667)^2}{12 - 1} = 5,0606$$

Resposta: variância = 5,0606 (min²).

c) $s = \sqrt{s^2} = \sqrt{5,0606} = 2,2496$

Resposta: desvio padrão = 2,2496 (min).

136 BIOESTATÍSTICA

d) $cv = \dfrac{s}{\overline{x}} = \dfrac{2,2496\ (\text{min})}{7,1667\ (\text{min})} = 0,3139$

Resposta: coeficiente de variação = 0,3139.

e) $A = \dfrac{V_A}{n} = \dfrac{2}{12} = 0,1667$

Resposta: taxa de anormalidade = 0,1667 ou 16,67%.

f) $A_R = \dfrac{V_{AR}}{n} = \dfrac{1}{12} = 0,0833$

Resposta: taxa de anormalidade de risco = 0,0833 ou 8,33%.[6]

8. Calcule a variância e o desvio padrão amostral para os dados do problema anterior, usando o procedimento abreviado.

Solução

Usando a expressão adequada

$$s^2 = \frac{\sum x^2 - \dfrac{\left(\sum x\right)^2}{n}}{n-1}$$

obtém-se

$$\sum x = 86 \text{ e } \sum x^2 = 672$$

finalmente,

$$s^2 = \frac{672 - \dfrac{(86)^2}{12}}{12-1} = 5,0606$$

$$s^2 = \sqrt{s^2} = \sqrt{5,0606} = 2,2496$$

Resposta: variância = 5,0606 min²; desvio padrão = 2,2496 min.

9. Calcule a Variância e o Desvio Padrão para os dados do problema número 4.

Solução

Usando a expressão de cálculo da variância amostral para dados agrupados

$$s^2 = c^2 \cdot \left(\frac{\sum (fa \cdot v)^2 - \dfrac{\left(\sum fa \cdot v\right)^2}{n}}{n-1} \right)$$

---

[6]O risco está associado às patologias relatadas. Poderiam ser consideradas também patologias relacionadas com tempos de coagulação menores que o patamar mínimo de normalidade. Contudo, estes não foram referidos no problema.

MEDIDAS CARACTERÍSTICAS DE UMA DISTRIBUIÇÃO **137**

é necessário calcular apenas a soma dos quadrados do produto $fa.v$, pois os demais valores foram determinados na letra a do problema 4. Assim (Quadro 4.16),

Quadro 4.16

fa.v	fa.v²
−9	81
−12	144
−18	324
0	0
+16	256
+4	16
−19	+821

Ainda, $c = 0,2$ e $n = 80$, de modo que

$$s^2 = 0,2^2 \cdot \left(\frac{821 - \dfrac{(-19)^2}{80}}{80 - 1} \right) = 0,04 \cdot \left(\frac{816,4875}{79} \right) = 0,4134$$

O desvio padrão é calculado como a raiz quadrada deste resultado.

$$s = \sqrt{0,4134} = 0,6430.$$

Resposta: variância $= 0,4134$ $(mg/100ml)^2$; desvio padrão $= 0,6430$ $(mg/100ml)$.

---

10. Calcule a Variância e o Desvio Padrão para os dados do exercício resolvido 6.

Solução

Como as classes são heterogêneas, deve ser usada a expressão:

$$\sigma^2 = \frac{\sum fa \cdot (pm - \overline{x})^2}{n}$$

Os pontos médios, as freqüências e o valor da média podem ser obtidos do exercício resolvido 6. Desse modo,

$$\sigma^2 = \frac{31 \cdot (0,5 - 1,79)^2 + 42 \cdot (2,5 - 1,79)^2 + 0 \cdot (7 - 1,79)^2 + 1 \cdot (12 - 1,79)^2}{74}$$

$$\sigma^2 = \frac{51,5871 + 21,1722 + 0 + 104,2441}{74} = \frac{177,0034}{74} = 2,3919$$

$$\sigma = \sqrt{2,3919} = 1,5466$$

Resposta: variância $= 2,3919$ $(anos)^2$; desvio padrão $= 1,5466$ (ano).

138 BIOESTATÍSTICA

QUESTÕES E PROBLEMAS PROPOSTOS

1. O que caracteriza a normalidade de um conjunto de dados?
2. Enumere e exemplifique as propriedades da média aritmética.
3. Para cada um dos conjuntos A, B, C e D seguintes, determinar a média aritmética, a média geométrica e a média harmônica.

A	5	5	5	5	5
B	3	5	5	5	7
C	1	3	5	7	9
D	−1	0	5	8	13

4. Um pesquisador efetuou um levantamento de dados sobre pressão arterial sistólica, PAS, em quatro grupos de pacientes segundo seu estado nutricional. A amostra de grupo de baixo peso (BP) estava constituída por 20 indivíduos, a do grupo de eutróficos (E) por 30, a do grupo de sobrepeso (SP) por 40 e a do grupo de obesos (O) por 10. Sabendo que a média da PAS na amostra BP foi de 122 (mmHg), na E de 120 (mmHg), na SP de 128 (mmHg) e na O de 130 (mmHg), determine a média geral da PAS.
5. Em quais circunstâncias o uso da mediana resulta mais conveniente do que a média para representar a normalidade ou tipicidade de um conjunto de dados? Por que razão?
6. Quando o uso da moda resulta mais conveniente do que a média e do que a mediana para representar a normalidade ou tipicidade de um conjunto de dados? Justifique.
7. Considere os seguintes dados, referentes às taxas de uréia de 10 pacientes:

Paciente	1	2	3	4	5	6	7	8	9	10
Uréia ($mg/100ml$)	90	105	99	100	95	94	88	245	110	94

Pede-se:

a) Qual seria a medida de tendência central mais adequada para expressar a normalidade das taxas de uréia? Justifique.
b) Qual seria seu valor?

8. Elabore um exemplo de um conjunto amodal.
9. Elabore um exemplo de um conjunto multimodal.
10. Considere os seguintes dados, referentes às taxas de potássio de 12 pacientes:

Paciente	1	2	3	4	5	6	7	8	9	10	11	12
Potássio ($mg/100ml$)	4,8	4,9	4,9	4,9	5,0	5,1	5,4	6,5	6,7	6,7	6,7	7,0

Pede-se:

a) Qual seria a medida de tendência central mais adequada para expressar a normalidade das taxas de potássio? Justifique.
b) Qual seria seu valor?

11. Os resultados de 10 exames de composição química do plasma, em pacientes com insuficiência hepática aguda, mostraram os seguintes níveis de Uréia, em $mg/100ml$ (Quadro 4.17). Pede-se:

MEDIDAS CARACTERÍSTICAS DE UMA DISTRIBUIÇÃO **139**

Quadro 4.17

Uréia (mg/100ml)	18	14	20	12	14	10	8	12	16	12

a) calcular a taxa média de Uréia para os pacientes do quadro referido;
b) calcular o valor mediano e o valor modal das taxas de Uréia.

12. Um estudo pretende comparar a variabilidade da pressão arterial de crianças de 2 a 6 anos com a variabilidade da pressão arterial de adultos. Qual deveria ser a medida de variabilidade empregada para efetuar essa comparação? Justifique.

13. Considere os dados sobre capacidade pulmonar em seis indivíduos normais:

Indivíduo	1	2	3	4	5	6
Capacidade pulmonar (lt)	3,8	3,4	4,0	3,2	3,5	3,1

Determine: **a)** a média; **b)** a variância; **c)** o desvio padrão dos dados; expressando sempre as unidades resultantes para cada medida.

14. Para os dados do BD1pediat, pede-se:

a) determinar a média e a mediana das variáveis: tempo gestacional, estatura, perímetro torácico e perímetro cefálico.
b) comparar as médias dos pesos e das estaturas do sexo feminino e do sexo masculino.

15. Os dados apresentados a seguir se referem à estatura de 60 alunos da Faculdade de Medicina de Itajubá, FMIt, em centímetros, tomados ao acaso.

167	154	162	178	153	180	175	166	191	185
177	172	160	166	183	193	188	152	168	156
148	170	168	162	174	184	157	160	186	170
172	169	179	159	188	167	180	183	174	166
168	170	174	158	150	170	173	163	160	163
189	156	178	160	180	180	178	175	179	172

Calcular:
a) A mediana.
b) O primeiro e o terceiro quartil.
c) O primeiro e o nono decil.
d) P_5, P_{15}, P_{85}, P_{95}, P_{99}.
e) Em qual percentil se encontra um indivíduo com 163 centímetros?

16. O que significa variabilidade ou dispersão de um conjunto numérico?
17. Explique por que é necessária uma medida para a variabilidade?
18. Cite duas desvantagens da amplitude total como medida de dispersão.
19. A amplitude total é considerada como um indicador ruim da dispersão de dados. Justifique esta afirmativa e exemplifique.
20. Determine a soma dos desvios simples para os conjuntos: A = {4, 7, 8} e B = {0, 7, 13}. Explique os resultados.

140 BIOESTATÍSTICA

21. Qual a vantagem de se utilizar o desvio médio, DM, em lugar da soma dos desvios absolutos, DAS, ao calcular a variabilidade de um conjunto?
22. Explique qual a vantagem do uso da soma dos quadrados dos desvios, SQD, para calcular variabilidade.
23. Por que o desvio padrão é considerado melhor que o desvio médio na avaliação da variabilidade?
24. Qual o sentido de extrair a raiz quadrada da variância?
25. Calcule a variância e o desvio padrão para os dados do exercício resolvido 3.
26. Calcule a variância, o desvio padrão e o coeficiente de variação para os dados do problema 8.
27. No caso de serem comparadas as dispersões de dois atributos diferentes de um conjunto de dados, qual é a medida correta a ser utilizada? Justifique.
28. Quando deve ser empregada a correção amostral? Em que consiste?
29. Defina taxa de anormalidade e taxa de anormalidade de risco. Exemplifique.
30. Enumere as vantagens e as desvantagens do uso da taxa de anormalidade na avaliação da variabilidade.
31. Elabore um exemplo ilustrando uma vantagem da taxa de anormalidade sobre as demais medidas de variabilidade.
32. Sabendo-se que a taxa normal de Uréia no soro está entre 15 e $40mg/100ml$, calcule a taxa de anormalidade para os dados do problema 8.
33. Com referência ao exercício resolvido 4, sabendo-se que a quantidade normal de ácido ascórbico no plasma está entre 0,4 e $1,0mg/100ml$, calcule a taxa de anormalidade e a taxa de anormalidade de risco.
34. Os dados do Quadro 4.18 mostram os resultados dos exames de colesterol total ($mg/100ml$) em dois grupos de pacientes. O grupo T é formado por pacientes submetidos a um controle alimentar, enquanto o grupo C é constituído por pacientes sem nenhum tipo de tratamento ou controle.

Quadro 4.18 Taxas de colesterol total ($mg/100ml$)

Indivíduo →	1	2	3	4	5
Grupo C	340	460	280	320	220
Grupo T	180	220	200	240	260

Pede-se:

a) Comparar a normalidade dos dois grupos (empregando todas as medidas dadas);
b) Comentar sobre a validade de cada uma das medidas anteriores neste estudo;
c) Comparar a variabilidade dos grupos, usando a amplitude total, o desvio padrão e o coeficiente de variação;
d) Comentar sobre a validade de cada uma das medidas anteriores neste estudo.
e) Considere que a taxa normal de colesterol esteja entre 180 e 240 ($mg/100ml$) inclusive. Compare a taxa de anormalidade dos grupos. O que esta comparação mostra?

35. Os dados do Quadro 4.19 se referem a uma experiência com 15 indivíduos, separados em três grupos. Ao primeiro grupo foi administrada a dieta A (hiperlipídica), ao segundo grupo a dieta B (hipocalórica), enquanto o terceiro grupo (C = controle) manteve seus hábitos alimentares. No Quadro 4.19 constam os resultados deste experimento. Os dados se referem ao sexo, idade (anos), estatura (cm), peso inicial, PESOD0, peso após um mês, PESOD30 e após dois meses, PESOD60 (todos em kg), índices de massa corporal nos mesmos períodos que os pesos e à prática de atividade física, ATFISICA. Veja o Quadro 4.19:

MEDIDAS CARACTERÍSTICAS DE UMA DISTRIBUIÇÃO **141**

Quadro 4.19

DIETA	IDADE	PESOD0	IMCD0	PESOD30	IMCD30	PESOD60	IMCD60
A	18	85,0	27,13	83,0	26,49	82,5	26,33
A	15	66,0	27,83	60,0	25,30	61,0	25,72
A	28	72,0	27,78	69,5	26,81	69,0	26,62
A	35	80,0	26,42	77,5	25,60	76,0	25,10
A	26	68,5	24,27	65,0	23,03	65,5	23,21
B	43	78,0	31,24	73,5	29,44	70,0	28,04
B	17	64,0	26,64	61,0	25,39	58,5	24,35
B	40	88,0	31,18	83,5	29,58	82,5	29,23
B	14	70,0	23,66	68,0	22,99	65,0	21,97
B	18	95,0	28,68	91,5	27,62	90,0	27,17
C	37	86,0	27,76	85,5	27,60	86,5	27,92
C	21	86,5	32,56	86,5	32,56	85,0	31,99
C	16	72,5	29,41	73,0	29,62	73,0	29,62
C	27	70,0	25,71	69,0	25,34	72,0	26,45
C	41	104,0	30,39	102,5	29,95	103,5	30,24

a) Calcule a média e a mediana da idade de todos os indivíduos.
b) Calcule a média do peso inicial dos três grupos de dietas (A, B e C).
c) Calcule o desvio padrão do peso inicial dos três grupos de dietas.
d) Compare a variabilidade do peso inicial dos três grupos de dietas.
e) Determine a variação média de peso de cada grupo de dietas, entre a data 0 e 30 (PESOD0 e PESOD30).
f) O coeficiente de assimetria de Pearson para os índices de massa corporal de todos os indivíduos após dois meses (IMCD60), foi $P = +0,003$. Interprete este resultado no contexto do estudo.

36. Qual o significado de assimetria?
37. Elabore um exemplo ilustrando a importância de se conhecer a assimetria de um conjunto de dados.
38. O que significa assimetria negativa? Exemplifique usando como exemplo a distribuição dos QI's de um grupo de indivíduos.
39. Determine o coeficiente de assimetria de Pearson para os pesos iniciais do Quadro 4.19.
40. Calcule o coeficiente quartílico de assimetria para os pesos iniciais do Quadro 4.19.
41. Calcule o coeficiente do momento de assimetria para os dados dos dois problemas anteriores, compare e interprete os resultados.
42. Como pode ser classificada uma distribuição em termos de curtose?

APÊNDICE MATEMÁTICO AO CAPÍTULO 4

Operadores de Soma e Produto

A construção das medidas estatísticas vistas neste capítulo requer o emprego de operações repetidas de soma e de produto. Estas operações recebem respectivamente a denominação de Somatório e Produtório.

142   BIOESTATÍSTICA

Operador de Soma: Somatório

Conceito

Seja um conjunto de valores $X = \{x_1 + x_2 + ... + x_n\}$, a soma de todos os valores do conjunto X é escrita, usando-se o operador soma

$$\sum_{i=1}^{n} x_i = x_1 + x_2 + ... + x_n$$

A letra grega maiúscula sigma representa a operação de soma repetida ou soma de todos os elementos de X.

Muitas vezes, contudo, deseja-se efetuar uma operação de soma repetida com alguns valores em seqüência de um determinado conjunto. Nesse caso, é importante indicar os valores onde a soma inicia e onde a soma termina. Esta indicação é feita, explicitando a ordem do valor onde a soma inicia e termina, como é indicado a seguir:

$$\sum_{i=k}^{m} x_i = x_k + x_2 + ... + x_m$$

Neste caso, a soma vai desde o elemento de ordem k até o elemento de ordem m. Obviamente, de k até m, existe uma seqüência ordenada onde $k < m$. A expressão então pode ser lida: "Some todos os i genéricos elementos x, desde o elemento i de ordem k até o elemento i de ordem m."

Operações com Somatórios

As operações que envolvem somatórios não seguem necessariamente as mesmas regras que as operações entre dois números. São mostradas a seguir algumas igualdades e desigualdades importantes quando são usadas operações com somatórios[7] (a e b são constantes).

I. $\Sigma x + \Sigma y = \Sigma (x + y)$
II. $\Sigma x - \Sigma y = \Sigma (x - y)$
III. $\Sigma x \cdot \Sigma y \neq \Sigma x \cdot y$
IV. $\Sigma x / \Sigma y \neq \Sigma x/y$
V. $\Sigma a.x = a \cdot \Sigma x$
VI. $\Sigma x^b \neq (\Sigma x)^b$

Por último, lembrando que a é uma constante

$$\sum_{i=1}^{n} a_i = n \cdot a$$

Operador de Produto: Produtório

O Produtório segue, quanto à notação, as mesmas regras que o Somatório. Evidentemente, muda o símbolo, que passa do sigma maiúsculo, Σ, para o pi maiúsculo, Π.
Dessa forma,

$$\prod_{i=1}^{n} x_i = x_1 \cdot x_2 \cdot ... \cdot x_n$$

As operações que envolvem produtórios seguem também regras próprias. Contudo, não serão abordadas neste livro.

_____

[7]Foi omitida a indicação de início e fim da soma, por simplificação.

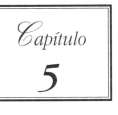

Probabilidade e Propriedades Epidemiológicas

1 **Probabilidade**
  1.1 Conceito
  1.2 A mensuração da probabilidade
  1.3 Probabilidade como um número
  1.4 Probabilidade na medicina
  1.5 Cálculo de probabilidades
  1.6 Eventos dependentes
  1.7 Probabilidade condicionada
2 **Aplicações do cálculo de probabilidades: noções de epidemiologia**
  2.1 Avaliação da qualidade de um exame diagnóstico
  2.2 Coeficiente de Kappa

1 Probabilidade

1.1 Conceito

Embora o conceito de probabilidade esteja estreitamente relacionado à forma pela qual esta é definida, é consensual interpretar a probabilidade como a possibilidade de um determinado fato ou evento vir a ocorrer, avaliada numericamente e em termos percentuais.

Desta forma, observa-se que a probabilidade se relaciona com eventos futuros ou que ainda não tenham acontecido. De modo geral, a característica comum em relação ao futuro é a incerteza, de maneira que a probabilidade pode ser entendida também como uma medida de incerteza em relação ao evento.

1.2 A mensuração da probabilidade

Ao definir o conceito de probabilidade, foi visto que a idéia passa pela mensuração ou a avaliação das possibilidades de um certo acontecimento. Existem duas maneiras pelas quais esta avaliação pode ser feita:

➢ pela observação e conhecimento completo dos fatores que influenciam o fato ou evento;
➢ pela observação do comportamento passado do evento e das circunstâncias nas quais ocorreu.

O primeiro processo implica definir todos os fatores que de alguma forma poderiam afetar o resultado final. Este processo conduz à definição de probabilidade dita *a priori*. Embora esta definição de probabilidade exija uma avaliação exata da probabilidade de uma ocorrência, sua aplicabilidade está restrita a situações muito particulares, como os jogos.

O segundo processo é de natureza completamente diferente. Consiste em trabalhar com o conceito de ***freqüência relativa***, já definido no Cap. 2, e é próprio da probabilidade dita *a posteriori*. A probabilidade baseada em freqüência relativa impõe, evidentemente, uma estimativa da verdadeira probabilidade de ocorrência de um determinado fenômeno. Contudo, é aquela que pode ser aplicada aos problemas do mundo real e, especificamente, às ciências biomédicas, como a Medicina, a Biologia etc.

Para ilustrar as duas formas de pensar o conceito de probabilidade, suponha o seguinte exemplo: Imagine a avaliação da probabilidade de um indivíduo sofrer um infarto. Utilizando um critério *a priori*, seria necessário listar todos os fatores que poderiam conduzir ao infarto. Embora os estudos que existem sobre o assunto, no estágio atual da ciência médica, sejam razoavelmente completos — o que permite indicar dezenas de fatores de risco, tais como: idade, sexo, hereditariedade, estresse, tabagismo, dieta, condição física etc. —, dificilmente seria possível colocar numericamente a conjunção de todos esses fatores. Ainda mais, se a tolerância de cada indivíduo em particular a estes fatores não é conhecida. Em síntese, é praticamente impossível pensar, neste exemplo, em avaliação *a priori* de probabilidade. Por outro lado, consultando arquivos de dados cardiológicos, é possível verificar o número de casos, isto é, a freqüência de infarto em indivíduos com características próximas daquele cuja probabilidade quer-se avaliar e, assim, tomar esse dado como um indicativo da possibilidade de este evento efetivamente vir a ocorrer. Ainda, tomando um determinado número de pacientes, é possível conhecer a freqüência com que determinados fatores estão associados com a ocorrência do infarto. Desta forma, conhecendo as características de um determinado paciente, seria possível verificar com qual intensidade esses fatores estão presentes e, desta forma, chegar a um prognóstico sobre seu risco ou probabilidade de infartar.

1.3 Probabilidade como um número

Quando o conceito de probabilidade foi definido, deixou-se claro que a probabilidade é expressa numérica e percentualmente.

Assim, a probabilidade *a priori* de um acontecimento "A" vir a ocorrer pode ser posta:

$$P(A) = \frac{[\text{número de possibilidades favoráveis a ``A''}]}{[\text{número total de possibilidades}]} = \frac{A}{s}$$

onde A é um subconjunto do conjunto universal de todas as possibilidades de ocorrência, s. O conjunto s é também denominado espaço amostral, e cada parte elementar ou elemento dele é um ponto amostral.

Como corolário imediato, vem que A estará sempre contido em s e, conseqüentemente, para qualquer A, $0 \leq P(A) \leq 1$. De modo geral, denotando probabilidade por p, $0 \leq p \leq 1$ ou $0\% \leq p \leq 100\%$.

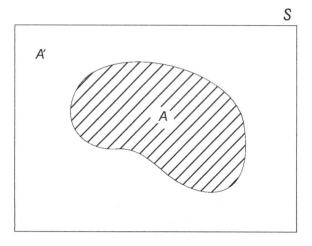

Fig. 5.1

Note que[1]

$$A + A' = s$$

Ainda,

$$P(A') = \frac{A'}{s}$$

assim, $P(A \cup A') = \dfrac{A + A'}{s} = \dfrac{s}{s} = 1$

de onde vem que

$$P(A') = 1 - P(A) \text{ e } P(A) = 1 - P(A')$$

Note também que

$$P(A \cup A')' = 0$$

ou seja, a probabilidade de não ocorrer A ou seu complemento é nula.

Em termos de probabilidade *a posteriori*, coloca-se:

$$P(A) = \frac{[\text{número de vezes que } A \text{ ocorreu}]}{[\text{número de vezes que a experiência foi realizada}]} = \frac{A}{n}$$

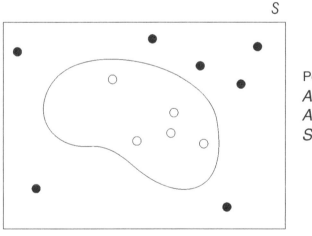

Fig. 5.2

As observações anteriores, referentes à probabilidade *a priori*, são também válidas para esse caso.

EXEMPLO 5.1

Suponha o lançamento de uma moeda. A probabilidade *a priori* seria calculada da seguinte forma:

$$s = \{c, k\}, \text{ onde:}$$

s = espaço amostral = 2 elementos;
c = cara = ponto amostral = 1 elemento;

---

[1] A' se refere ao complemento de A. Também é usual denotar o complemento de A por $\bar{A}$.

k = coroa = ponto amostral = 1 elemento.

O evento: A = resultado cara no lançamento de uma moeda é constituído por um único elemento. Portanto, a probabilidade de A ocorrer é igual a:

$$P(A) = \frac{1}{2} = 0,5 \text{ ou } 50\%, \text{ e } P(A') = 1 - P(A) = 0,5 \text{ ou } 50\%$$

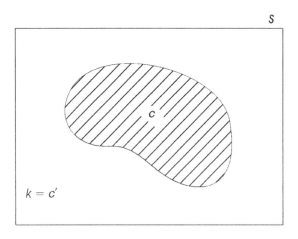

Fig. 5.3

$c = A$, então $k = A'$ ou $k = c'$

Ainda, definindo o evento D = resultado "cair em pé" no lançamento de uma moeda, é possível concluir que $P(D) = 0\%$. Note que este resultado equivale a não sair cara nem coroa, $P(A \cup A')' = 0$.

O cálculo da probabilidade *a posteriori* implicaria ter efetuado um número n de experiências de lançamento da moeda.

Se for efetuado um único lançamento, a probabilidade *a posteriori* de sair cara será 0 ou 1, dependendo se o resultado do lançamento foi coroa (k) ou se foi cara (c). Note que o erro na estimativa de probabilidade de sair cara, neste caso, é muito grande. Para diminuir este erro, é necessário aumentar o número de experiências (repetições). Desta forma, será possível uma estimativa mais confiável da probabilidade real.

Por exemplo, se forem definidas 10 tentativas, $n = 10$, e forem obtidas 6 caras, então

$$P(A) = \frac{6}{10} = 0,6 = 60\%$$

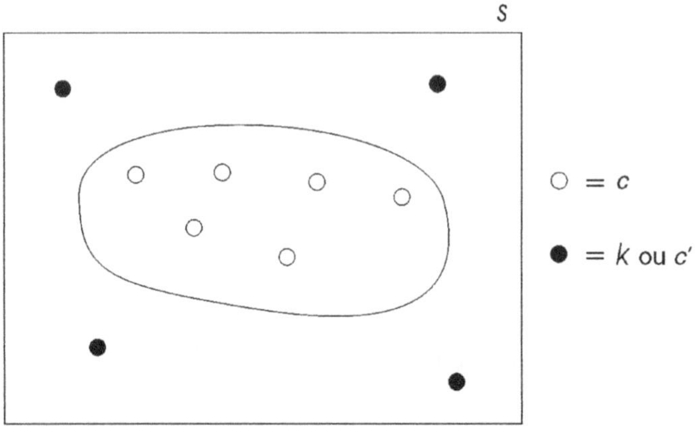

Fig. 5.4

Ainda, se em $n = 100$ tentativas, forem registradas 48 caras e 52 coroas, pode-se concluir que a probabilidade de ocorrer o evento A, tal como foi definido anteriormente, é igual a:

$$P(A) = \frac{48}{100} = 0,48 = 48\%$$

Por extensão, conclui-se que o evento B = resultado coroa no lançamento de uma moeda é de 52%. De modo geral, pode-se afirmar que a probabilidade *a posteriori* tende a se aproximar indefinidamente da probabilidade verdadeira à medida que n aumenta.

Assim, para

$$\lim P\,(a\ posteriori) = P\,(a\ priori)$$

$$n \rightarrow +\infty$$

Este resultado é o corolário do que se conhece como Lei dos Grandes Números, observada por Pascal e Fermat.

Esta lei é importante, pois mostra a dependência existente entre o número de casos que está sendo estudado e a confiabilidade das estimativas elevadas com base nesse número. Em outras palavras, quanto maior o número de experiências, maior a chance de que a estimativa efetuada pelo cálculo da probabilidade *a posteriori* seja próxima da probabilidade *a priori*, ou verdadeira.

1.4 Probabilidade na medicina

Pelo exposto até agora, é possível perceber que os dois processos de mensuração não levam necessariamente a resultados iguais. Ainda, no exemplo da moeda, é possível intuir que o resultado obtido ao se fazer o cálculo pelo primeiro processo é correto, enquanto o cálculo *a posteriori* é tomado como algo estranho (afinal, todo mundo sabe que a probabilidade de sair cara é 50%). De fato, a probabilidade verdadeira, ou real, naquele caso é 50%. Ainda, se outras séries de experiências forem efetuadas com a mesma moeda, em condições absolutamente iguais, os resultados obtidos em termos de avaliação de probabilidade não terão por que ser coincidentes, podendo as diferenças (ou erros) com respeito à probabilidade real ser maiores ou menores e estar para baixo ou para cima deste valor.

A pergunta que se faz, então, é por que não se utiliza sempre o primeiro processo e se descarta o segundo. Ocorre que, na ciência de modo geral e, por extensão, na medicina, a relação entre causas e efeitos é extremamente complexa, de forma que os resultados são previsíveis, com um grau variável de certeza e, desta forma, não é possível construir corretamente os espaços amostrais necessários ao cálculo da probabilidade *a priori*. Conseqüentemente, as probabilidades são avaliadas historicamente ou por experimentação, e os resultados são estimativas de probabilidade sujeitas a erros de maior ou menor magnitude, dependendo da forma como a pesquisa científica é conduzida.

Conclui-se que, de modo geral, os resultados da ciência médica não são cem por cento exatos e que a presença de erro nas avaliações ou conjecturas é, infelizmente, inevitável. A estatística, enquanto ciência que trata de como controlar estes erros, auxilia a pesquisa médica na construção de toda a base de conhecimentos dedutivos da medicina, como é possível constatar em grande parte do material que promove a sua divulgação e difusão.

1.5 Cálculo de probabilidades

Foi visto que a estimativa de uma probabilidade é obtida como uma proporção, independentemente do seu critério de definição. Entretanto, uma vez estabelecida a probabilidade de um ou de vários eventos, existem diversos cálculos de probabilidades que podem ser feitos, combinando-se os resultados. Algumas situações clássicas são vistas a seguir.

1.5.1 Lei multiplicativa

Dado um evento A, com probabilidade $P(A)$, a probabilidade de que esse evento se repita n vezes é dada por:

$$P(A_1 \cap A_2 \cap \ldots \cap A_n) = P(A_1) \cdot P(A_2) \ldots P(A_n)$$

A sentença acima pode ser lida: "A probabilidade de que ocorra o evento A na primeira vez e na segunda vez e assim por diante até a enésima vez é igual ao produto das probabilidades de ele ocorrer em cada uma das vezes."

Se a ocorrência do evento A em cada uma das vezes não for afetada pelas ocorrências anteriores, diz-se que as ocorrências de A em cada uma das vezes são independentes, e a expressão anterior pode ser escrita:

$$P(A_1 \cap A_2 \cap \ldots A_n) = P(A)^n$$

Este resultado pode ser ilustrado do seguinte modo. Suponha um ensaio realizado que apresenta um total de cinco possíveis ocorrências, duas favoráveis ao evento A e três "não A". Graficamente (Fig. 5.5),

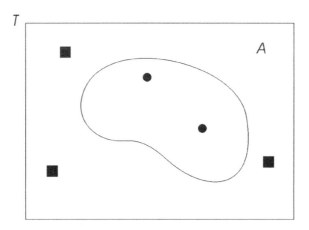

Fig. 5.5

onde: ● = "A" e ■ = A' ou "não A".

A probabilidade de A em uma experiência é igual a $P(A) = 2/5 = 0{,}4$ ou 40%.

Considere agora que este ensaio é realizado duas vezes. O diagrama da Fig. 5.6 mostra todos os possíveis resultados desta experiência.

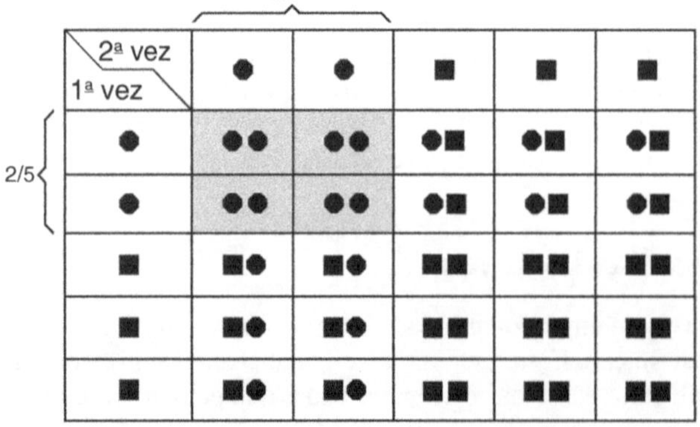

Fig. 5.6

PROBABILIDADE E PROPRIEDADES EPIDEMIOLÓGICAS   **149**

Note que existem quatro pontos amostrais favoráveis à ocorrência do evento A no primeiro e no segundo ensaio. Ainda existe um total de 25 possibilidades ao todo.
Assim,

$$P(A_1 \cap A_2) = P(A_1) \cdot P(A_2) = 2/5 \cdot 2/5 = 4/25 = 0,4 \cdot 0,4 = 0,16 \text{ ou } 16\%$$

EXEMPLO 5.2

Gravidez assistida

Suponha que a probabilidade de que um embrião seja fixado na parede do útero é de 5%, ou 0,05. Se forem implantados três embriões, a probabilidade de que todos os três tenham êxito seria calculada do seguinte modo

Evento A = embrião fixado
$P(A)$ = probabilidade de o embrião fixar = 5% ou 0,05

Considerando que as probabilidades sejam independentes, $P(A_1 \cap A_2 \cap A_3) = 0,05 \cdot 0,05 \cdot 0,05 = 0,05^3 = 0,000125$ ou 0,0125%.
Supondo que todos os embriões implantados sobrevivam ao período de gestação, a probabilidade de trigêmeos seria, neste caso, de 1,25 em 10 mil.

EXEMPLO 5.3

Amostragem com reposição

Suponha que uma gaiola contém 10 camundongos, cinco de cada sexo. Considere agora que é retirado ao acaso um camundongo de cada vez para ser submetido a um teste.
Finalizando o mesmo, o animal é reintroduzido na gaiola.[2] Denominando os eventos F = fêmea e M = macho, a probabilidade de retirar uma fêmea duas vezes seguidas resulta:

$$P(F_1 \cap F_2) = P(F_1) \cdot P(F_2) = 0,5 \cdot 0,5 = 0,25 \text{ ou } 25\%$$

A probabilidade de serem selecionadas 4 fêmeas seguidas seria

$$P(F_1 \cap F_2 \cap F_3 \cap F_4) = [P(F)]^4 = 0,5^4 = 0,0625 \text{ ou } 6,25\%$$

A probabilidade de selecionar duas vezes o mesmo camundongo (seja ele macho ou fêmea) seria

$$P(A_i) = \text{probabilidade do animal "i" ser selecionado} = \frac{1}{10} = 0,1 \text{ ou } 10\%$$

Então

$$P(A_{i1} \cap A_{i2}) = P(A_i) \cdot P(A_i) = [P(A_i)]^2 = 0,1^2 = 0,01 \text{ ou } 1\%$$

A lei multiplicativa também se aplica à ocorrência de dois ou mais eventos diferentes e independentes.
Assim, dados os eventos A e B com probabilidades P(A) e P(B)

$$P(A \cap B) = P(A) \cdot P(B)$$

Esta lei pode ser generalizada para qualquer número de eventos.

---

[2] Este processo é denominado amostragem com reposição.

EXEMPLO 5.4

Lei de Hardy-Weinberg. Genética Humana

A lei de Hardy-Weinberg pode ser colocada, de maneira simplificada, da seguinte forma (Voguel, 2000):

Sejam dois alelos A e B, com probabilidades na população iguais a p e q. Considerando reprodução aleatória (casual), na geração seguinte, a freqüência do genótipo AA será

$$P(A \cap A) = P(A) \cdot P(A) = p \cdot p = p^2$$

A freqüência do genótipo BB

$$P(B \cap B) = P(B) \cdot P(B) = q \cdot q = q^2$$

Para a determinação da freqüência de genótipo AB, deve-se considerar que ele pode ocorrer de duas formas.

Assim

$$P(A \cap B) = P(A) \cdot P(B) = p \cdot q$$
$$P(B \cap A) = P(B) \cdot P(A) = q \cdot p$$

de forma que a freqüência do genótipo AB é igual a $pq + qp = 2 \cdot p \cdot q$.

1.5.2 Lei associativa

Dados dois eventos, A e B, a probabilidade de que ocorra um destes dois eventos, isto é, que ocorra A *ou* B, é dada por:

$$P(A \cup B) = P(A) + P(B) - P(A \cap B)$$

que pode ser lido: "A probabilidade de ocorrência de A ou B é dada pela soma das probabilidades de ocorrer A mais a probabilidade de ocorrer B menos a probabilidade de que ambos ocorram simultaneamente." A expressão acima se justifica, pois, ao contar os pontos amostrais de A e de B, os pontos que correspondem à interseção dos eventos são contados duas vezes (veja Fig. 5.7).

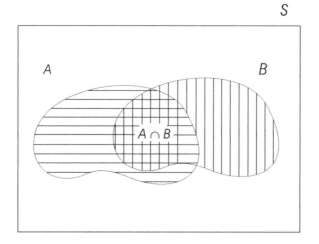

Fig. 5.7

PROBABILIDADE E PROPRIEDADES EPIDEMIOLÓGICAS **151**

EXEMPLO 5.5

Considere os dados do Quadro 5.1, que mostra 15 indivíduos classificados quanto às variáveis obesidade e sedentarismo.

Quadro 5.1

Indivíduo	1	2	3	4	5	6	7	8	9	10	11	12	13	14	15
Obesidade	N	N	S	N	S	S	N	N	N	S	N	N	S	N	N
Sedentarismo	S	N	S	S	N	S	N	S	S	S	N	N	S	N	S

Seja A = obesidade e B = sedentarismo.

Então, uma estimativa da probabilidade de o indivíduo ser obeso, baseada nos dados disponíveis, seria:

$$P(A) = \frac{5}{15} \cong 0,33 \text{ ou } 33\%$$

A probabilidade de sedentarismo

$$P(B) = \frac{9}{15} = 0,6 \text{ ou } 60\%$$

Existem 4 indivíduos que são obesos (A) e sedentários (B), de forma que $P(A \cap B) = \frac{4}{15} \cong$ 0,2667 ou 26,67%.

Assim, a probabilidade de se selecionar um indivíduo obeso ou sedentário pode ser calculada

$$P(A \cup B) = P(A) + P(B) - P(A \cap B) = \frac{5}{15} + \frac{9}{15} - \frac{4}{15} = \frac{10}{15} \cong$$

$$\cong 0,6667 \text{ ou } 66,67\%$$

Note que os 10 indivíduos obesos ou sedentários são os que, no Quadro 5.1, se apresentam como (S, S) (S, N) ou (N, S).

Observe, ainda, que cinco indivíduos não apresentam simultaneamente as duas características (N, N).

$$P(A' \cup B') = \frac{5}{15} = 0,3333 \text{ ou } 33,33\%$$

Naturalmente, este resultado é complemento do anterior, e também pode ser escrito como $P(A \cup B)'$.

EXEMPLO 5.6

Hipertensão

Um critério bastante aceito para definir hipertensão arterial na população é considerar um indivíduo como hipertenso se ele apresentar: pressão arterial sistólica maior que 140 (mm Hg), pressão arterial diastólica maior que 90 (mm Hg), ou ambas.

Definindo A = PAS > 140 (mm Hg); B = PAD > 90 (mm Hg) e considerando $P(A) = 0,15$, $P(B) = 0,1$ e $P(A \cap B) = 0,08$, a probabilidade de um indivíduo hipertenso seria:

$$P(A \cup B) = P(A) + P(B) - P(A \cap B) = 0,15 + 0,1 - 0,08 =$$
$$= 0,17 \text{ ou } 17\%$$

Veja ilustração na Fig. 5.8

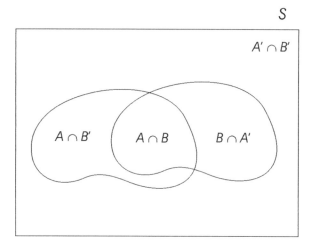

Fig. 5.8a

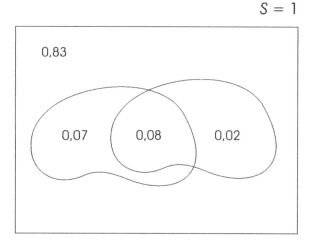

Fig. 5.8b

Evidentemente, se *A* e *B* não tiverem elementos em comum, serão representados por conjuntos disjuntos, e a expressão anterior de cálculo para a ocorrência de A ou B passa a

$$P(A \cup B) = P(A) + P(B)$$

Em determinado momento, se forem definidos dois eventos cuja ocorrência simultânea não é possível, diz-se que os eventos são mutuamente excludentes, ou seja, ocorre um *ou* ocorre o outro. É o caso, por exemplo, do lançamento de um dado e os eventos *A* = resultado 6 e *B* = resultado 5. Sabe-se que $P(A) = 1/6$ e $P(B) = 1/6$, mas a probabilidade de ocorrer A *e* B simplesmente não existe.

PROBABILIDADE E PROPRIEDADES EPIDEMIOLÓGICAS **153**

EXEMPLO 5.7

Suponha que, para se dar prioridade no atendimento de uma fila bancária, são considerados dois casos: A = grávidas e B = pessoas com mais de 60 anos.

Note que $P(A \cap B) = 0$, de forma que A e B são mutuamente excludentes.

Considerando a probabilidade de A igual a 6% e de B igual a 12%, a probabilidade de que haja necessidade de dar prioridade na fila seria de

$$P(A \cap B) = P(A) + P(B) = 0,06 + 0,12 = 0,18 \text{ ou } 18\%$$

1.6 Eventos dependentes

Quando a ocorrência de um evento A depende da ocorrência prévia de um outro evento B, diz-se que o evento A depende de B, e denota-se $(A \mid B)$. É comum ler a sentença $(A \mid B)$ como "A dado B".

Por exemplo: seja A = obesidade e B = dieta hipercalórica. Então $(A \mid B)$ significa que "a obesidade depende da ingestão de muitas calorias".

Para que dois eventos sejam dependentes, basta verificar a desigualdade

$$P(A \cap B) \neq P(A) \cdot P(B)$$

Em outras palavras, a probabilidade do número de ocorrências que satisfazem ambas as condições (A e B) é diferente do produto das probabilidades dos eventos A e B tomadas isoladamente. Obviamente, os eventos serão independentes se $P(A \cap B) = P(A) \cdot P(B)$.

EXEMPLO 5.8

Suponha que um levantamento estatístico efetuado em certa população verificou que 23% de indivíduos do sexo masculino e 18% do sexo feminino são hipertensos. Se, nessa mesma população, o número de casais hipertensos é de 7,2%, então existe dependência (ou associação) entre o fato de o homem e a mulher do casal apresentarem hipertensão, pois, denotando H = homem hipertenso e M = mulher hipertensa, ter-se-ia

$$P(H \cap M) = P(H) \cdot P(M)$$

$$P(H \cap M) = 0,23 \cdot 0,18 = 0,0414 = 4,14\% \neq 7,2\%$$

Observe-se que não estão sendo nem procuradas nem analisadas as razões pelas quais, se o primeiro membro do casal é hipertenso, o outro tem mais chances de ser hipertenso do que se o primeiro não for hipertenso. Simplesmente apresenta-se esse fato a partir das estatísticas do número de homens, mulheres e casais hipertensos. Quanto aos motivos para essa dependência, eles devem ser procurados analisando-se outras variáveis ligadas ao sexo e à hipertensão. Num estudo de campo, poder-se-ia sugerir que sejam verificadas características do casal no que diz respeito ao tipo de alimentação, teor diário ingerido de NaCl, ambiente familiar, ambiente de trabalho etc.

1.7 Probabilidade condicionada

1.7.1 Conceito

Quando existem dois eventos dependentes, a probabilidade de ocorrência de um deles é afetada pelo fato de o outro ter ou não ter ocorrido. Se esses eventos são os eventos A e B, quando se diz que a probabilidade de ocorrência de A está *condicionada* à ocorrência de B, está-se querendo dizer que as chances de ocorrer A dependem de B.

De modo geral, a probabilidade de *A* condicionada a *B* é dada por:

$$P(A \mid B) = \frac{P(A \cap B)}{P(B)}$$

onde $P(A \mid B)$ = probabilidade de *A* **dado** ou **condicionada** a *B*.
A relação anterior pode ser compreendida observando-se a Fig. 5.9.

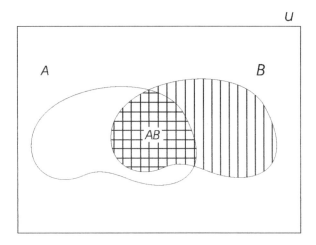

Fig. 5.9 Probabilidade condicionada.

Na Fig. 5.9, os eventos *A* e *B* possuem elementos comuns. A probabilidade de ocorrer *A* dado *B* implica a ocorrência prévia de *B*. Desta forma, o espaço amostral se reduz de *U* para *B* e as ocorrências favoráveis ao evento *A* para a interseção de *A* com *B*, resultando a expressão mostrada anteriormente.

Note também que a probabilidade de ocorrer *B*, condicionada a *A*, é diferente da probabilidade de ocorrer *A* condicionada a *B*.

$$P(B \mid A) \neq P(A \mid B)$$

Pois, pela definição dada

$$P(B \mid A) = \frac{P(B \cap A)}{P(A)} \neq P(A \mid B) = \frac{P(A \cap B)}{P(B)}$$

Embora os numeradores das expressões sejam iguais $P(B \cap A) = P(A \cap B)$, os denominadores, isto é, os universos de referência, são diferentes.
No primeiro caso, calcula-se em relação a *A*, e no segundo, em relação a *B*.
Também é importante perceber que, quando *A* e *B* são independentes ($P(A \cap B) = P(A) \cdot P(B)$), a probabilidade de *A* dado *B* e *B* dado *A* resulta

$$P(A \mid B) = P(A)$$

$$P(B \mid A) = P(B)$$

Pois, quando há independência, a condição não afeta o resultado.
Quando existe dependência,

$$P(A \cap B) = P(B) \cdot P(A \mid B) = P(A) \cdot P(B \mid A)$$

PROBABILIDADE E PROPRIEDADES EPIDEMIOLÓGICAS **155**

Este resultado é conhecido como lei da multiplicação de probabilidades.

As probabilidades condicionadas podem ocorrer associando-se dois eventos, ou quando um mesmo evento é repetido e os seus resultados são afetados pelos resultados anteriores.

Como exemplo no primeiro caso, imagine dois eventos associados a um conjunto de indivíduos. O primeiro evento, *A*, seria "alcoólatra"; o segundo, *B*, "cirrose". É possível estimar, de acordo com esses dados, a probabilidade de um indivíduo ter cirrose *dado que* é alcoólatra. Para isto, de acordo com a definição dada, basta verificar o número de indivíduos que apresentam simultaneamente as duas características $P(A \cap B)$ e dividir pelo número total de indivíduos que apresentam a primeira característica $P(A)$.

Este tipo de problema costuma ser colocado em forma de tabelas conjuntas de freqüências, ou tabelas conjuntas de probabilidades, dependendo se os dados são valores absolutos (primeira denominação) ou relativos (segunda denominação). Uma tabela conjunta simples (Tabela 5.1), de dimensão 2×2, é mostrada adiante.

Tabela 5.1 Associação de eventos dependentes

Eventos	B	B′	Totais
A	AB	AB′	A
A′	A′B	A′B′	A′
Totais	B	B′	T

No exemplo que vem sendo analisado, ter-se-ia:

A = alcoólatra A' = não-alcoólatra
B = cirrose B' = não-cirrose

Evidentemente, os eventos associados são

AB = alcoólatra e cirrose;
AB' = alcoólatra e não-cirrose;
$A'B$ = não-alcoólatra e cirrose;
$A'B'$ = não-acoólatra e não-cirrose;
T = total de indivíduos, ou probabilidade total.

Em relação à Tabela 5.1, onde está sendo associada a probabilidade de ocorrência ou não dos eventos *A* e *B*, pode-se escrever

$$P(A \mid B) + P(A' \mid B) = 1$$

$$P(A \mid B') + P(A' \mid B') = 1$$

Ainda, é possível escrever as probabilidades de *A*, *A'*, *B* e *B'* em termos de resultados conjuntos

$$P(A) = P(A \cap B') \cup P(A \cap B)$$

$$P(A') = P(A' \cap B) \cup P(A' \cap B')$$

Como $P(A) + P(A') = 1$

$$P(A) = 1 - [P(A' \cap B) \cup P(A' \cap B')]$$

$$P(A') = 1 - [P(A \cap B') \cup P(A \cap B)]$$

$$P(B) = P(B \cap A') \cup P(A \cap B)$$

$$P(B') = P(B' \cap A) \cup P(A' \cap B')]$$

156 BIOESTATÍSTICA

ou

$$P(B) = 1 - [P(B' \cap A) \cup P(A' \cap B')]$$

$$P(B') = 1 - [P(B \cap A') \cup P(A \cap B)]$$

De modo geral, o evento A pode ocorrer de k maneiras diferentes $A = \{A_1, A_2, \ldots A_k\}$ e cada um desses resultados está condicionado à ocorrência do evento B, tendo-se

$$P(A_1 | B) + P(A_2 | B) + \ldots + P(A_k | B) = 1$$

$$\sum_{i=1}^{k} P(A_i | B) = 1$$

Particularmente, se $k = 2$, então

$$P(A_1 | B) = 1 - P(A_2 | B) \text{ e } P(A_2 | B) = 1 - P(A_1 | B)$$

Pois $P(A_1 | B) + P(A_2 | B) = 1$, uma vez que a reunião de A_1 e A_2 representa a totalidade das possibilidades de ocorrência ($k = 2$).

1.7.2 Risco relativo

O risco relativo pode ser calculado a partir das tabelas conjuntas de freqüências ou de probabilidades que foram apresentadas para definir a probabilidade condicionada. É um conceito bastante empregado em medicina e pode ser entendido como o risco adicional de estar em uma determinada condição patológica (B) devido ao fato de apresentar uma característica particular (A). No exemplo em que A = alcoólatra e B = cirrose, o risco relativo de um alcoólatra em relação à cirrose representa a probabilidade adicional de um alcoólatra desenvolver cirrose em relação a um indivíduo não-alcoólatra. Genericamente, empregando a notação da Tabela 5.1, pode-se escrever

$$RR = \frac{P(B|A)}{P(B|A')} = \frac{\dfrac{BA}{A}}{\dfrac{BA'}{A'}}$$

Quando são estudados vários fatores de risco relacionados com uma determinada condição, pode ser determinado o risco relativo de cada fator. Assim, a coleção de $RR_1, RR_2 \ldots RR_k$ mostra a exposição ao risco proporcionada pelos fatores $F_1, F_2, \ldots F_k$.

É importante notar que, normalmente, o valor de risco relativo é maior que 1, pois, supostamente, a exposição ao *fator de risco* deve aumentar a freqüência da condição. Contudo, quando o risco relativo resulta menor que 1, o fator passa a ser denominado *fator de prevenção* (ou proteção).

Como exemplo de fator de prevenção pode ser mencionado: "a complementação de cálcio na osteoporose em mulheres com mais de quarenta anos de idade".

Finalmente, se o risco relativo é próximo de 1, o estudo mostrará que o fator não se relaciona com a condição estudada.

Esta medida, ou seja, o risco relativo, somente deve ser empregada em estudos de coortes (prospectivas e retrospectivas), nos quais as proporções calculadas devem ser vistas como estimativas de probabilidades.

EXEMPLO 5.9

Considere novamente os dados do Quadro 5.1 do EXEMPLO 5.5. Com base nestes dados é possível calcular: a) a probabilidade de obesidade (A) e a probabilidade de sedentarismo (B). Os eventos obesidade e sedentarismo são independentes? b) $P(A | B)$ e $P(A | B')$ c) RR.

PROBABILIDADE E PROPRIEDADES EPIDEMIOLÓGICAS **157**

Solução:

a) $P(A) = \dfrac{5}{15}; P(B) = \dfrac{9}{15}$

$P(A) \cdot P(B) = \dfrac{5}{15} \cdot \dfrac{9}{15} = \dfrac{45}{225} = 0,2$ ou 20%

$P(A \cap B) = \dfrac{4}{15} \cong 0,2667$ ou 26,67%

Portanto

$P(A \cap B) = P(A) \cdot P(B)$

Então A e B são dependentes:

b) $P(A \mid B) = \dfrac{P(A \cap B)}{P(B)} = \dfrac{4}{9}; \; P(A \mid B') = \dfrac{P(A \cap B')}{P(B')} = \dfrac{1}{6}$

c) $RR = \dfrac{P(A \mid B)}{P(A \mid B')} = \dfrac{\dfrac{4}{9}}{\dfrac{1}{6}} = \dfrac{24}{9} = 2,67$

O risco relativo mostra que o sedentarismo aumenta as chances de obesidade em 167%, aproximadamente. Ou o que é a mesma coisa a chance de um obeso sedentário é 2,67 vezes maior que a de um obeso não sedentário.

EXEMPLO 5.10

Suponha que os valores para o exemplo da Tabela 5.1, num estudo efetuado com 80 pacientes, sejam os mostrados na Tabela 5.2.

Tabela 5.2

(exposição)	**Cirrose** (doença)		**Total**
Alcoolismo	Sim	Não	
Sim	9 (a)	26 (b)	35 (a + b)
Não	2 (c)	43 (d)	45 (c + d)
Total	11 (a + c)	69 (b + d)	80 (a + b + c + d)

Risco de doença entre os expostos = P(Cirrose/Alcoólatra) = a/a + b = 9/35 = 0,2571
Risco de doença entre os não expostos = P(Cirrose/Não-alcoólatra) = c/c + d = 2/45 = 0,0444
Risco Relativo = RR = 0,2571/0,0444 = 5,79

Agora, podemos concluir que quem é alcoólatra tem 5,79 vezes o risco de ter cirrose quando comparado com um indivíduo não-alcoólatra. Ou ainda, quem é alcoólatra tem um risco 4,79 vezes maior de ter cirrose quando comparado com um indivíduo não-alcoólatra.

Ou então, empregando a notação sugerida, o risco de um alcoólatra apresentar cirrose é de

$$P(B \mid A) = \dfrac{9}{9 + 26} = 0,2571$$

O risco de cirrose entre os não-alcoólatras resulta

$$P(B \mid A') = \frac{2}{2 + 43} = 0,0444$$

O risco relativo resulta então

$$RR = \frac{0,2571}{0,0444} = 5,79$$

Como foi anteriormente calculado.

1.7.3 Coeficiente de associação de Yule

Ainda trabalhando em tabelas de freqüência do tipo 2 × 2, pode-se desejar avaliar a associação entre as duas variáveis estudadas. Suponha, por exemplo, as variáveis ingestão de NaCl e pressão arterial sistólica. Veja a Tabela 5.3. Neste caso, o coeficiente de associação de Yule mediria o grau de associação ou de dependência entre o consumo de sal de cozinha e a PAS.

Tabela 5.3 Associação entre consumo de sal comum e PAS

		PAS	
		PAS menor ou igual a 120 mm Hg	PAS maior que 120 mm Hg
Consumo de Sal	Menor ou igual a 5 g/dia	24 a	4 b
	Maior que 5 g/dia	c 11	d 19

O coeficiente de associação de Yule pode ser calculado através da expressão

$$Y = \frac{a \cdot d - b \cdot c}{a \cdot d + b \cdot c}$$

Seus valores variam entre -1 e $+1$ e, quanto mais próximo de ∓ 1, mais forte associação. $Y = 0$ indica ausência de associação. Valores positivos de Y indicam relação direta entre as variáveis estudadas e valores negativos de Y, relação inversa.

EXEMPLO 5.11

De acordo com a Tabela 5.3, a associação entre o consumo de sal comum e a pressão sistólica resultaria

$$Y = \frac{24 \cdot 19 - 4 \cdot 11}{24 \cdot 19 + 4 \cdot 11} = \frac{412}{500} = 0,824$$

Como o valor de associação é positivo, indica que um aumento no consumo de sal provoca também um aumento na PAS. Quanto ao grau de associação, verifica-se que é elevado, $Y > 0,8$, mostrando uma associação forte entre consumo de sal e PAS.

Para uma classificação dos valores de Y pode ser adotada a seguinte relação:

Valor de Y	Associação
$\|Y\| > 0,8$	Forte
$0,4 \leq \|Y\| \leq 0,8$	Média
$0,4 > \|Y\|$	Fraca

1.7.4 Aplicações da probabilidade condicional: Teorema de Bayes

Suponha que a ocorrência (ou não) de um determinado evento A possa ter sido originada de "k" diversas maneiras $c_1, c_2, \ldots, c_k$ (Fig. 5.10).

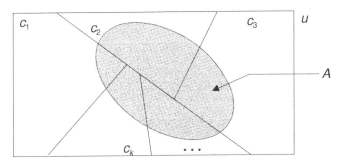

Fig. 5.10 Causas do evento A.

Observe que as *causas* $c_1, c_2, \ldots, c_k$ são eventos mutuamente exclusivos, ou $c_1 \cap c_2 \cap \ldots \cap c_k = \phi$. Desta forma, o conjunto A pode ser escrito como $A = (A \cap c_1) \cup (A \cap c_2) \cup \ldots \cup (A \cap c_k)$. Em termos de probabilidades, $P(A) = P(A \cap c_1) + P(A \cap c_2) + \ldots + P(A \cap c_k)$. Lembrando a definição de probabilidade condicional, pode-se escrever

$$P(A|c_i) = \frac{P(A \cap c_i)}{P(c_i)}$$

de onde vem

$$P(A \cap c_i) = P(c_i) \cdot P(A|c_i)$$

Então, a probabilidade do evento A, $P(A)$ resulta igual à expressão

$$P(A) = P(c_1) \cdot P(A|c_1) + P(c_2) \cdot P(A|c_2) + \ldots + P(c_k) \cdot P(A|c_k)$$

ou

$$P(A) = \sum_{i=1}^{k} P(c_i) \cdot P(A|c_i)$$

Este resultado é conhecido como teorema da probabilidade total.
Então, a probabilidade de que o evento A tenha sido originado pela *causa* c_i, $P(c_i | A)$, é dada por:

$$P(c_i | A) = \frac{P(c_i) \cdot P(A|c_i)}{P(A)} \text{ ou } P(c_i | A) = \frac{P(c_i) \cdot P(A|c_i)}{\sum_{i=1}^{k} P(c_i) \cdot P(A|c_i)}$$

160 BIOESTATÍSTICA

Esta é a expressão do **Teorema de Bayes**, também chamado de **Teorema das Causas**. Possui aplicação direta em vários problemas relacionados ao diagnóstico de doenças. É também base para o desenvolvimento de um conjunto de indicadores em Epidemiologia, que serão descritos de forma resumida na Seção 2.

EXEMPLO 5.12

Suponha que em um levantamento de dados uma determinada população foi classificada de acordo com uma das características abaixo:[3]

P1	Heterossexuais	63%
P2	Homossexuais	18%
P3	Hemofílicos	5%
P4	Usuários de drogas injetáveis	14%

Imagine, ainda, que levantamentos estatísticos anteriores permitam presumir que o risco de transmissão do HIV entre os heterossexuais é da ordem de 2,3%; entre a população homossexual, 9,3%; entre os hemofílicos, 12%; e entre os usuários de drogas, 17,1%.

Com estas informações seria possível determinar, por exemplo, a probabilidade de transmissão do HIV e, também, a chance de um HIV+ ser proveniente do grupo de heterossexuais. No primeiro caso:

Seja A = HIV+ e A' = HIV−
então,

$$P(A) = P(P_1) \cdot P(A \mid P_1) + P(P_2) \cdot P(A \mid P_2) + P(P_3) \cdot P(A \mid P_3) +$$
$$+ P(P_4) \cdot P(A \mid P_4)$$

$$P(A) = 0,63 \cdot 0,023 + 0,18 \cdot 0,093 + 0,05 \cdot 0,12 + 0,14 \cdot 0,171 =$$
$$= 0,0617 \text{ ou } 6,17\%$$

Então, o risco HIV+ é de 6,17%.

A chance de um HIV+ pertencer ao grupo heterossexual pode ser posta

$$P(P_1 \mid A) = \frac{P(P_1) \cdot P(A \mid P_1)}{P(A)}$$

$$P(P_1 \mid A) = \frac{0,63 \cdot 0,023}{0,0617} = \frac{0,01449}{0,0617} = 0,2344 \text{ ou } 23,44\%$$

Então, dado um caso de HIV+, a probabilidade de ele pertencer ao grupo heterossexual é de 23,44%. Este resultado é interessante (!), pois o valor calculado é aparentemente alto diante da pequena taxa de risco dos heterossexuais (2,3%).

2 Aplicações do Cálculo de Probabilidades: Noções de Epidemiologia

O cálculo de probabilidades está presente na Medicina, direta ou indiretamente, em um sem-número de situações. Contudo, em algumas situações, a base do conhecimento é de natureza

---

[3]Observe que as características da população são consideradas, neste exemplo, como exclusivas. Assim, se um indivíduo foi classificado como heterossexual, necessariamente não possui nenhuma das outras características.

PROBABILIDADE E PROPRIEDADES EPIDEMIOLÓGICAS **161**

nitidamente probabilística. É o caso dos indicadores epidemiológicos, que serão abordados brevemente a seguir.

2.1 Avaliação da qualidade de um exame diagnóstico

Uma aplicação importante da teoria das probabilidades na Medicina está relacionada à avaliação da capacidade que um determinado exame tem de acertar o verdadeiro diagnóstico. A limitação dos diagnósticos está condicionada aos meios de que o médico dispõe para a sua elaboração. Assim, se um médico deve efetuar um diagnóstico sobre a presença ou não de anemia em uma criança, dispondo das informações de um exame clínico, suas conclusões serão mais ou menos corretas em função da capacidade que o exame clínico tem de detectar a anemia. Quando é sabido que o tipo de exame que está sendo empregado não é totalmente preciso, diz-se que o diagnóstico é provável. Quando não existem dúvidas sobre o diagnóstico, o exame é denominado diagnóstico de certeza ou ***prova de ouro*** e o diagnóstico é definitivo. A precisão de um exame diagnóstico é avaliada comparando seus resultados com os de um exame definitivo e verificando sua capacidade de acerto. O Quadro 5.2 mostra de maneira esquemática os possíveis resultados associados à comparação do resultado do exame que está sendo avaliado e o resultado definitivo ou diagnóstico de certeza.

Quadro 5.2 Resultado de um exame diagnóstico *versus* um diagnóstico de certeza

		Diagnóstico de Certeza		
		Doença (+)	**Doença** (−)	
Resultado do Exame	Exame (+)	**a** (+ +)	**b** (+ −)	*a + b*
	Exame (−)	**c** (− +)	**d** (− −)	*c + d*
	Totais ⇒	**a + c**	**b + d**	**a + b + c + d**

De modo geral, podem ser listadas quatro formas de se estabelecer um diagnóstico

➢ Exame clínico
➢ Exame laboratorial
➢ Exame anátomo-patológico
➢ Exame por imagem

Dependendo do caso, qualquer uma dessas formas de diagnóstico pode ser avaliada, comparando-a com outra forma tida como mais precisa.

Do Quadro 5.2 é possível extrair os conceitos e as relações descritos a seguir:

Falso-positivo

Indivíduo sadio cujo exame resultou positivo. No Quadro 5.2, corresponde à letra "b".
Obs.: Não se deve confundir o evento "falso-positivo" com a probabilidade de um "falso-positivo". Para obter a probabilidade de falso-positivo, deve-se dividir "b" por "a + b", que é o total de exames positivos.

Falso-negativo

Indivíduo doente cujo exame resultou negativo. No Quadro 5.2, corresponde à letra "c".

2.1.1 Propriedades estáveis

Quando proporções diferentes de pacientes sadios e doentes são testadas, os seus valores não se alteram. São duas estas propriedades:

Sensibilidade

É definida como a proporção entre o número de indivíduos cujo exame resultou positivo e têm a doença, e o número total de indivíduos doentes. De acordo com o Quadro 5.2,

$$Sensibilidade = \frac{a}{a + c}$$

Desta forma, expressa o total de acertos do exame sobre o verdadeiro número de doentes. Fazendo (1 − *sensibilidade*) responde a pergunta: Que proporção de indivíduos doentes o exame deixou de diagnosticar como tais? Esta proporção é a proporção de **falso-negativos** no total de pessoas doentes.

Evidentemente, quanto mais próxima de 1 estiver a sensibilidade do teste, melhor será esse teste.

Especificidade

Proporção entre o número de indivíduos sadios cujo exame resultou negativo e o número total de indivíduos sadios. Então,

$$Especificidade = \frac{d}{b + d}$$

Assim, esta propriedade expressa o total de exames corretamente negativos sobre o total de indivíduos sadios. Fazendo (1 − especificidade), tem-se a proporção de **falso-positivos** no total de indivíduos sadios (mais uma vez, não se deve confundir com a probabilidade de falso-positivo, que é calculada dividindo pelo total de exames positivos, e não pelo de pessoas sadias).

Evidentemente, quanto mais próxima de 1 estiver a especificidade do teste, melhor será esse teste.

Para serem avaliadas, as propriedades estáveis necessitam do diagnóstico de certeza. Ocorre que, na prática, quando se tenta diagnosticar uma doença, não se dispõe desta certeza. Se houvesse certeza, não haveria necessidade do exame menos definitivo, pois, desta forma, estariam disponíveis mais informações do que ele poderia fornecer.

Na verdade, a ferramenta que normalmente se dispõe para o diagnóstico é aquela possível, e não a melhor de todas ou a definitiva quanto à certeza. Então, o que é medido com esses indicadores é a capacidade que um diagnóstico efetuado em condições possíveis tem de ser eficiente para detectar a verdadeira condição do indivíduo.

2.1.2 Propriedades instáveis

Valor Preditivo Positivo

É a proporção entre o número de indivíduos doentes com exame positivo e o número total de exames positivos.

$$Valor\ Preditivo\ Positivo = \frac{a}{a + b}$$

Lembrando que 1 − VP(+) = probabilidade de falso-positivo.

Valor Preditivo Negativo

É a proporção entre o número de indivíduos sadios com exame negativo e o número total de exames negativos. Esse valor dá a eficiência com que o resultado negativo de um exame exclui a doença em questão.

$$Valor\ Preditivo\ Negativo = \frac{d}{c + d}$$

Analogamente ao caso anterior, $1 - VP(-)$ = probabilidade de falso-negativo.

Acuidade

Esta propriedade verifica a percentagem de acerto do exame diagnóstico sobre o diagnóstico de certeza. Por esta razão, alguns autores a chamam de eficiência global do teste, ou simplesmente eficiência.

$$Acuidade = \frac{a + d}{a + b + c + d}$$

Como a acuidade é um indicador global dos acertos ou da eficiência do método diagnóstico que está sendo avaliado, poderia-se imaginar que o seu valor é suficiente para esta avaliação. Assim, por exemplo, se a acuidade de um método fosse 0,95, diria-se que este método é melhor do que um outro cuja acuidade fosse 0,93.

Este julgamento, contudo, pode não ser muito correto em razão de a acuidade "confundir" no seu cálculo os percentuais de diagnósticos de falso-positivo e falso-negativo.

Ocorre que, dependendo do que esteja sendo diagnosticado, o peso relativo de um falso-positivo difere do de um falso-negativo. Em palavras simples, o erro de diagnosticar positivamente uma condição pode ser maior ou menor do que o erro de diagnosticar o indivíduo como sendo negativo à condição em questão. Tome-se como exemplo o diagnóstico de gravidez com base na dosagem do hormônio β-HCG na urina. Considere os erros possíveis de diagnóstico. Pergunta-se: um diagnóstico falso-positivo tem as mesmas conseqüências para a paciente do que um falso-negativo? Provavelmente não. No caso de um falso-positivo a paciente talvez procurasse o médico recebendo a atenção necessária e até descobrindo o equívoco. No caso do falso-negativo, existiria a possibilidade de a paciente adotar ou manter hábitos prejudiciais ou incompatíveis com o seu estado (gravidez), com conseqüências graves para a sua saúde e/ou a do feto.

De qualquer maneira, se o peso ou a importância relativa dos erros de diagnóstico não for a mesma, como foi ilustrado, a acuidade pode se tornar ineficaz para decidir entre dois métodos diagnósticos ou até mesmo para avaliar um método isoladamente. Nestes casos, as prioridades estáveis, sensibilidade e especificidade são as medidas adequadas da qualidade do método diagnóstico.

Prevalência

É o total de pacientes doentes sobre o total de pacientes, ou, simplesmente, a proporção de pacientes doentes. Para se ter esta propriedade, é necessário dispor do diagnóstico de certeza.

$$Prevalência = \frac{a + c}{a + b + c + d}$$

EXEMPLO 5.13

O exemplo da Tabela 5.4 foi extraído da publicação *Como Ler Revistas Médicas*, do Departamento de Epidemiologia Clínica e Bioestatística do Centro de Ciências da Saúde da Universidade de MacMaster, da cidade de Hamilton, Ontario, Canadá, para o programa brasileiro de Epidemiologia desenvolvido com o apoio da SEPLAN e do CNPq.

164 BIOESTATÍSTICA

Tabela 5.4 Eletrocardiograma de esforço como um indicador de estenose das coronárias quando a doença está presente em metade dos homens examinados

		Mais de 75% de Estenose		Total
		Presente	Ausente	**Total**
Eletrocardiograma de Esforço	Positivo	55	7	**62**
	Negativo	49	84	**133**
	Total	**104**	**91**	**195**

Obs.: O diagnóstico de certeza foi obtido por arterioscopia.

Com base nesses dados, foi possível calcular, para o exame do ECG

Sensibilidade $\quad\quad$ = 0,5288
Especificidade $\quad\quad$ = 0,9231
Valor preditivo positivo = 0,8871
Valor preditivo negativo = 0,6316
Acuidade $\quad\quad\quad$ = 0,7128
Prevalência $\quad\quad$ = 0,5333

Pode ser notado que os resultados da aplicação do ECG de esforço não são muito confiáveis. O resultado da Sensibilidade do teste, que mostra a proporção de falso-negativos entre os doentes $(1 - S)$, é exageradamente alto (47,12%). A eficiência global do teste, Acuidade, também não oferece resultados muito alentadores. O teste possui falha de diagnóstico nos sentidos do falso-positivo e falso-negativo; portanto, deve ser complementado com maiores informações antes de uma exploração das artérias, se for o caso.

2.2 Coeficiente de Kappa

No item 2.1 foi visto como é possível avaliar a precisão de um exame ou método diagnóstico, comparando-o com um diagnóstico-referência. Pode-se também desejar comparar métodos diagnósticos iguais, elaborados por dois especialistas diferentes. O *coeficiente de Kappa* é utilizado para verificar a concordância entre os diagnósticos de dois especialistas. O Quadro 5.3 mostra as possíveis combinações dos diagnósticos de dois especialistas.

Quadro 5.3 Concordância entre o diagnóstico de dois especialistas

		Diagnóstico Médico 2		
		(+)	(−)	**Totais**
Diagnóstico Médico 1	(+)	$a(+ +)$	$b(+ -)$	$a + b$
	(−)	$c(- +)$	$d(- -)$	$c + d$
	Totais	$a + c$	$b + d$	$a + b + c + d$

No Quadro 5.3, a proporção da concordância observada é calculada fazendo-se

$$p_o = \frac{a + d}{n}$$

PROBABILIDADE E PROPRIEDADES EPIDEMIOLÓGICAS **165**

Denomina-se proporção da concordância casual ao quociente

$$p_c = \frac{(a + b) \cdot (a + c) + (c + d) \cdot (b + d)}{n^2}$$

O coeficiente de Kappa resulta

$$Kappa = \frac{p_o - p_c}{1 - p_c}$$

A concordância total entre os diagnósticos dos especialistas resulta num valor de Kappa igual a 1 (um), enquanto a total discordância é igual a 0 (zero). Para avaliar o grau de concordância a partir do valor do coeficiente de Kappa, pode ser empregada a seguinte classificação:

➢ $Kappa < 0,4$ → concordância leve
➢ $0,4 \le Kappa < 0,8$ → concordância moderada
➢ $0,8 \le Kappa < 1$ → concordância forte
➢ $Kappa = 1$ → concordância perfeita

EXEMPLO 5.14

Em uma determinada experiência, foi avaliado o grau de lesão do tecido hepático em 20 cobaias às quais foi administrada uma certa substância tóxica. Os resultados dos exames efetuados por dois patologistas foram os constantes do Quadro 5.4.

Quadro 5.4

Cobaia	1	2	3	4	5	6	7	8	9	10	11	12	13	14	15	16	17	18	19	20
Patologista 1	+	+	+	+	+	+	−	+	+	+	+	+	+	−	−	+	−	+	+	−
Patologista 2	+	+	−	+	+	+	−	−	+	+	−	+	+	−	−	−	−	−	+	−

Onde + indica presença de lesão e −, ausência de lesão.
Com base nesses resultados, é possível construir o Quadro 5.5.

Quadro 5.5

		Patologista 2		
		(+)	(−)	Totais
Patologista 1	(+)	10	5	15
	(−)	0	5	5
	Totais	10	10	20

166   BIOESTATÍSTICA

Então,

$$p_o = \frac{10 + 5}{20} = 0,75$$

$$p_c = \frac{(10 + 5) \cdot (10 + 0) + (0 + 5) \cdot (5 + 5)}{20^2} = \frac{200}{400} = 0,5$$

$$Kappa = \frac{0,75 - 0,5}{1 - 0,5} = \frac{0,25}{0,5} = 0,5$$

Pela classificação dada, conclui-se que existe uma concordância apenas moderada entre os diagnósticos dos patologistas.

EXERCÍCIOS RESOLVIDOS

1. O Distúrbio de Hiperatividade com Déficit de Atenção, DHDA, é uma desordem que afeta entre 3 e 10% das crianças em idade escolar. Assumindo que essa probabilidade seja 6,6%, estimar:

   a) A probabilidade de que, entre duas crianças em idade escolar escolhidas ao acaso, as duas apresentem DHDA.
   b) Uma criança escolhida ao acaso não apresente DHDA.
   c) Duas crianças escolhidas ao acaso não apresentem DHDA.
   d) Em duas crianças escolhidas ao acaso, uma apresente DHDA.
   e) No caso anterior, pelo menos uma apresente DHDA.

Solução

a) Seja o evento A = "criança em idade escolar com DHDA".

   Então, $P(A) = 6,6\%$ ou $0,066$, e

   $$P(A_1 \cap A_2) = P(A_1) \cdot P(A_2) = [P(A)]^2 = 0,066^2 = 0,004356 \ ou \ 0,4356\%$$

   Resposta: 0,004356 ou 0,4356%.

b) Denotando o evento "não-A" por A', tem-se:

   $$P(A') = 1 - 0,066 = 0,934 \text{ ou } 93,4\%$$

   Resposta: 0,934 ou 93,4%.

c) $P(A_1' \cap A_2') = P(A_1') \cdot P(A_2') = [P(A')]^2 = 0,934^2 = 0,8724 \text{ ou } 87,24\%$

   Resposta: 0,8724 ou 87,24%.

d) $P(A_1 \cap A_2') \cup P(A_1' \cap A_2) = 0,066 \cdot 0,934 + 0,934 \cdot 0,066 = 0,1233 \text{ ou } 12,33\%$

   Resposta: 0,1233 ou 12,33%.

e) $P(A_1 \cap A_2') \cup P(A_1' \cap A_2) \cup P(A_1 \cap A_2) = 0,1233 + 0,004356 = 0,1277 \text{ ou } 12,77\%$

   também pode-se escrever

   $1 - P(A_1' \cap A_2') = 1 - 0,8724 = 0,1276 \text{ ou } 12,76\%$
   Que dá o mesmo resultado (a diferença é devida a arredondamento).

   Resposta: 0,1277 ou 12,77%.

2. Ainda no tema do exercício 1, imagine que, em um dia de consultas, um neurologista tem na sua agenda 8 pacientes, dos quais 2 possuem DHDA. Calcular a probabilidade de:

a) O primeiro paciente apresentar o distúrbio.
b) O segundo paciente ter DHDA dado que o primeiro não tinha.
c) O terceiro paciente não ter DHDA dado que os dois primeiros tinham.

Solução

Mantendo a notação usada no problema 1, tem-se:

a) $P(A_1) = \dfrac{2}{8} = 0,25$ ou 25%

Resposta: 0,25 ou 25%.

b) $P(A_2 \mid A_1') = \dfrac{2}{7} = 0,271$ ou $27,1\%$

Resposta: 0,271 ou 27,1%.

c) $P(A_3' \mid A_1 \cap A_2) = \dfrac{6}{6} = 1$ ou 100%

Resposta: 1 ou 100%.

3. Sabendo que o DHDA ocorre cerca de 10 vezes mais em crianças do sexo masculino, e lembrando os dados do exercício 1,

a) Qual a prevalência do DHDA no sexo feminino? E no sexo masculino?
b) Com base na letra a do exercício 1, calcular a probabilidade pedida, sendo os dois casos um do sexo masculino e outro do sexo feminino.
c) Construa uma tabela 2 × 2, cruzando a presença ou a ausência de DHDA e o sexo, para um total hipotético de 1.000 crianças, usando todos os dados apresentados nos itens anteriores.

Solução

Graficamente, é possível colocar o problema da seguinte forma (Fig. 5.11):

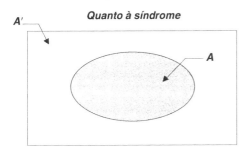
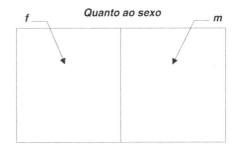
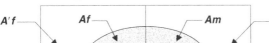
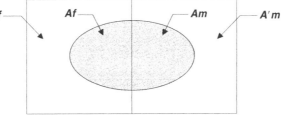

Fig. 5.11

168 BIOESTATÍSTICA

onde:

Am = DHDA no sexo masculino;
Af = DHDA no sexo feminino;
$A'm$ = não-DHDA no sexo masculino;
$A'f$ = não-DHDA no sexo feminino.

Da Fig. 5.14, vê-se que:

$$P(Am) + P(Af) = P(A)$$

Sabe-se ainda que

$$P(Am) = P(A) \cdot P(m)$$
$$P(Af) = P(A) \cdot P(f)$$

de forma que

$$P(A) = P(A) \cdot P(m) + P(A) \cdot P(f)$$

Ainda, pelos dados do problema, tem-se que $P(Am) = 10 \cdot P(Af)$.

Então, considerando proporções iguais de crianças do sexo masculino e do sexo feminino, é possível escrever:

$$\frac{1}{2} P(Am) + \frac{1}{2} P(Af) = 6{,}6\% \text{ ou}$$

$$\frac{P(Am) + P(Af)}{2} = 6{,}6\%.$$

Então

$$\frac{10\, P \cdot (Af) + P(Af)}{2} = 6{,}6\% \therefore P(Af) = \frac{2 \cdot 6{,}6\%}{11} = 1{,}2\%$$

A probabilidade para o sexo masculino será:

$$P(Am) = 10 \cdot P(Af) = 10 \cdot 1{,}2\% = 12\%.$$

Resposta: A probabilidade de uma criança do sexo feminino apresentar DHDA é de 1,2%. Para o sexo masculino, esta probabilidade é de 12%.

c) A tabela conjunta de freqüências resulta em (Tabela 5.5):

Tabela 5.5

DHDA

	Presente	Ausente	**Totais**
Masculino	60	440	**500**
Feminino	6	494	**500**
Totais ⇒	**66**	**934**	**1.000**

PROBABILIDADE E PROPRIEDADES EPIDEMIOLÓGICAS **169**

4. Suponha o cruzamento de duas cobaias pretas heterozigotas, onde o gene B para a pelagem preta é dominante sobre o gene b da pelagem branca. Com base nestes dados, determinar: a) a proporção genotípica e b) a proporção fenotípica.

Solução

a) Tem-se as seguintes possibilidades: BB, Bb, bB e bb.

$$P(B) = P(b) = 0,5 \text{ ou } 50\%$$

Então,

$$P(B \cap B) = P(B) \cdot P(B) = 0,5 \cdot 0,5 = 0,25$$

$$P(B \cap b) = P(B) \cdot P(b) = 0,5 \cdot 0,5 = 0,25$$

$$P(b \cap B) = P(b) \cdot P(B) = 0,5 \cdot 0,5 = 0,25$$

$$P(b \cap b) = P(b) \cdot P(b) = 0,5 \cdot 0,5 = 0,25$$

Como os eventos Bb e bB levam ao mesmo resultado, vem

$$P(B \cap b) \cup P(b \cap B) = 0,25 + 0,25 = 0,5$$

Resposta: $BB = 0,25$; $Bb = 0,5$ e $bb = 0,25$

b) Pelo caráter dominante do gene B de pelagem preta, espera-se um fenótipo com

$$P(B \cap B) + P(B \cap b) + P(b \cap B) = 0,25 + 0,25 + 0,25 = 0,75 \text{ de } B \text{ e}$$

$$P(b \cap b) = 0,25 \text{ de } b$$

Resposta: 75% de pelagem preta (B) e 25% de pelagem branca (b)

5. Para detectar a presença do vírus Z no organismo é efetuado o teste X. Sabe-se que o vírus Z está presente em 0,1% da população, enquanto o teste X acusa $+$ em 99% dos casos de pessoas com o vírus e em 5% dos casos em pessoas sadias. Considerando essas informações:

a) Qual seria a probabilidade de ocorrer um falso-positivo?
b) E de ocorrer um falso-negativo?
c) Elabore uma tabela com o total dos resultados esperados do teste X, para uma população de 100.000 indivíduos.
d) Determine a sensibilidade e a especificidade do teste X.
e) Calcule a proporção de falso-positivos e a proporção de falso-negativos do teste X.
f) Elabore um comentário sobre os resultados obtidos nos itens a, b e c.

Solução

a) Adotando a notação:

V = vírus; V' = não-vírus; $R+$ = exame positivo; $R-$ = exame negativo.

Pelos dados do problema, têm-se $P(V) = 0,001$, $P(R+ \mid V) = 0,99$ e $P(R+ \mid V') = 0,05$.
O falso-positivo, de acordo com a notação que foi convencionada, pode ser escrito como $P(V' \mid R+)$. Então, pelo Teorema de Bayes:

$$P(V' \mid R+) = \frac{P(V') \cdot P(R+ \mid V')}{P(R+)}$$

170 BIOESTATÍSTICA

O cálculo da probabilidade de um exame positivo ser feito, empregando-se o teorema da multiplicação de probabilidades. Assim,

$$P(R+) = P(V) \cdot P(R+ \mid V) + P(V') \cdot P(R+ \mid V')$$

$$P(R+) = 0,001 \cdot 0,99 + 0,999 \cdot 0,05 = 0,05094$$

Finalmente,

$$P(V' \mid +) = \frac{0,999 \cdot 0,05}{0,05094} = 0,9805 \text{ ou } 98,05\%.$$

Resposta: A probabilidade de um falso-positivo é de 98,05%. A chance de um falso-positivo é surpreendentemente grande!

Explicação: Se o teste fosse perfeito, detectaria um em cada mil casos, que é a incidência verdadeira do vírus. Entretanto, o teste acusa cinco em cada cem pessoas testadas. Portanto, dos indivíduos que o teste declara positivos, a maioria efetivamente não tem o vírus.

b) O falso-negativo, de acordo com a notação que foi convencionada, é dado por $P(V \mid -)$. Dos dados do problema, é possível inferir $P(R- \mid V) = 0,01$; $P(R- \mid V') = 0,95$. Pelo Teorema de Bayes:

$$P(V' \mid R-) = \frac{P(V) \cdot P(R - \mid V)}{P(R-)}$$

Então,

$$P(R-) = P(V) \cdot P(R- \mid V) + P(V') \cdot P(R- \mid V')$$

$$P(R-) = 0,001 \mid 0,01 + 0,999 \cdot 0,95 = 0,94906$$

$$P(V' \mid +) = \frac{0,001 \cdot 0,01}{0,94906} = 0,0000105 \text{ ou } 0,00105\%.$$

Resposta: A probabilidade de um falso-negativo é de 0,001%, aproximadamente.

c) Empregando a notação que vem sendo utilizada

Tabela 5.6

	V	V'
$R+$	$R+ \cap V$	$R+ \cap V'$
$R-$	$R- \cap V$	$R- \cap V'$

Para 100.000 casos, empregando as proporções dadas pelo problema, tem-se

Tabela 5.7

	V	V	Total
$R+$	99	4995	5094
$R-$	1	94905	94906
Total	100	99900	100000

PROBABILIDADE E PROPRIEDADES EPIDEMIOLÓGICAS **171**

Observação: Note que a probabilidade de um falso-positivo obtida na letra **a** poderia ter sido calculada diretamente da Tabela 5.7, fazendo o quociente 4995/5094 = 0,9804 ou 98,04% (a diferença em relação ao resultado da letra **a** é devida a arredondamento). Conceitualmente, este resultado corresponde ao complemento do valor preditivo positivo.

De fato, VP(+) = 99/5094 e, então, a probabilidade de falso-positivo resulta igual a 1 − VP(+) = 1 − 99/5094 = 4995/5094. Ou seja, o mesmo resultado mostrado anteriormente.

d) Pela Tabela 5.7:

$$S = \frac{a}{a+c} = \frac{99}{99+1} = 0,99 \text{ ou } 99\%;$$

$$E = \frac{d}{b+d} = \frac{94905}{99900} = 0,95 \text{ ou } 99\%$$

e) Proporção de falso (+) = 1 − E = 1 − 0,95 = 0,05 ou 5%.
Proporção de falso (−) = 1 − S = 1 − 0,99 = 0,01 ou 1%.

f) Os resultados das letras **a**, **b** e **c** evidenciam a importância de se trabalhar com as propriedades estáveis de um exame diagnóstico para a correta avaliação do mesmo.

PROBLEMAS PROPOSTOS

1. Considere que a probabilidade de uma pessoa ser de estatura alta seja de 10%, média 60% e baixa 30%. Determine a probabilidade de:

   a) Uma pessoa ser alta ou normal;
   b) Em duas pessoas, a primeira ser alta e a outra normal;
   c) Em três pessoas, as três serem altas;
   d) Em três pessoas, as três não serem baixas;
   e) Em três pessoas, as três serem baixas ou altas.

2. Em relação ao problema anterior, considere que a probabilidade de nascer uma criança alta, filha de um casal de pais altos, seja de 70%; de um casal cujo um dos pais é alto, 40%, enquanto de um casal de pais não-altos, seja de 10% (suponha que os casais se formam ao acaso e que as probabilidades referentes à estatura sejam as mesmas nos dois sexos). Neste caso,

   a) Qual seria a probabilidade de nascer uma criança alta?
   b) E a probabilidade de uma criança não-alta?

3. Uma gaiola do biotério contém 10 ratos brancos adultos Wistar. Sabe-se que quatro deles são modificados geneticamente para serem portadores de hipertensão arterial e seis são normais. A diferenciação dos ratos é feita por uma marca na orelha dos hipertensos. a) Se for retirado um rato da gaiola escolhido ao acaso, qual a probabilidade de que seja hipertenso? b) Qual a probabilidade de que um segundo animal seja hipertenso, se i) o primeiro animal for recolocado na gaiola, ii) o primeiro animal não foi recolocado e era hipertenso, iii) o primeiro animal não foi recolocado e não era hipertenso? c) Considere agora que um rato é retirado da gaiola, observado, e recolocado na mesma gaiola. Ao retirar o próximo rato, i) qual a probabilidade de que seja selecionado o mesmo animal? ii) qual a probabilidade de retirar o mesmo animal se está sendo selecionado um rato normal e o animal retirado era normal? d) Suponha agora que dois ratos são retirados da gaiola, observados, e recolocados novamente na gaiola. Qual a probabilidade de que: i) os dois sejam novamente selecionados, ii) pelo menos um dos dois seja selecionado, iii) nenhum dos dois seja selecionado? e) Três ratos são escolhidos casualmente da gaiola. Qual a probabilidade de que: i) sejam todos hipertensos, ii) dois sejam normais e um seja hipertenso, iii) pelo menos dois sejam normais, iv) nenhum seja hipertenso?

172 BIOESTATÍSTICA

4. O Quadro 5.6 mostra as probabilidades do tipo sangüíneo e do fator Rh de um indivíduo tomado ao acaso da população.

Quadro 5.6 Probabilidade segundo tipo sangüíneo e fator Rh

A+	A −	O+	O − (du)*
34%	6%	38%	7%
B+	B −	AB+ (ru)*	AB−
8%	2%	4%	1%

*du = doador universal; ru = receptor universal.

Com base nestes dados, calcule a probabilidade de:

a) Um indivíduo apresentar sangue tipo AB;
b) Um indivíduo apresentar sangue A, B ou AB;
c) Um indivíduo ser tipo A ou Rh+;
d) Um indivíduo apresentar Rh–;
e) Sabendo que o tipo O– é doador universal, qual seria a probabilidade de um indivíduo com sangue tipo A+ encontrar um doador compatível com seu tipo?
f) Qual seria a probabilidade de um indivíduo com fator Rh+ ser receptor universal?
g) Sabendo que um indivíduo é tipo B, qual a probabilidade de ser fator Rh–?
h) Sabendo que um indivíduo é tipo AB, qual seria a probabilidade de ser receptor universal?
i) Sabendo que um indivíduo é fator Rh+, qual seria a probabilidade de ser tipo O?
j) Qual a probabilidade de o doador universal ser Rh–?

5. Um estudo sobre fatores associados a doenças cardiovasculares, DCV, em uma determinada região mostrou que 22% das pessoas são tabagistas, T, 40% são etilistas, E, e 50% são sedentárias, S. Ainda foi possível verificar que 16% são tabagistas e etilistas, 14% tabagistas e sedentárias, 17% etilistas e sedentárias e 10% são simultaneamente tabagistas, etilistas e sedentárias. Com base nestas informações, pede-se para determinar a probabilidade de um indivíduo:

a) Ser tabagista ou etilista ou sedentário.
b) Não ser nem tabagista, nem etilista, nem sedentário.
c) Ser etilista ou tabagista, mas não sedentário.
d) Ser tabagista e etilista, mas não sedentário.
e) Ser exclusivamente tabagista.
f) Ser tabagista e etilista.
g) Ser sedentário e tabagista.

6. Considere que a probabilidade de uma pessoa apresentar algum distúrbio alimentar seja de 15% em mulheres e de 5% em homens.

Tomando duas mulheres ao acaso, qual seria a probabilidade de:

a) ambas apresentarem algum distúrbio alimentar;
b) nenhuma apresentar algum distúrbio alimentar.

Tomando um homem e uma mulher ao acaso, qual seria a probabilidade de:

a) O homem apresentar algum distúrbio alimentar e a mulher não;
b) Ambos apresentarem algum distúrbio alimentar;
c) Considerando que a probabilidade de um casal apresentar algum distúrbio alimentar seja

de 4,5%, a presença de distúrbio alimentar nos indivíduos ser independente da vida em comum (casal)?

7. Considere que a probabilidade de um indivíduo apresentar diabetes seja de 18%, a probabilidade de ser hipertenso seja de 25% e a probabilidade de ser simultaneamente diabético e hipertenso de 10%. Determine:

   a) A probabilidade de um indivíduo ser hipertenso ou diabético;
   b) A probabilidade de um indivíduo não ser hipertenso e nem diabético;
   c) A probabilidade de um indivíduo ser diabético mas não ser hipertenso;
   d) A probabilidade de um indivíduo ser hipertenso mas não ser diabético.

8. Imagine dois eventos A e B. Seja A = úlcera péptica e B = estresse constante. Qual o significado de $P(A \mid B)$? Explique claramente a diferença entre $P(A \mid B)$ e $P(B \mid A)$.

9. Suponha o cruzamento de duas cobaias heterozigotas, $Cc \times Cc$. Suponha que o gene C é dominante para a cor de pêlo branca e que seja letal quando o indivíduo resulta homozigoto. Ainda, a cor preta é determinada pelo alelo c. Considere, adicionalmente, a seguinte notação: B = branco; P = preto; V = vivo; M = morto. Qual é a probabilidade de:

   a) Nascer uma cobaia preta deste cruzamento?
   b) $P(B \mid V)$.
   c) $P(V \mid B)$.
   d) $P(P \mid V)$.
   e) $P(B \mid M)$.
   f) $P(V \mid P)$.
   g) $P(P \mid M)$.

10. Determinado gene está associado à ocorrência de aborto espontâneo logo algumas semanas após a formação do zigoto. Suponha uma mulher portadora do gene letal presente no cromossomo X. Determine a probabilidade de:

    a) que nasça um menino filho dessa mulher;
    b) que a mulher tenha um aborto espontâneo após fecundada;
    c) uma filha dessa mulher tenha um filho;
    d) os filhos homens transmitam o caractere letal.

11. Em artigo apresentado na XIV Semana Médica da FMIt, Pinotti, A.L. relata 527 casos operados de Colecistectomia no SCG do HE-FMIt no período de 1987 a 1993 e os resultados em termos de detecção de Tumores da Vesícula. Dentre as análises realizadas, foi efetuado um cruzamento entre o número de tumores encontrados e o sexo, como está sintetizado na Tabela 5.8.

Tabela 5.8 Pacientes submetidos à colecistectomia —
Serviço de Cirurgia Geral do HE-FMIt

Sexo	Tumores de Vesícula Biliar*	
	Presente	Ausente
Masculino	5	274 (1)
Feminino	20	228 (1)
Total →	25	502

*O número de Colecistectomias quanto ao sexo não foi referido no artigo citado. Os valores indicados na tabela acompanhados pelo número (1) são hipotéticos. Os demais valores são verdadeiros.

174 BIOESTATÍSTICA

Definindo os eventos: A = TVB presente e B = sexo masculino (sempre entre pacientes colecistectomizados), estimar, com base nos dados apresentados:

a) $P(A)$
b) $P(A \mid B)$
c) $P(A \mid B')$
d) $P(B)$
e) $P(B \mid A)$
f) $P(B' \mid A)$
g) Que define cada uma dessas probabilidades?
h) Qual o significado da relação entre os resultados dos itens **c** e **b**?

12. A Tabela 5.9 mostra os resultados de um estudo que relaciona atividade física com obesidade.

Tabela 5.9

Atividade Física	Obesidade	
	Presente	Ausente
Sim	12	38
Não	36	64

Com base nestes dados, determine:

a) A probabilidade de um indivíduo ser obeso.
b) A probabilidade de um indivíduo obeso ser praticante de atividade física.
c) A probabilidade de um praticante de atividade física não ser obeso.
d) O risco relativo da atividade física em relação à obesidade.
e) Em função do resultado no item anterior, a atividade física seria um fator de risco ou de prevenção para a obesidade?

13. A Tabela 5.10 mostra um estudo efetuado com 900 mães, classificadas por idade na sua gestação e a presença de trissomia nos filhos.

Tabela 5.10

Idade da Mãe	Presença de Trissomia no Filho	
	Presente	Ausente
40 anos ou menos	17	611
Mais de 40 anos	17	255

Denominando o evento A = mãe com 40 anos ou menos e B = presença de trissomia no filho, determine:

a) $P(B)$;
b) $P(A \mid B)$;
c) $P(A' \mid B)$;
d) Compare os resultados das letras b e c. O risco de uma criança apresentar trissomia independe da idade da mãe?;
e) $P(B \mid A)$;
f) $P(B \mid A')$;

PROBABILIDADE E PROPRIEDADES EPIDEMIOLÓGICAS **175**

g) O risco relativo de uma mãe com mais de 40 anos;

h) Tomando três mães com mais de 40 anos, qual seria a probabilidade de que nenhuma delas desse à luz uma criança trissômica?

14. Um estudo relacionando antecedentes familiares de hipertensão arterial, AFHA, com doenças coronarianas, DC, mostrou que 14,2% dos indivíduos que relataram que ambos os pais tinham HA desenvolveram DC. Dos que relataram que somente o pai tinha HA, 5,2% resultaram cardiopatas. Quando apenas a mãe era portadora de HA, a probabilidade de DC era de 5,2% e quando não existem AFHA, 2,4%. O estudo revelou também que 15,5% das mães possuem HA, contra 20% dos pais (homens). Em casais com filhos, o número de casais em que ambos eram hipertensos foi de 3,1%.

Com base nos dados fornecidos, responda às seguintes questões:

a) Suponha um casal qualquer. O fato de a mãe ter HA influencia o pai a também desenvolver HA? E se for o pai a ter HA, a mãe fica mais propensa para a HA? Justifique a resposta.

b) Qual a probabilidade de o pai sofrer de HA, dado que a mãe não sofre desse distúrbio?

c) Tomado um indivíduo qualquer da população, qual a probabilidade de ele sofrer uma doença coronariana?

d) Se for sabido que ambos os pais de um indivíduo sofrem HA, qual a probabilidade de que esse indivíduo venha a sofrer DC.

e) Quantas vezes maior é a chance de o indivíduo da questão anterior ter DC, em relação a um indivíduo que não possui AFHA?

15. Um artigo do Dr. Mendonça-Lemos, publicado nos *Anais da Academia Nacional de Medicina* (vol. 152, n.º 2), trata das conseqüências da insuficiência renal sobre a sexualidade masculina. Em um dos trechos, o artigo relata: "A disfunção sexual de hemodialisados foi estudada em 52 pacientes do sexo masculino que se encontravam em tratamento dialítico regular há pelo menos 3 meses. A avaliação foi feita através de entrevistas com anamnese dirigida para a disfunção sexual e também por meio de dosagens hormonais por radioimunoensaio e dosagens de zinco plasmático por espectrofotometria de absorção atômica." Continua, mais adiante: "dos 52 pacientes, 41 foram submetidos a um dos planos terapêuticos". Um desses planos consistiu na suplementação de zinco nos pacientes zincêmicos. Os resultados de 11 desses pacientes podem ser vistos na Tabela 5.11.

Tabela 5.11 Pacientes submetidos a suplementação de zinco e freqüência de relacionamentos semanais

Grupo	Freqüência de Relacionamentos Semanais	
	Constante	Aumentou
Placebo	4	2
Sz_n (100 mg)	1	4
Total →	5	6

Na Tabela 5.11, pode ser vista a permanência ou o aumento da freqüência de relacionamentos semanais em dois grupos, Tratamento e Controle. Ao grupo Controle foi administrado placebo, enquanto o grupo Tratamento ingeriu 100 mg de acetato de zinco, via oral, durante pelo menos 60 dias. A partir dessas informações:

a) Determine o grau de associação entre o efeito da suplementação de zinco na zincemia de pacientes hemodialisados com disfunção sexual e a melhora do desempenho sexual, avaliado pelo número de relacionamentos sexuais semanais.

b) Explique o valor encontrado no item a.

176   BIOESTATÍSTICA

16. Determine o grau de associação pelo coeficiente de Yule para os dados sobre obesidade e sedentarismo apresentados no Quadro 5.1 do Exemplo 5.5.

17. Imagine um estudo sobre Hipertensão Arterial (HA), que investigou os seguintes fatores:

    I. antecedentes familiares de HA (AFHA);
    II. hiperglicemia (Diabetes);
    III. tabagismo;
    IV. sem causa aparente (SCA).

Suponha que o risco de HA seja de 25% para os que possuem AFHA, 30% para os fumantes, 10% para os diabéticos e 1% para os SCA. Tomando uma população na qual 10% são fumantes, 15% apresentam AFHA, 12%, diabetes e 63% não pertencem a nenhum desses grupos, estime:

a) A probabilidade de um indivíduo apresentar HA;
b) A probabilidade de um indivíduo com HA ser proveniente do grupo de diabéticos.

18. Uma forma de diagnosticar se a próstata está aumentada é o teste do antígeno prostático específico (PSA). Uma experiência que envolveu 234 indivíduos mostrou que dos 76 exames diagnosticados como positivos pelo PSA 44 estavam corretos. Ainda, sabe-se que 154 indivíduos normais foram corretamente diagnosticados. O diagnóstico de certeza é dado por toque retal.

a) Determine a sensibilidade e a especificidade do método PSA.
b) Determine a acuidade do método PSA.
c) Qual a prevalência da próstata aumentada?

Suponha que a probabilidade de um indivíduo desenvolver câncer de próstata, se ela estiver aumentada, é de 50%. Numa população de 100.000 pessoas (sexo masculino),

d) qual o número esperado de casos de câncer de próstata, se o diagnóstico fosse dado exclusivamente com base no método PSA?
e) o diagnóstico positivo pelo método PSA é dado quando a dosagem de PSA é maior do que 20 mg/dl. Suponha que alguém (?) sugere diminuir este valor;
f) discuta as conseqüências da sugestão da letra **e**, em termos de sensibilidade e especificidade.
g) a partir dos dados de que dispõe, analise clinicamente as conseqüências da sugestão da letra **e**.

19. Um determinado exame para diagnosticar dependência química possui uma sensibilidade de $S = 0{,}77$ e uma especificidade de $E = 0{,}90$. Sabendo que estes dados foram obtidos de um grupo experimental de 1.000 indivíduos, dos quais 100 eram dependentes químicos, determinar:

a) O número de falsos-positivos;
b) O número de diagnósticos negativos corretos;
c) A probabilidade de falso-negativo;
d) A acuidade do exame;
e) A prevalência de dependentes químicos;
f) O valor preditivo positivo;
g) O valor preditivo negativo.
h) Compare a sensibilidade com o valor preditivo positivo. Como se justifica a diferença entre ambos?
i) Qual tipo de erro de diagnóstico o exame privilegia? Justifique.

20. Um determinado método de diagnóstico foi testado empregando uma amostra de 748 exames, dos quais 148 foram positivos e 600 negativos. O método apresentou um valor preditivo positivo de 0,85 e um valor preditivo negativo de 0,96. Com base nestes dados, determinar:

a) A sensibilidade e a especificidade do método diagnóstico;
b) A prevalência da condição diagnosticada e a acuidade do método.

PROBABILIDADE E PROPRIEDADES EPIDEMIOLÓGICAS   **177**

c) Determine a proporção de falsos-positivos e de falsos-negativos.

d) Explique, através de um exemplo, como poderia ser "melhorada" a sensibilidade do método diagnóstico.

e) Explique por que a sensibilidade e a especificidade são denominadas "indicadores estáveis" de diagnóstico.

21. Um "detector de mentiras" funciona com base na freqüência cardíaca do indivíduo que está sendo interrogado. O princípio é o de que, ao responder de maneira falsa, o número de bpm aumente além de determinado limite. Suponha que o critério para detectar a "mentira" seja o de uma variação de pelo menos 10 bpm nos 5 segundos seguintes à pergunta. Efetuando um teste de 6 perguntas com 12 indivíduos (72 respostas no total), obteve-se o resultado mostrado no Quadro 5.7.

Quadro 5.7 Resultados de 72 respostas do detector de "mentiras"

Variação da Freqüência Cardíaca (em bpm)	Verdades	Mentiras
diminuição	23	4
aumento de 0 a 5	14	12
aumento de 6 a 10	4	8
aumento de mais de 10	0	7

a) Determine a sensibilidade e a especificidade do método;

b) Em função da sua resposta na letra (a), qual seria o "problema" maior deste método diagnóstico e quais seriam suas conseqüências?

Observações: 1) Obviamente, a "mentira" é a condição patológica; 2) Do quadro consta o número de respostas verdadeiras e mentirosas associadas à variação da FC no momento da resposta. Assim, por exemplo, quando a FC diminuiu, foram dadas 23 respostas verdadeiras e 4 mentirosas.

22. Para diagnosticar IAM (infarto agudo do miocárdio) pode ser utilizado o método da dosagem de enzimas cardíacas (CPK e troponina). Um estudo com 300 pacientes permitiu estimar que a CPK possui uma sensibilidade de 0,73 e uma especificidade de 0,89. Quando o diagnóstico é baseado na enzima troponina, os resultados foram S (sensibilidade) = 0,92 e E (especificidade) = 0,83. Ainda, o valor do coeficiente de kappa para o diagnóstico pela CPK e pela enzima troponina foi de 0,85. Ademais, o estudo mostrou que os antecedentes familiares de doenças coronarianas (AFDC), o tabagismo e o uso permanente de AAS resultaram em riscos relativos de, respectivamente, RRAFDC = 4,5, RRTabagismo = 2,4 e RRAAS = 0,75. A prevalência de IAM na população adulta é de 8%.

a) Com base nestas informações, elabore uma análise sobre a precisão e a concordância dos métodos de diagnóstico mencionados.

b) Comente sobre a ocorrência de falso-positivo e falso-negativo em ambos os casos.

c) Comente sobre o uso da acuidade como avaliação da qualidade do método diagnóstico em ambos os casos.

d) Comente sobre os fatores associados ao IAM.

e) Explique a relação entre RR e probabilidade condicional.

f) Entre 12 pacientes, qual o número esperado de infartados? Qual a probabilidade de que um desses pacientes sofra IAM?

23. O Quadro 5.8 mostra os resultados do trabalho de Sdepanian (1996) sobre a precisão do exame físico para identificação de anemia em crianças. No quadro, o Exame I indica os resultados

178 BIOESTATÍSTICA

obtidos por uma pediatra enquanto o Exame II se refere ao diagnóstico efetuado por um grupo de residentes.

Quadro 5.8 Sensibilidade e especificidade de sinais clínicos de anemia

Sinal Clínico	Sensibilidade (%)		Especificidade (%)	
	Exame I	Exame II	Exame I	Exame II
Palidez cutânea	37,2	49,1	83,3	79,8
Conjuntiva descorada	49,1	33,8	90,4	84,5
Lábio-língua descorados	52,5	37,2	77,3	82,1
Palmas das mãos descoradas	28,8	38,9	92,8	89,2

Fonte: Sdepanian (1996).

Com base nos dados do quadro:

a) Comente sobre a sensibilidade e a especificidade do diagnóstico baseado nos sinais físicos isolados.
b) O fato da especificidade ser sempre maior que a sensibilidade demonstra algum tipo especial de conduta diagnóstica por parte dos examinadores? Qual seria?

Sabendo que o total de crianças avaliadas foi de 143, e que, destas, 59 estavam realmente anêmicas, determinar, sempre para o Exame I (quando for o caso):

c) A prevalência encontrada no estudo.
d) O total de crianças anêmicas que apresentou palidez cutânea.
e) O total de crianças sadias que não apresentaram palidez cutânea.
f) A acuidade do sinal palidez cutânea.
g) O valor preditivo positivo e o valor preditivo negativo do sinal palidez cutânea.
h) As proporções e as probabilidades de falso-positivo e falso-negativo para a palidez cutânea. Compare e comente os resultados.

Considere a seguinte notação: $PC+$ = Palidez cutânea positiva; $PC-$ = Palidez cutânea negativa; $A+$ = anemia positiva; $A-$ = anemia negativa.

i) Qual o significado da expressão $P(PC+ \mid A+)$? Com qual conceito estudado esta expressão coincide?
j) Qual o significado da expressão $P(PC- \mid A-)$? Com qual conceito estudado esta expressão coincide?

24. O Quadro 5.9 ainda mostra resultados do trabalho de Sdepanian (1996). Neste caso, os dados se referem à reprodutibilidade dos sinais físicos de anemia.

Quadro 5.9 Reprodutibilidade dos sinais clínicos de anemia

Sinal Clínico	Presente I*	Presente I	Ausente I	Ausente I
	Presente II	Ausente II	Presente II	Ausente II
Palidez cutânea	21	15	25	82
Conjuntiva descorada	23	14	10	96
Lábio-língua descorados	31	19	6	87
Palmas das mãos descoradas	17	6	15	105

Fonte: Sdepanian (1996).
*Presente I: sinal clínico presente segundo o exame I; Presente II: sinal clínico presente segundo o exame II; Ausente I: sinal clínico ausente segundo o exame I; Ausente II: sinal clínico ausente segundo o exame II.

Considerando as informações do Quadro 5.9:

a) Determine o coeficiente de concordância de Kappa entre a pediatra e os residentes para os quatro sinais físicos de anemia.

b) Comente os resultados obtidos no item anterior, justificando os motivos da maior e da menor concordância encontradas.

c) Determine a probabilidade do diagnóstico dos residentes (Exame II) detectar palidez cutânea, quando (dado que) a pediatra diagnosticou (Exame I) esta condição (palidez cutânea).

d) Determine a probabilidade do diagnóstico dos residentes (Exame II) detectar palidez cutânea, quando a pediatra não diagnosticou (Exame I) esta condição.

e) Compare e comente os resultados das letras **c** e **d**.

25. Ainda sobre o trabalho de Sdepanian (1996), o Quadro 5.10 mostra a sensibilidade e especificidade do conjunto dos sinais de anemia, de acordo com os Exames I e II. Os números na primeira coluna indicam a quantidade de sinais positivos observados para diagnosticar anemia.

Quadro 5.10 Sensibilidade e especificidade do conjunto dos sinais de anemia, de acordo com os exames I e II

Número de Sinais Clínicos Observados para Diagnóstico +	Sensibilidade (%)		Especificidade (%)	
	Exame I	Exame II	Exame I	Exame II
≥ 1	59,3	66,1	70,2	65,4
≥ 2	52,5	45,8	83,3	81
≥ 3	37,3	32,2	90,5	91,7
= 4	18,6	15,2	100,0	97,6

Fonte: Sdepanian (1996).

a) Por que, à medida que o número de sinais clínicos observados é maior, a sensibilidade resultante diminui?

b) Explique por que razão o Exame I obteve 100% de especificidade ao diagnosticar anemia com o conjunto dos quatro sinais.

26. Considere a seguinte notação: s_1 = sinal clínico 1; s_2 = sinal clínico 2 etc.; $A+$ = anemia.

Quadro 5.11 Percentagem de crianças anêmicas segundo o número de sinais positivos para o Exame I

Número de Sinais Positivos	Exame I	
	Proporção	Percentagem
0	24/83	28,9
1	4/15	26,7
2	9/15	60,0
3	11/19	57,9
4	11/11	100,0

Fonte: Sdepanian (1996).

180 BIOESTATÍSTICA

a) Expresse todas as proporções em termos de notação probabilística.
b) Expresse os complementos das proporções em termos da notação sugerida.
c) Interprete as percentagens em termos de probabilidade de erro de diagnóstico.

27. O Quadro 5.12, reproduzido do trabalho de Sdepanian, mostra que, à medida que o número de sinais físicos positivos de anemia aumenta, o coeficiente de kappa também aumenta, chegando, no caso de 4 (quatro) sinais positivos, ao valor de $\kappa = 1$. Explique a razão e o significado desta observação.

Quadro 5.12 Reprodutividade dos sinais clínicos de anemia

Número de Sinais Clínicos Observados para Diagnóstico +	Presente I*	Presente I	Ausente I	Ausente I	Coeficiente de Kappa
	Presente II	Ausente II	Presente II	Ausente II	κ
≥ 1	47	13	22	61	0,51
≥ 2	32	13	10	88	0,62
≥ 3	19	10	5	109	0,65
$= 4$	7	5	5	126	1

Fonte: Sdepanian (1996).
*Presente I: sinal clínico presente segundo o exame I; Presente II: sinal clínico presente segundo o exame II; Ausente I: sinal clínico ausente segundo o exame I; Ausente II: sinal clínico ausente segundo o exame II.

QUESTÕES VERDADEIRO–FALSO

1. SENSIBILIDADE mede a proporção entre o número de exames positivos corretos e o número de exames positivos.
2. ESPECIFICIDADE mede a proporção entre o número de exames negativos corretos e o número de indivíduos sadios.
3. ACUIDADE mede o número de exames corretos sobre o total dos casos estudados.
4. ACUIDADE é também chamada de eficiência global do teste ou simplesmente eficiência do teste.
5. A ACUIDADE dá toda a informação necessária para classificar um teste.
6. A ACUIDADE não permite ter uma idéia sobre o número de falso-positivos e falso-negativos de um exame.
7. A proporção entre o número de indivíduos diagnosticados corretamente como sadios e o número total de exames negativos é denominada VALOR PREDITIVO POSITIVO.
8. Não existindo falso-positivos, o VALOR PREDITIVO POSITIVO será igual a 1.
9. A SENSIBILIDADE permite ter uma idéia do número de falso-positivos de um determinado exame.
10. A ESPECIFICIDADE permite ter uma idéia do número de falso-positivos de um determinado exame.
11. A PREVALÊNCIA corresponde ao número de pessoas doentes sobre o total de casos estudados.
12. PREVALÊNCIA corresponde ao número de pessoas doentes sobre o total de exames positivos.
13. A soma do número de exames positivos e negativos é igual à soma do número de pessoas sadias e doentes.
14. Se não existissem falso-positivos, o número de exames positivos seria igual ao número de pessoas sadias.

PROBABILIDADE E PROPRIEDADES EPIDEMIOLÓGICAS **181**

15. SENSIBILIDADE e ESPECIFICIDADE de um teste são conhecidas como propriedades estáveis, porque variações no número estudado de casos não alteram seus resultados.
16. Para conhecer as PROPRIEDADES ESTÁVEIS de uma avaliação clínica de exame diagnóstico é necessário conhecer o DIAGNÓSTICO DE CERTEZA.

Uma colposcopia (exame que avalia as células do epitélio do colo do útero) é efetuada segundo um método novo, que se vale de um computador para classificar as células de forma automática.

A SENSIBILIDADE e a ESPECIFICIDADE desse novo método são, respectivamente, S = 0,967 e E = 0,999. Sabendo-se que o método tradicional possui S = 0,980 e E = 0,830, é possível concluir:

17. O número de falso-positivos é menor no caso do método automático.
18. O número de falso-negativos é maior no caso do método automático.
19. O método automático é excepcional para o diagnóstico de exclusão (isto é, para identificar corretamente quem não está doente).
20. O método automático é excepcional para o diagnóstico de positividade (isto é, para identificar corretamente quem está doente).
21. O método tradicional é melhor que o automático para o diagnóstico de positividade (isto é, para identificar corretamente quem está doente).
22. O método tradicional é melhor que o automático para o diagnóstico de exclusão (isto é, para identificar corretamente quem não está doente).

Supondo que seja arriscado retardar o início de um tratamento caso uma paciente esteja com uma lesão no colo do útero,

23. O melhor método a ser utilizado é o método tradicional.
24. O melhor método a ser utilizado é o método automático.

O teste para detectar a presença do HIV deve levar em consideração dois aspectos importantes:

I. Se o paciente estiver sadio e o teste resultar positivo, as conseqüências sociais e afetivas são graves.

II. Se o paciente for HIV+ e o exame não detectar o vírus, as conseqüências são graves, pois o paciente corre o risco de contagiar eventuais parceiros e retardar o seu próprio tratamento.

Nesse caso:

25. O teste deve ter uma elevada SENSIBILIDADE.
26. O teste deve ter uma elevada ESPECIFICIDADE.
27. O teste deve ter uma elevada ACUIDADE.
28. O teste deve ter uma elevada PREVALÊNCIA.
29. O conceito de probabilidade empregado em Medicina é o de probabilidade *a priori*.
30. Quanto maior o número de experimentos ou casos, mais exata resulta a probabilidade *a priori*.
31. Eventos mutuamente excludentes se referem a eventos que não podem ocorrer simultaneamente.
32. Dois eventos A e B são independentes se a ocorrência de um deles não afeta a probabilidade de o outro vir a ocorrer.
33. Imagine dois eventos A e B. Seja A = trissomia do par 21 e B = disfunção motora. A probabilidade de B condicionada a A indica: probabilidade de um portador da Síndrome de Down apresentar disfunção motora.

182 BIOESTATÍSTICA

34. Imagine dois eventos A e B. Seja A = úlcera péptica e B = estresse constante. A probabilidade de B condicionada a A indica: probabilidade de um indivíduo submetido a estresse constante apresentar úlcera péptica.

35. A probabilidade de um FALSO-POSITIVO é estimada dividindo-se o número de indivíduos sadios cujo exame resultou positivo pelo número total de exames positivos.

36. A probabilidade de um FALSO-NEGATIVO é estimada dividindo-se o número de indivíduos doentes cujo exame resultou negativo pelo número total de indivíduos doentes.

Imagine um estudo sobre Hipertensão Arterial que investigou os seguintes fatores:

I. antecedentes familiares de HA;

II. hiperglicemia (Diabetes);

III. tabagismo.

37. O Teorema de Bayes, ou Teorema das Causas, permitiria determinar a probabilidade de que a Hipertensão Arterial verificada em um indivíduo tenha sido originada por uma das causas citadas.

38. O Teorema de Bayes, ou Teorema das Causas, permitiria determinar a probabilidade de que um indivíduo, conhecido o fator ao qual está associado, venha a desenvolver Hipertensão Arterial.

39. Quando o coeficiente de Kappa é próximo de 1, o método de diagnóstico utilizado possui elevada precisão.

40. O coeficiente de Yule indica o grau de associação entre dois fatores.

41. Se o valor do coeficiente de Yule for $Y = -1$, as variáveis estudadas não estão relacionadas.

42. Se a probabilidade de que um indivíduo sedentário desenvolva osteoporose é maior do que a probabilidade de um indivíduo ativo apresentar essa doença, então o sedentarismo é um fator de risco para a osteoporose.

Capítulo 6

Distribuições de Probabilidade

1 **Conceito**

2 **Construção da função de probabilidade dada a probabilidade de uma ocorrência**

3 **Distribuição binomial**

4 **Distribuição de Poisson**

5 **Distribuição normal ou de Gauss**
    5.1 Conceito
    5.2 Características da distribuição *normal*
    5.3 Variável aleatória padronizada
    5.4 Rotina para calcular probabilidade da distribuição de Gauss usando Tabela (Apêndice 1) ou programa

6 **Distribuição de Student**

7 **Distribuição de Fisher**

8 **Distribuição de qui-quadrado**

9 **Recursos computacionais para o cálculo de DP**

1 Conceito

Seja a variável aleatória (v. a.) X, que pode assumir os valores correspondentes ao conjunto

$$X = \{x_1, x_2, ..., x_n\}$$

A relação

$$x_i \rightarrow f(x_i)$$

define uma correspondência entre todos os valores que a variável aleatória pode assumir, x_i e suas respectivas probabilidades de ocorrência $f(x_i)$. Esta relação é a *função de probabilidade* da variável aleatória X.

EXEMPLO 6.1

Suponha que o número máximo de leitos que uma unidade de terapia intensiva comporte seja 4. Definindo a variável aleatória X como "número de óbitos (na UTI)", os valores que a variável aleatória pode assumir, num certo período de tempo, são:

$$X = \{0, 1, 2, 3, 4\}$$

onde:

$X = 0$ significa nenhum óbito (quatro pacientes vivos); $X = 1$ (um) óbito (três pacientes vivos), e assim por diante.

Supondo que as probabilidades associadas a cada um destes possíveis resultados sejam[1]

$f(0) = 0,3164$
$f(1) = 0,4219$
$f(2) = 0,2109$
$f(3) = 0,0461$
$f(4) = 0,0039$

é possível construir a função mostrada no Quadro 6.1,

Quadro 6.1

X	0	1	2	3	4	Soma
f(x)	0,3164	0,4219	0,2109	0,0461	0,0039	1

que é a função de probabilidade do número de óbitos, tomando quatro leitos ($n = 4$). Note que a soma

$$\sum_{i=1}^{k} f(x_i) = 1$$

é o resultado esperado, uma vez que estão sendo consideradas todas as possibilidades de ocorrência para a variável aleatória X. Veja a Fig. 6.1.

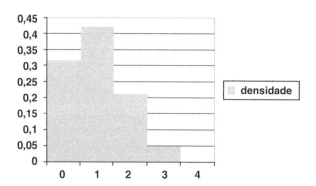

Fig. 6.1 Distribuição de probabilidades.

Note que a soma das áreas sob a curva que representa a função de probabilidade é igual a 1 ou 100%. Fica assim estabelecida uma correspondência entre a área sob a função e a probabilidade de ocorrência da variável aleatória X.

2 Construção da Função de Probabilidade Dada a Probabilidade de uma Ocorrência

Suponha que a probabilidade do óbito de um paciente, ao dar entrada na terapia intensiva, seja de 25% (risco de morte).

---

[1] Na verdade, como será explicado logo adiante, estes resultados foram obtidos considerando um risco de morte de 25%.

Definindo a variável aleatória X como no exemplo anterior (número de óbitos), se um paciente der entrada no CTI (n = 1), tem-se

$$X = \{0, 1\} \quad \begin{cases} f(0) = 0,75 \\ f(1) = 0,25 \end{cases}$$

De forma que

x	0	1	Σ
$f(x)$	0,75	0,25	1

Se dois pacientes ingressarem no CTI (n = 2),

$$X = \{0, 1, 2\} \quad \begin{cases} f(0) \rightarrow & p(v_1) \cdot p(v_2) = 0,75 \cdot 0,75 = 0,5625 \\ f(1) \rightarrow \begin{cases} p(v_1) \cdot p(o_2) = 0,75 \cdot 0,25 = 0,1875 \\ p(o_1) \cdot p(v_2) = 0,25 \cdot 0,75 = 0,1875 \end{cases} \Rightarrow 0,3750 \\ f(2) \rightarrow & p(o_1) \cdot p(o_2) = 0,25 \cdot 0,25 = 0,0625 \end{cases}$$

Ou

x	0	1	2	Σ
$f(x)$	0,5625	0,3750	0,0625	1

o índice indica o paciente (1 ou 2), $p(o)$ e $p(v)$ são as probabilidades de óbito e de sobrevida.

Evidentemente, a construção de $f(x)$ para um número maior de casos é uma tarefa repetitiva e trabalhosa. Uma forma sistemática de se calcular a probabilidade de um determinado número de ocorrências em n casos pode ser feita a partir da distribuição binomial.

3 Distribuição Binomial

Seja uma variável aleatória definida em termos **binários.** Então a variável aleatória X tem duas possibilidades de ocorrência. Denominando a probabilidade de ocorrência de X de p e a de não ocorrer X de q, tem-se $p + q = 1$, pois $P(X) + P(X') = 1$ ou 100%. Desta forma, $p = 1 - q$ e $q = 1 - p$.

A probabilidade de k ocorrências da variável aleatória X em n casos é dada por

$$P(X = k) = {}_nC_k \cdot p^k \cdot q^{n-k},$$

onde ${}_nC_k = \dfrac{n!}{k! \cdot (n - k)!}$ e $0! = 1$

Os parâmetros da distribuição de probabilidade gerada por esta função são

➢ Média = valor esperado = E[X] = $\mu = n \cdot p$
➢ Variância = $\sigma^2 = n \cdot p \cdot q = n \cdot p \cdot (1 - p)$
➢ Desvio padrão = $\sigma = \sqrt{n \cdot p \cdot q} = \sqrt{n \cdot p \cdot (1 - p)}$

Observe que o formato da distribuição binomial depende de p e de n exclusivamente.

186 BIOESTATÍSTICA

EXEMPLO 6.2

Suponha que a probabilidade de um indivíduo do sexo masculino ($\male$), com mais de 60 anos (+60), vida sedentária (S) e tabagista ativo (T) de desenvolver uma doença cardiovascular nos próximos 8 anos seja de 40%. A partir de um estudo controle com dez indivíduos com essas características, a probabilidade de que nenhum desses indivíduos sofra doenças cardiovasculares no período determinado pode ser calculada da seguinte forma

$P(DCV|(\male) \cap (+60) \cap (S) \cap (T)) = P(X) = p = 0,4$
$n = 10$

Então, a probabilidade de nenhum caso de DCV resulta

$$P(X = 0) = {}_{10}C_0 \cdot 0,4^0 \cdot 0,6^{10} = 0,0060 = 0,60\%$$

A probabilidade de se ter menos de três indivíduos com DCV seria calculada

$P(X < 3) = P(X = 0, 1, 2) = P(X = 0) + P(X = 1) + P(X = 2)$
$P(X = 1) = {}_{10}C_1 \cdot 0,4^1 \cdot 0,6^9 = 10 \cdot 0,4 \cdot 0,0101 = 0,0403 = 4,03\%$
$P(X = 2) = {}_{10}C_2 \cdot 0,4^2 \cdot 0,6^8 = 45 \cdot 0,16 \cdot 0,0168 = 0,1209 = 12,09\%$
$P(X < 3) = 0,60 + 4,03 + 12,09 = 16,72\%$

A probabilidade de mais de dois indivíduos afetados por DCV no período seria, analogamente,

$$P(X > 2) = P(X = 3, 4, ..., 10) = P(X = 3) + P(X = 4) + ... + P(X = 10)$$

Contudo, como $\sum_{i=1}^{k} f(x_i) = 1$, é possível escrever

$$P(X > 2) = 1 - P(X = 0, 1, 2) = 1 - [P(X = 0) + P(X = 1) + P(X = 2)]$$

Então

$$P(X > 2) = 1 - 0,1672 = 0,8328 = 83,28\%$$

O número esperado de casos de DCV no final do estudo é igual a $\mu = 10 \cdot 0,4 = 4$ casos, com um desvio padrão de $\sigma = \sqrt{10 \cdot 0,4 \cdot 0,6} \cong 1,55$ caso.

4 Distribuição de Poisson

A função de *probabilidade de Poisson* é dada por

$$P(X = k_i) = \frac{e^{-\lambda} \cdot \lambda^{k_i}}{k_i!}, \text{lembrando } e = 2,71828...$$

substituindo λ por μ vem

$$P(X = k_i) = \frac{e^{-\mu} \cdot \mu^{k_i}}{k_i!} = \frac{e^{-np} \cdot (n \cdot p)^{k_i}}{k_i!}$$

Esta última expressão dá uma aproximação da distribuição binomial, tanto mais precisa quanto menor o valor de p. Desta forma, sua aplicação em Medicina está relacionada a patologias raras (valor de p baixo).

Os parâmetros da função de probabilidade de Poisson são os seguintes

➢ Média = valor esperado = E[X] = $\mu = \lambda$
➢ Variância = $\sigma^2 = \lambda$
➢ Desvio padrão = $\sigma = \sqrt{\lambda}$

EXEMPLO 6.3

Suponha que uma em cada mil pessoas que utilizam determinado anestésico sofra uma reação negativa (choque). Num total de 500 cirurgias em que se empregou esse anestésico, a probabilidade de que 1 pessoa sofra a reação pode ser calculada

$$\lambda = \mu = n \cdot p = 500 \cdot 0,001 = 0,5$$

$$P(X = 1) = \frac{e^{-0,5} \cdot 0,5^1}{1!} = 0,3033 = 30,33\%$$

A probabilidade de nenhuma reação seria

$$P(X = 0) = \frac{e^{-0,5} \cdot 0,5^0}{0!} = 0,6065 = 60,65\%$$

A probabilidade de mais de uma reação

$$P(X > 1) = 1 - P(X = 0, 1) = 1 - [P(X = 0) + P(X = 1)]$$
$$P(X > 1) = 1 - (0,6065 + 0,3033) = 0,0902 = 9,02\%$$

5 Distribuição Normal ou de Gauss

5.1 Conceito

A distribuição *Normal* ou de *Gauss* é dada pela função

$$f(x) = \frac{e^{\frac{-(x-\mu)^2}{2 \cdot \sigma^2}}}{\sigma \cdot \sqrt{2\pi}}$$

Como a distribuição de Gauss é uma distribuição de probabilidade, a área sob a curva normal deve ser igual a 1 ou 100%, ou seja

$$\int_{-\infty}^{+\infty} f(x)dx = 1$$

5.2 Características da distribuição *normal*

➤ Assintótica em relação ao eixo das abscissas.
➤ Simétrica em torno do seu valor central (média = mediana = moda).
➤ Valores concentrados em torno da tendência central. As áreas (probabilidades) para um, dois e três desvios padrões em torno da média são, respectivamente:

- $\int_{\mu-\sigma}^{\mu+\sigma} f(x)dx = 0,6826$

- $\int_{\mu-2\sigma}^{\mu+2\cdot\sigma} f(x)dx = 0,9546$

- $\int_{\mu-3\sigma}^{\mu+3\cdot\sigma} f(x)dx = 0,9974$

➤ Para caracterizar a distribuição normal, basta a média e o desvio padrão. Por esta razão, quando se quer informar que uma variável aleatória se distribui normalmente, costuma-se escrever: $N[\mu, \sigma]$.

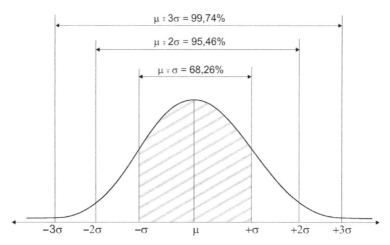

Fig. 6.2 Área sob a curva normal para um, dois e três desvios-padrão de afastamento da média.

Por exemplo, N[60, 8] indica uma variável aleatória X com distribuição normal de média $\mu = 60$ e desvio padrão $\sigma = 8$.

Considerando as áreas sob a distribuição (probabilidades) em relação ao desvio padrão, seria possível afirmar, para este exemplo, que

$P(\mu \mp \sigma) = P(52 \leq X \leq 68) = 68,26\%$
$P(\mu \mp 2\sigma) = P(44 \leq X \leq 76) = 95,46\%$
$P(\mu \mp 3\sigma) = P(36 \leq X \leq 84) = 99,74\%$

5.3 Variável aleatória padronizada

Para calcular probabilidades associadas à distribuição normal, costuma-se converter a variável original do problema, X, em unidades reduzidas ou padronizadas, z. Esta transformação é efetuada por meio da relação

$$z = \frac{x - \mu}{\sigma}$$

A *variável aleatória padronizada*, *VAP*, tem média e desvio padrão iguais a 0 e 1, respectivamente. Desta forma N[0, 1] indica a VAP da distribuição normal. As áreas sob a distribuição normal, em função da VAP, encontram-se na **Tabela 1** (ver Apêndice), como mostra a Fig. 6.3.

Apêndice 1

Tabela 1 Área acumulada sob a curva normal padronizada (Valores negativos de z).

z	A	z	A	z	A	z	A	z	A	z	A	z	A
−3,5	0,00023	−3	0,00135	−2,5	0,00621	−2	0,02275	−1,5	0,06680	−1	0,15865	−0,5	0,30853
−3,49	0,00024	−2,99	0,00139	−2,49	0,00638	−1,99	0,02329	−1,49	0,06811	−0,99	0,16198	−0,49	0,31206
−3,48	0,00025	−2,98	0,00144	−2,48	0,00656	−1,98	0,02385	−1,48	0,06943	−0,98	0,16354	−0,48	0,31561
−3,47	0,00026	−2,97	0,00148	−2,47	0,00675	−1,97	0,02441	−1,47	0,07078	−0,97	0,16602	−0,47	0,31917
−3,46	0,00027	−2,96	0,00153	−2,46	0,00694	−1,96	0,02499	−1,46	0,07214	−0,96	0,16852	−0,46	0,32275

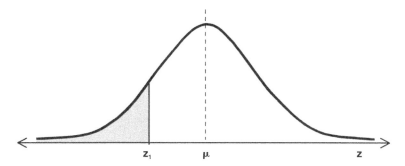

Fig. 6.3 Área sob a curva normal de acordo com a **Tabela 1**.

Pela figura pode-se notar que a tabela fornece a área sob a curva normal para valores menores ou iguais a z_1 (área sombreada). Para encontrar áreas à direita de determinado valor da VAP, ou entre dois valores de z, devem ser efetuadas composições de áreas, como é mostrado no **Exemplo 6.4**.

EXEMPLO 6.4

Suponha que o comprimento de recém-nascidos do sexo feminino não-portadores de anomalias congênitas seja uma variável aleatória com distribuição aproximadamente normal de média 48,54cm e desvio padrão 2,5cm, N[48,54; 2,5].
A probabilidade estimada de um recém-nascido, escolhido ao acaso, ter um comprimento superior à média, 48,54cm, é de 50%, uma vez que a distribuição normal é simétrica e a média corresponde ao eixo de simetria da curva. A VAP, neste caso, resulta igual a zero:

$$z = \frac{x - \mu}{\sigma} = \frac{48,54 - 48,54}{2,5} = 0$$

Na **Tabela 1**, para $z = 0$, a área sob a curva é igual a 0,5 ou 50%.
Então $P(X > 48,54) = 1 - 0,5 = 0,5$ ou 50%.
A probabilidade de o comprimento ser inferior a 44,79cm pode ser encontrada da seguinte forma

$$z = \frac{44,79 - 48,54}{2,5} = -1,5$$

Na **Tabela 1**, para $z = -1,5$, a área sob a curva é igual a 0,0668.
Portanto, $P(X \leq 44,79) = 6,68\%$.
A probabilidade de o comprimento ser superior a 47,29cm, por exemplo, pode ser encontrada

$$z = \frac{47,29 - 48,54}{2,5} = -0,5$$

Na mesma tabela, para $z = -0,5$, a área sob a curva é igual a 0,3085. Este valor corresponde à área à esquerda de $z = -0,5$, o que representaria valores menores do que 47,29cm. Como se deseja a probabilidade de uma criança com comprimento maior que 47,29cm, a área desejada está à direita de $z = -0,5$. Como a área total sob a curva é igual a 1 ou 100%, basta fazer

$$P(X \geq 47,29) = 1 - 0,3085 = 0,6915 = 69,15\%.$$

Para calcular a probabilidade entre 46,04 e 51,04cm, deve-se fazer

$$z = \frac{46,04 - 48,54}{2,5} = -1 \qquad\qquad z = \frac{51,04 - 48,54}{2,5} = +1$$

190 BIOESTATÍSTICA

Para $z = -1$, a área sob a curva é igual a 0,1587. Para $z = +1$, a área resulta 0,8643. Então

$$P(46,04 \le X \le 51,04) = 0,8643 - 0,1587 = 0,7056 = 70,56\%.$$

Um outro cálculo que pode ser efetuado a partir da normal é determinar o limite inferior de, por exemplo, as 5% das crianças de maior comprimento. Este valor corresponde, no caso, ao percentil 95. Este cálculo é útil na construção de curvas de crescimento ou pôndero-estaturais (peso, estatura, perímetro cefálico etc.)

No caso, deve-se procurar no interior da **Tabela 1** até encontrar o valor 0,9500 (95%). Este valor corresponde a um valor de z igual a +1,65 (aproximadamente). Então

$$+1,65 = \frac{x - 48,54}{2,5} \therefore x = 1,65.2,5 + 48,54 = 52,67cm$$

Este limite significa que apenas 5% das crianças nascem com comprimento superior a 52,67cm.

5.4 Rotina para calcular probabilidade da distribuição de Gauss usando tabela (Apêndice 1) ou programa

As operações realizadas no **Exemplo 6.4** para cálculo de probabilidades podem ser sintetizadas como mostra o Quadro 6.2 a seguir.

Quadro 6.2 Cálculo de probabilidade na distribuição de Gauss usando a tabela

Passo	Operação	Mecanismo	Observações
1	X → Z	$Z = \dfrac{X - \mu}{\sigma}$	Dados → μ, σ Entra → X
2	Z → A	Tabela ou Programa	
3	A → P(X)	Depende do caso (veja observações)	I. $P(X < x) \rightarrow P(X) = A$ II. $P(X > x) \rightarrow P(X) = 1 - A$ III. $P(x_1 < X < x_2) \rightarrow P(X) = A_2 - A_1$

6 Distribuição de Student

O uso da *distribuição de Student*, ou simplesmente *distribuição t*, está associado a estudos com pequenas amostras. Considera-se uma pequena amostra, uma amostra com $n < 30$. Em Medicina, este tipo de situação é bastante freqüente, pelas limitações muitas vezes encontradas na obtenção de dados clínicos. Quando a amostra é grande, a distribuição de Student se aproxima da distribuição Normal. Na prática, para $n > 100$, as distribuições são quase iguais. De modo geral, a distribuição de Student depende de

$$\text{função de probabilidade} = f(t, v)$$

onde t é o valor de abscissa (assim como z na distribuição normal) e v é o que se denomina de graus de liberdade. Quanto menor o valor de v, mais achatada se torna a curva de Student. Para valores de v próximos a cem, a curva de Student é quase igual à curva de Gauss.

As aplicações da distribuição de Student serão vistas no Cap. 5.

Os valores da distribuição de Student estão na **Tabela 2** (ver Apêndice).

7 Distribuição de Fisher

A *distribuição de Fisher*, ou *distribuição F*, está geralmente associada a estudos relacionados à variância de dados. Como será visto mais adiante, ao se desejar provar uma hipótese referente à comparação de conjuntos numéricos, a determinação da relação entre as variâncias desses conjuntos é fundamental.

De modo geral, a distribuição de Fisher, ou distribuição F, depende de

$$função\ de\ probabilidade\ F = f(u, v_1, v_2)$$

onde u é o valor de abscissa da distribuição de Fisher e v_1 e v_2 são os graus de liberdade da distribuição.

Assim como ocorre com a distribuição de Student, a distribuição de Fisher às aplicações diretas, como no caso da distribuição Normal, não é interessante. Suas aplicações estão relacionadas com testes estatísticos, que serão apresentados no Cap. 8.

Os valores da distribuição de Fisher estão na **Tabela 3** (ver Apêndice).

8 Distribuição de Qui-quadrado

A *distribuição de qui-quadrado*, ou χ^2, corresponde à distribuição de probabilidade da soma dos quadrados de n variáveis aleatórias independentes, distribuídas normalmente e padronizadas (média 0 e desvio padrão 1). Ou seja,

$$\chi^2 = \chi_1^2 + \chi_2^2 \cdots \chi_n^2$$

A distribuição de qui-quadrado é função de

$$função\ de\ probabilidade\ \chi^2 = f(x, v)$$

onde x é o valor de abscissa e v, os graus de liberdade.

Assim como as distribuições t e F, a distribuição de qui-quadrado tem aplicações na realização de testes de hipóteses, que serão desenvolvidos principalmente no Cap. 7.

Os valores da distribuição de χ^2 estão na **Tabela 4** (ver Apêndice).

9 Recursos Computacionais para o Cálculo de DP

O programa STATISTICA possui um módulo de cálculo dos valores das principais distribuições de probabilidade. Para acessá-lo deve-se clicar a opção **Basic Statistics** no **Module Switcher**. Seguindo estes passos, obtém-se a janela mostrada na Fig. 6.4.

Clicando na opção Probability calculator, em destaque, obtém-se a janela mostrada na Fig. 6.5.

Na Fig. 6.5, foi selecionada a opção **Z (Normal)**, que evidentemente serve para calcular valores referentes à distribuição de Gauss. Tanto é possível obter valores de probabilidade (área) a partir de valores de abscissa (Z ou X) ou o contrário. No caso, estão sendo mostrados os valores **p = 0,900000** e **X = 1,281552**. Isto significa que, para um valor de z igual a 1,281552, a área sob a normal à esquerda deste valor é igual a 0,9 ou 90%. Observe que, embora o mostrador indique x (e não z), sabe-se que a variável está padronizada porque a média (**mean**) e o desvio padrão (**st. dev.**) são respectivamente zero e um (observe à direita). Isto quer dizer que para se calcularem probabilidades, usando esta calculadora, não é necessário converter os valores de x para z, basta entrar com a média e o desvio padrão correspondente e computar.

A calculadora pode ser empregada para efetuar cálculos de outras distribuições, conforme mostra a lista à esquerda na Fig. 6.5.

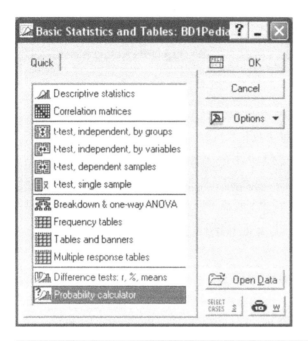

Fig. 6.4 Janela para seleção da opção de cálculo de probabilidades.

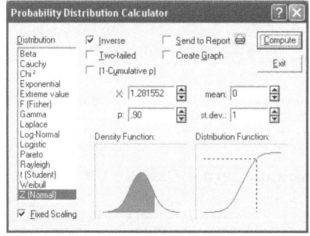

Fig. 6.5 Calculadora de funções de probabilidade.

EXERCÍCIOS RESOLVIDOS

1. Este exercício é uma continuação do **Exemplo 5.2**, sobre gravidez assistida, visto no Cap. 5. Relembrando os dados desse exemplo, tinha sido suposto que a probabilidade de um embrião ser fixado na parede do útero era de 5% ou 0,05. Considere agora o implante de cinco embriões. Neste caso, determine a probabilidade: a) de que resulte gravidez; b) de que a gravidez seja única; c) de que a gravidez seja múltipla; d) gêmeos e trigêmeos (considerando que a gravidez transcorra sem intercorrências até o parto); e) gravidez múltipla dado que existe gravidez. f) Alguns estudos sugerem que o número ideal de embriões implantados deveria ser igual a oito. Compare os resultados do implante de oito embriões com os obtidos com cinco implantes. g) Verifique o que ocorreria, em termos de probabilidade de gravidez, gravidez única e gravidez múltipla, se a probabilidade de fixação de um embrião fosse de 20%.

DISTRIBUIÇÕES DE PROBABILIDADE **193**

Solução

a) Para a solução deste problema será usada a distribuição binomial. Adotando a notação P(X) = probabilidade de um embrião fixar, p = 5% = 0,05. Naturalmente, q = 1− p, de modo que q = 1− 0,05 = 0,95 (probabilidade do embrião não fixar). Ainda n = 5.
Para que exista gravidez, é necessário que pelo menos um embrião seja fixado. Ou seja:

$$P(X \geqslant 1) = P(X = 1, 2, 3, 4, 5) = 1 - P(X = 0)$$

$$P(X = 0) = {}_5C_0 \cdot p^0 \cdot q^{5-0} = \frac{5!}{0!(5-0)!} \cdot 0,05^0 \cdot 0,95^5 = 1 \cdot 1 \cdot 0,7738 = 0,7738$$

$P(X \geqslant 1) = 1 - P(X = 0) = 1 - 0,7738$. Portanto, $P(X \geqslant 1) = 0,2262$ ou 22,62%.

Resposta: a probabilidade de gravidez é de 22,26%.

b)

$$P(X = 1) = {}_5C_1 \cdot p^1 \cdot q^{5-1} = \frac{5!}{1!(5-1)!} \cdot 0,05^1 \cdot 0,95^4 = 5 \cdot 0,05 \cdot 0,8145 = 0,2036 \text{ ou } 20,36\%$$

Resposta: a probabilidade de gravidez única é de 22,36%.

c)
$P(X > 1) = P(X = 2, 3, 4, 5) = 1 - P(X = 0,1)$
$P(X > 1) = 1 - (0,7738 + 0,2036) = 0,0226$ ou 2,26%
Resposta: a probabilidade de gravidez múltipla é de 2,26%.

d)

$$P(X = 2) = {}_5C_2 \cdot p^2 \cdot q^{5-2} = \frac{5!}{2!(5-2)!} \cdot 0,05^2 \cdot 0,95^3 = 0,0214 \text{ ou } 2,14\%$$

$$P(X = 3) = {}_5C_3 \cdot p^3 \cdot q^{5-3} = \frac{5!}{3!(5-3)!} \cdot 0,05^3 \cdot 0,95^2 = 0,0011 \text{ ou } 0,11\%$$

Resposta: a probabilidade de ocorrer gêmeos é de 2,14% e de trigêmeos, 0,11%.

e) Denominando G = gravidez e Gx = gravidez múltipla:

$$P\,(Gx|G) = \frac{P(G \cap Gx)}{P(G)} = \frac{P(Gx)}{P(G)} = \frac{0,0226}{0,2262} = 0,0999 \text{ ou } 9,99\%$$

Observação: Note que este é um caso especial de probabilidade condicional onde o conjunto gravidez múltipla está contido no conjunto gravidez.
Resposta: dado que existe gravidez, a probabilidade de que esta seja múltipla é de 9,99%.

f) O Quadro 6.3 compara as probabilidades importantes relacionadas com o implante de cinco e de oito implantes.

Quadro 6.3 Probabilidades, em percentuais, relacionadas com o número de embriões implantados

N	Gravidez	G. única	G. múltipla	Gêmeos	Trigêmeos	F
5	22,62	20,36	2,26	2,14	0,11	36,20
8	33,66	27,93	5,72	5,14	0,54	44,43

Note que a probabilidade de ocorrer gravidez é 48,81% maior no caso de oito implantes. Ainda, a probabilidade de ocorrer uma gravidez única é 37,19% maior. Ambos os resultados indicam que o

194   BIOESTATÍSTICA

implante de oito embriões é melhor que o de cinco, pois, obviamente, o aumento das probabilidades nestes dois casos é desejável. Entretanto, a probabilidade de gravidez múltipla não é desejada.[2] Assim, quanto menor a probabilidade desta ocorrência, melhor. Neste caso, a probabilidade de gestação múltipla com oito embriões é 153,10% maior. Estes números devem ser considerados com cautela, pois, embora o resultado não desejado apresente um risco adicional muito maior, a probabilidade absoluta da ocorrência de gestação múltipla não é assim tão elevada (5,72%). Uma forma de avaliar o mérito das duas possibilidades de implante consiste em criar uma função F do mérito de cada uma delas. Quanto maior o valor da função, maior o mérito ou conveniência. No Quadro 6.1 consta o valor desta função na última coluna, mostrando que a opção de oito implantes seria a melhor. A função empregada foi:

$$F = P(G) + P(Gu) - 3 \cdot P(Gx)$$

Onde: $P(G)$ = probabilidade de gravidez; $P(Gu)$ = probabilidade de gravidez única; $P(Gx)$ = probabilidade de gravidez múltipla.

Note que a função é crescente para os eventos desejados, $P(G)$ e $P(Gu)$, e decrescente para os indesejados, $P(Gx)$. O leitor pode testar a função para outras quantidades de embriões implantados.[3]

g) Com $p = 0,2$ e $n = 5$ (cinco implantes), as probabilidades pedidas seriam:
$P(G) = 0,6723$ ou 67,23%.
$P(Gu) = 0,4096$ ou 40,96%.
$P(Gx) = 0,2627$ ou 26,27%.

Como se pode observar, embora as probabilidades de gravidez e de gravidez única tenham aumentado, o risco de gestação múltipla é muito elevado.

2. Problema de Pinelli[4] (risco de gravidez). Suponha um casal que não planeja ter filhos. Considere que esse casal deseja adotar algum mecanismo de prevenção para a gravidez, escolhendo entre as possibilidades existentes. De acordo com dados divulgados pelo Laboratório Aché, citando várias fontes, os riscos de concepção empregando métodos anticoncepcionais seriam os seguintes[5] (Quadro 6.4):

Quadro 6.4 Probabilidade de falha de anticoncepção, métodos diversos

Método Anticoncepcional	Risco de Gravidez[1]	Taxa de Falha[2]
Preservativo masculino	De 3 a 12%	11 a 46/10.000
Preservativo feminino	De 5 a 21%	16 a 84/10.000
Anticoncepcional oral (AO)	De 0,1 a 3%	0,4 a 11/10.000
Anticoncepcional injetável (AI)	Ao redor de 0,3%	1/10.000
Dispositivo intra-uterino (DIU)	De 0,6 a 2%	2 a 7/10.000
Comportamental (tabelinha)	Ao redor de 9%	34/10.000

(1) Percentual de mulheres que engravida por ano.
(2) Probabilidade do método falhar,[6] em uma tentativa, com base em (1).

---

[2]Devido aos riscos deste tipo de gestação para a gestante e para a prole.
[3]O ideal seria o valor de n que maximiza a função, isto é, $F = max$.
[4]Em homenagem ao médico Erik Pinelli, que o propôs durante uma aula de Bioestatística na FMIt, enquanto cursava a disciplina.
[5]Outros métodos foram omitidos.
[6]Valores calculados considerando uma freqüência de relacionamentos sexuais semanais igual a 3; período fértil de cinco dias (28 tentativas em um ano) e desprezando o risco de gravidez fora do período fértil.

DISTRIBUIÇÕES DE PROBABILIDADE **195**

Os valores apresentados se referem à probabilidade de uma mulher engravidar durante o período de um ano. Considere agora um casal fértil, monogâmico, que apresenta uma freqüência de relacionamentos sexuais semanais (frs/s) igual a três, tendo a mulher ciclo hormonal normal, com duração da regra de 4 dias. O problema que se coloca seria determinar qual o risco de uma gravidez indesejada após um ano de relacionamento, a partir do uso de: a) nenhum método; b) tabelinha; c) preservativo masculino; d) preservativo e tabelinha (combinados).

Solução

Para a solução deste problema, é necessário que sejam feitas algumas considerações. Em primeiro lugar, por hipótese, o período fértil será considerado igual a cinco dias. Desta forma, o ciclo menstrual da mulher, que totaliza 28 dias (ciclo hormonal normal), fica dividido em 5 dias férteis, 19 dias "normais" e 4 dias regra. Neste período, o risco de gravidez na época fértil será igual a 100%, nos dias "normais" será considerado que existe probabilidade de gravidez igual ao da tabelinha, isto é 9%, o que corresponde a uma taxa de falha[7] de aproximadamente 9/10.000, e durante a regra, 0%.

Em segundo lugar, será considerado que não existe dependência entre a ocorrência de relações sexuais e a época do ciclo menstrual, à exceção da regra, onde não haveria relacionamentos. Isto é, as relações são casuais e não relacionadas com a variação dos níveis hormonais da mulher.

Desta forma, seria possível estimar a probabilidade de gravidez, empregando o risco de gravidez do Quadro 6.2 e o conceito de probabilidade total visto no capítulo anterior. Assim,

$$P(G) = 5/28 \cdot 100\% + 19/28 \cdot 9\% + 4/28 \cdot 0\% = 23,96\%$$

Entretanto, esta estimativa de risco de gravidez não considera a possibilidade de que a freqüência de relacionamentos sexuais (ou o número de tentativas de fecundação realizadas, n) seja variável. Lembre que foi empregada a hipótese frs/s = 3. Em outras palavras, o cálculo anterior não considera o nível de atividade do casal, sendo, portanto, uma aproximação grosseira.

Para corrigir este problema, devem ser empregadas nos cálculos as taxas de falha do Quadro 6.2. Vamos então determinar o risco de gravidez usando todos os dados do problema. Como foi pedido o risco no período de um ano, seria necessário determinar o total de relacionamentos nesse período para uma frs/s = 3.

O raciocínio é o seguinte: Um ano contém 13 períodos hormonais (365/28). Cada período contém quatro semanas, de forma que o total esperado de relacionamentos após um ano seria igual a n = 13.4.3 = 156.

Como este total é distribuído igualmente entre os períodos, tem-se que:

5/28 · 156 ≅ 28 ocorrem em período fértil, enquanto,
19/28 · 156 ≅ 106 ocorrem em dias normais.

Os restantes 22 coincidiriam com a regra (não ocorreriam).[8]

Agora é possível determinar a probabilidade de gravidez para a letra a, ou seja, quando o casal não usa métodos de prevenção.

a) Definindo X = falha na prevenção, vem:

Para o período fértil (f): $p_f = 1$; $q_f = 0$.
Para o período normal (s): $p_s = 0,0009$; $q_s = 0,9991$.

Como p foi definido como a falha do método, q representa a probabilidade do método funcionar.

---

[7]Neste caso, foi utilizado um valor de $n = 106$, pois se trata do número de tentativas no período normal.
[8]Ou, mesmo que ocorram, teriam chance zero de gravidez.

196 BIOESTATÍSTICA

Então, a probabilidade de gravidez no período fértil resultaria[9]

$$P(G_f) = P(X_f = 1, 2, 3 \ldots 28) = 1 - P(X_f = 0) =$$
$$= 1 - [_{28}C_0 \cdot 1^0 \cdot 0^{(28-0)}] = 1 - 0 = 1 \text{ ou } 100\%.$$

Durante o período normal

$$P(G_s) = P(X_s = 1, 2, 3 \ldots 106) = 1 - P(X_s = 0) =$$
$$= 1 - [_{106}C_0 \cdot 0,0009^0 \cdot 0,9991^{(106-0)}] =$$
$$= 1 - 0,909 = 0,091 \text{ ou } 9,1\%.$$

Finalmente, a probabilidade de gravidez é dada pela composição das probabilidades nos dois períodos, ponderadas pela sua participação. Então,

$$P(G) = 5/28 \cdot 100\% + 19/28 \cdot 9,1\% = 23,97\%$$

Este resultado é o mesmo encontrado anteriormente, pois a freqüência de relacionamentos empregada foi a mesma (a pequena discrepância de 0,01% foi devida aos arredondamentos).

b) Usando o método comportamental, o casal se relacionaria somente fora do período fértil, isto é, durante o período normal. Assim,

$$P(G) = 19/28 \cdot 9,1\% = 9,1\%$$

c) Usando preservativo masculino e considerando a taxa de falha de 11/10.000 vem

$$P(G_f) = P(X_f = 1, 2, 3 \ldots 28) = 1 - P(X_f = 0) =$$
$$= 1 - [_{28}C_0 \cdot 0,0011^0 \cdot 0,9989^{(28-0)}] =$$
$$= 1 - 0,9696 = 0,0303 \cong 3\%.$$

Fora do período fértil, a probabilidade de gravidez com o uso de preservativo seria desprezível (9/10.000 $\cdot$ 11/10.000 = 99/100.000.000 = 0,00000099).

d) Preservativo masculino e tabelinha. Pelo método comportamental, supõe-se que não irão existir relações no período fértil. Fora do período fértil, pode ser empregada a aproximação da letra anterior (99/100.000.000) para a taxa de falha. Assim,

$$P(G_s) = P(X_s = 1, 2, 3 \ldots 106) = 1 - P(X_s = 0) =$$
$$= 1 - [_{106}C_0 \cdot 0,00000099^0 \cdot 0,99999989^{(106-0)}] =$$
$$= 1 - 0,999988 = 0,00001 \cong 0,001\%.$$

PROBLEMAS PROPOSTOS

1. Considere que um indivíduo adulto, escolhido aleatoriamente na população, tenha uma probabilidade de 20% de ser hipertenso. a) Construa a função de probabilidade para o número de indivíduos hipertensos em um grupo de cinco adultos; b) determine o número esperado de adultos hipertensos para este grupo; c) determine a variância e o desvio padrão do número de hipertensos (para o mesmo grupo).

Binomial

2. Suponha que determinado tratamento, aplicado a portadores de certa patologia, tenha efeito em 90% dos casos. Tomando uma amostra de 10 indivíduos submetidos a este tratamento, estime a probabilidade de que: a) 9; b) mais de 9; c) menos de 9 tenham sido curados.

---

[9]Para que ocorra gravidez, basta que o método falhe pelo menos uma vez.

DISTRIBUIÇÕES DE PROBABILIDADE **197**

3. Um estudo na área da Medicina Ocupacional (MO) revelou que um em cada quatro motoristas de ônibus apresentava algum grau de lombalgia. Tomando para uma experiência um grupo de 12 motoristas, quais são as chances de: a) nenhum; b) menos de 2; c) mais de 4 manifestarem a moléstia?

Poisson

4. A síndrome de Aspen afeta 1 em cada 500 indivíduos. Numa população de 1.000 indivíduos, determine a probabilidade de encontrar: a) 5 indivíduos; b) menos de 3 indivíduos; c) mais de 1 indivíduo com a síndrome.

Gauss

5. Admitindo que os tempos de duração dos efeitos de uma determinada concentração de xilocaína, aplicada localmente, são distribuídos normalmente com média de 20 minutos e desvio padrão de 3 minutos, determine as probabilidades de o anestésico causar o efeito: a) por mais do que 23'; b) por mais de 18,5'; c) entre 21,5 e 23'. d) Admitindo que se queira trabalhar com 90% de certeza de que o anestésico esteja funcionando, em quanto tempo deveria ser efetuada uma intervenção cirúrgica no local?
6. Suponha que, para uma certa população, os níveis de ácido úrico sejam normalmente distribuídos com média 0,75 (g/24 horas) e desvio padrão igual a 0,2 (g/24 horas). Estime a probabilidade de um indivíduo apresentar uma taxa de ácido úrico: a) maior do que 1 (g/24 horas); b) menor do que 0,8 (g/24 horas); c) entre 0,85 e 1,15 (g/24 horas). d) Qual é o nível de ácido úrico que delimita as 10 maiores taxas percentuais?
7. Suponha que o tempo de coagulação (TC) em seres humanos seja uma variável aleatória com distribuição normal, de média 7 minutos e desvio padrão 1 minuto. Em um exame hematológico qualquer, determine a probabilidade de que um indivíduo apresente TC: a) menor que 8 minutos; b) maior que 10 minutos; c) entre 4 e 10 minutos; d) entre 8 e 10 minutos.

QUESTÕES VERDADEIRO–FALSO

1. A distribuição de probabilidade da variável aleatória número de filhos relaciona os valores que esta variável pode assumir com suas respectivas probabilidades.
2. Quando uma variável aleatória é discreta, a soma das probabilidades de todos os valores que esta variável pode assumir é igual a 100%.
3. A área sob a curva que representa uma distribuição de probabilidade é sempre igual a 100%.
4. Se a distribuição de probabilidade for contínua, sua área sob a curva somente será igual a 1 quando o valor da variável aleatória estiver entre menos infinito e mais infinito.

Imagine as variáveis aleatórias: A) peso ao nascer; B) taxa de amilase; C) resultado do lançamento de uma moeda; D) sexo; E) número de crianças com polidactilia.
É possível utilizar a distribuição binomial para:

5. C;
6. C e D;
7. C, D, E;
8. Todas as variáveis.
9. A probabilidade de sucesso, na distribuição binomial, está associada à definição da variável aleatória.
10. Na distribuição binomial, a soma das probabilidades de sucesso e de falha totaliza 100%.

198 BIOESTATÍSTICA

Imagine a variável aleatória: portadores de Síndrome de Alzheimer. Para uma amostra de 20 indivíduos, dada a probabilidade de sucesso, é correto afirmar:

11. Pode ser calculada a probabilidade para qualquer número de portadores da síndrome no intervalo definido pela amostra.

12. É necessário, para o cálculo da probabilidade binomial, a probabilidade de um indivíduo não apresentar a Síndrome.

13. É necessário, para o cálculo da probabilidade binomial, conhecer o desvio padrão populacional da variável portadores de Síndrome de Alzheimer.

14. A variável aleatória padronizada é usada para calcular o desvio padrão de uma variável.

15. A distribuição de Gauss para a variável aleatória reduzida é simétrica com relação ao eixo vertical.

16. A distribuição de Gauss para a variável aleatória qualquer é simétrica com relação ao eixo vertical.

17. A distribuição de Gauss é assintótica (nunca corta) com relação ao eixo horizontal.

18. Na distribuição de Gauss, a maior parte dos valores se concentra em torno do valor modal.

19. Na distribuição de Gauss, a média e o desvio padrão para a variável aleatória reduzida são sempre constantes.

20. À medida que os valores de uma variável aleatória se afastam do normal, a sua probabilidade de ocorrência torna-se menor rapidamente.

21. Na distribuição de Gauss, o valor esperado, o valor mais provável e o valor que separa as probabilidades em 50% menores e maiores são coincidentes.

Capítulo 7
Teoria da Amostragem e Teoria da Estimação

1 Teoria da amostragem
　1.1　Conceito e objetivo
　1.2　Técnicas de extração de amostras
　1.3　Distribuição amostral das médias
　1.4　Distribuição amostral das proporções
　1.5　Distribuição amostral das diferenças ou das somas

2 Teoria da estimação
　2.1　Estimativa: conceito
　2.2　Estimativas pontuais
　2.3　Estimativas por intervalo
　2.4　Atributos de um estimador
　2.5　Intervalo de confiança para a média populacional
　2.6　Intervalo de confiança para a diferença de médias populacionais
　2.7　Intervalo de confiança para proporções populacionais
　2.8　Intervalo de confiança para diferenças de proporções populacionais

3 Comparação de grupos usando IC para diferenças

1 Teoria da Amostragem

1.1 Conceito e objetivo

Obter uma amostra de uma população consiste em selecionar um determinado número de elementos dessa população. A finalidade deste procedimento é o de determinar as características dessa amostra e, a partir delas, efetuar considerações a respeito da população toda. Naturalmente, a razão de se agir desse modo reside no fato de que a população toda (todos os elementos dela) é desconhecida, impossível de enumerar ou infinita. Não resta então outra alternativa senão tentar conhecer uma parte dessa população, uma amostra, e então estender esse conhecimento para toda a população. Passa-se assim de uma lei particular para uma lei geral.

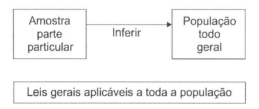

Este último conceito corresponde à definição de ***inferência***. Contudo, pode-se perguntar se esta passagem do particular para o geral é válida, ou se chegará a resultados corretos, uma vez que a amostra pode não apresentar as mesmas características que a população. De fato, considerando que a amostra tenha sido selecionada de maneira *casual* ou *aleatória*, existe a possibilidade de que seja selecionado um conjunto de elementos cujas características difiram das características da população. Neste caso, haveria um erro, entendido como a diferença entre o valor que realmente se queria conhecer (verdadeiro), que é o da população, e o valor resultante da amostra. Observe que seria muito raro que o valor amostral coincidisse com o valor populacional, de forma que a existência desse erro seria mais uma regra do que exceção. Portanto, ao se fazer inferência, existe a necessidade de se ter consciência de que se estará trabalhando senão sempre, quase sempre, na presença deste erro. O problema seguinte então é determinar as características desse erro. Se o erro for absolutamente incontrolável e sujeito a um comportamento impossível de caracterizar, efetuar inferência levará a conclusões totalmente equivocadas. Se, ao contrário, este erro puder ser estatisticamente tratado, mesmo que ele sempre exista, será possível inferir resultados tendo uma idéia da probabilidade de estar errando. Para isso, é necessário estudar estatisticamente o comportamento das amostras de uma população e extrair desse estudo relações entre as características das amostras e as da população. Este é o objetivo da *Teoria da Amostragem* (Fig. 7.1).

1.2 Técnicas de extração de amostras

A Fig. 7.1 esquematiza o processo de retirada de amostras de uma população. A extração de amostras de uma população pode ser efetuada segundo duas técnicas denominadas *Amostragem com Reposição*, *ACR*, e *Amostragem sem Reposição*, *ASR*. A primeira consiste em retirar todas as amostras distintas da população, considerando que, para compor cada amostra, os elementos retirados da população retornam a cada observação. Isto quer dizer que é possível que o mesmo elemento seja selecionado duas (ou mais vezes) dentro da mesma amostra. O número de amostras distintas de tamanho n que pode ser extraído de uma população de tamanho N, segundo este critério, é igual a N^n. Na amostragem sem reposição, cada elemento retirado da população, para compor uma amostra, é separado e recolocado novamente na população quando a amostra estiver completa. Desta forma, resulta impossível que o mesmo elemento apareça duas vezes na mesma amostra. O número de amostras de tamanho n que pode ser extraído de uma população de tamanho N, segundo a técnica da ASR, é menor que o obtido usando ACR.

Como é sugerido pela Fig. 7.1, mesmo que as amostras possuam o mesmo tamanho, n, os elementos de uma amostra não são necessariamente iguais aos de outras amostras, de forma que

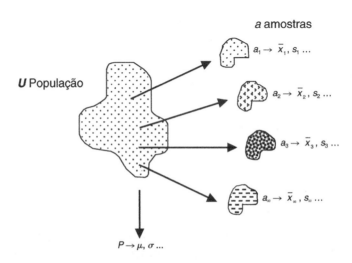

Fig. 7.1 Extração de amostras de uma população.

TEORIA DA AMOSTRAGEM E TEORIA DA ESTIMAÇÃO **201**

os parâmetros extraídos de cada uma das amostras, ***parâmetros amostrais***, devem ser diferentes entre eles e em relação aos parâmetros da população, ou parâmetros populacionais. Tomando por exemplo o caso das médias, de modo geral[1] $\mu \neq \bar{x}_1 \neq \bar{x}_2 \neq \ldots \neq \bar{x}_n$.

A questão que segue é se estas diferenças possuem um comportamento regular e previsível, ou não. Para isso convém estudar como se distribuem estatisticamente as médias amostrais. A distribuição estatística das médias amostrais é denominada ***Distribuição Amostral das Médias***, ou simplesmente ***DAM***.

1.3 Distribuição amostral das médias

A partir da DAM é possível calcular parâmetros característicos para esta distribuição, como a média e a variância da DAM e, posteriormente, verificar como estes parâmetros se relacionam com os parâmetros da população.

A relação entre os parâmetros da DAM e os parâmetros populacionais é a seguinte

➢ Amostragem com reposição (ou população infinita)

$$\mu_{DAM} = \mu \qquad \sigma^2_{DAM} = \frac{\sigma^2}{n}$$

Em palavras, a média da distribuição amostral das médias é igual à média populacional e a variância da distribuição amostral das médias é igual à variância populacional dividida pelo tamanho da amostra.

EXEMPLO 7.1

Suponha uma população hipotética formada por 3 indivíduos, cujas taxas de glicose sejam iguais a 80, 100 e 120 (mg/100 ml).

Então, a média das taxas de glicose para a população é igual a:

$$x = \frac{\sum_{i=1}^{n} x_i}{n} = \frac{80 + 100 + 120}{3} = 100 \, (\text{mg/100 ml})$$

E a variância populacional,

$$\sigma^2 = \frac{\sum_{i=1}^{n}(x_i - \bar{x})^2}{n} = \frac{(80-100)^2 + (100-100)^2 + (120-100)^2}{3} =$$

$$= 266,67 \, (\text{mg/100 ml})$$

Considere agora que são extraídas todas as amostras diferentes possíveis com reposição, de tamanho $n = 2$, e são calculadas as médias dessas amostras. Veja os resultados no Quadro 7.1.

O conjunto das médias de todas as amostras dá origem à distribuição amostral das médias, DAM.

Observe que a média da DAM é igual a

$$\mu_{DAM} = \frac{80 + 90 + 100 + \ldots + 110 + 120}{9} = 100 \, (\text{mg/100 ml})$$

---

[1]Mas não necessariamente. Podem existir médias iguais entre si e iguais à da população. Contudo, se a população for grande, a maior parte das vezes as médias amostrais e a populacional não serão iguais.

Quadro 7.1

Amostra	Indivíduos	Média da Amostra
1	(80, 80)	80
2	(80, 100)	90
3	(80, 120)	100
4	(100, 80)	90
5	(100, 100)	100
6	(100, 120)	110
7	(120, 80)	100
8	(120, 100)	110
9	(120, 120)	120

E a variância da DAM resulta

$$\sigma_{DAM} = \frac{(80-100)^2 + (90-100)^2 + \ldots + (120-100)^2}{9} = 133,33 \text{ (mg/100 ml)}$$

Pelos resultados obtidos, é possível observar que

$$\mu_{DAM} = \mu = 100 \text{ (mg/100 ml)}$$

Lembrando que n = 2 e que σ = 266,67

$$\sigma_{DAM} = \frac{\sigma}{n} = \frac{266,67}{2} \cong 133,33 \text{ (mg/100 ml)}$$

A DAM pode ser mais bem visualizada graficamente na Fig. 7.2.
Quanto às distribuições, é possível escrever

$$P \to N[\mu, \sigma] \therefore DAM \to N\left[\mu, \frac{\sigma}{\sqrt{n}}\right]$$

$$P \to D[\mu, \sigma] \therefore \underset{n\to\infty}{DAM\ (z)} \to N\left[\mu, \frac{\sigma}{\sqrt{n}}\right]$$

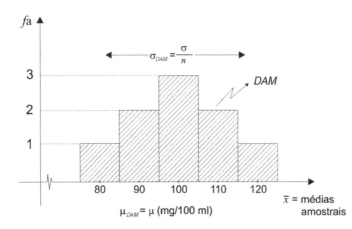

Fig. 7.2

Isto quer dizer que se a população (P) da qual são retiradas as amostras tem distribuição normal, N, caracterizada por uma média μ e um desvio padrão σ, as médias das amostras também terão distribuição normal, com média μ e desvio padrão $\sigma/\sqrt{n}$.

Se a distribuição de probabilidade da população for uma distribuição qualquer (D), então a variável aleatória padronizada referente às médias amostrais

$$z = \frac{\overline{X} - \mu}{\sigma/\sqrt{n}}$$

aproxima-se da normal para n tendendo ao infinito, ou, em termos mais práticos, quando a amostra for suficientemente grande.

Estas relações são de fundamental importância, pois através delas é possível efetuar inferências sobre o verdadeiro valor dos parâmetros.

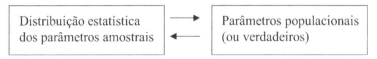

Como será visto na Teoria da Estimação, conhecendo um parâmetro amostral (experimental) é possível inferir a probabilidade de que o parâmetro populacional (verdadeiro) tenha determinado valor.

➢ Amostragem sem reposição, população finita e $N \geq n$

$$\mu_{DAM} = \mu \qquad \sigma^2_{DAM} = \frac{\sigma^2}{n} \cdot \left(\frac{N-n}{N-1}\right)$$

Observe que o fator de correção $\left(\dfrac{N-n}{N-1}\right)$ se aproxima da unidade para populações muito grandes (infinitas). Nesse caso, a expressão da variância da DAM, usando amostragem com reposição, é praticamente igual à da amostragem sem reposição.

1.4 Distribuição amostral das proporções

O mesmo processo de extrair amostras de uma população e verificar a relação dos seus parâmetros com os da população pode ser feito no caso de proporções. Ao contrário das médias amostrais, é possível trabalhar com uma variável não-numérica, como, por exemplo, o percentual de fumantes, de pessoas que sofreram AVC, de pessoas do sexo feminino e assim por diante. A distribuição estatística das proporções de uma v. a. extraídas de todas as amostras de tamanho n de uma população de tamanho N é denominada ***Distribuição Amostral das Proporções, DAP***.

Para uma população infinita, com distribuição binomial

$$P \xrightarrow[N \to \infty]{} B[p, q = 1 - p]$$

os parâmetros da DAP são dados por

$$\mu_{DAP} = p \qquad \sigma^2_{DAP} = \frac{p \cdot q}{n}$$

A DAP aproxima-se da normal para amostras grandes.[2]

---

[2]Para efeitos práticos, considera-se uma amostra grande quando $n > 30$.

204 BIOESTATÍSTICA

Se for usada amostragem com reposição e populações finitas, ao se calcular a variância da DAP deve ser usado o mesmo fator de correção apresentado para a DAM. No caso da média da DAP, a relação independe do tipo de amostragem.

1.5 Distribuição amostral das diferenças ou das somas

Sejam duas populações A e B. Foi visto que para cada uma delas podem ser calculados os parâmetros que caracterizam a distribuição de todas as amostras de tamanho n extraídas de cada uma delas. Suponha-se agora que sejam calculadas as diferenças entre as médias de todas as combinações possíveis de amostras de tamanho n_A e n_B das populações A e B. Então, tem-se uma distribuição estatística denominada ***Distribuição Amostral das Diferenças*** entre médias. A mesma idéia se aplica para somas, resultando a denominada ***Distribuição Amostral das Somas***.

As médias da distribuição amostral das diferenças e da distribuição amostral das somas são dadas, respectivamente, por

$$\mu_{DAD} = \mu_A - \mu_B \qquad \mu_{DAS} = \mu_A + \mu_B$$

A variância, tanto para a DAD quanto para DAS, resulta

$$\sigma^2_{DADS} = \frac{\sigma^2_A}{n_A} + \frac{\sigma^2_B}{n_B}$$

Este conceito pode ser estendido para qualquer parâmetro ou estatística. No caso das proporções

$$\mu_{DADP} = \pi_A - \pi_B \qquad \mu_{DASP} = \pi_A + \pi_B$$

As variâncias, em ambos casos, resultam

$$\sigma^2_{DADSP} = \frac{p_A \cdot q_A}{n_A} + \frac{p_B \cdot q_B}{n_B}$$

Todos esses resultados são aplicáveis tanto para populações infinitas e amostragem com reposição quanto para populações finitas e amostragem sem reposição.

2 Teoria da Estimação

2.1 Estimativa: conceito

De modo geral, uma estimativa pode ser entendida como uma tentativa de avaliar algum dado desconhecido. Desta definição se depreendem duas características importantes das estimativas: i) a estimativa é uma aproximação do dado verdadeiro; ii) a estimativa sempre contém um componente de incerteza.

2.2 Estimativas pontuais

Uma estimativa é chamada ***pontual*** quando se baseia em um único valor ou ponto. Por exemplo, se a média da taxa de glicose de indivíduos diabéticos for estimada em 200 mg/100ml, esta estimativa é pontual porque considera como possível um único valor para a média de todos os diabéticos. Embora este tipo de estimativa seja muito precisa (aliás, tem precisão máxima), suas chances de ser verdadeira são provavelmente nulas.[3] Dessa forma, afirmativas desse tipo não são seguras.

---

[3] No limite, a probabilidade de a estimativa estar correta é zero.

2.3 Estimativas por intervalo

O fato de as estimativas pontuais serem pouco (ou nada) confiáveis impõe a alternativa de definir um intervalo de valores prováveis para a estimativa. Este tipo de procedimento acarreta o que se denomina *intervalo de confiança*. O intervalo de confiança é, na verdade, uma conseqüência lógica da idéia esplanada anteriormente a respeito de os parâmetros populacionais serem desconhecidos. Se é assim, qualquer noção que se tenha deles, representada por um conjunto de valores possíveis, não é cem por cento segura, a não ser que se tome um intervalo infinito. Um exemplo de estimativa por intervalo seria estimar que a taxa média de açúcar em diabéticos está entre 180 e 220 mg/100ml, em um nível de confiança de 90%.[4]

2.4 Atributos de um estimador

2.4.1 Estimador consistente

Um estimador é denominado **consistente** quando o valor esperado do parâmetro amostral coincide com o valor do parâmetro populacional. Para o parâmetro φ

$$E[\hat{\varphi}] = \varphi$$

quer dizer que $\hat{\varphi}$ é um estimador consistente de φ se sua média for igual ao verdadeiro parâmetro. Estimadores que não são consistentes são denominados **estimadores tendenciosos**. Quando a igualdade anterior não se verifica, o estimador é tendencioso.

2.4.2 Estimador eficiente

Um estimador é denominado eficiente quando apresenta variabilidade mínima. O estimador mais eficiente é aquele que possui menor variabilidade entre todos os estimadores possíveis. Esta propriedade é desejável porque diminui o tamanho da amostra necessária para se efetuarem estimativas. Em outras palavras, comparando dois estimadores consistentes, sendo o primeiro mais eficiente que o segundo, será possível obter a mesma confiabilidade para os dois estimadores com uma amostra menor no caso do primeiro.

2.5 Intervalo de confiança para a média populacional

2.5.1 Desvio padrão populacional conhecido

O intervalo de confiança IC_{GC} associado a um determinado grau de confiança (GC), para a média populacional, μ, quando o desvio padrão populacional σ é conhecido, é dado por

$$IC_{GC}(\mu) \rightarrow \bar{x} \mp z_{GC} \cdot \frac{\sigma}{\sqrt{n}}$$

Note que se tem como base da estimativa uma média amostral, em torno da qual é criado um intervalo de amplitude $2\,z_{GC} \cdot \dfrac{\sigma}{\sqrt{n}}$. A amplitude do IC depende então: a) do grau de confiança, que está relacionado com z_{GC}, b) do desvio padrão populacional, σ, e c) do tamanho da amostra, n. O quociente $\dfrac{\sigma}{\sqrt{n}}$ é chamado erro padrão da média. Observe ainda que quanto maior for o grau de

---

[4]O significado exato do intervalo de confiança será explicado no item 3.

confiança desejado, maior será a amplitude do intervalo de confiança. Portanto, estimativas com grau de confiança muito elevado (GC > 99%) geralmente ocasionam intervalos muito amplos, como ilustra a Fig. 7.3. Nesses casos, a precisão da informação dada pelo intervalo pode ficar prejudicada. Quanto a isso, imagine o seguinte exemplo: Suponha que um pesquisador deseja associar o nível de Aldolase no sangue (VR = 2–9,6 u, método Sibley e Lehminger) à existência de câncer na próstata. Imagine que para isso tenha medido os níveis de Aldolase em indivíduos já diagnosticados como portadores de câncer de próstata (usando outro método diagnóstico como prova de ouro). Suponha ainda que ele encontre uma média amostral de 15 u e que o erro padrão da média tenha dado 2,5 u. Então, para um grau de confiança de 95% ($z_{95\%}$ = 1,96), o intervalo seria de 15 $\mp$ 1,96.2,5, ou seja, os limites estariam entre 10,1 e 19,9 u. Esta informação quer dizer o seguinte: o intervalo de confiança de 95% para a média da taxa de Adolase de portadores de câncer de próstata está entre 10,1 e 19,9. Ela pode ser usada clinicamente, para efetuar um diagnóstico *provável* de câncer de próstata: um indivíduo com uma dosagem neste intervalo é suspeito de apresentar o problema, seria a informação clínica. Imagine agora que o pesquisador tivesse querido conferir uma confiabilidade de 99,9% ao seu intervalo de confiança. Nesse caso, $z_{99,9\%}$ = 3,29, com um intervalo de 15 $\mp$ 3,29.2,5 e limites 6,78 e 23,22 u. Ocorre que, agora, o IC da verdadeira taxa para os indivíduos que possuem câncer de próstata se confunde com a taxa de Aldolase dos indivíduos normais (no intervalo de 6,78 a 9,6 u), dificultando o diagnóstico.

Este exemplo serve para ilustrar que um elevado grau de confiança não é a única característica desejável para uma estimativa. É importante que a estimativa seja também *precisa*, isto é, que o intervalo não seja amplo demais, a fim de que a informação por ele transmitida seja de alguma valia (qual o valor da informação: o IC de 100% para a média da estatura de indivíduos adultos do sexo masculino está entre 10cm e 5m?). Contudo, como pode-se perceber, *confiabilidade* e *precisão* são atributos que não podem ser simultaneamente melhorados. Maior confiabilidade leva a menor precisão e vice-versa. Por esta razão, é comum empregar graus de confiança de 90, 95 ou 99%, no máximo.

Outro fator que influencia a amplitude do intervalo de confiança é o desvio padrão populacional. Quanto maior for σ, maior será a amplitude do IC. Esta relação direta entre as duas variáveis pode ser explicada do seguinte modo: Suponha que os resultados experimentais com as taxas de Aldolase do exemplo anterior tivessem sido do tipo 14, 17, 15, 14, 16, 15,..., 14 u. Observe que a flutuação desses valores é pequena e que, portanto, o desvio padrão deve ter um valor baixo. Ora, uma estimativa para a média de um conjunto de valores tão regular não necessita de um IC muito amplo. Se, contudo, os resultados tivessem sido do tipo 15, 10, 23, 7, 18, 9, 6,..., 19 u, a

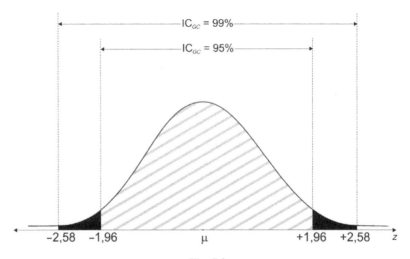

Fig. 7.3

TEORIA DA AMOSTRAGEM E TEORIA DA ESTIMAÇÃO   **207**

estimativa para a média populacional teria que ser muito mais prudente e, desta forma, o IC teria que ser maior.

Finalmente, observa-se que quanto maior o tamanho da amostra, n, menor a amplitude do intervalo de confiança. Lembre-se de que uma amostra é um pedaço da população. Naturalmente, quanto maior este pedaço, mais completo é o conhecimento que se tem sobre a população. No limite deste raciocínio, se a amostra é do tamanho da população, o conhecimento da população com base na amostra é total. Por outro lado, quanto menor a amostra, maior a incerteza sobre as características da população. Esta incerteza é traduzida em intervalos de confiança mais amplos.

EXEMPLO 7.2

Suponha que se deseja estimar o diâmetro pupilar médio de coelhos adultos normais, a partir de uma amostra de 12 animais, cuja média foi de 5,2 mm e considerando que o desvio padrão do diâmetro pupilar é de 1,2 mm. Empregando um grau de confiança de 95% para a estimativa,

$$IC_{95\%}(\mu) \rightarrow 5,2 \text{ (mm)} \mp 1,96 \cdot \frac{1,2 \text{ (mm)}}{\sqrt{12}} = 5,2 \text{ (mm)} \mp 0,68 \text{ (mm)}$$

(o valor 1,96 pode ser encontrado na tabela da distribuição de Gauss, para $A = 0,975$)

$$IC_{95\%} \rightarrow 4,52 \text{ (mm)} \leq \mu \leq 5,88 \text{ (mm)}$$

Este resultado indica que se pode ter uma confiança de 95% de que a média verdadeira dos diâmetros pupilares em coelhos adultos esteja entre 4,52 e 5,88 mm.

2.5.2 Tamanho da amostra para obter um intervalo de confiança determinado

Foi visto que a base da estimativa para a média populacional é uma média amostral. Em volta dessa média amostral é construído um intervalo, cujos limites são definidos por uma margem de erro dada por $z_{GC} \cdot \frac{\sigma}{\sqrt{n}}$. Suponha que se queira fixar essa margem de erro como, no máximo, uma proporção da base da estimativa, $\bar{x}$. Então, definindo essa proporção como ε

$$\frac{z_{GC} \cdot \sigma}{\sqrt{n}} \leq \varepsilon \cdot \bar{x}$$

de modo que n resulta

$$n \geq \left(\frac{z_{GC} \cdot \sigma}{\varepsilon \cdot \bar{x}} \right)^2$$

Este é o tamanho da amostra necessário para que os limites de confiança associados a GC não difiram mais que a proporção ε da média amostral. O Cap. 14 trata o problema da determinação do tamanho de amostras de forma completa.

2.5.3 Desvio padrão populacional estimado

Na verdade, assim como a média populacional, o desvio padrão populacional é desconhecido. O desvio padrão populacional, σ, pode ser estimado a partir do desvio padrão amostral, s. O desvio padrão para um conjunto experimental de dados pode ser calculado pela já conhecida expressão (Cap. 4)

$$s = \sqrt{\frac{\sum (x - \bar{x})^2}{n - 1}}$$

208 BIOESTATÍSTICA

O intervalo de confiança, associado ao grau de confiança GC resulta

$$IC_{GC}(\mu) \rightarrow \bar{x} \mp t_{GC,gl} \cdot \frac{s}{\sqrt{n}}$$

Observe que, quando o desvio padrão populacional era suposto como conhecido, a estimativa da média populacional era a única incerteza do modelo. Contudo, ao se admitir a necessidade de efetuar uma estimativa também para σ, é inserida uma incerteza adicional. Como o grau dessa incerteza depende fundamentalmente do tamanho da amostra, emprega-se a distribuição de Student,[5] em vez da distribuição normal, para a construção do intervalo de confiança. O efeito prático dessa medida é tornar mais amplo o intervalo de confiança, o que significa uma estimativa mais prudente ou conservadora para a média populacional. Para se ter uma idéia, para um GC de 95%, o valor da normal é de 1,96. O valor de Student, para GC 95% e uma amostra tamanho 6, resulta 2,57, isto é, um IC aproximadamente 30% maior.

EXEMPLO 7.3

Retomando o **Exemplo 7.2** sobre a estimativa do diâmetro das pupilas de coelhos adultos, suponha agora que o desvio padrão não é conhecido. Considere ainda que a estimativa será efetuada a partir de uma amostra, cujos dados são mostrados no Quadro 7.2.

Quadro 7.2 Diâmetro pupilar em coelhos normais

Coelho	1	2	3	4	5	6	7	8	9	10	11	12
DP (mm)	5,0	5,5	5,0	4,5	4,5	6,0	6,5	5,5	5,5	5,0	5,5	4,0

A média amostral do diâmetro das pupilas é igual a

$$\bar{x} = \frac{\Sigma x}{n} = \frac{5,0 + 5,5 + \ldots + 4,0}{12} = \frac{62,5}{12} = 5,2083 \cong 5,2 \text{ mm}$$

Como o desvio padrão populacional do diâmetro das pupilas de coelhos não é conhecido, será estimado a partir dos 12 coelhos da amostra. Assim,

$$S = \sqrt{\frac{\Sigma(x - \bar{x})^2}{n-1}} = \sqrt{\frac{(5,0 - 5,2)^2 + (5,5 - 5,2)^2 + \ldots + (4,0 - 5,2)^2}{12 - 1}}$$

$$S \cong 0,69$$

Ainda, para o intervalo de confiança de 95%, é necessário determinar o valor de Student para uma área de 95% e com $n - 1$ ($12 - 1 = 11$) graus de liberdade.
Na Tabela 2, no Apêndice, $t_{95\%, 11} = 2,20$.
Então,

$$IC_{95\%}(\mu) \rightarrow 5,2 \mp 2,20 \cdot \frac{0,69}{\sqrt{12}} = 5,2 \mp 0,44$$

$$IC_{95\%} \rightarrow 4,76 \text{ (mm)} \le \mu \le 5,64 \text{ (mm)}$$

---

[5]Com $n-1$ graus de liberdade.

Mais uma vez, este é o intervalo de confiança de 95% para a estimativa da média populacional do diâmetro pupilar de coelhos adultos normais, calculado, neste caso, a partir da estimativa de s.

2.6 Intervalo de confiança para a diferença de médias populacionais

2.6.1 Amostras independentes

O intervalo de confiança IC_{GC} associado a um determinado grau de confiança (GC), para a diferença entre as médias de duas populações A e B, é dado por

$$IC_{GC}(\mu_A - \mu_B) \to \bar{x}_A - \bar{x}_B \mp t_{GC,gl} \cdot \sqrt{\frac{s_A^2}{n_A} + \frac{s_B^2}{n_B}}$$

sendo o número de graus de liberdade para a distribuição t[6]

$$gl = n_A + n_B - 2$$

EXEMPLO 7.4

Continuando com o **Exemplo 7.3**, suponha agora que um outro grupo de coelhos, com 10 animais, foi submetido a um estímulo doloroso. Os dados dos diâmetros pupilares estão no Quadro 7.3.

Quadro 7.3 Diâmetro pupilar em coelhos após estímulo doloroso

Coelho	1	2	3	4	5	6	7	8	9	10
DP (mm)	9	10	8	8	8	9	8,5	10	8	10,5

Poder-se-ia desejar saber qual a alteração do diâmetro pupilar que os coelhos sofrem ao receber o estímulo.

Uma forma de mensurar essa alteração consistiria em determinar o intervalo de confiança para a diferença entre as médias dos diâmetros pupilares do grupo que recebeu o estímulo e do grupo normal, com GC = 95%, por exemplo.

Denominando A = grupo com estímulo e B = grupo normal,

$\bar{x}_B = 5,2$ mm, $s_A = 0,69$ (do **Exemplo 7.3**)

e

$\bar{x}_A = 8,9$ mm, $s_B = 0,97$ (calculados pelas expressões correspondentes).

Então,

$$IC_{95\%}(\mu_A - \mu_B) \quad 8,9 - 5,2 \mp 2,09 \cdot \sqrt{\frac{0,97^2}{10} + \frac{0,69^2}{12}}$$

---

[6]Wonnacott (Bib. cit.) sugere, para uma aproximação de gl, usar o tamanho da menor amostra menos um. A expressão correta, contudo, é mais complexa.

$$(gl = n_A + n_B - 2 \therefore gl = 10 + 12 - 2 = 20)$$

$$IC_{95\%} (\mu_A - \mu_B) \rightarrow 3,7 \text{ (mm)} \mp 0,76 \text{ (mm)}$$

$$IC_{95\%} \rightarrow 2,94 \text{ (mm)} \leq \mu A - \mu B \leq 4,46 \text{ (mm)}$$

Este resultado pode ser interpretado da seguinte forma: o intervalo de confiança de 95% para a diferença entre a média do diâmetro pupilar do grupo A para o grupo B está entre 2,94 e 4,46 (mm). Com base neste resultado, é possível inferir, sempre com um nível de confiança de 95%, que o estímulo doloroso aumenta o DP em coelhos, de 2,94 a 4,46 mm.

2.6.2 Amostras pareadas

Amostras pareadas ou pares de amostras são dados referentes a um mesmo conjunto de indivíduos (elementos), tomados em duas situações diferentes. Genericamente, estas duas situações são denominadas antes e depois. De modo geral, deseja-se verificar se estas duas situações podem ser consideradas iguais ou não. Por exemplo, se ao mesmo grupo de pacientes foi administrado um antitérmico, as situações antes e depois seriam caracterizadas pelos conjuntos de temperaturas corporais verificadas antes e depois da administração do antitérmico. O objetivo, naturalmente, é o de comparar ambos os conjuntos de dados para determinar se são diferentes, o que equivaleria a verificar se o antitérmico está tendo alguma influência (e quanto) na temperatura corporal. Esta situação pode ser generalizada do seguinte modo (Quadro 7.4):

Quadro 7.4

Antes	Depois
$x_{A,1}$	$x_{B,1}$
$x_{A,2}$	$x_{B,2}$
$\vdots$	$\vdots$
$x_{A,n}$	$x_{B,n}$

onde $x_{A,i}$ representa um valor genérico da variável X na situação "antes", enquanto $x_{B,i}$ se refere à situação "depois".

O intervalo de confiança, associado ao grau de confiança GC, resulta nesse caso

$$IC_{GC} (\Delta_{A-B}) \rightarrow \overline{d}_{A-B} \mp t_{GC,gl} \cdot \frac{s_d}{\sqrt{n}}$$

onde

$$d_i = x_{A,i} - x_{B,i} \qquad \overline{d}_{A-B} = \frac{\sum_{i=1}^{n} d_i}{n} \qquad s_d = \sqrt{\frac{\sum_{i=1}^{n} (d_i - \overline{d})^2}{n-1}}$$

É interessante notar que, empregando-se os mesmos dados, o intervalo para amostras pareadas possui uma amplitude menor que o intervalo para amostras independentes. Tal situação decorre do fato de que, ao se empregarem amostras aos pares, eliminam-se eventuais fontes de variação dos dados, já que os resultados do experimento provêm dos mesmos indivíduos. Por exemplo, suponha que está sendo testado o efeito de uma determinada droga sobre os níveis de pressão arterial. O experimento pode ser conduzido tanto por amostras independentes quanto por amostras pareadas. No primeiro caso, existirão dois grupos, tratamento e controle, compostos de indivíduos diferentes. No segundo caso, o mesmo grupo de indivíduos teriam suas PAS avaliadas antes e depois da ingestão da droga. Supondo que os resultados tivessem sido idênticos em termos numéricos, o IC do experimento aos pares seria menor que o das amostras independentes. A razão disto reside no fato de que diferenças de composição dos grupos formados pelas amostras independentes, tais como, sexo, idade, massa corpórea, hábitos alimentares, fatores hereditários etc., não estão presentes quando o experimento é baseado em amostras pareadas (justamente porque se trata dos mesmos indivíduos). Dessa forma, a experimentação baseada em amostras aos pares elimina possíveis fontes de variação dos resultados e, conseqüentemente, é possível trabalhar com intervalos de estimação mais precisos para um mesmo grau de confiança. Em pesquisa médica, quando é possível montar experiências aos pares, suas conclusões são preferidas às de outros tipos de desenho experimental.

EXEMPLO 7.5

Considere que um grupo de 10 pacientes febris foi tratado com um antitérmico, sendo obtidos os dados que constam no Quadro 7.5.

Quadro 7.5 Temperaturas antes e depois de um antitérmico (°C)

Paciente	1	2	3	4	5	6	7	8	9	10
Temp. (°C) antes	38	39,5	38	38,7	37,5	39	38	37,8	36,7	39
Temp. (°C) depois	36,5	37,8	37	37,5	36	38,5	37	36,5	36	37,5

O intervalo de confiança para a estimativa da média da temperatura corporal antes e depois do antitérmico seria calculado da seguinte forma:

1) Determinar todas as "diferenças" entre a situação antes e depois. Para o paciente 1, a temperatura passou de 38°C para 36,5°C. Então,

$$d_1 = x_{A1} - x_{B1} = 38 - 36,5 = 1,5 \ (°C)$$

O mesmo procedimento é aplicado aos demais pacientes.

2) A média das diferenças "antes-depois" é calculada:

$$\bar{d}_{A-B} = \frac{\sum_{i=1}^{n} d_i}{n} = \frac{1,5 + 1,7 + \ldots + 1,5}{10} = 1,19 \ (°C)$$

3) O desvio padrão para as diferenças é estimado:

$$S_d = \sqrt{\frac{\sum_{i=1}^{n}(d_i - \bar{d})^2}{n-1}} = \sqrt{\frac{(1,5-1,19)^2 + (1,7+1,19)^2 + \ldots (1,5-1,19)^2}{10-1}}$$

$$S_d = 0,39 \ (°C)$$

4) Define-se o grau de confiança, 95%, por exemplo.

Então,

$$IC_{95\%}(\Delta_{A-B}) \rightarrow \bar{d}_{A-B} \mp t_{95\%,\,9} \cdot \frac{S_d}{\sqrt{n}}$$

$$IC_{95\%} (\Delta_{A-B}) \rightarrow 1,19 \ (°C) \mp 2,26 \cdot \frac{0,39(°C)}{\sqrt{10}} = 1,19 \ (°C) \mp 0,28 \ (°C)$$

$$IC_{95\%} \rightarrow 0,91 \ (°C) \le \Delta_{A-B} \le 1,47 \ (°C)$$

Este resultado permite estimar que a temperatura corporal média antes do antitérmico é entre 0,91 e 1,47 (°C) maior do que após a sua administração, com uma confiança de 95%.

Desta forma é possível estar 95% seguro de que a verdadeira diminuição da média da temperatura corporal após o antitérmico esteja entre 0,91 e 1,47 grau Celsius.

2.7 Intervalo de confiança para proporções populacionais

O intervalo de confiança IC_{GC} associado a um determinado grau de confiança (GC), para a proporção populacional, π, é dado por

$$IC_{GC} (\pi) \rightarrow p \mp t_{GC,gl} \cdot \sqrt{\frac{p \cdot q}{n}}$$

EXEMPLO 7.6

Suponha que um levantamento sobre etilismo em adultos num determinado bairro mostrou que, de 30 entrevistados, 18 afirmam ingerir bebidas alcoólicas com freqüência.

A estimativa para a proporção de indivíduos que habitualmente usam bebidas alcoólicas, com um grau de confiança de 95%, seria efetuada da seguinte forma.

$$IC_{GC} (\pi) \rightarrow p \mp t_{GC}, gl \cdot \sqrt{\frac{p \cdot q}{n}}$$

$$p = \frac{18}{30} = 0,6; q = 1 - p \therefore q = 0,4; gl = 30 - 1 = 29$$

$$t_{95\%, 29} \cong 2,05 \ (\text{Tabela 2, Apêndice})$$

$$IC_{95\%} (\pi) \rightarrow 0,6 \mp 2,05 \cdot \sqrt{\frac{0,6 \cdot 0,4}{30}}$$

$$IC_{95\%} (\pi) \rightarrow 0,6 \mp 0,1833$$

$$IC_{95\%} \rightarrow 0,4167 \le \pi \le 0,7833$$

$$IC_{95\%} \rightarrow 41,67\% \le \pi \le 78,33\%$$

Pode-se ter uma confiança de 95% de que a proporção da população do bairro que habitualmente toma álcool está entre 41,67 e 78,33%. Note que este intervalo é bastante impreciso. Para uma estimativa mais apurada, seria necessário aumentar o tamanho da amostra.

2.8 Intervalo de confiança para diferenças de proporções populacionais

O intervalo de confiança IC_{GC} associado a um determinado grau de confiança (GC), para a diferença entre duas proporções populacionais A e B, $\pi_A - \pi_B$, é dado por

$$IC_{GC} (\pi_A - \pi_B) \rightarrow p_A - p_B \mp t_{GC,gl} \cdot \sqrt{\frac{p_A \cdot q_A}{n_A} + \frac{p_B \cdot q_B}{n_B}}$$

TEORIA DA AMOSTRAGEM E TEORIA DA ESTIMAÇÃO **213**

As observações sobre o número de graus de liberdade de t são as mesmas para o caso das diferenças entre médias.

3 Comparação de Grupos Usando IC para Diferenças

Como foi explicado, o objetivo dos intervalos de confiança é o de se fazer uma estimativa de um parâmetro populacional. Contudo, quando são construídos IC para diferenças — sejam estes de médias ou de proporções — entre duas populações, é possível empregar estes intervalos para a sua comparação. O objetivo da comparação é determinar se as populações podem ser consideradas iguais quanto ao atributo que está sendo avaliado, ou não. Por exemplo, imagine que se deseja determinar se as taxas médias de creatinina dos grupos A = pacientes com insuficiência renal aguda (IRA) e B = pacientes sem IRA são iguais. Isto equivale, de certa forma, a verificar se existe correlação entre a IRA e as taxas de creatinina. Nesse caso, pode ser construída a seguinte hipótese:

➢ Se $\mu_A - \mu_B = 0$, então as taxas de creatinina são iguais (não haveria correlação entre IRA e taxa de creatinina).

Naturalmente, como as médias populacionais são desconhecidas, terão que ser estimadas pelo intervalo de confiança para as diferenças, construído com base em dados amostrais. Suponha que esta comparação seja efetuada com base nos dados do BD3ira. Resumidamente, tem-se (Quadro 7.6):

Quadro 7.6

	n	Média, $\bar{x}$	Variância, s^2
A = IRA	7	2,471429	1,132381
B = não-IRA	5	0,760000	0,130000

Para um intervalo de confiança de 95%, o valor de Student, com $gl = 7+5-2 = 10$ é igual a 2,23. Empregando a expressão do IC para diferenças entre médias, resulta

$$IC_{95\%} (\mu_A - \mu_B) \rightarrow 1,71 \mp 2 \cdot 23 \cdot 0,43$$

$$0,75 \text{ (mg/100ml)} < IC_{95\%} (\mu_A - \mu_B) < 2,67 \text{ (mg/100ml)}$$

Observe que o menor valor possível para a estimativa das diferenças, ao nível de confiança de 95%, é 0,75 > 0. Desta forma, poder-se-ia dizer que neste nível de confiança não é possível admitir que a média das taxas de creatinina do grupo com IRA seja igual a do grupo sem IRA. Uma outra observação importante é que, à medida que se deseja que esta conclusão seja mais confiável (com maior GC), a amplitude do intervalo se torna maior e aproxima o limite inferior do intervalo de zero. Por exemplo, para 99,5% de confiança, o valor de t passa a 3,58. Refazendo os cálculos, o limite inferior do intervalo cai para 0,17, ainda maior que zero, o que permite afirmar que existe diferença entre os grupos ao nível de 99,5%. Contudo, é óbvio que, se o grau de confiança for aproximado mais ainda de 100%, por exemplo, 99,9%, o limite inferior poderá tornar-se menor que zero.[7] Nesse caso, naquele nível de confiança (certeza quase total), não será possível afirmar que as médias sejam diferentes.

---

[7] O valor de t, neste caso, é 4,59. Assim, o limite inferior do intervalo resulta –0,26.

214 BIOESTATÍSTICA

PROBLEMAS PROPOSTOS

1. Uma população é composta pelos seguintes elementos P = {6, 8, 10}. Extrair todas as amostras possíveis de tamanho $n = 2$ e construir a DAM (usar amostragem com reposição, ACR). Faça um histograma para a DAM. Qual o formato aproximado da distribuição? Determinar o maior erro percentual entre uma média amostral e a média populacional. Determinar a probabilidade de ocorrência deste erro. Determinar a probabilidade de que uma amostra não apresente uma diferença de mais de 50% em relação à média populacional.

2. Para o conjunto do problema 1, determine a variância e o desvio padrão populacional. Determine a variância e o desvio padrão da DAM. Qual a probabilidade de que uma média amostral difira da média populacional em mais de um desvio padrão amostral? E em mais de dois desvios padrões amostrais?

3. Suponha a população P = {1, 9, 14}. Resolva os mesmos itens solicitados no problema 1. Compare e comente os resultados.

4. Para o conjunto do problema 3, resolva os itens solicitados no problema 2. Compare e comente os resultados.

5. Selecione ao acaso 5 colegas de sala. Determine a freqüência respiratória (15″) de cada um deles. Considere os cinco colegas como uma população e selecione todas as amostras possíveis de tamanho 2 (ACR). a) Determine a média e o desvio padrão da DAM das FR, empregando as relações estudadas; b) determine, empregando aproximação normal, a probabilidade de que a média de uma amostra qualquer dessa população difira em mais de 30% do seu valor; c) calcule a mesma probabilidade, empregando a distribuição real; d) selecione, por sorteio, 10 amostras tamanho 2. Construa um intervalo em volta da média de cada uma das amostras, correspondente a dois desvios padrões amostrais. Qual o percentual de intervalos que contém a média populacional?

6. Resolva o problema 5, usando amostragem sem reposição (ASR).

7. Na sua sala de aula: a) determine o percentual de colegas com sangue tipo O; b) selecione, por sorteio, 10 amostras de tamanho $n = 10$, ACR, e calcule a proporção de sangue tipo O para cada amostra; c) faça um gráfico com a distribuição de freqüências das proporções amostrais, situando também a proporção populacional; d) calcule a média das proporções das suas amostras e compare o resultado com a proporção da população; e) determine o desvio padrão da sua DAP e compare-o com o desvio padrão amostral verdadeiro; f) determine, empregando a distribuição normal, a probabilidade de que uma proporção amostral difira da proporção populacional em mais de 5% (valor absoluto).

8. Meça a PAS de todos os seus colegas de sala. a) Calcule a média para o sexo feminino e para o sexo masculino; b) extraia cinco amostras de tamanho $n = 5$ para cada um dos sexos e calcule a média da PAS de cada amostra (ASR); c) calcule as diferenças das médias entre todas as combinações possíveis das amostras do sexo feminino e masculino (sempre faça F−M); d) qual o percentual de casos em que estas diferenças são positivas; e) como o resultado em (d) poderia auxiliar para saber se o sexo feminino tem PAS diferente do sexo masculino?; f) o resultado em (e) tem alguma relação com os cálculos em (a)?

9. a) Calcule o percentual de colegas de sala que utilizam algum tipo de lentes corretivas; b) determine este percentual para o sexo feminino e para o sexo masculino. Calcule a diferença entre os dois. c) Tome cinco amostras de tamanho $n = 10$ de cada um dos grupos, e calcule o percentual de usuários de lentes corretivas; d) calcule as diferenças das proporções entre todas as combinações possíveis das amostras do sexo feminino e masculino (sempre faça F−M); e) faça um gráfico de freqüências com os resultados de (d); f) em que percentual de casos as proporções amostrais diferem da proporção populacional em mais de 3 desvios padrões?

10. Determine: a) o fator de correção para uma população infinita; b) o fator de correção para uma amostra tamanho 1; c) o número de amostras de tamanho 5 que podem ser extraídas de uma população N = 60, ACR; d) idem (c), usando ASR.

11. Um experimento com 6 pacientes que apresentam o diagnóstico de rubéola e em estado febril proporcionou as temperaturas corpóreas sublinguais apresentadas no Quadro 7.7.

TEORIA DA AMOSTRAGEM E TEORIA DA ESTIMAÇÃO **215**

Quadro 7.7

Paciente	1	2	3	4	5	6
Temperatura (°C)	38,6	37,5	38,0	37,3	38,6	39,0

Encontre o intervalo de confiança para as temperaturas corpóreas de todos os pacientes com diagnóstico de rubéola e em estado febril com uma confiança de: a) 95%; b) 99%.

12. A Amiodarona é um antiarrítmico empregado para o tratamento dos distúrbios do ritmo de origem ventricular em pacientes com Insuficiência Cardíaca. Apesar de seus vários efeitos colaterais, é considerado como o melhor antiarrítmico, além de ser uma substância que age sobre a musculatura lisa dos vasos de resistência, provocando vasodilatação e diminuição da pressão arterial, bem como a diminuição do ritmo cardíaco. A Insuficiência Cardíaca é uma das principais causas de mortalidade, atingindo 70% ao cabo de dois anos. A taquiarritmia ventricular mata de forma súbita um terço desses pacientes, o que explica a importância do pronto diagnóstico e tratamento adequado dessa arritmia.

Uma experiência hipotética, baseada em um estudo publicado nos Anais da Academia Nacional de Medicina, tem por objetivo avaliar os efeitos da Amiodarona sobre uma das manifestações clínicas da Insuficiência Cardíaca de pacientes portadores de prótese valvar normofuncional: a freqüência cardíaca. A Tabela 7.1 mostra os resultados de 6 pacientes de ambos os sexos e variadas faixas etárias.

Tabela 7.1 Freqüência cardíaca (bpm = batimento por minuto) antes e depois da administração de 200mg de Amiodarona/dia

Antes	Depois
128	83
106	72
113	80
135	86
92	68
140	85

Com base nesses dados, elabore uma estimativa comentada para a alteração do ritmo cardíaco provocada pela Amiodarona, com um grau de confiança de 95%.

13. São apresentados no Quadro 7.8 os valores de Amilase encontrados em exames químicos de urina de um grupo de 10 pacientes com insuficiência renal, em (u/ml).

Quadro 7.8

Paciente	1	2	3	4	5	6	7	8	9	10
Amilase (u/ml)	6	12	8	4	5	9	3	4	5	4

Calcule o intervalo de 99% de confiança para a taxa média populacional de Amilase.

216 BIOESTATÍSTICA

14. A prescrição de anticoncepcionais orais deve ser efetuada após uma avaliação completa da paciente, uma vez que seu uso pode alterar diversas funções normais do organismo. Suponha que uma experiência, com dois grupos de mulheres, apresentou os seguintes dados relativos à pressão arterial sistólica (PAS) (Quadro 7.9):

Quadro 7.9

Grupo	Amostra	Média (PAS, mmHg)	Desvio Padrão (PAS, mmHg)
Tratamento, T	19	120,4	8,31
Controle, C	25	115,6	16,22

Com base nos dados experimentais apresentados: a) construa o intervalo de confiança (IC) de 95% para as diferenças das médias da PAS dos grupos Tratamento e Controle; b) a experiência para testar o Anticoncepcional Oral da questão anterior poderia ter sido formulada de maneira diferente. Explique esta assertiva e descreva a forma como poderia ter sido conduzida a experiência. Enumere e explique as vantagens ou as desvantagens desse procedimento.

15. Em uma pesquisa sobre Doenças Sexuais Transmissíveis (DST), foi perguntado aos entrevistados do sexo masculino se sentiam alguma dificuldade no uso de preservativos. Na amostra de 150 indivíduos do sexo masculino, escolhidos aleatoriamente na população, 68 responderam afirmativamente a essa questão. Determine os intervalos de confiança de 95 e 99% para a proporção de indivíduos com dificuldades no uso de preservativos.

16. Com relação à pesquisa da questão 15, foi possível apurar que 36 dos entrevistados eram de nível de escolaridade superior. Desses, 10 responderam afirmativamente à questão formulada. Determine os intervalos de confiança de 95 e 99% para a diferença entre as proporções de indivíduos que: i) responderam afirmativamente a questão e que não eram de nível superior e ii) responderam afirmativamente a questão e eram de nível superior.

17. Responda: a) Por que uma estimativa por ponto tem grau de confiança nulo?; b) por que não é possível trabalhar em estimação com erro nulo?; c) que fatores influenciam o valor do intervalo de confiança? E de que forma?

18. Determine os intervalos de confiança de 90, 95 e 99% para as médias das variáveis peso, estatura, perímetro cefálico e perímetro torácico do BD1pediat.

19. Determine os intervalos de confiança de 90, 95 e 99% para as proporções de: a) recém-nascidos do sexo feminino; b) portadores de sangue tipo O; c) portadores de RH+; d) portadores de anomalia, do BD1pediat.

20. Ainda com base no BD1pediat, elabore uma análise comparativa, empregando IC, para a proporção sexo versus anomalia (proporção de crianças que apresentam anomalia de acordo com o sexo).

21. Efetue uma comparação entre: a) médias tempo gestacional *versus* sexo; b) médias peso *versus* sexo; c) médias estatura *versus* sexo; d) médias perímetro cefálico *versus* sexo; e) médias perímetro torácico *versus* sexo, com base no BD1pediat.

22. Para o BD2obstet, elabore uma análise comparativa, empregando IC, para a proporção de partos normais, de acordo com a condição: a) gestantes com mais de 25 anos; b) gestantes com 25 anos ou menos.

23. Efetue uma comparação entre: a) médias idade *versus* pré-natal; b) médias idade *versus* parto, com base no BD2obstet.

TEORIA DA AMOSTRAGEM E TEORIA DA ESTIMAÇÃO   **217**

QUESTÕES VERDADEIRO–FALSO

1. A média de todas as médias amostrais que podem ser extraídas de uma população é igual ao desvio padrão populacional.
2. A média da Distribuição Amostral das Médias é igual à média da população.
3. A Distribuição Amostral das Médias representa as freqüências com que aparecem todas as médias das populações existentes.
4. A Distribuição Amostral das Médias representa as freqüências com que aparecem todas as médias das amostras que podem ser extraídas da população.
5. Estuda-se a DAM para estabelecer uma relação entre os parâmetros característicos das amostras e os parâmetros da população.
6. A amplitude do intervalo de confiança para uma média populacional depende de:
   a) O desvio padrão populacional.
   b) O nível de confiança estabelecido na pesquisa.
   c) O tamanho da amostra.
   d) O tamanho da população.
   e) A qualidade do pesquisador.
   f) O intervalo de confiança da variabilidade.
7. Quando o desvio padrão populacional é desconhecido, o procedimento adotado para se estimar o intervalo de confiança para a média populacional deve ser:
   a) estimar o desvio padrão a partir de uma amostra.
   b) não considerar o desvio padrão na fórmula da Variável Aleatória Padronizada.
   c) não considerar o desvio padrão na fórmula do intervalo de confiança para a média populacional.
   d) estabelecer um valor arbitrário.
8. "... o intervalo de confiança para a média dos perímetros cefálicos de crianças recém-nascidas está entre 34 e 37 cm com um grau de confiança de 99%".
   Esta sentença quer dizer que:
   a) se tomássemos um número muito grande de amostras nas mesmas condições, aproximadamente 99% delas incluiriam o valor verdadeiro do PC dentro do intervalo.
   b) existe uma probabilidade de 99% de o PC estar entre 34 e 37cm.
   c) 99% dos recém-nascidos têm PC entre 34 e 37cm.
   d) existe 1% de risco de um recém-nascido nascer com PC fora do intervalo 34 a 37cm.
9. Quanto maior o desvio padrão populacional, maior o intervalo de confiança para a média populacional.
10. Quando aumenta o tamanho da amostra, aumenta também o intervalo de confiança para a média populacional.
11. Para um erro de estimativa nulo, o intervalo de confiança para a média populacional é infinito.
12. Para uma distribuição real, o intervalo de confiança de 100% é bastante amplo e não acrescenta maiores informações ao pesquisador.
13. Para um nível de significância de 100%, o valor do intervalo de confiança para a média populacional é nulo.
14. Quando a estimativa para a média populacional é pontual, isto é, por um único valor, o nível de confiança da estimativa é de 0%.
15. Se o tamanho da amostra for igual ao tamanho da população, é possível efetuar uma estimativa pontual para a média populacional com nível de significância de 0%.

218 BIOESTATÍSTICA

Imagine que foi feita uma pesquisa sobre PAS a partir de uma amostra com 16 casos distribuídos por sexo, e os resultados foram os seguintes. Ver o Quadro 7.10:

Quadro 7.10

Masculino	140	120	120	110	120	130	150	120
Feminino	120	110	130	120	120	110	110	120

Valores de PAS em mm/Hg.

a) intervalo de confiança de 95% para o sexo masculino será maior;
b) intervalo de confiança de 99% para o sexo feminino será maior;
c) como a variável é a mesma PAS, os intervalos de 90% de confiança serão iguais;
d) não há como saber qual dos intervalos é o maior.

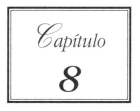

Capítulo 8
Teoria dos Testes de Hipóteses

1 **Conceitos básicos**
   1.1 Hipóteses
   1.2 Regra de decisão
   1.3 Erros da decisão
   1.4 Nível de significância, α
   1.5 Níveis clássicos de significância
   1.6 Nível de significância de um teste, p

2 **Tamanho das amostras e resultados dos testes**

3 **Testes unilaterais e bilaterais**

4 **Poder de um teste**
   4.1 Conceito
   4.2 Função de poder

1 Conceitos Básicos

1.1 Hipóteses

Uma *hipótese* é uma pressuposição a respeito de um determinado problema. Uma vez formulada a hipótese, ela estará sujeita a uma comprovação. O mecanismo de comprovação, via de regra, é o denominado *teste* de hipóteses. Desta forma, testar uma hipótese quer dizer verificar se um pressuposto é verdadeiro ou não. A verificação ou não do pressuposto é chamada **conclusão**. Por exemplo, seja a seguinte questão: Níveis elevados de bilirrubina em recém-nascidos afetam a capacidade auditiva deles? Para se chegar a uma conclusão sobre esta questão é necessário formular uma hipótese e testá-la. A formulação da hipótese está relacionada com a forma de conduzir a experiência. No exemplo que foi sugerido, poderia ser selecionada uma amostra de n recém-nascidos. Para esta amostra, seria efetuada uma dosagem dos níveis de bilirrubina e uma aferição da capacidade auditiva. A partir dos dados, seriam constituídos dois grupos: A = taxa de bilirrubina normal, B = taxa de bilirrubina elevada. Seriam então comparadas as médias das capacidades auditivas dos grupos A e B. Por convenção, a primeira hipótese, também denominada de **hipótese de nulidade**, H_0, resultaria em

$$H_0 \rightarrow \mu_A = \mu_B$$

sendo

μ_A = média (verdadeira) da capacidade auditiva do grupo A;
μ_B = média (verdadeira) da capacidade auditiva do grupo B.

A hipótese de nulidade está testando se as médias das capacidades auditivas são iguais. *Aceitar* H_0, por meio de um teste, significa afirmar que níveis de bilirrubina não estão relacionados com a perda da capacidade auditiva. Rejeitar H_0, ou dizer que ela é falsa, implica comprovar que os níveis de bilirrubina afetam a capacidade auditiva.

220   BIOESTATÍSTICA

A hipótese oposta à hipótese de nulidade é denominada **hipótese alternativa**, H_1.

$$H_1 \rightarrow \mu_A \neq \mu_B$$

Naturalmente, aceitar H_1 implica rejeitar H_0 e vice-versa.

É importante notar que, ao se construírem as hipóteses referentes ao problema do exemplo, to-mou-se o cuidado de que estas fossem **binárias** e **excludentes**. As duas características são desejáveis, pois permitem que apenas uma das hipóteses seja testada para se obter uma conclusão consistente. Por convenção, testa-se sempre H_0. Dessa forma, aceitar H_0 implica comprovar a igualdade (nuli-dade das diferenças) e rejeitar H_0, em comprovar a diferença entre os grupos testados.

É importante observar também que as hipóteses se referem aos verdadeiros níveis de audição dos grupos A e B, ou seja, o nível auditivo médio de toda a população de recém-nascidos com taxas normais de bilirrubina (A) e com taxas elevadas de bilirrubina (B). Para testar as hipóteses são empregados resultados amostrais, como a média da capacidade auditiva de uma amostra de A e outra de B. Como os resultados amostrais são generalizados, após o teste de hipóteses, para toda a população, a Teoria dos Testes de Hipóteses faz parte da inferência estatística.

1.2 Regra de decisão

Para se decidir entre aceitar ou rejeitar a hipótese de nulidade, deve ser definido um critério. Este critério deverá dizer, de forma explícita, quando a hipótese de nulidade deve ser aceita e quando deve ser rejeitada. Denomina-se este procedimento **regra de decisão**. Formula-se a regra de decisão para testar uma hipótese, normalmente, a partir do resultado de um teste estatístico. Contudo, é possível construir uma regra de decisão, usando outros critérios; como, por exemplo, o conhecimento de um especialista sobre o assunto que está sendo estudado. É necessário observar, no entanto, que, ao se tomar uma decisão sobre se a hipótese de nulidade deve ser aceita ou não, existirá a possibilidade de se estar cometendo um erro. Por esse motivo, as regras de decisão são construídas seguindo critérios que permitam reduzir os erros a elas associados.

1.3 Erros da decisão

No item anterior, foi sugerido que toda regra de decisão está sujeita a erro. Para entender isso de forma mais clara, observe o seguinte exemplo. Suponha que a proporção da população com mais de 60 anos afetada pela doença de Alzheimer seja, segundo a literatura médica, de 20%. Imagine agora que um pesquisador efetua um levantamento de dados na região onde ele trabalha e tenha verificado que, dentre 50 pessoas na faixa etária considerada, o número de portadores da síndrome é de 16. Como a proporção por ele encontrada na experiência (16/50 = 32%) difere da proporção citada na literatura, o pesquisador pode imaginar que, por alguma razão[1], a proporção de indivíduos afetados pela síndrome seja maior do que a da população em geral. Contudo, essa diferença pode ser apenas **casual**, decorrente do fato de se estar trabalhando com uma **amostra**. Isto é, pode tratar-se de um erro de amostragem. Na verdade, se ele tivesse encontrado 11 casos em vez de 16, a proporção de casos seria de 22%. Será que esta diferença (2%) justificaria sua suspeita de que a taxa de doentes de Alzheimer na sua experiência é maior que a da literatura? Provavelmente não. Como pode ser notado, quanto maior a diferença entre o resultado da experiência e o da literatura, maior a evidência a favor de que as taxas são realmente diferentes e que, portanto, existe alguma causa por trás desse comportamento. Quanto menor, claro, a evidência maior é a do erro amostral, ou a casualidade. O problema é decidir até que ponto é tolerável admitir que as taxas sejam iguais ou, o que é a mesma coisa, a partir de que valor seria razoável começar a pensar que as taxas sejam diferentes. Para ilustrar, suponha que é formulada a seguinte regra de decisão:

---

[1]Não vem ao caso aqui discutir essas razões. Mas podem ser imaginados uma série de fatores capazes de fazer com que a taxa de doentes de Alzheimer seja aumentada ou diminuída, numa determinada região. Basta que para isto exista uma maior ou menor exposição aos agentes etiológicos na região considerada.

RD1:

➢ Aceitar $H_0 \to \pi_{lit} = \pi_{exp}$, se $n_{exp} = 10$
➢ Rejeitar H_0 (Aceitar $H_1 \to \pi_{lit} \neq \pi_{exp}$), caso contrário.

π_{lit} = proporção de portadores de Alzheimer na população;
π_{exp} = proporção de portadores de Alzheimer na experiência.
n_{exp} = número de portadores de Alzheimer da experiência.

Pela regra de decisão RD1, a taxa de doentes de Alzheimer na população será considerada igual a da amostra somente quando o número de portadores numa experiência com 50 indivíduos for igual a dez. Para qualquer outro número de indivíduos com a síndrome, estar-se-á concluindo que as proporções são diferentes e que, portanto, existe alguma causa por trás desse fenômeno. A questão agora é: Qual o erro que pode ser cometido ao se empregar esta regra? É necessário partir de uma suposição quanto à realidade. Suponha-se que, de fato, não existam diferenças entre a proporção de doentes na região estudada e a população. Isto é, imagine-se que $\pi_{lit} = \pi_{exp}$. Então, se em uma amostra da população daquela região forem encontrados dez portadores da doença, não existirá erro. Porém, qualquer valor diferente deste número implicará um erro. Este erro consiste em ter rejeitado H_0, sendo ela verdadeira. Denomina-se este erro *erro tipo um*, **EI**.

> **Erro Tipo I** → *rejeitar H_0 quando é verdadeira.*

É claro que o **EI** da RD1 deve ser grande, já que obriga a rejeição da hipótese de nulidade para um grande número de resultados amostrais possíveis. É claro também que este erro pode ser diminuído. Basta criar uma regra que admita um maior número de valores para aceitar H_0. Seja uma **RD2** onde H_0 é aceita sempre que n_{exp} esteja, por exemplo, entre 8 e 12 inclusive. Esta regra, mais "tolerante", certamente diminui o erro um. É também possível imaginar uma regra de decisão capaz de **eliminar por completo o erro um**. Esta regra consistiria **em sempre aceitar a hipótese de nulidade**. De fato, lembrando a suposição de que as proporções de doentes na região estudada e na população sejam iguais, então somente existirá erro se a hipótese de nulidade for rejeitada. Aceitando-a sempre, o erro desaparece.

Contudo, é claro que falta um pedaço do problema. É necessário considerar também que as proporções de doentes na região estudada e na população possam ser diferentes. Se isto for verdade, toda vez que H_0 for aceita, também estará sendo cometido um erro. Porém, este erro é diferente do anterior, pois consiste em aceitar H_0, sendo ela falsa. Assim, tem-se o *erro tipo dois*, **EII**.

> **Erro Tipo II** → *aceitar H_0 quando é falsa.*

Portanto, a regra que eliminava o erro um torna máximo o erro dois. Ao mesmo tempo, a regra RD1, que tinha um erro um grande, possui um erro dois pequeno. No caso da RD2, a representação gráfica das regiões de erro seria a seguinte (Fig. 8.1).

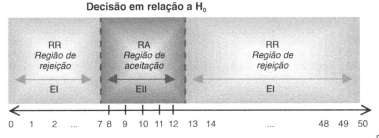

Fig. 8.1 Regiões de aceitação e rejeição de H_0 e erros um e dois.

Conclui-se dessa maneira que o erro de um processo de decisão possui duas fontes, EI e EII. Assim o erro global, EG, será uma composição desses dois tipos de erro. Nota-se também que, para a mesma experiência, toda regra capaz de diminuir EI aumenta necessariamente EII. Observe a Fig. 8.2.

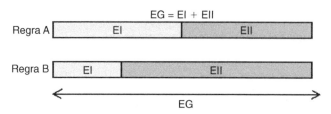

Fig. 8.2 Relação entre erro global, erro um e erro dois.

O Quadro 8.1 mostra a ocorrência dos erros em função da decisão tomada por uma determinada RD.

Quadro 8.1 Resultados de uma decisão

		Fato	
		Verdadeiro (+)	Falso (−)
Decisão	Aceitação (+)	Decisão correta (+, +)	**Erro II**
	Rejeição (−)	**Erro I**	Decisão correta (−, −)

1.4 Nível de significância, α

Foi visto na seção anterior que os erros na decisão sobre H_0 estão relacionados aos valores de aceitação e de rejeição definidos pela regra de decisão. Assim, pela RD2, o erro tipo um está associado ao conjunto

$$n_{exp}(EI) = \{1, 2, ..., 7, 13, 14, ..., 50\}$$

Agora pode ser formulada a questão: Qual a probabilidade de ocorrer um desses valores? Observe que isto equivale a perguntar qual a probabilidade do erro tipo um. Esta probabilidade recebe o nome de *nível de significância*.

> **Nível de significância** → *probabilidade do cometer* **EI**.

No exemplo que vem sendo apresentado, o nível de significância para RD2 resultaria em

$$\alpha = P(x = 0, 1, 2, ..., 7, 13, 14, ..., 50)$$
$$\alpha = P(x = 0) + P(x = 1) + ... + P(x = 7) + P(x = 13) + P(x = 14) + ... + P(x = 50)$$

sendo x o número de portadores de Alzheimer da experiência. As probabilidades parciais podem ser calculadas pela binomial[2]. Por exemplo, para $x = 0$

$$P(x = 0) = {}_{50}C_0 \cdot 0{,}2^0 \cdot 0{,}8^{(50-0)} = 1{,}42 \cdot 10^{-5}$$

finalmente,

$$\alpha = 0{,}3765$$

Contudo, o procedimento de definição da regra de decisão não é feito, na verdade, escolhendo um conjunto de valores considerados plausíveis por alguém. O procedimento clássico consiste em definir um erro máximo tolerado. O erro escolhido como referência é o erro tipo um. Isto equivale a definir um nível de significância máximo para se tomar a decisão. Desta forma, por exemplo, se for definido um nível de significância de 5%, a decisão tomada aceitará um erro tipo um de no máximo 5%. Logicamente, a confiança desta decisão será de 95%.

Retornando um pouco ao exemplo dos portadores de Alzheimer, quais seriam os limites para a aceitação da hipótese de nulidade ao nível de significância de 5%?

Distribuindo o erro a ambos os lados da normal (2,5% em cada cauda), o valor da variável aleatória padronizada correspondente é de $z = 1{,}96$. Então,

$$z = \frac{x - \mu}{\sigma} \therefore \mp 1{,}96 = \frac{x - 10}{2{,}8284} \therefore \begin{cases} x_1 \cong 4{,}46 \\ x_2 \cong 15{,}54 \end{cases}$$

Isso quer dizer que, para $\alpha = 5\%$, H_0 deve ser aceita para $5 \leq x \leq 15$. Para os demais valores experimentais possíveis, estar-se-ia rejeitando a hipótese de que as taxas de portadores de Alzheimer na região estudada sejam iguais às da população (literatura).[3] Observe a Fig. 8.3.

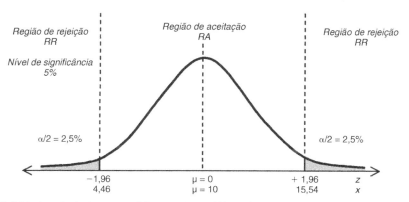

Fig. 8.3 Limites de decisão para diferenças (teste bilateral), a um nível de significância de 5%.

---

[2]Pode ser empregada também a aproximação normal. Nesse caso,

$$\mu = n \cdot p = 50 \cdot 0{,}2 = 10 \text{ e } \sigma = \sqrt{n \cdot p \cdot q} = \sqrt{50 \cdot 0{,}2 \cdot 0{,}8} = 2{,}8284$$

Então, o valor da variável aleatória padronizada resulta em

$$z = \frac{x - \mu}{\sigma} = \frac{7{,}5 - 10}{2{,}8284} = 0{,}8834$$

Este valor de z corresponde a uma área à sua esquerda de 0,188375 (note que foi usado 7,5 em vez de 8. Este ajuste é denominado **correção de continuidade** e tem o objetivo de melhorar a aproximação). Como no cálculo precedente foi considerado somente um lado (esquerdo), a área encontrada corresponde à metade de α.
Assim,

$$\alpha = 0{,}37675.$$

Observe que a aproximação é bastante boa.

[3]Observe que foi considerada a correção de continuidade. Dessa forma, $x = 4$ corresponde ao intervalo $3{,}5 < x < 4{,}5$. Por essa razão o resultado experimental 4 ficou fora da região de aceitação para H_0.

224　BIOESTATÍSTICA

Este tipo de teste é denominado Teste da Normal. Ele pode ser aplicado para testar proporções, como mostrado neste exemplo, ou médias, como é mostrado no **Exemplo 8.1**.

Continuando com a questão dos limites de decisão no exemplo dos portadores de Alzheimer, cabe ainda uma indagação importante: Se a probabilidade de erro tipo um de uma decisão é tão pequena, não se estaria aumentando excessivamente a probabilidade de se cometer erro dois?

A resposta a esta questão é: Sim.

O erro dois, então, não teria importância?

Claro que tem, afinal trata-se de cometer um erro da mesma forma que no caso anterior. Contudo, nem sempre a importância relativa desses erros é equivalente. No caso específico de uma decisão associada à médica, a importância relativa do erro um é explicada da seguinte forma: De modo geral, quando se testa uma hipótese em Medicina, está-se buscando encontrar uma diferença entre os grupos comparados. Lembre-se do exemplo do Alzheimer. Ou então, pense numa experiência com um determinado medicamento, onde grupos controle e de tratamento são comparados para se testar a sua diferença e então comprovar a eficiência da droga. Ao se diminuir a probabilidade de cometer erro tipo um, está-se minimizando a chance de que não exista diferença entre os grupos. Em palavras bem simples, somente será admitido que existe diferença, se esta diferença for muito evidente (significativa). Aqui é possível notar uma sutil diferença entre aceitar H_1 e rejeitar H_0. Em princípio, pelo que foi exposto anteriormente, aceitar H_1 e rejeitar H_0 são conseqüências de uma mesma decisão. Contudo, não provar (rejeitar) H_1 não significa provar H_0. De fato, não provar H_1 quer dizer que não foram encontradas diferenças suficientes para considerar os grupos comparados como distintos. Ora, isso não quer dizer que eles sejam iguais.

A respeito dessa questão, Wonnacott diz:

*"... a estatística é às vezes denominada ciência da
não-prova... a comprovação de H_1 se faz rejeitando (não comprovando) H_0 ..."*

1.5 Níveis clássicos de significância

De modo geral as hipóteses são testadas em três níveis de significância: 1, 5 e 10%. Escolhe-se para apresentar a conclusão o menor valor de α capaz de rejeitar H_0. Se nenhum dos níveis conseguir rejeitar H_0, diz-se que o teste é *não significante*. Se o menor valor de alfa que rejeita H_0 é, por exemplo, 5%, diz-se que o teste é *significante ao nível de 5%*.

As decisões associadas a esses níveis de significância costumam ser assim classificadas (Quadro 8.2):

Quadro 8.2 Classificação dos níveis de significância

Nível de Significância	Conclusão
Menor que 1%	Diferença **altamente significante.**
Entre 1 e 5%	Diferença **significante.**
Entre 5 e 10%	Diferença **provavelmente significante.**
Maior que 10%	Diferença **não significante.**

1.6 Nível de significância de um teste, *p*

Uma vez efetuada uma experiência, a diferença entre os grupos pode ser testada a um dos níveis de significância clássicos, como foi exposto. Entretanto, é possível também determinar a probabilidade de erro tipo um (nível de significância) do resultado. Por exemplo, no caso da experiência com portadores de Alzheimer, o pesquisador tinha encontrado 16 casos da síndrome em 50 indivíduos com mais de 60 anos. Rejeitar H_0 com este resultado implica uma probabilidade de erro de que ordem?[4]

A probabilidade de rejeição de H_0 associada ao resultado da experiência é denominada *nível de significância do teste*, ou simplesmente, *p*.

No exemplo, o valor de *p* seria calculado da seguinte forma:

$$z = \frac{x - \mu}{\sigma} = \frac{16 - 10}{2,8284} \cong 2,12$$

O valor de área sob a curva normal, associado a $z = +2,12$, é igual a 0,98299 (Tabela 1B do Apêndice), o que equivale a uma área à direita igual a $A = 0,017$, aproximadamente. Como o erro está distribuído a ambos os lados da normal, $p = 2 \cdot A$ ou $p = 3,4\%$. É possível também se tomar uma decisão a partir do nível de significância do teste. No caso, como *p* está entre 1 e 5%, pode-se afirmar que a diferença encontrada pelo pesquisador é significante[5] (Quadro 8.2).

Pelo que foi exposto, é possível construir uma regra simples, que consiste em:

➢ Quanto menor *p*, maior a evidência de que existam diferenças, então rejeita-se H_0 com maior certeza;
➢ Quanto maior *p*, maior a evidência de que não existam diferenças, então diminui a certeza da rejeição de H_0.

Observe a Fig. 8.4:

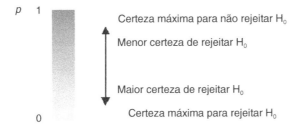

Fig. 8.4 Valor de *p* na aceitação e na rejeição de H_0.

2 Tamanho das Amostras e Resultados dos Testes

O tamanho da amostra de uma experiência desempenha um papel muito importante na determinação do nível de significância do teste e, por conseguinte, na decisão a respeito de rejeição ou não da hipótese de nulidade. Observe o seguinte caso:

Uma aluna do programa de iniciação científica tinha o seguinte problema: Todas as variáveis relacionadas no seu trabalho científico refletiam níveis de significância nulos ($p = 0,0000$). Evidentemente, em alguns casos isso era de certa forma esperado, seja pelo conhecimento prévio sobre o problema ou pelos resultados, que se apresentavam bastante discrepantes. Entretanto, havia casos em que os resultados eram realmente semelhantes, com diferenças pouco importantes e contudo o valor de *p*

---

[4]Obviamente, como está-se perguntando sobre a probabilidade de rejeitar H_0, está-se falando em EI.
[5]Esta conclusão equivaleria a dizer: O resultado obtido difere o suficiente do resultado da literatura para justificar que se suponha que sejam realmente diferentes. Portanto, vale a pena continuar a investigação, levantando mais casos e procurando elucidar os fatores que sejam os responsáveis por essa diferença (alimentação, maior exposição a substâncias tóxicas, hereditariedade...?).

teimava em dar zero, indicando uma diferença altamente significativa. Como a aluna não encontrava explicação para esses resultados, procurou-me para saber o que estaria errado, afinal, todos os testes tinham sido elaborados computacionalmente. Como não estava de posse do trabalho na hora em que conversamos sobre o assunto, não me sobraram muitas alternativas a não ser: pedir que explicasse seu trabalho, que dissesse que testes tinha utilizado e que descrevesse a amostra. Foi então me relatando genericamente o trabalho feito, até que veio a informação: "*Usamos 1.673 mulheres...*" Pedi que ela parasse o relato no ato. Solicitei que me informasse uma daquelas diferenças que "deveriam não ser importantes". Parece que uma das diferenças estava entre a taxa de mulheres com nível de hormônios diminuído, acima e abaixo de uma determinada idade. As taxas eram aproximadamente 36 e 40%. Esta diferença (4%), dizia ela, é muito pequena para o teste dizer que a diferença entre os grupos etários é altamente significante. Este problema serve para elucidar dois pontos importantes.

Primeiro, o teste não estava errado e o resultado era coerente. Afinal, com uma amostra dessa ordem, a certeza que se tem numa decisão estatística é bastante grande. Uma amostra desse tamanho é muito representativa da população. Como o teste está verificando se as proporções de mulheres com taxas de hormônios diminuídas são as mesmas para as duas faixas etárias, o que o teste está respondendo é: existe uma certeza grande de que estas taxas sejam diferentes. Mas não diz *o quanto* são diferentes. *O nível altamente significante diz respeito à certeza da decisão e não ao tamanho da diferença*.

Segundo, como pode-se perceber na explicação anterior, pode ser que na linguagem corrente o termo significante seja sinônimo de importante. Porém, o sentido da palavra quando se fala em nível de significância, está associado à certeza da decisão estatística. Assim, pode-se ter uma diferença muito pequena entre dois grupos, portanto uma diferença pouco importante (ou pouco significante) e, contudo, ao aplicar um teste estatístico, pode-se verificar que a diferença é altamente significante (do ponto de vista da certeza de que os grupos são diferentes).

Com amostras pequenas é comum que ocorra o contrário do problema exposto. Às vezes existe uma grande diferença entre os resultados de dois grupos. Esta diferença, no entanto, foi observada a partir de uma amostra muito pequena ($n < 10$). Mesmo esta diferença sendo grande, o teste pode dar um resultado que não leve a rejeitar a hipótese de nulidade, o que pode parecer um absurdo. Entretanto, a leitura correta do problema é a seguinte: a informação é tão imprecisa, pela falta de dados, que é arriscado afirmar que a diferença se deva a alguma causa. Ocorre que a componente de erro amostral é extremamente grande e não permite que seja possível identificar claramente se a diferença parece ser casual ou causal.

3 Testes Unilaterais e Bilaterais

O teste que foi apresentado no exemplo dos portadores de Alzheimer foi um teste *bilateral* ou *bicaudal* porque a hipótese formulada era determinar se um valor (taxa experimental) *diferia* de outro (taxa real). A diferença tanto pode ser para mais como para menos. Entretanto, a hipótese poderia ter sido formulada de maneira diferente. Se o resultado experimental apontado era 16 portadores da síndrome e o número esperado de acordo com a literatura deveria ter sido 10, pesquisador poderia ter-se perguntado se a taxa por ele encontrada não era *maior* do que a da literatura. Se a hipótese tivesse sido formulada dessa forma, o teste correto seria um teste *unilateral* ou *unicaudal*, uma vez que o erro para menos não teria sentido. Obviamente, se em determinada situação quer-se verificar se determinado valor seria menor que um valor referencial, também deve-se aplicar um teste unicaudal. Por exemplo, para testar se determinada droga provoca certo efeito colateral em menos de 10% da população. O procedimento para testes unilaterais é análogo ao dos testes bilaterais, bastando apenas concentrar o erro (nível de significância) em um dos lados da curva normal, como é mostrado a seguir.

A. TESTE BILATERAL (TESTE PARA DIFERENÇAS)

Verifica se uma estatística experimental $(\bar{x}, p)$ é *diferente* de uma estatística populacional ou referencial (μ, π).

$H_0 \rightarrow \bar{x} = \mu$ ou $p = \pi$
$H_1 \rightarrow \bar{x} \neq \mu$ ou $p \neq \pi$

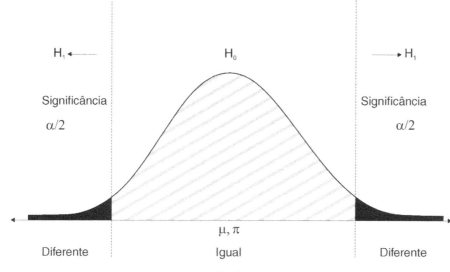

Fig. 8.5

B. TESTE UNILATERAL

1) Ao verificar se uma estatística *é maior* que ...

$H_0 \rightarrow \bar{x} = \mu$ ou $p = \pi$ (ou $\bar{x} \leq \mu$, $p \leq \pi$)[1]
$H_1 \rightarrow \bar{x} > \mu$ ou $p > \pi$

[1] Observe que H_0 sempre contém a hipótese de igualdade (sinal =)

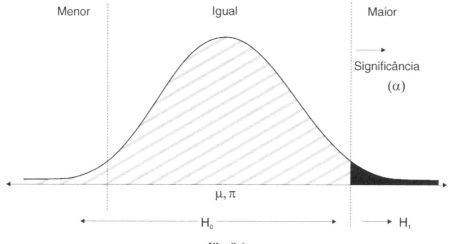

Fig. 8.6

2) Ao verificar se uma estatística *é menor* que ...

$H_0 \to \bar{x} = \mu$ ou $p = \pi$ (ou $\bar{x} \geq \mu$, $p \geq \pi$)
$H_1 \to \bar{x} < \mu$ ou $p < \pi$

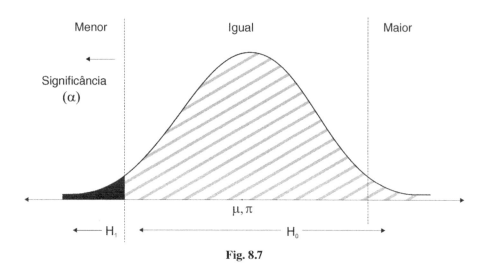

Fig. 8.7

EXEMPLO 8.1

Suponha que um estudo em determinada região mostra que a ingestão diária média de calorias em adultos é de 2.400 (kcal). Considere que um grupo de 25 adultos desta população apresentou um consumo médio de 3.000 (kcal), com um desvio padrão de 1.250 (kcal). Para testar se o consumo calórico deste grupo é diferente do padrão de consumo da população, pode ser efetivado o teste da Normal para médias, como é mostrado a seguir.

Em primeiro lugar, trata-se de um teste de diferenças. As hipóteses seriam:

$H_0 \to \bar{x} = \mu$, contra
$H_1 \to \bar{x} \neq \mu$

Como o teste é bicaudal, o valor de z (variável aleatória padronizada) da distribuição normal (ou de Gauss) deve corresponder ao nível de significância dividido por dois ($\alpha/2$). Assim, da Tabela 1 do Apêndice, tem-se:

α (%)	Z_t
10	1,65
5	1,96
1	2,58

A decisão sobre a aceitação ou rejeição de H_0, para um determinado nível de significância, é a seguinte:

1. $Z_c < Z_t \to$ Aceita-se H_0
2. $Z_c \geq Z_t \to$ Rejeita-se H_0

Para calcular o valor médio amostral de consumo calórico em unidades padronizadas (z), será considerado que (Cap. 7, Teoria da Amostragem e Teoria da Estimação):

$$\mu_{DAM} = \mu = 2.400 \text{ (kcal)} \quad \text{e} \quad \sigma_{DAM} = \frac{\sigma}{\sqrt{n}} = \frac{1.250}{\sqrt{25}} = 250$$

Então, para $\bar{x} = 3.000$ (kcal), tem-se:

$$z_c = \frac{3.000 - 2.400}{250} = +2,4$$

Assim, se o nível de significância fosse fixado em 5% ($\alpha = 0,05$), a decisão estatística seria a rejeição de H_0, pois $z_c = 2,4 > z_t (5\%) = 1,96$. Do ponto de vista do problema, a rejeição de H_0 implica concluir que o padrão de consumo de calorias do grupo (amostra) é diferente do normal (população). Veja a Fig. 8.8.

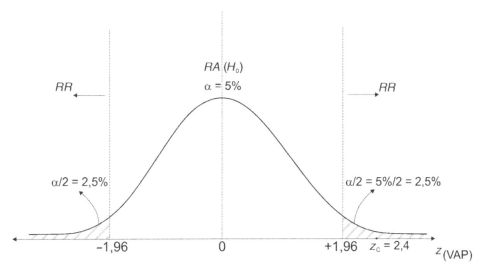

Fig. 8.8

Este tipo de solução corresponde ao que se costuma denominar teste clássico de significância para a distribuição normal. Outra forma equivalente de resolver este problema consiste em determinar os limites de aceitação para a sua variável original, que é o consumo calórico (em vez de definir limites de aceitação para a VAP, z). O procedimento seria o seguinte.

Da expressão de cálculo da VAP,

$$z = \frac{X - \mu}{\sigma}$$

Considerando um nível de significância de 5% para o teste (bicaudal), $z = +1,96$. Então vem

$$+1,96 = \frac{X - 2.400}{250}$$

230 BIOESTATÍSTICA

de onde

$$X = 1,96 \cdot 250 + 2.400 = 2.890$$

A decisão neste caso pode parecer mais clara, pois o valor de 2.890 (kcal) representa o limite de aceitação da hipótese de nulidade. Assim, como a média da amostra é de 3.000 (kcal), fica claro que o grupo está na região de rejeição de H_0, ao nível de 5% de significância e, portanto, o consumo calórico da amostra pode ser considerado diferente do da população (para $\alpha = 5\%$).

Uma terceira forma de decidir sobre H_0 é determinar o nível de significância do teste. Como foi visto pelo teste clássico, o valor de 3.000 (kcal) equivale a 2,4 unidades padronizadas (z). Procurando na Tabela 1 do Apêndice a área correspondente a 2,4, obtém-se A = 0,99180. Então, o valor do nível de significância para o teste é igual a:[6]

$$p = (1 - 0,99180).2 = 0,0164 \text{ ou } 1,64\%$$

Este resultado tem a seguinte interpretação: a probabilidade de rejeitar a hipótese de nulidade estando ela correta (erro tipo I) é igual a 1,64%. Como este erro é pequeno (menor que 5%) concluímos que a este nível a hipótese de nulidade pode ser rejeitada. Nestes casos, costuma-se dizer que a hipótese de nulidade foi rejeitada ao nível $p = 0,0164$. É importante que o leitor note que a decisão de rejeição de H_0 não poderia ser feita para $p < 0,01$, ou 1% (neste nível de decisão, H_0 deveria ser aceita).

EXEMPLO 8.2

O registro de vacinação de uma determinada localidade informou que, na última campanha realizada, 10% da população deixaram de ser imunizados. Entretanto, em uma amostra com 130 pessoas de um determinado bairro, foram detectados 18 casos de não-vacinação. Para testar ao nível de significância $\alpha = 5\%$ se a proporção de indivíduos não-imunizados na amostra é maior que a proporção verificada na população, deve ser feito um teste da normal unilateral para proporções.

As hipóteses seriam:

$H_0 \rightarrow p = \pi$ (ou $p \le \pi$), contra
$H_1 \rightarrow p > \pi$

Onde: p = proporção amostral = 18/130 = 0,1385 = 13,85%; π = proporção populacional = 10%.

O valor esperado de casos de não vacinação na amostra empregando a proporção verdadeira (populacional) seria $\mu = 130.0,10 = 13$ pessoas. O desvio padrão para a distribuição seria $\sigma = \sqrt{130.0,10.0,90} = 3,42$. Então,

$$z = \frac{X - \mu}{\sigma} = \frac{18 - 13}{3,42} = +1,46$$

A regra de decisão a ser aplicada é semelhante à do **Exemplo 8.1**. Contudo, como se trata de um teste unilateral e as probabilidades de erro se encontram concentradas em um lado da distri-

---

[6]Lembre que, ao procurar na Tabela 1, o valor de z corresponde à área sob a curva normal à esquerda deste valor. Para obter a área à direita, é necessário calcular o complemento do valor da tabela, isto é, 1 menos a área obtida na tabela para $z = 2,4$. Finalmente, este resultado é multiplicado por 2, pois está sendo aplicado um teste bilateral, onde a região de rejeição para H_0 é dividida igualmente nos dois extremos da curva normal.

buição normal, os valores críticos de decisão são diferentes. No caso da Tabela 1 do Apêndice, tem-se:[7]

α (%)	z_t
10	1,28
5	1,65
1	2,33

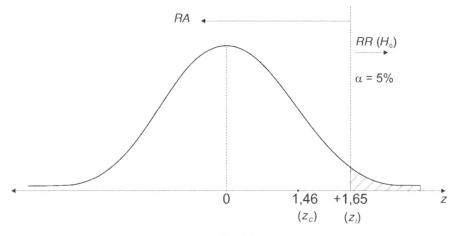

Fig. 8.9

Desta forma, como o valor calculado para z, $z_c = 1,46$ é menor que o valor tabelado para α = 5% unilateral, $z_c = 1,65$, não é possível rejeitar H_0 a este nível de decisão. Assim, não seria possível afirmar que a proporção de não vacinados no bairro é maior que a proporção observada na população.

EXEMPLO 8.3

Suponha que um laboratório alegue que uma determinada droga que ele comercializa é eficiente em pelo menos 80% dos casos em que é utilizada. Suponha que, para comprovar a alegação do laboratório, um organismo de controle testou 180 pacientes, verificando a ação da droga em 147 casos. O teste da eficiência alegada pelo laboratório, aos níveis clássicos de significância, seria feito da seguinte forma

A partir de: $\mu = n \cdot p = 180 \cdot 0,8 = 144$

$H_0 \to \pi \geqslant 0,8$ $\sigma = \sqrt{n \cdot p \cdot q} = \sqrt{180 \cdot 0,8 \cdot 0,2} = 5,3667$
$H_1 \to \pi < 0,8$

---

[7]Neste caso, por exemplo, para obter o valor crítico unilateral de 10%, buscou-se na Tabela 1 o valor de z correspondente a uma área de 90%.

Os valores da VAP para os níveis clássicos de significância no teste unilateral são os seguintes (Tabela 1B do Apêndice):

α	0,1	0,05	0,01
z_t	1,28	1,65	2,33

No teste que está sendo realizado, como mostra a Fig. 8.10, os níveis de significância (probabilidade de cometer Erro I = rejeitar H_0 verdadeira) somente podem ocorrer do lado esquerdo.

Observe que a referência (valor esperado de eficiência segundo o laboratório) corresponde a 144 indivíduos que foram sensíveis à droga. Desta forma, a rejeição da alegação de eficiência da droga (80%) tem sentido para valores abaixo do valor referência. Isto quer dizer que valores acima de 144 resultariam na aceitação automática de H_0.

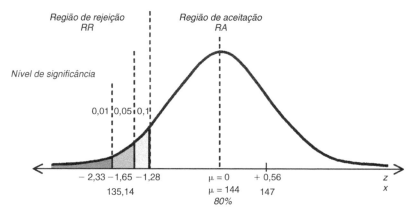

Fig. 8.10 Níveis de decisão para o **Exemplo 8.3**.

Esta decisão, contudo, não se relaciona com o Erro I (e, portanto, com níveis de significância) e sim com o Erro tipo II.[8]

Ao contrário do que ocorre quando é testado se determinado valor é *maior* que uma referência. Nesse caso, está se testando *menor ou igual* (H_0) contra *maior* (H_1).

Assim, como a alegação do laboratório é que a droga é eficiente em *pelo menos* 80% dos casos, a hipótese de nulidade (contém a igualdade) é *maior ou igual*, contra *menor*, que passa a ser H_1.

Para se rejeitar a alegação do laboratório ao nível de 5% de significância, o número de indivíduos que foram sensíveis à droga teria que ser 135 ou menos (135,14, na Fig. 8.10).

$$-1,65 = \frac{x - \mu}{\sigma} \therefore -1,65 = \frac{x - 144}{5,3667} \therefore x = 135,14$$

A rejeição de H_0, com os resultados obtidos neste teste, levaria a uma probabilidade de erro I (nível de significância do teste) igual a $p = 0,7123$, uma vez que

$$z = \frac{147 - 144}{5,3667} \cong +0,56$$

---

[8]Em outras palavras, pode-se estar enganado ao aceitar que a droga é mais do que 80% eficiente, mesmo que o resultado experimental aponte efeitos em mais de 80% dos casos. Porém, este tipo de engano corresponde ao que foi definido como Erro II.

A área correspondente a $z = 0{,}56$ é igual a $0{,}7123$, como se observa na Fig. 8.11.

Por um outro prisma, para contestar a alegação do laboratório de que a droga é eficiente em mais de 80% dos casos (H_0), teria que se incorrer numa probabilidade de erro de mais de 71%.

Suponha que agora sejam calculados os níveis de significância do teste para uma eficiência mínima da droga de 85%, 86%, 87% e 90%.

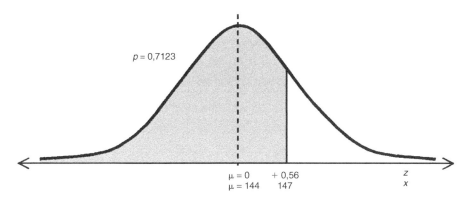

Fig. 8.11 Nível de significância do teste unilateral.

Para 85%

$$p = 0{,}85 \quad q = 1 - 0{,}85 = 0{,}15 \to \mu = 180 \cdot 0{,}85 = 153, \sigma = \sqrt{180 \cdot 0{,}85 \cdot 0{,}15} = 4{,}79$$

$$z = \frac{147 - 153}{4{,}79} = -1{,}2524.$$

Para $z = -1{,}2524$, pela Tabela 1, área $= 0{,}1056\%$.

Repetindo esse processo para os demais níveis de eficiência, resulta no exposto pelo Quadro 8.3.

Quadro 8.3

Eficiência (%)	Probabilidade de Erro I, α	Probabilidade de Erro II, β
80	0,7123	0,2877
85	0,1056	0,8944
86	0,0465	0,9535
87	0,0166	0,9834
⋮	⋮	⋮
90	0,0001	0,9999

Note como o Quadro 8.3 indica os riscos da decisão de aceitar ou rejeitar a hipótese de eficiência da droga, para vários níveis de eficiência pretendida. Por exemplo, para uma eficiência pretendida pelo laboratório de 87% (ou mais), o valor de p seria de 1,66%. Para que a decisão de rejeitar a

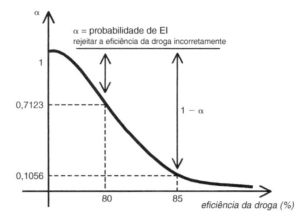

Fig. 8.12 Nível de significância para diferentes níveis alegados de eficiência.

droga fosse altamente significante, o valor teria que ser menor que 1% (rejeitar a eficiência com muita segurança). Logo, não se deveria rejeitar a hipótese de que a droga é 87% eficiente a este nível de decisão (1%). Contudo, não seria sustentável a hipótese de que a droga é pelo menos 88% eficiente. Observe que o laboratório, ao defender que sua droga era 80% eficiente, subestimou a capacidade do medicamento. Os valores do quadro anterior podem ser postos em um gráfico, resultando em uma curva como a mostrada pela Fig. 8.12.

EXEMPLO 8.4

No **Exemplo 8.3** foi visto como efetuar um teste unilateral (unicaudal), para testar se uma determinada proporção (estatística) poderia ser considerada *maior ou igual* a uma outra tida como referência. Assim, testou-se se determinada droga seria capaz de surtir efeito em mais de 80% dos casos (alegação do laboratório), dada uma determinada proporção experimental de pacientes testados (147 em 180).

O teste unilateral pode ser efetuado também para testar a condição *menor ou igual a*. Por exemplo, imagine que agora se deseja testar que a mesma droga do **Exemplo 8.3** provoca efeitos secundários de náuseas e vômitos em menos de 5% dos pacientes. Suponha que, experimentalmente, 12 pacientes apresentem esses efeitos colaterais por ocasião da ingestão da substância ativa. Então

$H_0 \to \pi \leq 5\%$ ou 0,05
$H_1 \to \pi > 5\%$

$$\mu = n \cdot p = 180 \cdot 0,05 = 9$$

$$\sigma = \sqrt{n \cdot p \cdot q} = \sqrt{180 \cdot 0,05 \cdot 0,95} = 2,9240$$

Com esses valores, é possível calcular o valor da VAP que corresponde a 12 pacientes com efeitos colaterais

$$z = \frac{12 - 9}{2,9240} \cong +1,03$$

Na Fig. 8.13 pode-se observar que este valor se situa na região de aceitação de H_0 para os níveis de significância clássicos. Portanto, pode-se afirmar que a alegação do laboratório de que a droga provoca efeitos colaterais em menos de 5% dos casos deve ser aceita aos níveis de 1, 5 e 10% de significância. Veja a Fig. 8.13.

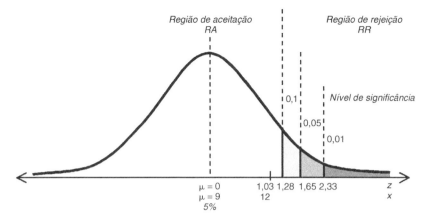

Fig. 8.13 Limites de aceitação/rejeição para o teste unilateral (menor que).

Para se contestar, com um nível de erro de menos de 1%, que a droga provoca efeitos colaterais em proporção maior do que a alegada pelo laboratório, o número de pacientes que tiveram náuseas e vômitos deveria ser de pelo menos 16 (na verdade 15,81). Veja o cálculo

$$+2{,}33 = \frac{x-9}{2{,}9240} \quad x = 15{,}81$$

4 Poder de um Teste

4.1 Conceito

Como foi visto ao longo deste capítulo, quando são formuladas as hipóteses de um teste estatístico, a hipótese de nulidade corresponde à prova da igualdade entre um certo valor estatístico e uma referência, enquanto a hipótese alternativa seria seu oposto ou complemento, correspondendo, assim, à prova da diferença no mesmo caso. Assim, se a média populacional dos diâmetros abdominais em adultos é igual a 80 cm (literatura) e em um grupo com 36 indivíduos é encontrada a média de 83,2 cm com um desvio padrão de 8 cm, o teste para diferenças entre o valor experimental e a referência consiste nas hipóteses

$H_0 \rightarrow \mu_{exp} = \mu_{lit} = 80$ cm, contra
$H_1 \rightarrow \mu_{exp} \neq 80$ cm

Fazendo rapidamente as contas, o nível de significância do teste seria calculado computando $z_c = \dfrac{83{,}2 - 80}{\dfrac{8}{\sqrt{36}}} = +2{,}4$; o que corresponde a $p = 0{,}0164$ ou 1,64%. Esta, então, é a probabilidade de se cometer Erro tipo I, o que permite decidir se H_0 deve ser aceita ou deve ser rejeitada (neste caso, H_0 seria rejeitada para $\alpha = 5\%$).

Neste ponto é que cabe uma consideração importante. Ao formular as hipóteses, decidiu-se testar H_0 igual a 80 cm contra H_1 diferente de 80 cm. Então, já que a hipótese alternativa defende que o diâmetro abdominal não é 80 cm, caberia perguntar qual seria este valor. Suponha que este valor é estabelecido em 85 cm, por exemplo. Desta forma, as hipóteses poderiam ser reformuladas para

$H_0 \rightarrow \mu_{exp} = 80$ cm (μ_{lit})
$H_1 \rightarrow \mu_{exp} = 85$ cm

Desta forma, poder-se-ia escrever $\mu_0 = 80$ cm contra $\mu_1 = 85$ cm. Note, agora, que aceitar que a média dos diâmetros abdominais é 80 cm (μ_0) equivale a rejeitar que esta mesma média é 85 cm (μ_1), e vice-versa.

Nestas circunstâncias, a probabilidade de se rejeitar μ_0 quando ela é verdadeira é que já foi definido como nível de significância, α. Entretanto, a probabilidade de se rejeitar μ_1 quando ela é verdadeira é a probabilidade de Erro II, β,[9] e seu complemento $(1 - \beta)$ é o que se conhece como *poder (ou potência) de um teste*. Assim,

> Poder de um teste é a probabilidade de rejeitar H_0 quando ela é falsa

A Fig. 8.14 ilustra estes conceitos.

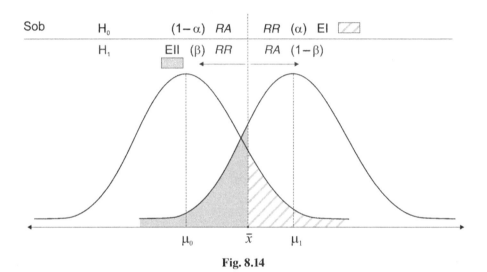

Fig. 8.14

Note, agora, que, no exemplo que vem sendo desenvolvido, o valor de p deve ser calculado para um teste unilateral. Assim, p = 0,0082 ou 0,82%. A probabilidade de Erro tipo II (para $\mu_1 = 85$ cm) pode ser calculada fazendo $z_c = \dfrac{83,2 - 85}{\dfrac{8}{\sqrt{36}}} = +1,35$; o que corresponde a $\beta = 0,0885$ ou 8,85%. O poder do teste resulta então igual a $1 - \beta = 0,9115$ ou 91,15%.

A conclusão final deste teste poderia ser colocada da seguinte forma:

"Pode ser rejeitada a hipótese de que o diâmetro abdominal da amostra é igual a 80 cm (H_0), contra a hipótese de que ele é 85 cm (H_1), para um nível de significância p < 0,01 e um poder do teste $(1 - \beta) > 90\%$".

Isto equivale a uma probabilidade de rejeitar H_0 equivocadamente de menos de 1% e de aceitar H_1 corretamente de mais de 90%. Em síntese, uma probabilidade de errar na decisão de rejeitar $\mu = 80$ cm de menos de 1% e de acertar na decisão de aceitar $\mu = 85$ cm de mais de 90%.

---

[9] Note que, ao serem atribuídos valores para H_0 e para H_1, $\alpha + \beta \neq 1$.

4.2 Função de poder

No exemplo anterior, foi calculado o poder do teste para um determinado valor atribuído à hipótese alternativa ($H_1 \to \mu_{exp} = 85$ cm).

Entretanto, se for definido um conjunto de possíveis valores para a hipótese alternativa e para cada um destes for calculado o poder do teste, ter-se-á uma função matemática conhecida como *função poder* ou *função de poder*.

A finalidade desta função é mostrar os resultados da decisão estatística decorrente de uma faixa de possíveis valores alternativos à hipótese de nulidade, uma vez que o poder do teste se altera conforme o valor atribuído à hipótese alternativa.

QUESTÕES E PROBLEMAS PROPOSTOS

1. Defina, no contexto da Teoria dos Testes de Hipóteses, hipótese, teste de hipóteses e conclusão.
2. Quais são e como são elaboradas as hipóteses formais em um teste de hipótese? Exemplifique.
3. O que é uma regra de decisão?
4. Ao tomar uma decisão, que tipos de erro podem ser cometidos e como se denominam?
5. Defina nível de significância.
6. O que ocorre com o Erro tipo I quando o intervalo de aceitação da Hipótese Nulidade aumenta? Ilustre sua resposta.
7. Por que uma regra de decisão que elimina o Erro tipo I não é conveniente?
8. Por que, para rejeitar a hipótese de nulidade (H_0), é conveniente um nível de significância de teste baixo?
9. Que decisão estatística em relação a H_0 deve ser tomada em um teste de hipóteses cujo resultado foi $p = 0,23$.
10. Qual o significado de Erro Global de um teste e como é possível diminuí-lo?
11. Comente a seguinte afirmativa: "como o nível de significância para a diferença entre a média populacional da taxa de colesterol e a média da taxa de colesterol de um grupo de indivíduos obesos foi $p = 0,002$ (0,2%), podemos concluir que a diferença entre as taxas médias testadas é grande".
12. Defina poder de um teste.
13. Em um restaurante que serve refeições pelo sistema "a kilo", o peso médio de uma refeição é de 453 g. Em uma amostra de 16 mulheres o peso médio da refeição foi de 410 g com um desvio padrão de 90 g. a) Testar, ao nível de significância de 5%, a hipótese de que as mulheres ingerem menos peso; b) Testar, a hipótese de que a média das mulheres é 400 g (contra 453 g) e determinar o poder do teste.
14. Um conhecido laboratório multinacional comercializa um antibiótico oral (cloridrato de cefetamet pivoxila) para tratamento de pneumonia, sinusite e faringite (dose 500 mg, 2 × ao dia). Uma propaganda na *The Journal of the American Medical Association* (JAMA) afirma que o percentual de cura em adultos, no caso da pneumonia, é de 91%, com base em um estudo com 47 pacientes. Suponha que se deseja testar a afirmação do laboratório, numa experiência com o mesmo número de pacientes, adotando a seguinte regra de decisão, RD: aceita-se que o percentual de cura é 91% (H_0) se o número de pacientes curados for 42 ou 43, rejeita-se H_0 caso contrário. Discuta as seguintes questões: a) Nesta experiência, o que significa cometer EI? b) Quais são os resultados associados ao EII na RD adotada? c) Existe alguma forma de reduzir os erros da RD? d) Qual o nível de significância da RD?
15. O artigo "Perda Fetal Associada com Ingestão de Cafeína Antes e Depois da Gravidez", publicado na JAMA, mostra uma série de aspectos relacionados com o consumo de cafeína (café, chá, chocolate e refrigerantes tipo "cola") e a mortalidade êmbrio-fetal. Evidentemente, o trabalho tem relação com as recomendações da FDA (*Food and Drug Administration*) para a diminuição da ingestão de agentes portadores de cafeína por mulheres grávidas. Imagine agora que são conhecidos os dados de um estudo, mostrando um grupo composto por 80

238 BIOESTATÍSTICA

mulheres grávidas que consumiram 151 mg de cafeína/dia ou mais, no qual foi verificada uma freqüência de 13 abortos espontâneos. Comparando esses resultados com o percentual de abortos espontâneos de 9% em mulheres normais (não consumidoras de cafeína) referido na literatura, elabore uma conclusão a respeito da relação entre consumo de cafeína na gravidez e perda fetal (orientação de método: I. teste a diferença entre o resultado experimental e a literatura; II. determine o nível de significância do teste; III. elabore conclusão).

16. No trabalho "Pesquisa sobre parassuicídio entre jovens da cidade de Itajubá", apresentado na XIV Semana Médica da FMIt por Guimarães, A.L.G., os autores relatam na discussão:
"A incidência de parassuicídio entre jovens entrevistados de 15 a 30 anos na cidade de Itajubá obteve um índice de 14,3%, enquanto na literatura americana este índice corresponde a 12% para a mesma faixa etária."
Mais adiante, afirmam que o valor encontrado no trabalho não é estatisticamente maior que aquele citado na literatura, aos níveis de significância tradicionais. Sabendo que o número de indivíduos da amostra é 280, verifique as conclusões do artigo.

17. Suponha que, para testar os efeitos de uma substância estimulante, tenha sido realizada uma experiência com uma amostra de 20 cobaias. O objetivo da experiência é testar a hipótese de que, com o uso da substância, 60% das cobaias apresentam sintomas de estresse. Se o número de cobaias estressadas na experiência for igual a 15, verificar a validade da hipótese: a) aos níveis de 10 e 5% de significância; b) determine o nível de significância do teste (NST); c) elabore uma conclusão baseada no resultado do NST.

18. Um levantamento efetuado no bairro São José mostrou que 25 indivíduos adultos de um total de 80 eram tabagistas habituais. Considerando que a prevalência de tabagismo na população adulta seja de 20%, teste a hipótese de que a prevalência de tabagismo no bairro São José seja diferente da prevalência da população em geral, a um nível de decisão de 5%.

19. Construa as hipóteses para o seguinte problema: "Deseja-se testar se um analgésico é capaz de eliminar cefaléias uma hora após sua administração em pelo menos 90% dos casos."

20. Suponha que, para efetuar o teste citado na questão anterior, seja empregada uma amostra de 30 pacientes.
   a) Construa uma regra de decisão que elimine completamente o Erro tipo I.
   b) Que tipo de problema ocorre quando é criada uma regra de decisão que elimina o Erro tipo I?
   c) Construa uma regra de decisão que elimine completamente o Erro tipo II.
   d) Que tipo de problema ocorre quando é criada uma regra de decisão que elimina o Erro tipo II?

Capítulo 9

Testes para Dados Categorizados

1 **Conceitos básicos**

2 **Tabelas de contingência**

3 **Testes categorizados**
   3.1 Teste de Qui-quadrado clássico
   3.2 Teste exato de Fisher
   3.3 Teste de McNemar
   3.4 Teste de Mantel-Haenszel

4 **Recursos computacionais para testes categorizados**

1 Conceitos Básicos

Dados categorizados referem-se à contagem de freqüência de uma variável classificada ou subdividida em categorias. Embora este procedimento seja típico de dados referentes a variáveis qualitativas, é possível também criar categorias para dados de variáveis quantitativas. Como exemplo do primeiro caso pode-se pensar na variável *sexo*, categorizada em duas classes, *masculino* e *feminino*. No segundo caso, uma variável quantitativa; como, por exemplo, *duração da internação* de um conjunto de pacientes, que pode ser categorizada nas classes *até 2 dias* e *mais de 2 dias*. Resulta óbvio que, enquanto no primeiro caso a classificação é automática, no segundo existe a possibilidade de efetuar a classificação de acordo com os propósitos do estudo que está sendo realizado.

2 Tabelas de Contingência

Como os dados categorizados costumam estar dispostos em *tabelas de contingência*, os testes para dados categorizados se aplicam a este tipo de tabela. Genericamente,

Tabela 9.1 Tabela genérica de contingência com r linhas e s colunas

		Fator Discriminado B				
		B₁	**B₂**	...	**Bₛ**	**Totais A**
Fator Discriminante A	**A₁**	O_{11}	O_{12}	...	O_{1s}	**A₁**
	A₂	O_{21}	O_{22}	...	O_{2s}	**A₂**
	⋮	⋮	⋮	⋱	⋮	⋮
	Aᵣ	O_{r1}	O_{r2}	...	O_{rs}	**Aᵣ**
	Totais B	**B₁**	**B₂**	...	**Bₛ**	**T**

A Tabela 9.1 apresenta r classificações para a variável A e s para a variável B. A variável A foi denominada fator discriminante, pois, a partir de mudanças nas categorias desta variável, deseja-se verificar o comportamento da variável B, ou fator discriminado (discriminado por A). Em outras palavras, o fator discriminante está agindo como a variável independente de um modelo de duas variáveis (A e B), e B como a variável dependente. A idéia é determinar se A provoca alterações em B. Note também que os valores internos da tabela (matriz) foram representados pela letra "O" seguida do subíndice que indica sua posição. Esta notação é para lembrar que os valores originais de uma tabela de contingência são os valores reais ou *Observados*.

3 Testes Categorizados

O objetivo dos testes para dados categorizados é determinar, segundo algum critério válido de decisão, se o fator discriminante exerce alguma influência sobre o fator discriminado. As hipóteses são construídas como de costume, $H_0 \rightarrow p_{A_1} = p_{A_2} = p_{A_r}$, ou seja, que as categorias de A exerçam a mesma influência sobre cada categoria de B, contra H_1 de que pelo menos uma categoria apresenta diferenças em relação a B. Neste particular, é importante salientar que as tabelas do tipo 2×2 (duas classificações para cada variável) são as que apresentam resultados mais claros, uma vez que, provada a existência de uma diferença, ela somente pode existir entre as duas categorias de A.

3.1 Teste de Qui-quadrado clássico

O primeiro passo consiste em construir a matriz de valores esperados, E, de dimensões $r \times s$. Os valores da matriz E são calculados da seguinte forma

$$E_{ij} = \frac{\displaystyle\sum_{j=1}^{s} O_{ij} \cdot \sum_{i=1}^{r} O_{ij}}{\displaystyle\sum_{i=1}^{r} \sum_{j=1}^{s} O_{ij}} = \frac{A_i.B_j}{T}$$

Posteriormente, dados os valores da matriz O e da matriz E, calcula-se a estatística

$$\chi_c^2 = \sum_{i=1}^{r} \sum_{j=1}^{s} \frac{(O_{ij} - E_{ij})^2}{E_{ij}}$$

Essa expressão corresponde ao *teste de Qui-quadrado clássico*. Sua utilização, contudo, não pode ser indiscriminada. O teste de Qui-quadrado clássico pode ser usado quando o número total de dados é maior que 40. Se o número de dados estiver entre 20 e 40, e o valor esperado das células for maior que 5, o teste de Qui-quadrado deve ser aplicado, empregando-se a expressão

$$\chi_c^2 = \sum_{i=1}^{r} \sum_{j=1}^{s} \frac{(|O_{ij} - E_{ij}| - 0,5)^2}{E_{ij}}$$

denominada correção de Yates.[1]

O valor obtido é comparado com o valor de Qui-quadrado referência (tabelado ou obtido computacionalmente), χ_c^2 *versus* χ_r^2. O valor tabelado está associado a um determinado número

---

[1]Para ensaios com um número menor de 20 casos, utiliza-se o teste exato de Fisher.

TESTES PARA DADOS CATEGORIZADOS **241**

de graus de liberdade e nível de significância, $\chi_t^2 = f(\alpha, gl)$. Os graus de liberdade são calculados, fazendo $gl = (r - 1)\cdot(s - 1)$.

Aplica-se, então, a seguinte regra de decisão:

Se $\chi_c^2 \leq \chi_t^2 \rightarrow H_0$ deve ser aceita.

Se $\chi_c^2 > \chi_t^2 \rightarrow H_0$ deve ser rejeitada.

EXEMPLO 9.1

A Tabela 9.2 mostra os resultados de um ensaio com 154 pacientes que apresentavam dor abdominal. Ao grupo Tratamento (T) foi administrado Brometo de Pinavério (dois comprimidos/dia). Ao grupo Controle foi administrado um placebo.

Tabela 9.2 Ingestão de Brometo de Pinavério e
alívio da dor abdominal

Grupo	Permanência da Dor Abdominal		Total
	Sim	Não	
Tratamento	6	57	63
Controle	30	61	91
Total	36	118	**154**

Para testar a eficiência do uso do sal no tratamento da dor abdominal, pode ser efetuado o teste de Qui-quadrado clássico (n > 40).

1.º Passo: Definição das hipóteses:

Nesse caso, as hipóteses seriam $H_0 \rightarrow p_C = p_T$ contra $H_1 \rightarrow p_C \neq p_T$. A hipótese de nulidade se refere a que os resultados dos grupos T e C sejam iguais. Dessa forma, do ponto de vista clínico, interessa a rejeição de H_0 (aceitação de H_1), que indicaria a eficiência terapêutica da droga.

2.º Passo: Construção da matriz E:

$$\frac{E_{11}}{63} = \frac{36}{154} \therefore E_{11} = \frac{63.36}{154} \therefore E_{11} \cong 14,73$$

$$\frac{E_{12}}{63} = \frac{118}{154} \therefore E_{12} = \frac{63.118}{154} \therefore E_{12} \cong 48,27$$

$$\frac{E_{21}}{91} = \frac{36}{154} \therefore E_{21} = \frac{91.36}{154} \therefore E_{21} \cong 21,27$$

$$\frac{E_{22}}{91} = \frac{118}{154} \therefore E_{22} = \frac{91.118}{154} \therefore E_{22} \cong 69,73$$

242 BIOESTATÍSTICA

A matriz de valores esperados resulta em (Tabela 9.3):[2]

Tabela 9.3

Grupo	Permanência da Dor Abdominal		Total
	Sim	Não	
Tratamento	14,73	48,27	63
Controle	21,27	69,73	91
Total	36	118	**154**

3.º Passo: Quantificação das diferenças entre as matrizes O e E:

$$\chi_c^2 = \sum_{i=1}^{r} \sum_{j=1}^{s} \frac{(O_{ij} - E_{ij})^2}{E_{ij}} = \frac{(6 - 14,73)^2}{14,73} + \frac{(57 - 48,27)^2}{48,27} + ... + \frac{(61 - 69,73)^2}{69,73}$$

$$\chi_c^2 = 11,4290$$

4.º Passo: Decisão estatística:

O número de graus de liberdade para uma tabela 2×2 é igual a 1. Para este número de graus de liberdade, os níveis clássicos de significância têm valores de Qui-quadrado conforme mostra o Quadro 9.1 (Tabela 4, no Apêndice):

Quadro 9.1

α	χ_t^2
10%	2,7056
5%	3,8416
1%	6,6354
0,0724%	**11,4290**

Como o valor calculado tabelado é maior que o valor tabelado aos níveis de 10, 5 e 1% de significância, nesses níveis H_0 deve ser rejeitada. Assim, fica comprovado o efeito terapêutico do Brometo de Pinavério no alívio das dores abdominais nos níveis tradicionais de significância. A afirmativa de que o Brometo de Pinavério é eficaz no combate das dores abdominais, com base no ensaio efetuado, envolve um erro de decisão de 0,0724%, isto é, uma segurança significativa de que a decisão é correta.

---

[2]Note que a soma dos valores esperados é igual à soma dos valores observados. $\Sigma E_{ij} = \Sigma O_{ij} = T$

3.2 Teste exato de Fisher

O *teste exato de Fisher* é empregado para comparar dados categorizados em tabelas 2×2 quando o número total de casos é menor que 20. Veja a Tabela 9.4, que mostra uma tabela de contingência típica:

Tabela 9.4 Tabela 2×2 para o teste exato de Fisher

		Fator Discriminado		
		B_1	B_2	Totais A
Fator Discriminante A	A_1	O_{11}	O_{12}	A_1
	A_2	O_{21}	O_{22}	A_2
	Totais B	B_1	B_2	$T < 20$

O procedimento para aplicação do teste exato de Fisher consiste nos seguintes passos:

1. A partir da tabela de contingência original que contém os valores observados (O_{11}, O_{12} ...) são construídas outras duas matrizes, denominadas matrizes extremas, que serão designadas, respectivamente, por X1 e X2. As matrizes X1 e X2 são elaboradas tomando-se o total dos elementos de uma das linhas (pode ser escolhida como referência a condição A_1 ou a condição A_2 da Tabela 9.4) e considerando que todos os elementos dessa linha estão primeiro na condição B_1 (ou B_2) e depois em B_2 (ou B_1). É indiferente considerar primeiro a condição B_1 ou a condição B_2. O que importa é considerar *as duas condições*. Os resultados serão idênticos também, caso a referência escolhida do fator discriminante seja A_1 ou A_2. O importante é que *uma condição* seja escolhida e discriminada em B_1 e B_2 como foi explicado.
2. A partir da matriz original, O, e das matrizes extremas X1 e X2 é calculada uma estatística para cada matriz a partir da expressão:

$$F = \frac{A_1!.A_2!.B_1!.B_2!}{\left(\prod_{i=1}^{r} \prod_{j=1}^{s} O_{ij}! \right).T!}$$

3. O nível de significância do teste é calculado somando os valores obtidos no 2.º passo. Assim,

$$p = F_0 + F_{X1} + F_{X2}$$

onde o subíndice de cada elemento da soma se refere a cada uma das três matrizes (original e extremas).
4. A partir do valor de p obtido em 3 toma-se a decisão estatística conveniente, de acordo com as convenções discutidas no Capítulo 8.

A utilização do teste exato de Fisher será ilustrada no Exemplo 9.2.

EXEMPLO 9.2

Suponha um grupo de dezesseis ratos, divididos em dois grupos, experimental e normal. O grupo experimental é formado por 9 animais geneticamente modificados, por apresentarem uma disfunção pancreática com diminuição da capacidade de produção de insulina. Imagine que, após

244 BIOESTATÍSTICA

um ano e meio em ambiente controlado, o número de ratos vivos do grupo experimental e do normal seja o seguinte (Tabela 9.5):

Tabela 9.5

Grupo	Sobrevida +1,5 ano		Total
	Vivos	Mortos	
Normal	5	2	7
Experimental	1	8	9
Total	**6**	**10**	**16**

Pode-se notar que aproximadamente 71% dos ratos normais ainda permaneciam vivos, enquanto a sobrevida para o grupo experimental é de apenas 11%.

O teste exato de Fisher consiste em elaborar, com base nos totais marginais do fator discriminante da tabela original, duas outras tabelas, que serão denominadas tabelas ou matrizes extremas, X1 e X2. A matriz extrema 1 é a matriz em que todos os animais mortos pertencem ao grupo normal (são 10 mortos, mas o grupo normal tem 7 ratos, logo, os outros 3 que morreram pertencem ao grupo experimental) e todos que sobraram do grupo experimental estão vivos (todos os vivos, pois sobraram $9 - 3 = 6$ ratos). Desta forma, resulta na Matriz X1 (Tabela 9.6):

Tabela 9.6

Grupo	Sobrevida +1,5 ano		Total
	Vivos	Mortos	
Normal	0	7	7
Experimental	6	3	9
Total	**6**	**10**	**16**

A matriz extrema 2, X2, corresponde a uma tabela com os mesmos totais marginais, mas com todos os animais vivos no grupo normal. Então, pela Matriz X2 (Tabela 9.7):

Tabela 9.7

Grupo	Sobrevida +1,5 ano		Total
	Vivos	Mortos	
Normal	6	1	7
Experimental	0	9	9
Total	**6**	**10**	**16**

Note que neste exemplo foi escolhida a condição "Normal" (A_1) como referência. Para esta condição foram considerados primeiramente todos os animais na condição "mortos" (B_2), o que deu origem à matriz extrema X1, e depois na condição "vivos" (B_1) para a elaboração da matriz

TESTES PARA DADOS CATEGORIZADOS **245**

X2. Reforça-se o conceito de que, caso a condição escolhida do fator discriminante fosse A_2 e as matrizes extremas tivessem sido construídas primeiro pelo fator B_1 e depois pelo fator B_2, os resultados do teste seriam idênticos. Convida-se o leitor a verificar esta afirmação, como exercício.

Observe que existe um óbito no grupo normal, pois o número de ratos do grupo normal é maior que o de ratos que sobreviveram. Obviamente, os 9 mortos que restaram pertencem ao grupo experimental. Nenhum rato do grupo experimental sobreviveu.

Finalmente, o valor de significância para o teste é calculado da seguinte forma. Calcula-se, para cada tabela, o valor

$$F = \frac{A_1!.A_2!.B_1!.B_2!}{\left(\prod_{i=1}^{r}\prod_{j=1}^{s}O_{ij}!\right).T!}$$

A soma dos valores da expressão acima, aplicada à matriz original e às matrizes extremas 1 e 2, dá o NST. Veja o cálculo, começando pela matriz original

$$F_o = \frac{7!.9!.10!.6!}{2!.5!.8!.1!.16!} = 0,02360$$

Para a matriz X1

$$F_{X1} = \frac{7!.9!.10!.6!}{0!.7!.6!.3!.16!} = 0,0105$$

Para a matriz X2

$$F_{X2} = \frac{7!.9!.10!.6!}{6!.1!.0!.9!.16!} = 0,0009$$

Finalmente,

$$p = F_o + F_{X1} + F_{X2} = 0,0236 + 0,0105 + 0,0009 = 0,035 = 3,5\%$$

Ou seja, a afirmação de que a sobrevida dos ratos geneticamente alterados é diferente da dos ratos normais envolve uma probabilidade de erro de 3,5%. Portanto, ao nível de 3,5% de significância, rejeita-se a hipótese de nulidade (ou seja, a hipótese de que as vidas dos ratos normais e dos transgênicos são iguais).

3.3 Teste de McNemar

Tanto no **Exemplo 9.1** quanto no **Exemplo 9.2**, o fator discriminante foi representado por uma variável categorizada em grupos independentes. Contudo, quando o fator discriminante é categorizado segundo duas situações, mas se refere ao mesmo grupo, o teste de Qui-quadrado e o teste exato de Fisher não se aplicam. Neste caso, emprega-se o *teste de McNemar*.

Para efetuar o teste de McNemar, calcula-se a estatística

$$Mc = \frac{4.\left(\left|O_{12} - \frac{O_{12} + O_{21}}{2}\right| - 0,5\right)^2}{O_{12} + O_{21}}$$

O valor Mc tem distribuição Qui-quadrado com 1 grau de liberdade (tabela 2×2).
A regra de decisão, como de costume,

$$Mc > \chi_t^2(\alpha, gl) \rightarrow \text{rejeitar H}_0$$
$$Mc \leq \chi_t^2(\alpha, gl) \rightarrow \text{aceitar H}_0$$

Também pode ser efetuado o teste de McNemar para os outros dois elementos da diagonal da matriz. Na expressão, basta trocar os elementos de posição 12 e 21 pelos elementos de ordem 11 e 22.[3]

---

[3] Quando o teste é aplicado aos elementos 12 e 21 é denominado também teste McNemar B–C. No outro caso, tem-se o teste McNemar A–D.

246 BIOESTATÍSTICA

Neste caso, em vez de se tentar provar a discordância, estar-se-ia tentando provar a concordância.

A conotação do termo "concordância" no teste de McNemar está relacionada com a finalidade do estudo. Pode-se referir à concordância entre duas situações, como no caso do "antes" e "depois" de um experimento pareado, mas também à concordância entre duas opiniões, o que permite concluir sobre a reprodutibilidade de diagnósticos.

Assim, o teste de McNemar apresenta também um meio de decidir se existe relação entre os fatores (no caso de amostras dependentes) ou concordância, se estiver sendo testada a reprodutibilidade de dois diagnósticos. Neste último caso, já foi apresentado, no Capítulo 5, o coeficiente de Kappa, que mede a intensidade ou o grau de concordância. Por esta razão, o teste de McNemar é, normalmente, preferido para o teste de dados categorizados de amostras dependentes (pareadas).

EXEMPLO 9.3

Numa experiência, 40 pacientes foram submetidos a um teste de memória, que consistia em responder a uma lista de 15 palavras na seqüência correta. O teste foi aplicado antes e depois da ingestão de uma dose de 6 mg de Mesilato de diidroergocristina, e foram considerados corretos os testes em que o paciente conseguia responder toda a seqüência corretamente (15 palavras). Se o teste fosse realizado como amostras independentes (aplicando o teste Qui-quadrado), os resultados poderiam estar dispostos como na Tabela 9.8:

Tabela 9.8

Situação	Teste de Memória		Total
	Correto	Incorreto	**Total**
Antes	9	31	40
Depois	22	18	40

Entretanto, deve ser observado que este tipo de arranjo não indica os resultados obtidos por cada indivíduo antes e depois. Indica apenas o total de acertos e equívocos antes e depois. Neste caso, é possível que alguns indivíduos tenham piorado seu desempenho (acertado antes e errado depois) e estejam sendo compensados por indivíduos que melhoraram seu desempenho de memorização. Para explicitar as informações de desempenho de cada par, a tabela deve ser modificada da seguinte forma (Tabela 9.9):

Tabela 9.9

		Depois		
		Correto	Incorreto	Total
Antes	Correto	8	1	9
	Incorreto	14	17	31
	Total	22	18	40

Agora, a informação se encontra da forma adequada. Observe que os totais marginais da tabela coincidem com os valores da tabela anterior. Contudo, pela nova tabela, é possível verificar quantos indivíduos melhoraram e quantos indivíduos pioraram seu desempenho. Por exemplo, sabe-se que um dos quarenta indivíduos testados não conseguiu repetir a seqüência corretamente.

Aplicando o teste de McNemar a esta tabela, resulta em

$$Mc = \frac{4.\left(\left|1 - \frac{1+14}{2}\right| - 0,5\right)^2}{1+14} \quad \therefore Mc = 9,6$$

Note que o teste está sendo aplicado para elementos da diagonal secundária da matriz, O_{12} e O_{21}, ou elementos cruzados. Estes elementos representam uma mudança no padrão de resposta da situação antes para a situação depois. Assim, o que está sendo testado, a rigor, é se existe diferença significativa entre a melhora no padrão de resposta, representada pelo elemento O_{21}, e piora, dada por O_{12}.

$$P/\chi^2 = 9,6 \ (gl = 1) \xrightarrow{\ comp\ } p = 0,001947 \cong 0,2\%$$

Com este valor de significância, H_0 deve ser rejeitada. Lembrando o Quadro 9.1 com os valores tabelados (Apêndice 4) de χ^2, vê-se que o valor calculado pelo teste de McNemar, $\chi_c^2 = 9,6$, é maior que o tabelado para $\alpha = 1\%$ e $gl = 1$, $\chi_t^2 = 6,64$, de forma que a hipótese de nulidade deve ser rejeitada. Portanto, o emprego de mesilato de diidroergocristina provocou uma mudança no desempenho da memória dos pacientes, a um nível de significância de menos de 1%.

3.4 Teste de Mantel-Haenszel

O *teste de Mantel-Haenszel* se aplica a dados categorizados, em situações como a do teste de Qui-quadrado. Contudo, em alguns casos, pode existir alguma variável (fator) associada ao fator discriminante, que esteja também exercendo influência (interferindo) sobre o fator discriminado. Dessa forma, poderia ser desejável entender o efeito isolado do fator discriminante sobre o fator discriminado, isto é, eliminar o efeito indesejado do fator associado ao fator discriminante. Um exemplo dessa situação, que será resolvido numericamente no **Exemplo 9.4**, seria o estudo do efeito do fumo sobre a sensação de irritação estomacal. Suponha um estudo caso-controle, que monitorasse durante 15 dias um grupo de fumantes e outro de não-fumantes quanto aos episódios de irritação da mucosa estomacal. Comparando os resultados, através de um teste Qui-quadrado clássico, por exemplo, poder-se-ia chegar a uma conclusão sobre a diferença entre o número de casos de irritação para os dois grupos. Esta conclusão poderia ser empregada para defender a idéia de que o fumo provoca irritação da mucosa estomacal. Contudo, alguém poderia alegar o seguinte. O hábito de fumar está bastante ligado ao hábito de tomar o famoso cafezinho (e não seria difícil comprovar estatisticamente esta outra relação). Por outro lado, doses de café puro podem também provocar irritação estomacal. Então, será que a diferença entre o número de episódios de irritação estomacal entre os grupos fumante e não-fumante não se deve à ingestão de café? Este tipo de situação se denomina, em inglês, *confounding*, que se poderia traduzir para o português como **confusão estatística** (vício de comparação/confundimento).

Para responder a questão que foi colocada, deve-se isolar o efeito do fumo do efeito da ingestão de café sobre a irritação estomacal, comparando duas tabelas, uma que leva em consideração o efeito do fumo sobre a irritação estomacal de bebedores de café e outra, para não-bebedores de café. Veja o **Exemplo 9.4**.

De modo geral, o teste de Mantel-Haenszel é feito da seguinte forma:

Calcula-se a estatística

$$\chi_{MH}^2 = \frac{\left(|SO - SE| - 0,5\right)^2}{SV}$$

onde:

SO é a soma dos valores observados que relacionam positivamente o fator discriminante e o fator discriminado, para todas as possíveis condições da *variável de confusão*;

248 BIOESTATÍSTICA

SE é uma soma semelhante, para os valores esperados;
SV é a soma das variâncias para todas as possíveis condições da variável de confusão, calculadas da seguinte forma

$$V = \frac{A_1.A_2.B_1.B_2}{T^2.(T-1)}$$

O valor encontrado tem distribuição Qui-quadrado com $(r-1) \cdot (s-1)$ graus de liberdade.

EXEMPLO 9.4

Suponha que, de acordo com o que vinha sendo desenvolvido na parte teórica, seja montada uma experiência para testar o efeito do fumo sobre a irritação da mucosa estomacal. O delineamento experimental foi o seguinte:

Acompanhamento durante 1 mês, grupo caso = fumantes, grupo controle = não-fumantes. Grupos da variável interferência: Café = indivíduos que ingerem pelo menos uma xícara/dia, puro (Tabela 9.10); Não-café = bebem café puro em quantidades pouco importantes (Tabela 9.11). Fator discriminado: irritação estomacal. Sendo Sim = mais de um episódio durante a triagem, Não = até um episódio.

Resultados:

Tabela 9.10

I. Café	Irritação Estomacal		
	Sim	Não	Total
Caso	12	45	57
Controle	6	92	98
Total	18	137	155

Tabela 9.11

II. Não-café	Irritação Estomacal		
	Sim	Não	Total
Caso	16	89	105
Controle	10	115	125
Total	26	204	230

Em primeiro lugar, são calculados os valores esperados para a situação fumante e irritação estomacal (células de posição 1,1 das duas tabelas (matrizes), I café e II não-café).

$$EI_{11} = \frac{57.18}{155} = 6,62$$

$$EII_{11} = \frac{105.26}{230} = 11,87$$

A soma dos valores esperados de posição 1,1 resulta então em

$$SE_{11} = EI_{11} + EII_{11} = 6,62 + 11,87 = 18,49$$

A soma dos valores observados, nessa posição

$$SO_{11} = OI_{11} + OII_{11} = 12 + 16 = 28$$

As variâncias para as duas tabelas resultam em

$$VI = \frac{57.98.18.137}{155^2.(155 - 1)} \therefore VI = 3,7231$$

$$VII = \frac{105.125.26.204}{230^2.(230 - 1)} \therefore VI = 5,7466$$

A soma das variâncias

$$SV = 3,72 + 5,75 = 9,47$$

Finalmente,

$$\chi^2_{MH} = \frac{(|28 - 18,49| - 0,5)^2}{9,47} \therefore \chi^2_{MH} = 8,57$$

O valor 8,57 de Qui-quadrado para 1 grau de liberdade está associado a um nível de significância do teste $p = 0,003419$. Logo, H_0 deve ser rejeitada ao nível de significância de 1%. Comparando com os valores da Tabela 4 do Apêndice, o valor calculado para χ^2_{MH} é maior que o valor tabelado de χ^2 para $\alpha = 1\%$ e gl = 1. Clinicamente, mostra-se que o grupo fumante tem uma resposta de irritação à mucosa da parede estomacal diferente do grupo não-fumante, tendo sido isolado o fator hábito de tomar café a um nível de significância de 0,3%. O leitor poderá notar que as Tabelas 9.10 e 9.11 são, em termos de proporção de irritação estomacal para os grupos caso e controle, bastante semelhantes. Assim, a irritação estomacal parece não ser devida ao hábito de ingerir café e, assim, as diferenças observadas nos grupos caso e controle somente podem ser devidas ao tabagismo.

EXEMPLO 9.5

Este exemplo também se refere ao teste de Mantel-Haenszel. Entretanto, ao contrário do **Exemplo 9.4**, será mostrada inicialmente uma relação entre duas variáveis comprovada estatisticamente que, ao ser desassociada de uma terceira variável, não é mais observada.

Suponha, então, que em um estudo com 280 indivíduos, sobre obesidade e o hábito de assistir televisão, resultou nos dados condensados na Tabela 9.12.

Tabela 9.12 Hábito de assistir TV e obesidade em 280 indivíduos

		Obesidade		Total
		Presente	**Ausente**	
TV	Sim	59	95	154
	Não	27	99	126
	Total	86	194	280

onde:
TV-SIM = + de 4 h/dia em média.
TV-NÃO = − de 4 h/dia em média.
OBESIDADE = avaliada pelo IMC.

250 BIOESTATÍSTICA

A análise da relação entre o hábito de assistir TV e a obesidade pode ser comprovada pelo teste de χ^2 clássico. Efetuando o teste, obtêm-se os seguintes resultados: $\chi_c^2 = 9,28$; p = 0,0023 < 0,01. Ou seja, tem-se uma probabilidade de menos de 1% (0,23% para ser exato) de errar ao afirmar que a proporção de obesos na população que assiste TV é diferente da população que não assiste. Note que não está sendo concluído que o hábito de assistir TV está relacionado com a obesidade. Se assim fosse, estar-se-ia afirmando que ver TV engorda. Como explicar, então, a relação entre as variáveis?

Suponha agora que os dados da Tabela 9.12 são desmembrados em função de uma outra variável conhecida no estudo: o sedentarismo. Têm-se, assim, as condições para a realização do teste de Mantel-Haenszel, onde a variável de confusão é o sedentarismo (Tabelas 9.13 e 9.14).

I. SEDENTARISMO SIM

Tabela 9.13

		Obesidade		Total
		Presente	Ausente	
TV	Sim	39	47	86
	Não	15	19	34
	Total	54	66	120

II. SEDENTARISMO NÃO

Tabela 9.14

		Obesidade		Total
		Presente	Ausente	
TV	Sim	20	48	68
	Não	12	80	92
	Total	32	128	160

É importante notar que a realização do teste MH, neste caso, está testando se existe relação entre o hábito de assistir televisão e a obesidade, quando o efeito do sedentarismo é isolado.

A partir das Tabelas 9.13 e 9.14, vêm

$$EI_{11} = \frac{86.54}{120} = 38,7; EII_{11} = \frac{68.32}{160} = 13,6$$

$$SE_{11} = EI_{11} + EII_{11} = 38,7 + 13,6 = 52,3$$

$$SO_{11} = OI_{11} + OII_{11} = 39 + 20 = 59$$

$$VI = \frac{86.34.54.66}{120^2(120-1)} = 6,0814; VII = \frac{68.92.32.128}{160^2(160-1)} = 6,2953$$

$$SV = VI + VII = 6,0814 + 6,2953 = 12,3767$$

$$\chi_{MH}^2 = \frac{(|59-52,3|-0,5)^2}{12,3767} \cong 3,11$$

Para $\alpha = 5\%$ e gl = 1, o valor de Qui-quadrado (Tabela 4, Apêndice) é $\chi_t^2 = 3,84$.

Portanto, $\chi_{MH}^2 = 3,11 < \chi_t^2(\alpha=5\%, gl = 1) = 3,84$ e a hipótese de nulidade deve ser aceita (não pode ser rejeitada). No contexto do problema que está sendo estudado, esta decisão estatística equivale a concluir que, quando o sedentarismo é isolado, a proporção de indivíduos obesos que assiste televisão não é diferente da proporção de indivíduos obesos que não assiste. Esta conclusão é diferente da obtida anteriormente e é coerente com a idéia de que o hábito de assistir televisão não está associado à obesidade.

Como explicar então o resultado anterior, obtido pelo teste de Qui-quadrado?

Ocorre que o hábito de assistir televisão é muito relacionado com o sedentarismo, como fica claro ao analisar os dados da Tabela 9.15, que foram obtidos a partir das Tabelas 9.13 e 9.14.

Tabela 9.15

		TV		Total
		Sim	Não	
Sedentarismo	Sim	86	34	120
	Não	68	92	160
	Total	154	126	280

Efetuando o teste de Qui-quadrado, obtém-se $\chi_c^2 = 23,57$, o que equivale a um nível de significância quase nulo ($p \cong 0$). Desta forma, rejeita-se a hipótese de nulidade, o que significa que a proporção de indivíduos obesos e não-obesos que assistem televisão é significativamente diferente.

Desta forma, a relação encontrada entre o hábito de ver televisão e a obesidade é devida, na realidade, à forte relação existente entre o sedentarismo e a obesidade. A rigor, o hábito de ver TV e a obesidade, como foi mostrado pelo teste de Mantel-Haenszel, não estão relacionados. Veja a Fig. 9.1.

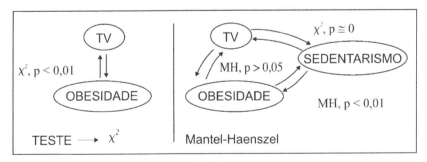

Fig. 9.1

A forte relação mencionada entre sedentarismo e obesidade pode ser confirmada por um teste de Mantel-Haenszel entre as variáveis isolando a variável hábito de ver TV, como é mostrado a seguir. (As Tabelas 9.16 e 9.17 foram construídas com as informações existentes.)

252 BIOESTATÍSTICA

I. TV

Tabela 9.16

		Obesidade		Total
		Sim	Não	
Sedentarismo	Sim	39	47	86
	Não	20	48	68
	Total	59	95	154

II. Não TV

Tabela 9.17

		Obesidade		Total
		Sim	Não	
Sedentarismo	Sim	15	19	34
	Não	12	80	92
	Total	27	99	126

$$EI_{11} = \frac{86.59}{154} = 32,95 \qquad EII_{11} = \frac{34.27}{126} = 7,29 \qquad SE_{11} = 40,24$$

$$SO_{11} = 39 + 15 = 54$$

$$VI = \frac{86.68.59.95}{(154)^2 \cdot (154-1)} = 9,0333 \qquad VII = \frac{34.92.27.99}{(126)^2 \cdot (126-1)} = 4,2132 \qquad SV = 13,2465$$

$$\chi^2_{MH} = \frac{(|54 - 40,24| - 0,05)^2}{13,2465} \cong 13,27$$

O valor calculado para o teste de Mantel-Haenszel mostra que $\chi^2_{MH} = 13,27 > \chi^2_t$ ($\alpha = 1\%$, gl = 1) $\cong$ 6,64, de forma que a decisão estatística mais conveniente é a rejeição de H_0. Assim, existe diferença significativa (p < 0,01) entre a proporção de obesos sedentários e não-sedentários, quando o fator de confusão hábito de assistir televisão é eliminado.

Conclui-se, finalmente, como ilustrado na Fig. 9.1, que o fator relacionado à obesidade é o sedentarismo, e não o hábito de assistir televisão, como parecia inicialmente. Assim, percebe-se a importância da aplicação do teste de Mantel-Haenszel nos estudos relacionando variáveis categorizadas.

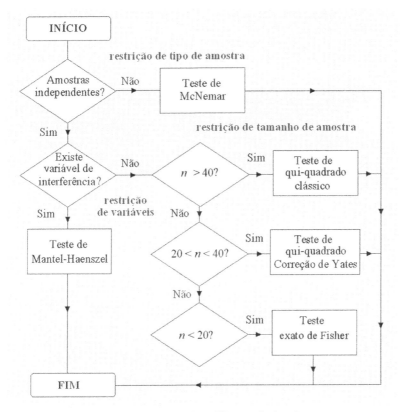

Fig. 9.2 Fluxograma para identificação do tipo de teste.

4 Recursos Computacionais para Testes Categorizados

O programa STATISTICA permite efetuar os testes para dados categorizados, a partir do módulo de estatística não-paramétrica (**Nonparametrics/Distrib.**), que pode ser acessado clicando na opção do módulo principal, como indica a Fig. 9.3.

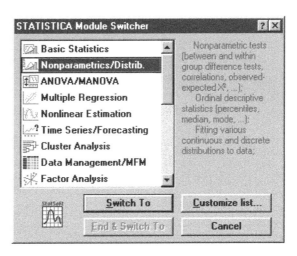

Fig. 9.3 Módulo de acesso aos testes para dados categorizados.

Uma vez clicada a opção indicada anteriormente, o programa abre uma janela de opções para estatísticas não-paramétricas. A opção indicada na Fig. 9.4 deve ser a escolhida.

Selecionando a opção indicada e clicando OK, é aberta uma janela para que sejam digitados os dados categorizados.[4] Na Fig. 9.5, foram inseridos os dados do **Exemplo 9.3**.

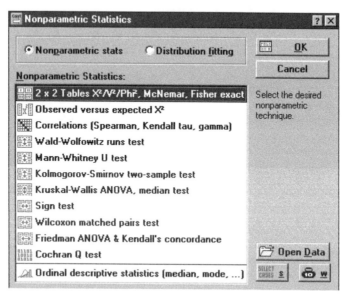

Fig. 9.4 Opções de estatísticas não-paramétricas e seleção da opção de dados categorizados.

Clicando novamente na opção OK, o programa fornece a seguinte análise, condensada na Tabela 9.18. Observe como os dados do teste de McNemar coincidem com os resultados obtidos no **Exemplo 9.3**.

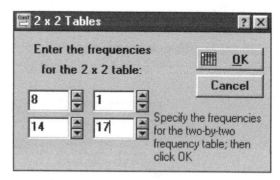

Fig. 9.5 Janela de entrada dos dados para dados categorizados.

---

[4]Empregando este caminho, somente é possível efetuar teste para tabelas 2 × 2. Para tabelas maiores, deve ser empregado o caminho de Tabelas (**tables and banners**).

Tabela 9.18 Resultados obtidos com os valores do **Exemplo 9.3**

	Column 1	Column 2	Row Totals
Frequencies, row 1	8.000	1.000	9.000
Percent of total	20.000%	2.500%	22.500%
Frequencies, row 2	14.000	17.000	31.000
Percent of total	35.000%	42.500%	77.500%
Column totals	22.000	18.000	40.000
Percent of total	55.000%	45.000%	
Chi-square (df = 1)	5.390	p = 0,0203	
V-square (df = 1)	5.250	p = 0,0219	
Yates corrected Chi-square	3.770	p = 0,0523	
Phi-square	0,135		
Fisher exact p, one-tailed		p = 0,0229	
Two-tailed		p = 0,0266	
McNemar Chi-square (A/D)	2.560	p = 0,1096	
Chi-square (B/C)	9.600	p = 0,0019	

PROBLEMAS PROPOSTOS

1. No trabalho "Influência do Marketing na Alimentação de Crianças e Adolescentes", de autoria de Campolina, A.A.R., apresentado na XV Semana Médica da FMIt, são mostradas várias tabelas que relacionam os resultados de uma pesquisa envolvendo alunos de duas instituições educacionais de nível socioeconômico diferente, usando o teste Qui-quadrado. No Quadro 9.2 são mostrados os resultados da análise de algumas dessas tabelas.

Quadro 9.2 Propaganda e nível socioeconômico

Tabela	Variável Estudada	p
1	Capacidade de reconhecer um *slogan* de propaganda	0,0000
2	Credibilidade das crianças e dos adolescentes em relação aos *slogans* comerciais	0,0000
3	Reconhecimento do produto através do símbolo por crianças e adolescentes	0,0000
4	Capacidade das crianças e adolescentes em desenhar símbolos de produtos alimentícios	0,0150
6	Reconhecimento do produto pelo "jingle"	0,0009
7	Importância da música em comerciais	0,7931
10	Vontade das crianças e dos adolescentes de usar um produto quando assistem a um comercial	0,0002

Com base nas informações contidas no Quadro 9.2:

a. Quais as principais variáveis relacionadas com o nível socioeconômico dos alunos?

b. Existe(m) alguma(s) variável(eis) não relacionada(s)?

256 BIOESTATÍSTICA

c. Desenhe a tabela de contingência (sem valores) do teste com a primeira variável, imaginando dois níveis socioeconômicos.

d. Explique como seria elaborada uma conclusão para a Tabela 7. Neste caso, como seria H_0?

2. Um estudo sobre cefaléia em homens e mulheres obteve os resultados mostrados na Tabela 9.19.

Tabela 9.19 Episódios freqüentes de cefaléia em homens e mulheres

SEXO	CEFALÉIA	
	Presente	Ausente
Masculino	14	26
Feminino	9	20

Com base nestes dados, teste a hipótese de que o sexo é um fator relacionado à cefaléia, com um erro máximo de 5%.

3. O Quadro 9.3 ainda mostra resultados desta pesquisa, agora em relação à presença ou não de sono agitado e o sexo.

Quadro 9.3 Presença de sono agitado em relação ao sexo

SEXO	SONO AGITADO		TOTAL
	Sim	Não	
Masculino	7	9	16
Feminino	10	15	25
TOTAL	17	24	41

Fonte: Dados hipotéticos.

4. No trabalho "Pesquisa sobre parassuicídio entre jovens da cidade de Itajubá", apresentado na XIV Semana Médica da FMIt (1994) por Guimarães, A.L.G., os autores apresentam os resultados referentes à relação entre incidência de parassuicídio e o uso de tranqüilizantes (Tabela 9.20).

Tabela 9.20

Uso de Tranqüilizantes	Parassuicídio		Total
	Sim	Não	
Sim	12	17	29
Não	20	102	122
Total	32	119	**151**

Verificar se existe uma diferença significativa entre os indivíduos que fazem uso de tranqüilizantes e os que não o fazem, em relação às tentativas de suicídio.

5. No Cap. 5, o problema proposto número 5 mostrava a Tabela 5.6, que é reproduzida agora por conveniência como Tabela 9.21:

Tabela 9.21 (reprodução da Tabela 5.6) Pacientes
submetidos à Colecistectomia — Serviço de Cirurgia
Geral do HE-FMIt

Sexo	Tumores de Vesícula Biliar*	
	Presente	Ausente
Masculino	5	274 (1)
Feminino	20	228 (1)
Total →	25	502

* O número de Colecistectomias quanto ao sexo não foi referido no artigo citado. Os valores indicados na tabela acompanhados pelo número um são hipotéticos. Os demais valores são verdadeiros.

Elabore um teste de Qui-quadrado para verificar a relação entre o sexo do paciente e o tumor de vesícula.

6. A Tabela 9.22 mostra os resultados de um estudo com 32 indivíduos classificados segundo a sua condição de hipertensão e de cefaléia freqüente.

Tabela 9.22 "HA e cefaléia em 32 pacientes"

		Cefaléia	
		Sim	**Não**
Hipertensão	Sim	5	3
	Não	8	16

Fonte: Dados hipotéticos.

Suponha que se deseja investigar se a proporção de indivíduos que apresentam dores de cabeça com freqüência é diferente entre portadores e não-portadores de HA.

a. Qual o teste estatístico adequado para o caso?
b. Qual a conclusão estatística ao nível de decisão de 5%?
c. Qual o significado clínico da decisão estatística obtida em b?

7. Para testar os efeitos diuréticos de uma substância natural, foi efetuada uma experiência com 15 cobaias, divididas em dois grupos: grupo tratamento = ingestão de extrato de semente de melancia; grupo controle = alimentação normal. Os resultados podem ser observados pela Tabela 9.23.

Tabela 9.23 Volume urinário em cobaias tratadas
com substância diurética

Grupos	Volume Urinário	
	Aumentado	Normal
Tratamento	6	1
Controle	1	7

Fonte: Dados hipotéticos.

258 BIOESTATÍSTICA

Comprovar a relação entre a ingestão de extrato de semente de melancia e diurese em ratos, com os dados da Tabela 9.23.

8. Uma determinada marca de refrigerante (A) alterou o teor de açúcar da sua fórmula com a intenção de entrar no mercado das marcas concorrentes (X). Para verificar os efeitos dessa mudança sobre a preferência dos consumidores, foi efetuado um acompanhamento com 30 indivíduos, para saber a marca da sua escolha antes e depois da alteração no sabor do refrigerante A. Os dados se encontram no Quadro 9.4.

Quadro 9.4

Consumidor	Marca de Refrigerante Preferida	
1	A	A
2	A	A
3	A	A
4	X	X
5	A	X
6	X	A
7	A	A
8	X	X
9	X	A
10	X	X
11	A	A
12	X	X
13	A	A
14	X	A
15	X	X
16	A	X
17	X	A
18	X	X
19	X	A
20	X	X
21	A	A
22	A	X
23	X	X
24	X	A
25	X	X
26	A	A
27	X	A
28	A	A
29	X	X
30	X	A

Com base nestas informações:

a. Teste a diferença entre os elementos cruzados da tabela de contingência referente ao Experimento, no nível de significância de 5%.
b. Qual o significado da conclusão obtida em *a* para o estudo?
c. Faça o teste estatístico para os elementos da diagonal principal, no nível de decisão de 5%.
d. O que é possível concluir a partir dos resultados obtidos em *c*?

9. Foi elaborado um estudo para avaliar o nível de informação das pessoas sobre doenças sexualmente transmissíveis, DST. Para isto foi aplicado um questionário com 10 perguntas sobre o tema, para 300 indivíduos. Posteriormente, de acordo com o número de respostas corretas, os indivíduos foram classificados em duas categorias, quanto ao seu nível de informação: adequado e inadequado. Outras variáveis observadas no estudo foram o nível socioeconômico (alto, baixo) e o nível de escolaridade (alto, baixo). Os dados estão dispostos nas Tabelas 9.24 e 9.25.

I. Escolaridade Baixa

Tabela 9.24

		Nível de Informação sobre DST		
		Inadequado	Adequado	Total
Nível socioeconômico	Baixo	136	24	160
	Alto	28	12	40
	Total	164	36	200

II. Escolaridade Alta

Tabela 9.25

		Nível de Informação sobre DST		
		Inadequado	Adequado	Total
Nível socioeconômico	Baixo	15	35	50
	Alto	13	37	50
	Total	28	72	100

Com base nestas informações, pede-se:

a. Testar estatisticamente a diferença entre o nível de informação sobre DST dos grupos com nível socioeconômico baixo e alto, excluindo os efeitos da variável nível de escolaridade, ao nível de 5% de significância.
b. Efetuar o teste de Qui-quadrado ao nível de 5% de significância para a relação entre nível de informação e nível socioeconômico.
c. Explique por que a conclusão em *b* pode criar uma idéia equivocada sobre a relação entre as variáveis.

10. Elabore um exemplo (de caso clínico) no qual seria necessário o emprego de um teste de Mantel-Haenszel. Em sua descrição do caso, deve ficar clara a necessidade deste tipo de teste.
11. Testar a concordância dos diagnósticos do **Exemplo 5.13** (Cap. 5).
12. Descreva três problemas nos quais seria necessária a utilização do teste de Mantel-Haenszel.

260 BIOESTATÍSTICA

13. ⊙ Teste a relação entre sexo (discriminante) e estatura (discriminado) dos recém-nascidos do BD1pediat, isolando os efeitos do peso. Sugestão, classifique estatura em: B1 = até 48cm e B2 = +de 48cm. Classifique a *variável de confusão* em I. até 3.000g; II. +de 3.000g.

14. No trabalho intitulado Estudo Comparativo sobre Dependência e Saúde Mental em Pacientes Institucionalizados e Ambulatoriais do HE Dom Pedro II (Silva, A. C. *et al.*, 2001) é mostrada uma tabela seguida dos resultados do teste estatístico correspondente que sintetiza o estudo da relação entre Mal de Alzheimer e a origem dos pacientes. (Veja a Tabela 9.26.)

Tabela 9.26 Pacientes quanto à origem e à presença de Alzheimer

	ALZHEIMER		
	Sim	Não	Totais
INTERNOS	**18**	**44**	**62**
Coluna %	69,23%	34,11%	
Linha %	29,03%	70,97%	
Total %	11,61%	28,39%	40,00%
AMBULATORIAIS	**8**	**85**	**93**
Coluna %	30,77%	65,89%	
Linha %	8,60%	91,40%	
Total %	5,16%	54,84%	60,00%
TOTAIS	**26**	**129**	**155**
TOTAL %	**16,77%**	**83,23%**	**100,00%**

Resultados: $\chi^2 = 11,122$; gl = 1; p < 0,01 (p = 0,00085).

Com base nos resultados encontrados, elabore uma conclusão a respeito da presença de Alzheimer e a origem dos pacientes atendidos no Hospital.

QUESTÕES VERDADEIRO–FALSO

1. O teste de Qui-quadrado se aplica a dados categorizados em que as variáveis são qualitativas ou literais.
2. O teste de Qui-quadrado se aplica a dados categorizados para experimentos com mais de 40 casos.
3. A correção de Yates se aplica a situações em que o número total de casos é inferior a 20.
4. A correção de Yates serve para dados de amostras dependentes.
5. O teste exato de Fisher é empregado para experimentos com dados categorizados e amostras dependentes.
6. O teste exato de Fisher somente funciona para experimentos com mais de 40 casos.
7. O teste de McNemar se refere à verificação da concordância de diagnósticos.
8. O teste de McNemar se refere a experimentos com dados categorizados e amostras dependentes.
9. O teste da Mantel-Haenszel é utilizado quando se quer isolar o efeito do fator discriminante sobre uma variável que esteja influindo o fator discriminado.
10. O teste de McNemar apresenta os mesmos resultados que o teste de Kappa.

Capítulo 10

Testes de Normalidade

1 **Conceito e finalidade**

2 **Testes de normalidade**
   2.1 Teste de Kolmogorov-Smirnov (K-S)
   2.2 Teste de Shapiro-Wilks (W)

3 **Suporte computacional para os testes de normalidade**

1 Conceito e Finalidade

No capítulo anterior foram descritos vários testes com a finalidade de comparar o comportamento de uma determinada variável em relação ao grupo ao qual ela pertence. Por exemplo, dada a variável temperatura corporal, buscou-se verificar se os grupos Tratamento (antipirético) e Controle (placebo) poderiam ser considerados iguais ou não. A forma como os testes foram realizados, em todos os casos, considerava a freqüência ou o número de casos em cada situação particular para se tomar a decisão sobre a aceitação ou a rejeição da igualdade. Entretanto, quando as variáveis são de natureza quantitativa, a comparação pode ser efetuada em relação aos valores assumidos pela variável e não pelo número de casos acima ou abaixo de um determinado valor. Por exemplo, em vez de considerar que o grupo Tratamento apresentou 21 casos abaixo de 37°C e 19 acima desta temperatura, podem ser simplesmente considerados os valores das 40 temperaturas corporais. Esse tipo de comparação, quando possível, é intuitivamente mais precisa, pois elimina a possibilidade de selecionar equivocadamente as classes que posteriormente serão a base da decisão estatística. Os testes baseados na comparação de valores podem ser divididos em dois grandes grupos:

➢ Testes Paramétricos;
➢ Testes Não-paramétricos.

Os testes paramétricos serão objeto de estudo no Capítulo 11 e os não-paramétricos no Capítulo 12. Contudo, eles interessam desde já pela seguinte questão: se os dois grupos de testes se destinam basicamente a resolver o mesmo tipo de problema, quando deve ser utilizado um ou outro?

Ocorre que os testes paramétricos se baseiam na hipótese de que as variáveis que representam os grupos que estão sendo comparados apresentem uma distribuição mais ou menos bem comportada. Um exemplo de distribuição bem comportada seria a distribuição Normal. A razão desta exigência é simples: como testes paramétricos baseiam sua decisão na comparação de parâmetros (média, desvio padrão), esta comparação só terá sentido se os parâmetros forem representativos das distribuições que estão sendo comparadas.

A filosofia dos testes não-paramétricos é justamente evitar a utilização de parâmetros na comparação de grupos ou situações. Assim, não é necessário supor que a variável em análise apresente determinado tipo de distribuição para efetuar o teste estatístico. Por esta razão, os testes não-paramétricos são também conhecidos como *testes de distribuição livre*. Dessa forma, pode-se dizer que eles funcionam onde os testes paramétricos falham.

262 BIOESTATÍSTICA

Pelo que foi exposto, fica claro que antes de decidir entre os testes paramétricos ou os não-paramétricos deve ser investigada a distribuição das variáveis que estão sendo comparadas. A prova de que uma variável possui determinada função de probabilidade é denominada **prova de aderência**. Quando a distribuição é a Normal, a prova se denomina **teste de normalidade**, que será estudada neste capítulo.

2 Testes de Normalidade

Antes de se conhecerem os **testes de normalidade**, é interessante explorar um pouco mais a idéia sobre a distribuição de variáveis. Uma questão que pode ser argüida primeiramente é se a maioria das variáveis é normalmente distribuída e, portanto, podem ser empregados testes paramétricos sem preocupação quanto às suas restrições. Testes estatísticos com grandes amostras mostram que nem sempre as suposições de normalidade se confirmam. Por outro lado, como nem sempre se dispõe de um número elevado de casos para estudo, às vezes nem é possível decidir se determinada variável possui ou não distribuição normal (na prática a amostra deve ter $n > 100$).

Neste capítulo serão apresentados dois testes bastante empregados para provar a normalidade de uma distribuição. O teste de Kolmogorov-Smirnov, ou teste K-S, é um teste tradicional de normalidade. O teste de Shapiro-Wilks, ou teste S-W, vem sendo empregado cada vez com maior freqüência.

Na prática, se for provado que o valor do teste K-S ou do teste S-W é significante, a hipótese de normalidade da distribuição deve ser rejeitada.

2.1 Teste de Kolmogorov-Smirnov (K-S)

O **teste de Kolmogorov-Smirnov** clássico compara a distribuição real dos dados (amostra) com uma distribuição normal gerada por uma média e um desvio padrão supostamente conhecidos (populacionais).

Esta comparação é efetuada com base na maior diferença entre essas duas curvas, denominada geralmente de D. O valor de D serve então como base para a decisão a respeito da normalidade da distribuição.

O teste K-S também pode ser efetuado sob a suposição de que os parâmetros da normal são desconhecidos. Esse processo é conhecido como probabilidades de Lillefors. Nesse caso, os parâmetros da normal são estimados a partir dos dados.

2.2 Teste de Shapiro-Wilks (W)

O **teste de Shapiro-Wilks** é uma boa opção para se testar a normalidade de uma distribuição. O algoritmo utilizado pelo programa STATISTICA para a realização do teste é uma extensão do que foi descrito por Royston, em 1982. O teste pode ser efetuado em amostras de até 2.000 observações. O teste S-W, assim como a variante de Lillefors do teste K-S, trabalha com os parâmetros da normal estimados a partir dos dados amostrais. Nos últimos anos, o teste S-W tem sido preferido ao teste K-S pela sua capacidade de adaptação a uma variada gama de problemas sobre avaliação de normalidade.

EXEMPLO 10.1

Considere a variável PESO do BD1Pediat, que mostra os pesos de 96 recém-nascidos na maternidade do HE-FMIt. O histograma dos pesos pode ser elaborado como foi ensinado no Cap. 4. Neste caso, além das barras características do histograma, foi deixada habilitada a opção que efetua o ajuste de uma curva normal aos dados, como pode ser visto na Fig. 10.1.

O histograma pode ser visto na Fig. 10.2.

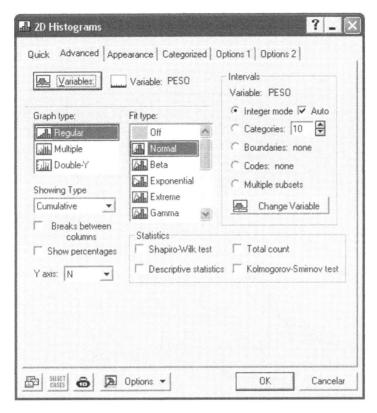

Fig. 10.1 Opção de ajuste normal ativada na construção de um histograma.

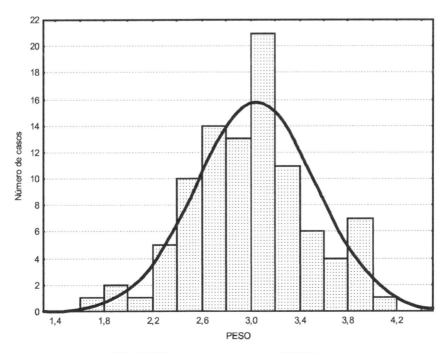

Fig. 10.2 Histograma dos pesos do BD1Pediat.

Note que a diferença que existe entre a distribuição verdadeira, caracterizada pelos retângulos do histograma, e a distribuição ajustada permite-nos ter uma idéia da normalidade dos dados. Para os testes estatísticos de normalidade, considera-se, entretanto, a distribuição acumulada para a variável, como mostra a Fig. 10.3.

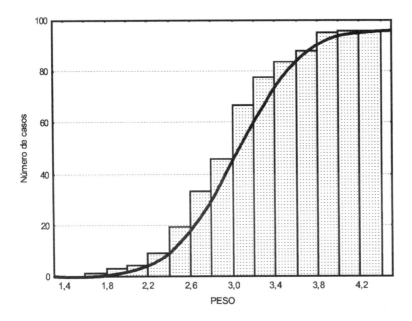

Fig. 10.3

O cálculo computacional da diferença D no teste K-S (D = 0,0682) aponta para a não rejeição da hipótese de normalidade. Na prática, pode-se dizer que a distribuição dos PESOS do BD1Pediat não é significativamente diferente de uma distribuição normal.

3 Suporte Computacional para os Testes de Normalidade

O programa STATISTICA oferece a possibilidade de efetuar os dois testes de normalidade apresentados. Nesta seção, será mostrado o procedimento para efetuar estes testes, utilizando como exemplo as variáveis peso e estatura do BD1pediat.

No módulo de estatística básica e tabelas (Fig. 10.4), deve ser selecionada a opção *Frequency tables*.

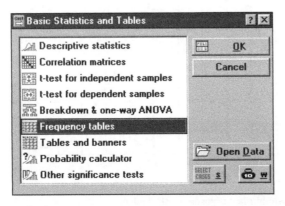

Fig. 10.4 Seleção do módulo para testes de normalidade.

Seguindo este caminho, aparece a janela mostrada na Fig. 10.5.

Observe que a parte da janela que deve ser usada para a seleção do teste de normalidade foi destacada com uma seta, na parte central esquerda da janela. Note que todas as opções de testes foram selecionadas e que as variáveis peso e estatura foram escolhidas.

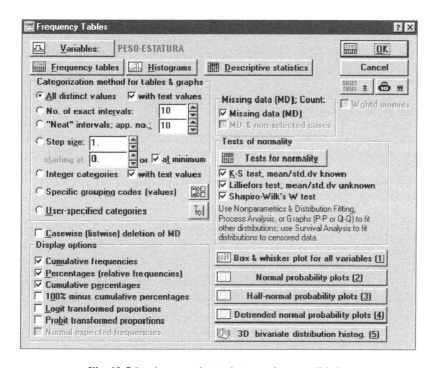

Fig. 10.5 Janela para seleção de testes de normalidade.

Os resultados obtidos são os seguintes (Quadros 10.1, 10.2 e 10.3):

Teste de Kolmogorov-Smirnov (bd1pediat.sta)
(Média e desvio padrão conhecidos)

Quadro 10.1

	n	D máxima	p
PESO	96	0,068160	$p > 0,20$
ESTATURA	96	0,128852	$p < 0,10$

Teste K-S, Probabilidades de Lillefors (bd1pediat.sta)
(Média e desvio padrão estimados pelos dados)

Quadro 10.2

	n	D máxima	p
PESO	96	0,068160	$p > 0,20$
ESTATURA	96	0,128852	$p < 0,01$

Teste de Shapiro-Wilks (bd1pediat.sta)
(Média e desvio padrão estimados pelos dados)

Quadro 10.3

	n	*W*	*p*
PESO	96	0,976716	0,378709
ESTATURA	**96**	**0,945798**	**0,00134**

Os resultados em negrito indicam rejeição da hipótese de nulidade para normalidade. Note que, segundo o teste S-W, a variável Estatura não teria distribuição normal, o que pode parecer surpreendente. Convida-se o leitor a verificar, no BD1pediat, que existe um grupo de estaturas muito abaixo do normal, formado por crianças prematuras. Este grupo provoca um desvio na distribuição das estaturas, o que explica este resultado. Ainda, se forem consideradas somente as estaturas dos recém-nascidos com tempo normal de gestação, poderá ser observado que a distribuição é normal.

QUESTÕES E PROBLEMAS PROPOSTOS

1. Qual é a finalidade de um teste de normalidade?
2. Como seria a hipótese de nulidade e a hipótese alternativa em um teste de normalidade?
3. Como é tomada a decisão sobre a normalidade (ou não) de uma variável a partir de um teste estatístico?
4. Qual a premissa principal dos testes paramétricos?
5. Quais as razões para a utilização de testes não-paramétricos?
6. Mencione o nome e as características de dois testes de normalidade.
7. Considere que o teste de normalidade para a distribuição das taxas de glicose de indivíduos adultos do sexo masculino deu os seguintes resultados: Teste K, $p > 0,1$; Teste W, $p = 0,256$. Suponha que se deseja testar uma substância cuja ação ocorre sobre os níveis de glicose, em duas amostras independentes de homens adultos. Responda: a) Qual o tipo de teste que deverá ser efetuado para testar a hipótese de que a substância atua sobre os níveis de glicose; b) Qual a importância dos testes de normalidade em casos como este?
8. Considere os dados sobre níveis de creatinina de uma amostra de 10 indivíduos obesos mostrados no Quadro 10.4.

Quadro 10.4

Paciente	1	2	3	4	5	6	7	8	9	10
Creatinina (mg/100 ml)	0,9	1,5	3,0	2,7	4,2	3,1	2,8	1,8	1,5	3,8

Considere que a taxa mediana de creatinina na população normal seja de 1,0 e que o teste de K-S para os dados do Quadro 10.4 indicou $p < 0,05$. Com base nestas informações, qual deveria ser o tipo de teste utilizado para testar a hipótese de que a população obesa apresenta níveis de creatinina diferentes dos da população normal? Justifique sua resposta.

9. Considere os seguintes resultados para a variável T_GEST (tempo gestacional) do BD1Pediat:

Teste	D máximo	K-S	Lillefors	S-W
Valor	0,158641	$p < 0,05$	$p < 0,01$	$p = 0,000003$

Elabore uma conclusão a respeito da distribuição dos tempos gestacionais dos recém-nascidos.

10. Efetue o teste de normalidade para as variáveis perímetro cefálico e perímetro torácico do BD1pediat. Elabore uma conclusão com os resultados obtidos.

11. Faça o teste de normalidade para a variável 4, gestação, do BD2obstet. O resultado obtido poderia ser esperado? Por quê?

12. Usando o BD3nefrol, teste a normalidade das variáveis glicose, uréia e creatinina. Elabore conclusões com os resultados.

Capítulo 11

Testes Paramétricos

1 **Conceito**

2 **Testes paramétricos para comparação de duas populações**
2.1 Comparação de duas médias: teste de Student (t)
2.2 Comparação de duas variâncias: teste de Fisher (F)
2.3 Resumo dos procedimentos para comparação de dois grupos, variáveis numéricas

3 **Comparação de mais de duas médias populacionais**
3.1 Análise de variância, ANOVA
3.2 Testes não-planejados para comparação de médias

4 **Suporte computacional para testes paramétricos**

1 Conceito

Como foi exposto no Capítulo 10, os testes paramétricos servem para efetuar comparações entre dois ou mais grupos (categorias), usando como principal elemento para a decisão os parâmetros amostrais. É importante lembrar que a hipótese de normalidade deve ser testada, executando-se um teste de normalidade.

2 Testes Paramétricos para Comparação de Duas Populações

2.1 Comparação de duas médias: teste de Student (t)

O *teste de Student*, ou simplesmente *teste t*, é o método mais usado para se avaliarem as diferenças entre as médias de dois grupos. Por exemplo, o teste t pode ser usado para testar o efeito provocado por uma determinada droga, comparando os resultados entre um grupo de pacientes aos quais a droga foi administrada, grupo tratamento, e um grupo aos quais foi dado placebo, grupo controle. Também pode ser montada uma experiência aos pares e se efetuar o teste para o mesmo grupo em duas situações diferentes. O teste t pode ser usado mesmo que as amostras sejam pequenas ($n = 10$) desde que seja admitido que as populações que deram origem às amostras tenham distribuição normal e variabilidades não significativamente diferentes. A verificação da igualdade de variâncias pode ser feita por meio do teste de Fisher.[1]

---

[1]Pode ser usada uma opção mais robusta, que é o teste de Levene. O teste de Levene não será abordado nesta obra.

2.1.1 Amostras independentes

Populações Homocedásticas

Dadas duas amostras extraídas das populações A e B, o valor obtido para t indica a diferença entre as amostras

$$s_{A,B} = \sqrt{\frac{s_A^2 \cdot (n_A - 1) + s_B^2 \cdot (n_B - 1)}{n_A + n_B - 2}}$$

$$t = \frac{|\bar{x}_A - \bar{x}_B|}{s_{A,B} \cdot \sqrt{\dfrac{1}{n_A} + \dfrac{1}{n_B}}}$$

Populações Heterocedásticas

$$t = \frac{\bar{x}_A - \bar{x}_B}{\sqrt{\dfrac{s_A^2}{n_A} + \dfrac{s_B^2}{n_B}}}$$

Em qualquer dos casos, o valor obtido de t deve ser comparado, no teste clássico, com o valor limite de t (Tabela 2, no Apêndice), associado a um determinado nível de significância e a um número de graus de liberdade que depende da comparação das variâncias, como é mostrado a seguir:

Graus de Liberdade para Populações Homocedásticas

$$gl = n_A + n_B - 2$$

Graus de Liberdade para Populações Heterocedásticas

$$gl = \frac{\left(\dfrac{s_A^2}{n_A} + \dfrac{s_B^2}{n_B}\right)^2}{\dfrac{\left(\dfrac{s_A^2}{n_A}\right)^2}{n_A - 1} + \dfrac{\left(\dfrac{s_B^2}{n_B}\right)^2}{n_B - 1}}$$

2.1.2 Amostras aos pares (pareadas)

Uma amostra pareada corresponde ao levantamento de dados da mesma amostra em duas situações nas quais tenha interferido algum fator cujo efeito quer-se avaliar. Uma amostra pareada de k observações, antes e depois da intervenção de um fator, pode ser representada como no Quadro 11.1.

270 BIOESTATÍSTICA

Quadro 11.1 Amostras pareadas

Antes do Fator (A)	Depois do Fator (D)	Diferença entre Situações (d)
x_{A1}	x_{D1}	$d_1 = x_{A1} - x_{D1}$
x_{A2}	x_{D2}	d_2
x_{A3}	x_{D3}	d_3
x_{Ak}	x_{Dk}	d_k

A estimativa da diferença entre as situações pode ser avaliada, calculando-se a média da diferença entre cada observação individual

$$\bar{d} = \frac{\sum_{j=1}^{k} d_i}{n}$$

Por outro lado, é necessário obter uma estimativa da variabilidade desses resultados. Este valor pode ser obtido, calculando-se a variância das diferenças entre as observações individuais

$$s_d^2 = \frac{\sum_{j=1}^{k} (d_j - \bar{d})^2}{n - 1}$$

Dados os valores, t é calculado:

$$t = \frac{\bar{d}}{\sqrt{\dfrac{s_d^2}{n}}}$$

O valor de t, associado a $n - 1$ graus de liberdade, fornece o nível de significância do teste, p, que deve ser avaliado como de costume.

2.2 Comparação de duas variâncias: teste de Fisher (F)

O teste de comparação de duas variâncias serve para determinar se as populações A e B possuem variabilidades semelhantes ou se as variabilidades podem ser consideradas diferentes. No primeiro caso, as populações são chamadas de Homocedásticas, enquanto no segundo caso as populações são designadas Heterocedásticas.

As hipóteses para o teste de duas variâncias são as seguintes:

Hipótese de nulidade → H_0: $\sigma_A^2 = \sigma_B^2$

Hipótese alternativa → H_1: $\sigma_A^2 \neq \sigma_B^2$

O valor da diferença entre as variâncias amostrais é dado pelo número F, dado por

$$F_C = \frac{s_A^2}{s_B^2}$$

com

$$s_A^2 > s_B^2$$

Evidentemente, se as variabilidades amostrais forem iguais, o valor de F torna-se mínimo e igual a um, sugerindo a aceitação da hipótese de nulidade e conseqüentemente da homocedasticidade das populações.

O valor calculado associado ao número de graus de liberdade do numerador e do denominador fornece o nível de significância do teste, p. Como é de praxe, valores de p abaixo de 5% evidenciam a diferença entre as variâncias populacionais e a conseqüente adoção do pressuposto de heterocedasticidade das populações. No teste clássico de comparação, o valor de F calculado é confrontado com o valor tabelado associado a um determinado nível de significância e número de graus de liberdade (Tabela 3, no Apêndice).

$$F_T(\alpha, gl_n, gl_d)$$

onde:

$$gl_n = n_A - 1$$
$$gl_d = n_B - 1$$

A regra de decisão que corresponde é a seguinte:

➢ aceita-se H_0 se $F_C < F_T$
➢ rejeita-se H_0 se $F_C > F_T$

2.3 Resumo dos Procedimentos para Comparação de Dois Grupos, Variáveis Numéricas

A Fig. 11.1 mostra a rotina para realização de um teste paramétrico para comparação de duas populações.

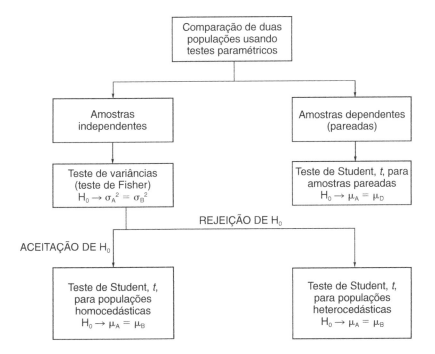

Fig. 11.1 Rotina para comparação de duas populações — testes paramétricos.

272   BIOESTATÍSTICA

EXEMPLO 11.1

Os dados contidos na Tabela 11.1 mostram os pesos, em gramas, das refeições de dez homens e dez mulheres tomados casualmente em um restaurante "a kilo".

Tabela 11.1 Peso de refeições em homens e mulheres

n	Homens ♂	Mulheres ♀
1	680	450
2	750	560
3	620	400
4	540	480
5	580	320
6	660	520
7	450	680
8	560	520
9	860	300
10	660	420

Para determinar se os pesos das refeições são diferentes em relação ao sexo, pode ser elaborado um teste de Student para comparação das médias dos pesos das refeições dos homens e das mulheres. As hipóteses seriam:

$H_0 \rightarrow \mu_A = \mu_B$
$H_1 \rightarrow \mu_A \neq \mu_B$

A = homens e B = mulheres (note que se trata de amostras independentes)

Para aplicar corretamente o teste de Student é necessário saber se as populações masculina e feminina têm a mesma variância (em termos de consumo em uma refeição). Para isto é aplicado o teste das variâncias ou teste de Fisher.

Teste de Fisher

$H_0 \rightarrow \sigma_A^2 = \sigma_B^2$
$H_1 \rightarrow \sigma_A^2 \neq \sigma_B^2$

Efetuando os cálculos necessários

$$\bar{x}_A = \frac{\sum_{i=1}^{n} x_{A_i}}{n} = \frac{680 + 750 + \ldots + 660}{10} = 636g$$

$$\bar{x}_B = \frac{\sum_{i=1}^{n} x_{B_i}}{n} = \frac{450 + 560 + \ldots + 420}{10} = 465g$$

$$s_A = \sqrt{\frac{\sum_{i=1}^{n}(x_{A_i} - \bar{x}_A)^2}{n-1}} =$$

$$= \sqrt{\frac{(680-636)^2 + (750-636)^2 + \ldots + (660-636)^2}{10-1}} =$$

$$= 115,10g$$

$$s_B = \sqrt{\frac{\sum_{i=1}^{n}(x_{B_i} - \bar{x}_B)^2}{n-1}} =$$

$$= \sqrt{\frac{(450-465)^2 + (560-465)^2 + \ldots + (420-465)^2}{10-1}} =$$

$$= 113,65g$$

$$F_C = \frac{S_A^2}{S_B^2} = \frac{115,10^2}{113,65^2} \cong 1,026$$

Este valor de Fisher deve ser comparado com o valor de Fisher de referência, ou tabelado. Na Tabela 3, no Apêndice, tem-se o valor de Fisher para $\alpha = 1\%$ em função dos graus de liberdade no numerador e no denominador. No caso, $gl_n = 10 - 1 = 9$ e $gl_d = 10 - 1 = 9$. O valor na Tabela 3 é próximo a 5 (por interpolação linear).

Assim,

$$F_C < F_t \rightarrow \text{aceita-se } H_0 \rightarrow \sigma_A^2 = \sigma_B^2 \rightarrow \text{populações homocedásticas.}$$

Teste de Student para Populações Homocedásticas

$$s_{A,B} = \sqrt{\frac{s_A^2(n_A - 1) + s_B^2(n_B - 1)}{n_A + n_B - 2}} =$$

$$= \sqrt{\frac{115,10^2(10-1) + 113,65^2(10-1)}{10+10-2}} =$$

$$= 114,38$$

$$t_c = \frac{|\bar{x}_A - \bar{x}_B|}{s_{A,B}\sqrt{\frac{1}{n_A} + \frac{1}{n_B}}} = \frac{|636 - 465|}{114,38\sqrt{\frac{1}{10} + \frac{1}{10}}} = \frac{171}{51,15} \cong 3,34$$

O valor calculado para t deve ser comparado com o valor tabelado no nível de significância desejado ($\alpha = 5\%$, por exemplo) e para $gl = n_A + n_B - 2 = 18$ graus de liberdade. Na Tabela 2, no Apêndice, tem-se

$$t_t (\alpha = 5\% \text{ (bi)}; gl = 18) = 2,100524$$

Assim, $t_c = 3,34 > t_t (\alpha = 5\%) \cong 2,10 \rightarrow$ Rejeita-se H_0 ao nível de significância de 5%.

Portanto, pode-se concluir que o peso da refeição masculina difere do peso da refeição feminina, a um nível de significância de menos de 5%.

274 BIOESTATÍSTICA

EXEMPLO 11.2

Um estudo tem por finalidade comparar o consumo diário de calorias entre homens e mulheres. Para isto, foram anotados os consumos em kcal de 24 indivíduos de ambos os sexos, como mostra a Tabela 11.2.

Tabela 11.2 Consumo calórico diário (kcal) ambos os sexos

n	Mulheres (A)	Homens (B)
1	2600	3300
2	1800	3000
3	1500	3200
4	2300	2700
5	2900	3100
6	1700	2800
7	2200	2800
8	3200	2600
9	2600	3100
10	2200	2800
11	3400	2600
12	1600	3200

Para determinar se o consumo calórico está relacionado com o sexo, é necessário efetuar um teste estatístico comparando o consumo médio das populações masculina e feminina. As hipóteses podem ser formuladas como de costume:

$H_0 \rightarrow \mu_A = \mu_B$ contra
$H_1 \rightarrow \mu_A \neq \mu_B$

Como se trata de um teste paramétrico para comparar duas amostras independentes (Student), deve-se primeiramente testar as variâncias.

Assim,

Teste de Fisher

Calculamos preliminares:

$\bar{x}_A = 2333,33$ kcal $\qquad s_A = 625,71$ kcal
$\bar{x}_B = 2933,33$ kcal $\qquad s_B = 246,18$ kcal

Então $F_c = \dfrac{s_A^2}{s_B^2} \cong 6,46 > F_t(\alpha = 1\%, gl_n = 11, gl_d = 11) \rightarrow$ Rejeita-se H_0, portanto: populações heterocedásticas.

TESTES PARAMÉTRICOS **275**

Teste de Student para Populações Heterocedásticas

$$t_c = \frac{|\bar{x}_A - \bar{x}_B|}{\sqrt{\dfrac{s_A^2}{n_A} + \dfrac{s_B^2}{n_B}}} = \frac{|2933,33 - 2333,33|}{\sqrt{\dfrac{625,71^2}{12-1} = \dfrac{246,18^2}{12-1}}} = \frac{600}{202,74} \quad t_c \cong 2,96$$

O valor calculado de Student ($t_c \cong 2,96$) deve ser comparado com o valor de referência, no nível de significância de $\alpha = 5\%$ e para um número de graus de liberdade igual a

$$gl = \frac{\left(\dfrac{s_A^2}{n_A} + \dfrac{s_B^2}{n_B}\right)^2}{\dfrac{\left(\dfrac{s_A^2}{n_A}\right)^2}{n_A - 1} + \dfrac{\left(\dfrac{s_B^2}{n_B}\right)^2}{n_B - 1}} = \frac{\left(\dfrac{625,71^2}{12} + \dfrac{246,18^2}{12}\right)^2}{\dfrac{\left(\dfrac{625,71^2}{12}\right)^2}{12-1} + \dfrac{\left(\dfrac{246,18^2}{12}\right)^2}{12-1}} = 14,33 \therefore gl \cong 14$$

t_t ($\alpha = 5\%$ (bi); $gl = 14$) = 2,144789 (Tabela 2, Apêndice).

Decisão Estatística

$$t_c \cong 2,96 > t_t \cong 2,14 \rightarrow \text{Rejeita-se } H_0 \rightarrow \mu_A = \mu_B$$

Conclusão

A hipótese de que o consumo calórico de homens e mulheres é igual deve ser rejeitada, ao nível de significância de 5%. Portanto, o consumo diário de calorias está relacionado com o sexo, para $\alpha \geqslant 5\%$.

EXEMPLO 11.3

Para verificar os efeitos de um produto denominado "creme redutor" foram medidos os diâmetros abdominais de 10 indivíduos, antes de começar o tratamento e uma semana após a aplicação diária do produto.

Tabela 11.3 Diâmetro abdominal em cm antes e depois da aplicação de "creme redutor"

n	Antes	Depois
1	80	76
2	77	75
3	74	74
4	86	82
5	72	74
6	66	60
7	78	77
8	62	65
9	82	80
10	94	90

A comparação dos resultados antes e depois do uso do creme pode ser feita usando um teste de Student para amostras pareadas. As hipóteses seriam:

$H_0 \rightarrow \mu_{antes} = \mu_{depois}$ contra
$H_1 \rightarrow \mu_{antes} \neq \mu_{depois}$

Cálculos Preliminares

Primeiro são encontradas as diferenças (d_i's) entre as situações antes e depois para cada um dos 10 indivíduos. Assim,

$$d_1 = 80 - 76 = 4$$
$$d_2 = 77 - 75 = 2$$
$$\vdots$$
$$d_{10} = 94 - 90 = 4$$

$$\bar{d} = \frac{\sum\limits_{i=1}^{n} d_i}{n} = \frac{4 + 2 + \dots + 4}{10} = 1,8 \text{ cm}$$

$$s_d = \sqrt{\frac{\sum\limits_{i=1}^{n}(d_i - \bar{d})^2}{n - 1}} =$$
$$= \sqrt{\frac{(4 - 1,8)^2 + (2 - 1,8)^2 + \dots + (4 - 1,8)^2}{10 - 1}} \cong 2,86$$

Teste de Student

$$t_c = \frac{\bar{d}}{\sqrt{\dfrac{s_d^2}{n}}} \therefore t_c = \frac{1,8}{\sqrt{\dfrac{2,86^2}{10}}} \therefore t_c = \frac{1,8}{0,9043} \cong 1,99$$

Decisão Estatística

O valor calculado de Student deve ser comparado com o valor tabelado de Student para $\alpha = 5\%$ e $gl = n - 1 = 9$ graus de liberdade. Assim,

$$t_t\,(\alpha = 5\% \text{ (bi)}; gl = 9) = 2,26 > t_c \cong 1,99 \rightarrow \text{Aceita-se } H_0.$$

Conclusão

Não é possível rejeitar a hipótese de nulidade ao nível de significância de $\alpha = 5\%$. Assim, não é possível afirmar que o creme redutor provoca alterações no diâmetro abdominal uma semana após o seu uso, a um nível de significância de 5%.

3 Comparação de Mais de Duas Médias Populacionais

3.1 Análise de variância, ANOVA

O *teste ANOVA* (*Analysis on Variance*), ou *análise de variância*, serve para a comparação de três ou mais médias populacionais. Portanto, pode ser considerada uma extensão do teste *t*, para o caso de mais de dois grupos ou classificações.

3.1.1 Teste para um fator de classificação

Quando os dados estão classificados segundo um único fator, o teste ANOVA pode ser efetuado como sintetiza o Quadro 11.2.

Quadro 11.2 Quadro geral de ANOVA para testar amostras do mesmo tamanho

Soma dos Quadrados SQ	Graus de Liberdade gl	Variabilidade Média da Soma dos Quadrados, SMQ	Quociente de Fisher, F
$SQ_E = c.\displaystyle\sum_{i=1}^{r} (\overline{x}_i - \overline{\overline{x}})^2$	$(r-1)$	$MSQ_E = SQ_E/gl_E$	$F = \dfrac{MSQ_E}{MSQ_C}$
$SQ_C = \displaystyle\sum_{i=1}^{r}\sum_{j=1}^{c} \left(x_{ij} - \overline{x}_i\right)^2$	$r(c-1)$	$MSQ_C = SQ_C/gl_C$	

onde:
SQ_E = Soma dos quadrados das diferenças devidas ao fator;
SQ_C = Soma dos quadrados das diferenças casuais;
r = número de grupos que estão sendo comparados (linhas);
c = número de casos dentro de cada grupo (colunas);
x_{ij} = valor de ordem i (linha) j (coluna);
$\overline{x}_i$ = média da linha i;
$\overline{\overline{x}}$ = média geral (todos os valores de x).

3.1.2 Teste para mais de um fator de classificação

O teste para comparação de mais de duas médias pode ser aplicado em estudos nos quais esteja especificado mais de um fator. Para o caso mais simples, com dois fatores, o procedimento adotado para o teste de ANOVA é análogo ao empregado com um fator. Entretanto, devem ser notados alguns detalhes particulares:

➢ O teste ANOVA estará testando dois fatores, o que corresponde a dois resultados em termos de significância do teste;
➢ Em casos como os do **Exemplo 11.5**, existe apenas um valor (amostra de tamanho 1) para cada grupo classificado segundo os dois fatores;
➢ Pelo motivo anterior, não é possível comparar a variabilidade de cada fator com a variabilidade dentro do grupo (que obviamente será sempre nula). Nesse caso, a comparação é feita em termos da variabilidade conjunta (covariância) dos fatores;
➢ É possível desenhar uma experiência onde exista mais de um elemento em cada amostra classificada duplamente Análise de Variância Múltipla, MANOVA. Nesses casos, é possível obter uma medida da variabilidade dentro do grupo.

Expressões de Cálculo das Variabilidades

Variabilidade conjunta (variância conjunta dos fatores = MSQ_C)

$$MSQ_C = \frac{\displaystyle\sum_{i=1}^{r}\sum_{j=1}^{c} \left(x_{ij} - \overline{x}_i - \overline{x}_j + \overline{\overline{x}}\right)^2}{(r-1).(c-1)}$$

278 BIOESTATÍSTICA

Variabilidade Devida ao Fator A

$$MSQ_E(A) = \frac{c.\sum_{i=1}^{r}\left(\overline{x}_i - \overline{\overline{x}}\right)^2}{r - 1}$$

Variabilidade Devida ao Fator B

$$MSQ_E(B) = \frac{r.\sum_{j=1}^{c}\left(\overline{x}_j - \overline{\overline{x}}\right)^2}{c - 1}$$

Os valores de F que indicam a relação entre os fatores A e B e a eficiência terapêutica são obtidos, dividindo-se os resultados da variabilidade devida a cada um dos fatores pela variabilidade devida ao acaso; neste caso representada pela variabilidade conjunta dos fatores.

3.2 Testes não-planejados para comparação de médias

As hipóteses iniciais do teste ANOVA, para um experimento com k grupos, são as seguintes

$$H_0 \rightarrow \mu_1 = \mu_2 = ... = \mu_k$$

contra

$$H_1 \rightarrow \text{ pelo menos um par de médias diferentes}$$

Observe que a contraprova da hipótese de nulidade não é somente

$$H_1 \rightarrow \mu_1 \neq \mu_2 \neq ... \neq \mu_k$$

Assim, se o teste ANOVA é significante, a única certeza é a de que existe no mínimo um par de médias diferente, mas não quantas e, pior ainda, quais.

Para se determinarem qual(is) o(s) par(es) de médias diferentes após a realização do teste ANOVA, é realizado o que se denomina teste não-planejado, teste *a posteriori* ou teste *pos hoc*.

Na verdade, existe um conjunto de provas não-planejadas, sendo as mais conhecidas:

➢ Teste de Scheffé
➢ Teste de Bonferroni
➢ Teste de Tukey (HSD)
➢ Teste de Newman-Keuls
➢ Teste de Duncan
➢ Teste de Dunn

Como uma dessas opções, será mostrado no item 3.2.1, a seguir, o procedimento para o teste de Tukey. Mais adiante, no item 4, que trata do suporte computacional para os testes paramétricos, mostra-se o caminho para a realização dos testes de Scheffé, Newman-Keuls, Tukey e Duncan, empregando o programa STATISTICA.

3.2.1 Teste de Tukey (HSD)

O *teste HSD* (Honestly Significant Difference), ou *teste de Tukey*, foi proposto pelo estatístico John Tukey, sendo empregado para se determinarem as diferenças significantes entre as médias de todos os grupos analisados no teste ANOVA, tomadas duas a duas. A estatística

$$t_s = \frac{\left|x_i - x_j\right|}{\sqrt{\dfrac{MSQ_c}{H_{ij}}}}$$

Apresenta distribuição de amplitude estudentizada (Tabela 5, no Apêndice), com k graus de liberdade para os tratamentos e $k.(n-1)$ graus de liberdade para os resíduos.

Esta expressão pode ser trabalhada de forma a obter

$$\bar{x}_i - \bar{x}_j = t_s . \sqrt{\frac{MSQ_C}{H_{ij}}}$$

onde $\bar{x}_i$, $\bar{x}_j$ = médias dos grupos i e j; MSQ_C = variabilidade média da soma dos quadrados (como na Tabela de ANOVA), H_{ij} = média harmônica do tamanho dos grupos i e j e t_s = amplitude total estudentizada, ao nível α (como mostra a Tabela 5, no Apêndice).

Denominando $\bar{x}_i - \bar{x}_j = d_{ij}$, pode-se escrever

$$d_{ij} = t_s . \sqrt{\frac{MSQ_C}{H_{ij}}}$$

Esse resultado é conhecido como diferença mínima significante (DMS), pois representa a mínima distância associada a um determinado nível de significância (por exemplo, $\alpha = 5\%$).

A seguir, este valor é comparado com as diferenças absolutas entre as médias, tomadas aos pares. Aplica-se então a regra de decisão (para cada par):

➢ se o valor da diferença absoluta entre os tratamentos tomados aos pares é maior que a DMS, rejeita-se H_0 na comparação pareada (os grupos são diferentes);
➢ caso contrário, aceita-se H_0 (os grupos são iguais).

EXEMPLO 11.4

Suponha que se queira testar um determinado efeito terapêutico de três métodos de administração (GI, GII e GIII) de uma droga flebotrópica. Imagine que o efeito terapêutico desejado seja a diminuição de edema de membro inferior.[2] Desta forma, os dados experimentais de avaliação dos resultados terapêuticos podem ser obtidos, medindo-se a diminuição da circunferência do tornozelo do membro mais afetado. Do ponto de vista clínico, se as três formas de administração da droga forem equivalentes em termos de efeitos secundários, o esquema terapêutico escolhido será aquele que apresentar maior diminuição da circunferência do tornozelo do membro mais afetado. Considere os dados do Quadro 11.3.

Quadro 11.3 Diminuição da circunferência do tornozelo do membro mais afetado em mm, após dois meses de tratamento, empregando três métodos de administração: GI, GII e GIII

Paciente → Tratamento ↓	1	2	3	4	5
GI	4,7	5,3	4,9	5,0	4,6
GII	5,5	5,4	5,8	6,1	5,2
GIII	5,4	5,0	5,1	5,1	4,9

---

[2]A ação terapêutica de um flebotrópico atua sobre os três componentes vasculares relacionados com a doença venosa: o aumento do tônus venoso, o aumento da drenagem linfática e a melhora da microcirculação.

280 BIOESTATÍSTICA

Os esquemas terapêuticos são os seguintes:

GI ⇒ 2 comprimidos de *Toflex*[3] 500mg pela manhã, 2 comprimidos de placebo à noite;
GII ⇒ 1 comprimido de *Toflex* 500mg e 1 comprimido de placebo pela manhã, 1 comprimido de *Toflex* 500mg e 1 comprimido de placebo à noite;
GIII ⇒ 2 comprimidos de placebo pela manhã, 2 comprimidos de *Toflex* 500mg à noite.

Observe que nesta experiência está-se trabalhando com apenas um critério de classificação: o esquema terapêutico. O objetivo, então, é verificar se há diferença entre os resultados obtidos com *Toflex* de acordo com a forma em que é administrado ao paciente.

Médias de Cada Grupo (Quadro 11.4):

Quadro 11.4

	Médias	n
GI	4,9	5
GII	5,6	5
GIII	5,1	5
Todos os grupos	5,2	15

Média Geral = 5,2mm

Variâncias (Quadro 11.5):

Quadro 11.5

	Variâncias	n
GI	0,273861	5
GII	0,353553	5
GIII	0,187083	5
Todos os grupos	0,400000	15

Variância Geral = 0,4mm²

Teste ANOVA para um Fator:

$$SQ_E = c \cdot \sum_{i=1}^{r}(\bar{x}_i - \bar{\bar{x}})^2 =$$

$$= 5 \cdot [(4,9 - 5,2)^2 + (5,6 - 5,2)^2 + (5,1 - 5,2)^2]$$

$$SQ_E = 5 \cdot 0,26 = 1,3000$$

$$MSQ_E = SQ_E / gl_E = 1,3/2 = 0,65$$

$$SQ_C = \sum_{i-1}^{r} \sum_{j=1}^{c}(x_{ij} - \bar{x}_i)^2 = (4,7 - 4,9)^2 + (5,3 - 4,9)^2 + \ldots +$$

$$+ (5,5 - 5,6)^2 + (5,4 - 5,6)^2 + \ldots +$$
$$+ (5,4 - 5,1)^2 + (5,0 - 5,1)^2 + \ldots +$$
$$+ (4,9 - 5,1)^2$$
$$= 0,9400$$

---

[3]Nome fictício do flebotrópico.

$$MSQ_C = SQ_C/gl_C = 0,9400/3(5 - 1) = 0,0783$$

$$F = \frac{MSQ_E}{MSQ_C} = \frac{0,6500}{0,0783} = 8,297873$$

$$P/F = 8,297873 \quad^{comp.} \quad p = 0,005461 < 0,01$$

Síntese de Resultados ANOVA:1 Fator (Quadro 11.6):

Quadro 11.6

	Soma dos Quadrados	gl	Quadrado Médio	F	p
Fator	1,3000	2	0,6500	8,297873	0,005461
Casual	0,9400	12	0,0783		

O valor de p é menor que 1%, o que indica diferença significativa entre os métodos de administração de *Toflex* sobre a atividade terapêutica.

Para se determinar qual o esquema terapêutico que está provocando a diferença nos resultados, deve-se efetuar o teste de Tukey. A diferença mínima significante, ao nível de $\alpha = 5\%$, com 3 tratamentos ($r = 3$) e 12 graus de liberdade do resíduo $[r \cdot (c - 1)]$, resulta em (Tabela 5 do Apêndice)

$$DMS = 3,77 \cdot \sqrt{\frac{0,0783}{5}} = 0,4718$$

As diferenças absolutas entre as médias, tomadas aos pares, estão no Quadro 11.7. (Este Quadro 11.7 foi elaborado a partir do Quadro 11.4.)

Quadro 11.7

Médias	GI	GII
GII	0,7	—
GIII	0,2	0,5

Comparando esses valores com a DMS, encontra-se diferença ao nível de 5% entre os grupos I e II e entre os grupos II e III. Não é observada diferença significante ($\alpha = 5\%$) entre GI e GIII.

EXEMPLO 11.5

ANOVA com 2 Fatores

A seguir é mostrado um novo exemplo baseado no exemplo anterior, agora com dois fatores de classificação: esquema terapêutico e faixa etária. Observe o Quadro 11.8:

282 BIOESTATÍSTICA

Quadro 11.8

Faixa Etária → Grupo ↓	− de 45 Anos (A)	Entre 45 e 55 Anos (B)	+ de 55 Anos (C)
GI	4,7	5,1	4,9
GII	5,9	5,6	5,3
GIII	5,6	5,1	4,6

A planilha de dados do programa STATISTICA apresenta o seguinte aspecto (Quadro 11.9):

Quadro 11.9

Esquema Terapêutico	Faixa Etária	Circunferência do Tornozelo
GI	A	4,7
GI	B	5,1
GI	C	4,9
GII	A	5,9
GII	B	5,6
GII	C	5,3
GIII	A	5,6
GIII	B	5,1
GIII	C	4,6

Resultados do Teste ANOVA com Dois Fatores (Quadro 11.10):

Quadro 11.10

	Soma dos Quadrados (SQ = Variabilidade)	Graus de Liberdade (gl)	Média das Variabilidades MSQ	Valor de Fisher (F)	Nível de Significância do Teste (p)
Fator 1 (Tratamento)	0,780000	2	0,390000	3,774194	0,119971
Fator 2 (Idade)	0,346667	2	0,173333	1,677419	0,295783
Variação conjunta fator 1 × fator 2	0,413333	4	0,103333		

Tanto no caso do esquema terapêutico quanto no caso da idade, o valor de p recomenda a aceitação da hipótese de nulidade. Portanto, nenhum dos fatores analisados mostra diferença significativa quanto ao resultado terapêutico.

4 Suporte Computacional para Testes Paramétricos

No programa STATISTICA, o teste de Student pode ser efetuado diretamente do módulo de estatística básica, como mostra a Fig. 11.2.

A opção para amostras independentes (*independent samples*) deve ser empregada quando estiverem sendo comparados dois grupos diferentes. Para amostras aos pares, utiliza-se a opção de amostras dependentes (*dependent samples*).

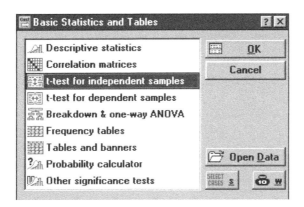

Fig. 11.2 Teste *t* para amostras independentes e dependentes.

Para o teste ANOVA, deve ser selecionada no módulo principal a opção ANOVA/MANOVA, como mostra a Fig. 11.3.

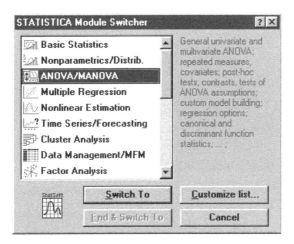

Fig. 11.3 Seleção da opção para o teste ANOVA.

A Fig. 11.4 mostra a janela para entrada de dados do teste ANOVA.

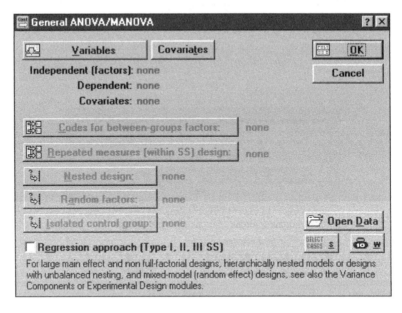

Fig. 11.4 Entrada de dados para o teste ANOVA.

Na Fig. 11.5 pode ser vista a tela de resultados do teste ANOVA.

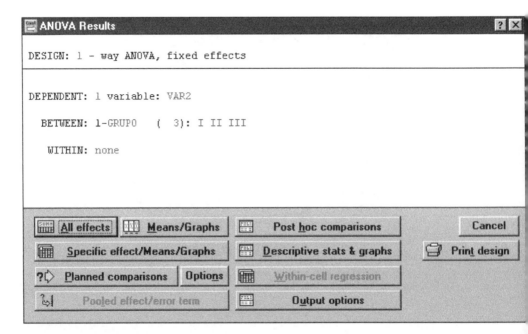

Fig. 11.5

Clicando no botão **Post hoc comparisons**, abre-se a janela mostrada na Fig. 11.6, que permite selecionar o fator (ou os fatores) para a realização da comparação *a posteriori* das médias.

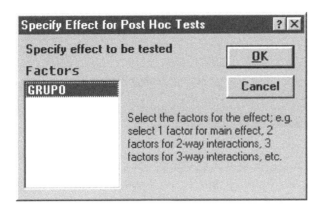

Fig. 11.6

Uma vez selecionado o fator, clica-se no botão OK e aparece a janela mostrada na Fig. 11.7, que indica as várias alternativas de testes de diferenças de médias disponíveis no programa STATISTICA.

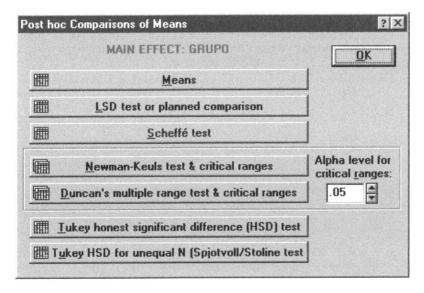

Fig. 11.7

PROBLEMAS PROPOSTOS

1. O Quadro 11.11 mostra os resultados de uma pesquisa sobre distúrbios do sono.

286 BIOESTATÍSTICA

Quadro 11.11 Tempo de sono ininterrupto, em horas, em relação ao sexo

Sexo	Número de Casos	Média	Desvio Padrão
Masculino	16	4,8	1,8
Feminino	25	5,6	1,2

Fonte: Dados hipotéticos.

Testar a hipótese de que o sexo do indivíduo não interfere no seu tempo de sono ininterrupto, ao nível de significância de 5%.

2. Retomemos o problema do Capítulo 7: A Amiodarona é um antiarrítmico empregado para o tratamento dos distúrbios do ritmo de origem ventricular em pacientes com Insuficiência Cardíaca. Apesar de seus vários efeitos colaterais, é considerado como o melhor antiarrítmico, além de ser uma substância que age sobre a musculatura lisa dos vasos de resistência, provocando vasodilatação e diminuição da pressão arterial, bem como a diminuição do ritmo cardíaco. A Insuficiência Cardíaca é uma das principais causas de mortalidade, atingindo 70% ao cabo de dois anos. A taquiarritmia ventricular mata de forma súbita um terço desses pacientes, o que explica a importância do pronto diagnóstico e tratamento adequado desta arritmia.

Uma experiência hipotética, baseada em um estudo publicado nos Anais da Academia Nacional de Medicina, tem por objetivo avaliar os efeitos da Amiodarona sobre uma das manifestações clínicas da Insuficiência Cardíaca de pacientes portadores de prótese valvar normofuncional: a freqüência cardíaca. O Quadro 11.12 mostra os resultados de 6 pacientes de ambos os sexos e variadas faixas etárias.

Quadro 11.12 Freqüência cardíaca (bpm = batimento por minuto) antes e depois da administração de 200mg de Amiodarona/dia

Antes	Depois
128	83
106	72
113	80
135	86
92	68
140	85

Com base nesses dados, testar a alteração do ritmo cardíaco provocada pela Amiodarona, aos níveis de significância de 5 e 1%.

3. Analisemos de novo o problema 14 do Capítulo 7: A prescrição de anticoncepcionais orais deve ser efetuada após uma avaliação completa da paciente, uma vez que seu uso pode alterar diversas funções normais do organismo. Suponha que uma experiência, com dois grupos de mulheres, apresentou os seguintes dados relativos à pressão arterial sistólica (PAS) (Quadro 11.13):

TESTES PARAMÉTRICOS **287**

Quadro 11.13

Grupo	Amostra	Média (PAS, mmHg)	Desvio Padrão (PAS, mmHg)
Tratamento, T	19	120,4	8,31
Controle, C	25	115,6	16,22

Com base nos dados experimentais apresentados, elabore um parecer conclusivo a respeito dos efeitos colaterais do Anticoncepcional Oral testado sobre a PAS.

4. Um estudo sobre saúde em idosos procura demonstrar que os níveis de pressão arterial naqueles que seguem uma determinada dieta alimentar (T) são menores do que os de idosos normais (C). Considere que: I) o grupo T é composto por 40 indivíduos e o grupo C por 60; II) o teste K-S indicou $p > 0,4$; III) O teste de Fisher indicou $p = 0,6322$. Com base nas informações fornecidas, descreva a metodologia estatística que deve ser aplicada ao estudo.

5. Numa experiência, está sendo testada a resistência ao esforço em atletas (níveis de Ácido pirúvico medidos pelo método de Friedemann e Hanger), levando-se em consideração o tipo de dieta ao qual eles estão sendo submetidos (quatro tipos de dieta) e o tipo de atividade esportiva (medido em função do número de calorias despendidas na prática de 15' da atividade) (quatro classes). Sabendo-se que a variabilidade devida ao fator 1 (dieta) é igual a 0,345; a variabilidade devida ao fator 2 (atividade) é 0,840; e a variabilidade conjunta é 0,111; elabore uma conclusão completa sobre a experiência realizada.

6. No artigo "Valor nutritivo de uma dieta de frango para recuperação de peso em crianças subnutridas", de autoria de Grillo, K.M. et al., os autores destacam a diarréia e a desnutrição como importantes causas de morbimortalidade, principalmente nos primeiros anos de vida. Ainda, citando Avrey et al., a diarréia intratável do lactente (protraída) ocorre em lactentes, notadamente nos primeiros meses de vida, causando um agravamento do seu estado nutricional associado ao desequilíbrio hidroeletrolítico. As altas taxas de mortalidade têm sido controladas a partir de manejo dietético, uso de nutrição parenteral e dieta semi-elementar para uso oral. Na diarréia protraída, existe intolerância digestiva múltipla, como intolerância à lactose, à proteína do leite de vaca e, com muita freqüência, à da soja. Por essa razão, nesse ensaio, foi testada uma dieta de frango, em virtude da sua proteína ser hipoalergênica, bem digerível e não conter oligossacáridos. Suponha os dados hipotéticos do Quadro 11.14, referentes a uma experiência com 100 crianças, divididas em dois grupos de 50 cada um (Controle = alimentação normal; Experimental = dieta frango).

Quadro 11.14

Dieta	Resultados	1.ª Semana	2.ª Semana
Controle	Média (Δ Peso)	338	414
	Desvio Padrão (Δ Peso)	112	122
Experimental	Média (Δ Peso)	362	452
	Desvio Padrão (Δ Peso)	76	90

Testar as diferenças entre os dois grupos a) na primeira e b) na segunda semanas do ensaio. Estimar a significância do teste em cada caso.

288 BIOESTATÍSTICA

7. Os resultados de um teste ANOVA para comparar o resultado terapêutico de quatro dosagens diferentes de uma determinada droga estão apresentados no Quadro 11.15.

Quadro 11.15 Comparação de dosagens de uma droga

Fonte da Variação	Soma dos Quadrados	Graus de Liberdade	Média da Soma dos Quadrados (MSQ)	F
Fator	48,6	3	16,2	
Casual	128,4	40	3,21	

Sabendo-se ainda que os resultados médios de cada dosagem foram:

Média (A) = 6,4
Média (B) = 1,9
Média (C) = 3,5
Média (D) = 5,9

a) Determine se a dosagem da droga tem alguma influência no resultado terapêutico (NST); e
b) Quais as dosagens que apresentam diferença quanto ao resultado terapêutico?

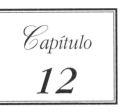

Capítulo 12
Testes Não-paramétricos

1 Conceito
2 Testes para comparação de duas populações
  2.1 Teste dos sinais
  2.2 Teste de Wilcoxon-Mann-Whitney
3 Testes para comparação de mais de duas populações
  3.1 Teste de Kruskal-Wallis
  3.2 Método de Dunn para comparação de dois grupos no teste de Kruskal-Wallis
  3.3 Teste de Friedman
4 Ferramentas computacionais para testes não-paramétricos
  4.1 Teste do sinal
  4.2 Teste de Wilcoxon

1 Conceito

Os **testes não-paramétricos**, ou **testes de distribuição livre**, têm a mesma finalidade e se aplicam às mesmas situações que os testes paramétricos. Portanto, neste capítulo, serão apresentados testes aplicáveis às situações que já foram analisadas pelos testes de Student, ANOVA etc. Contudo, como foi referido anteriormente, os testes de distribuição livre não se apóiam na hipótese de que as populações que estão sendo analisadas possuam distribuição normal. Desta forma, são aplicáveis em uma gama muito maior de casos do que os testes paramétricos. Por outro lado, apesar dessa vantagem, a eficiência dos testes paramétricos costuma ser menor, de forma que estes acabam sendo aplicados quando se mostra a inviabilidade da aplicação do correspondente teste paramétrico. Assim, antes da aplicação de um ou outro método, é necessária a realização da prova de aderência ou teste de normalidade. Caso a hipótese de normalidade seja rejeitada (teste K-S ou S-W com $p<1\%$), escolhe-se o método não-paramétrico adequado à situação em análise.

2 Testes para Comparação de Duas Populações

2.1 Teste dos sinais

O *teste dos sinais signal test*, pode ser aplicado em três situações diferentes

a. na comparação dos resultados de amostras pareadas;
b. na comparação dos resultados de uma amostra com a mediana de uma população;
c. na comparação de dados qualitativos.

A base para a decisão é sempre a estatística binomial. Os resultados do teste dos sinais, para n casos, são sempre convertidos em uma série de sinais positivos e negativos. A partir desta série, dependendo da hipótese que queira se provar, é construída uma estatística S que representa o número de sinais positivos ou negativos, conforme o caso.

290 BIOESTATÍSTICA

O valor do nível de significância, p, é dado então por

$$p = 0,5^n \cdot \sum_{i=S+1}^{n} {}_nC_i$$

Para valores de n acima de 30, é possível efetuar uma aproximação usando a distribuição normal.[1] Neste caso, a média e o desvio padrão para a variável aleatória padronizada serão dados por

$$\mu = n \cdot p = n/2$$
$$\sigma = \sqrt{n \cdot p \cdot q} = \sqrt{n/4}$$

e o valor da VAP resulta então em[2]

$$z_c = \frac{2 \cdot S - n}{\sqrt{n}}$$

O nível de significância do teste, p, é equivalente à área sob a curva normal correspondente ao valor de z, conforme a situação que esteja se testando.[3]

Também é possível tomar a decisão, comparando o valor de z com os valores tabelados da normal aos níveis de 1, 5 e 10% unilaterais ou bilaterais, dependendo do caso. Assim, a regra a aplicar é

➤ Se $z_c > z_t$, rejeitar H_0 ao nível de significância escolhido;
➤ Aceitar H_0 caso contrário.

EXEMPLO 12.1

Para testar uma droga que afirma melhorar a capacidade do aprendizado, foi efetuada uma experiência que consiste em medir o nível máximo de concentração (NMC) de 12 indivíduos aleatoriamente selecionados, antes e depois da ingestão da droga. Ver Quadro 12.1.

Quadro 12.1 Níveis máximos de concentração, em segundos, em uma amostra de 12 indivíduos

Indivíduo		1	2	3	4	5	6	7	8	9	10	11	12
Nível Máximo de Concentração (em segundos)	Antes	9	16	12	28	5	33	17	13	18	12	26	14
	Depois	14	22	18	23	11	40	15	18	22	31	19	8

As hipóteses podem ser formuladas da seguinte forma (note que se deseja testar o aumento do NMC):

$H_0 \rightarrow \Delta(mediana)_{D-A} \leq 0$, a mediana das diferenças é igual ou menor que zero.
$H_1 \rightarrow \Delta(mediana)_{D-A} > 0$, a mediana das diferenças é maior que zero (droga aumenta o NMC).

---

[1] Alguns autores acham suficiente que a amostra seja maior do que 10.
[2] Pode ser efetuada uma correção de continuidade para melhorar o resultado. Basta substituir S por (S+0,5) na expressão da VAP.
[3] A decisão segue os mesmos preceitos de sempre, isto é, o NST corresponde à área de fora do intervalo dado pelo valor de z calculado, sendo este intervalo unicaudal ou bicaudal de acordo com a hipótese de nulidade que estiver sendo testada.

Para cada diferença (depois menos antes) positiva, considera-se um sinal positivo. Desta forma, obtém-se um total de 8 sinais + em um total de 12 casos. Portanto, $n = 12$ e $S = 8$. Assim,

$$p = 0,5^{12} \cdot \sum_{i=9}^{12} {}_{12}C_i = 0,5^{12} \cdot ({}_{12}C_9 + {}_{12}C_{10} + {}_{12}C_{11} + {}_{12}C_{12}) \cong 0,073$$

Empregando a aproximação normal, obtêm-se os seguintes resultados

$$z_c = \frac{2 \cdot (8 + 0,5) - 12}{\sqrt{12}} \cong 1,44$$

que corresponde a uma área aproximada de 0,074 para o teste unicaudal. Para este nível de significância do teste, não é possível rejeitar H_0 ao nível de 5%. Portanto, as diferenças entre antes e depois da droga são provavelmente significativas (positivas). Este resultado recomenda refazer o teste para se ter uma melhor conclusão sobre a aceitação/rejeição da hipótese de nulidade e, conseqüentemente, sobre o real efeito da droga.

EXEMPLO 12.2

Os dados do Quadro 12.2 referem-se a uma amostra de 16 exames de dosagem de Ácido Pirúvico (método de Friedmann e Hanger) no sangue.

Quadro 12.2 Taxas de ácido pirúvico no sangue, em uma amostra de 16 indivíduos

Indivíduo	1	2	3	4	5	6	7	8	9	10	11	12	13	14	15	16
Taxa de Ácido Pirúvico (mg/100ml)	1,2	1,4	1,1	1,0	0,8	1,2	0,7	0,9	1,4	1,6	1,0	0,9	0,7	1,3	1,5	2,1

Sabendo que taxas aumentadas da substância estão correlacionadas com insuficiência cardíaca, verificar a hipótese de que os dados amostrais são superiores à mediana das taxas normais (populacional), dada como 0,9mg/100ml.

Solução

As hipóteses do problema podem ser formuladas

$H_0 \rightarrow p_A \leq p_P$
$H_1 \rightarrow p_A > p_P$

Cada valor amostral é comparado com a mediana populacional. Para cada valor amostral maior, considera-se um sinal positivo. Têm-se então no total 11 sinais positivos. Note que valores iguais aos da mediana populacional não foram contados como sinais positivos, pois **não são superiores** à mediana populacional (observe o pedido do problema).

Então,

$$z_c = \frac{2 \cdot (11 + 0,5) - 16}{\sqrt{16}} = 1,75$$

Para o teste unicaudal, este valor corresponde a uma área aproximada de 0,04 ou 4%, que permite rejeitar H_0 (NST menor que 5%).[4]

---

[4]Observe, contudo, que não seria válido afirmar que as taxas da amostra diferem, ao nível de 5%, da mediana populacional, pois o valor tabelado (2.p = 8%) é maior que o encontrado. Isto faz sentido, pois testar uma diferença implica admitir resultados a mais e a menos a favor da rejeição da hipótese de nulidade.

EXEMPLO 12.3

Para determinar o veículo mais agradável no qual será apresentado um composto vitamínico, foram oferecidos a um grupo de 20 pessoas os veículos A = morango e B = laranja. A tabela a seguir contém os resultados obtidos, indicando qual foi o veículo preferido por cada um dos 20 participantes da experiência. Ver Quadro 12.3.

Quadro 12.3 Preferência quanto ao sabor do veículo de apresentação de um composto de vitaminas e minerais, 20 indivíduos

Indivíduo	1	2	3	4	5	6	7	8	9	10	11	12	13	14	15	16	17	18	19	20
Preferência	A	B	B	B	B	B	A	B	B	B	B	B	B	B	B	B	B	A	B	A

Solução

A hipótese pode ser formulada de forma a atender duas questões:

a. Existe diferença entre as preferências dos veículos morango/laranja?
b. Veículo laranja é preferido ao veículo morango?

No caso da primeira questão, o teste é bilateral, pois se estaria interessado em verificar se o veículo A *é diferente* do B. Esta diferença tanto pode ser para melhor como para pior. No caso da segunda, trata-se de um teste unilateral, pois somente interessa a condição B melhor que A (ou A pior que B).

Do ponto de vista prático, o teste é igual em ambas as situações, até a hora de tomar a decisão sobre aceitar ou não a hipótese de nulidade.

As hipóteses, para as questões formuladas, são as seguintes:

a. $H_0 \rightarrow p_A = p_B ; H_1 \rightarrow p_A \neq p_B$
b. $H_0 \rightarrow p_A \geqslant p_B ; H_1 \rightarrow p_A < p_B$

A estatística S é o número de sinais positivos, que denotam preferência de A por B ou de B por A. Em vista da segunda questão é mais prático considerar sinal + quando B é preferido a A. Desta forma

$$n = 20$$
$$S = 16$$

$$p = 0,5^{20} \cdot \sum_{i=17}^{20} {}_{20}C_i = 0,5^{20} \cdot ({}_{20}C_{17} + {}_{20}C_{18} + {}_{20}C_{19} + {}_{20}C_{20}) \cong 0,0013$$

observe que o NST é próximo de zero, indicando que a diferença entre a preferência pelos veículos A e B é altamente significante. Contudo, este é o valor de p que corresponde a um teste unilateral. Se a hipótese fosse a correspondente à primeira questão, então o NST seria igual a $2.p = 0,0026$, pois qualquer resultado elevado de preferências de um veículo sobre o outro indicaria diferenças entre os gostos dos indivíduos pesquisados. De qualquer forma, qualquer que seja a questão colocada (A diferente de B ou B melhor que A) os NST encontrados aconselham rejeitar H_0.

Empregando a aproximação normal, obtêm-se os seguintes resultados

$$z_c = \frac{2 \cdot (16 + 0,5) - 20}{\sqrt{20}} \cong 2,91$$

que corresponde a uma área aproximada de 0,0018. As observações sobre a pertinência do teste uni- ou bicaudal são as mesmas.

2.2 Teste de Wilcoxon-Mann-Whitney

O *teste de Wilcoxon-Mann-Whitney*, **WMW**, ou simplesmente *teste de Wilcoxon*, *U*, é aplicado em situações em que se tem um par de amostras independentes e se quer testar se as populações que deram origem a essas amostras podem ser consideradas semelhantes ou não. O teste U pode ser considerado a versão não-paramétrica do teste *t*, de Student, para amostras independentes.

A estatística U, que é a base para a decisão sobre a aceitação ou não da hipótese de nulidade é calculada da seguinte maneira:[5]

➢ É formado um conjunto, W, com os dados das duas amostras, A e B;
➢ O conjunto W é ordenado de forma crescente;
➢ Anota-se a ordem de cada elemento deste conjunto;
➢ Separam-se novamente as amostras A e B;
➢ O valor de U é a soma das ordens da amostra A.

Quanto mais baixo for o valor de U, maior será a evidência de que as populações são diferentes. Isto se explica porque U é uma soma de ordens, portanto seu valor será baixo se na categoria A estiverem os primeiros valores de ordem (obviamente em B estarão os dados de ordem superior). É claro então que neste caso se evidencia uma diferença entre as populações.

A estatística U aproxima-se da distribuição normal à medida que o tamanho das amostras cresce, com média e variância dadas respectivamente por

$$\mu_W = \frac{n_A(n_A + n_B + 1)}{2} \qquad \sigma_W^2 = \frac{n_A \cdot n_B \cdot (n_A + n_B + 1)}{12}$$

de forma que a variável aleatória padronizada para U, com correção de continuidade, resulta em

$$z_W = \frac{\left|U - 0{,}5\right| - 0{,}5 \cdot n_A \cdot (n_A + n_B + 1)}{\sqrt{\dfrac{n_A \cdot n_B \cdot (n_A + n_B + 1)}{12}}}$$

e a decisão de aceitar ou rejeitar H_0 estará, como de costume, associada ao nível de significância do teste, *p*, resultante do valor de z_W. Para testes unilaterais, $p = \varpi(z_W)$. Para testes bilaterais, o resultado de *p* deve ser multiplicado por dois.

EXEMPLO 12.4

No Quadro 12.4, extraída do BD4IRA, é mostrada a taxa de uréia de pacientes renais e sua condição quanto à presença de insuficiência renal aguda, IRA.

---

[5]Resulta conveniente em que a amostra A seja a que contém o menor valor das duas amostras. Portanto, na hora de "batizar" as amostras, isso deve ser levado em consideração.

294   BIOESTATÍSTICA

Quadro 12.4 Pacientes segundo a sua
condição de IR e taxa de uréia (mg/100ml)

Paciente	Uréia	IRA
J.F.	92	Sim
J.S.	120	Sim
M.B.	68	Sim
P.S.	70	Sim
S.B.	77	Sim
N.P.	63	Sim
J.S.F.	26	Não
J.S.S.	33	Sim
J.R.S.	38	Não
M.S.	25	Não
C.V.	21	Não
V.T.S.	15	Não

A partir desses dados é possível efetuar uma comparação entre as taxas de uréia dos grupos com e sem IRA, empregando-se o teste U.[6]

Solução

O menor valor dos dois conjuntos (com e sem IRA) é 15 e corresponde a um indivíduo de classificação IRA = não. Então o grupo A será IRA = não e o grupo B, IRA = sim. A classificação das taxas de uréia segundo sua ordem resulta em (Quadro 12.5):

Quadro 12.5

Ordem	A	B
1	15	
2	21	
3	25	
4	26	
5		33
6	38	
7		63
8		68
9		70
10		77
11		92
12		120

---

[6]Observe que poderia ser efetuado também o teste paramétrico t.

O valor de U é a soma dos valores de ordem do conjunto A. Então,

$$U = 1 + 2 + 3 + 4 + 6 = 16$$

A média e o desvio padrão resultam em, para $n_A = 5$ e $n_B = 7$

Então,

$$\mu_W = \frac{5(5 + 7 + 1)}{2} = 32,5 \qquad \sigma_W = \sqrt{\frac{5 \cdot 7 \cdot (5 + 7 + 1)}{12}} \cong 6,16$$

$$z_W = \frac{|16 - 0,5| - 32,5}{6,16} \cong -2,76$$

Usando-se a calculadora de distribuições de probabilidade do STATISTICA, pode ser observado que o valor de abscissa da distribuição normal está associado a uma área de 0,00289 (valor unilateral). Esse valor corresponde ao nível de significância do teste, portanto $p = 0,3\%$, aproximadamente. Como esse valor é menor que 1%, conclui-se que existe uma diferença altamente significativa entre as taxas de uréia de portadores e as de não-portadores de IRA.

Ocorrência de empates (nós)

No **Exemplo 12.4**, todas as taxas de uréia da tabela eram diferentes. Desta forma, quando os valores foram ordenados, não poderia existir dúvida alguma sobre qual a ordem a ser atribuída a cada valor. Contudo, podem existir situações em que existam números repetidos, ou empates.

Quando for verificado um empate, o procedimento que deve ser adotado é considerar a média das ordens dos valores empatados.[7] Veja o **Exemplo 12.5**.

EXEMPLO 12.5

O Quadro 12.6 mostra a taxa de creatinina de pacientes renais e sua condição quanto à presença de insuficiência renal aguda, IRA.

---

[7]Nos casos de mais empates, a atribuição das ordens segue um processo complicado. Para 3 repetições, sugere-se proceder do seguinte modo:

➢ Se as repetições forem em categorias diferentes: atribuir alternadamente as ordens a partir da classe que tiver mais repetições;
➢ Se as repetições forem na mesma categoria: tomar a ordem do segundo valor de repetição (o do meio).

Por exemplo, sejam os conjuntos: A = {4, 5, 6, 6, 7} e B = {6 , 8, 9, 10}. O conjunto A tem os valores de ordem 1 e 2. O terceiro valor (6) está empatado, A tem dois 6 e B tem um. Então, a ordem desses três 6 seria: o 4.º na categoria A (possui mais 6), o 5.º na categoria B (alternando as ordens) e o 6.º obviamente é o 6 que restou da categoria A. Assim, até esta ordem, a soma das ordens da categoria A seria W = 1 + 2 + 3 + 5 + ... Outros autores sugerem outros processos, como o de sortear as ordens ou o de ponderar a ordem em função do número de repetições em cada categoria.

Quadro 12.6 Pacientes segundo a sua condição de IR
e taxa de creatinina (mg/100ml)

Paciente	Creatinina	IRA
J.F.	3,3	Sim
J.S.	3,0	Sim
M.B.	4,0	Sim
P.S.	1,5	Sim
S.B.	2,4	Sim
N.P.	2,2	Sim
J.S.F.	0,9	Não
J.S.S.	0,9	Sim
J.R.S.	0,8	Não
M.S.	0,6	Não
C.V.	0,7	Não
V.T.S.	0,8	Não

Neste caso, existem dois empates (taxas 0,8 e 0,9). O cálculo de U é efetuado da seguinte forma (Quadro 12.7):

Quadro 12.7

Ordem	A	B
1	0,6	
2	0,7	
3,5	0,8	
	0,8	
5,5	0,9	
		0,9
7		1,5
8		2,2
9		2,4
10		3,0
11		3,3
12		4,0

O valor de U seria, neste caso,

$$U = 1 + 2 + 3,5 + 3,5 + 5,5 = 15,5$$

O teste prossegue como mostrado no exemplo anterior.

3 Testes para Comparação de Mais de Duas Populações

3.1 Teste de Kruskal-Wallis

O *teste de Kruskal-Wallis*, conhecido como *teste H*, constitui uma generalização do teste WMW para a comparação de mais de duas populações. No **Exemplo 12.4**, foi aplicado o teste U para comparar as taxas de uréia dos pacientes portadores e não-portadores de insuficiência renal aguda. Se, contudo, a classificação dos doentes renais tivesse sido efetuada de forma a se terem mais categorias, como, por exemplo: A = portadores de IRA, B = doentes renais e C = indivíduos normais (três populações), o teste H poderia ser efetuado[8] para determinar se as taxas de uréia para as três populações podem ser consideradas iguais (hipótese de nulidade), contra a hipótese de que ao menos uma seja diferente (hipótese alternativa).

Para comparar h grupos, sendo o número de observações em cada grupo no mínimo igual a cinco, a estatística:

$$H = \frac{12 \cdot \sum_{i=1}^{h} \frac{U_i^2}{n_i}}{N(N+1)} - 3 \cdot (N+1)$$

onde: N = número total de observações (soma do número de observações de cada amostra) e U_i = soma das ordens de cada grupo (como no teste U); tem distribuição aproximadamente qui-quadrado com $h - 1$ graus de liberdade.

A hipótese de nulidade pode ser testada em função do valor de área que a distribuição qui-quadrado retornar quando é dada entrada do valor H (pode ser usada uma tabela ou a calculadora de distribuições de probabilidade do programa STATISTICA), seguindo as regras usuais de testes de hipóteses.

3.2 Método de Dunn para comparação de dois grupos no teste de Kruskal-Wallis

Se a hipótese de nulidade foi rejeitada, sabe-se que pelo menos dois dos h grupos apresentam diferenças. Para determinar quais desses grupos são diferentes, pode-se querer testar dois grupos e determinar se foram eles os responsáveis pela rejeição de H_0 no teste H.

O método de Dunn, para comparar os grupos A e B no teste H com h grupos, consiste em calcular a estatística

$$z = \frac{\dfrac{U_A}{n_A} - \dfrac{U_B}{n_B}}{\sqrt{\dfrac{N \cdot (N+1)}{12} \cdot \left(\dfrac{1}{n_A} + \dfrac{1}{n_B}\right)}}$$

apresentando z distribuição aproximadamente normal. Ainda, n_A e n_B correspondem ao número de observações nos grupos A e B, respectivamente.

A aceitação ou a rejeição de H_0, para um teste bilateral, pode ser feita em função do NST, dado nesse caso por

$$p = \frac{(1 - \phi_{bi}(z))}{h \cdot (h-1)}$$

onde $\phi_{bi}(z)$ é o valor da área sob a curva normal para z, com $\alpha/2$.

---

[8]Note que o teste H é o correspondente não-paramétrico do teste de ANOVA.

298   BIOESTATÍSTICA

EXEMPLO 12.6

Uma determinada experiência consiste em verificar os efeitos de três dosagens diferentes de determinada substância no organismo. Suponha que para isso tenham sido montados os grupos A, B e C. No Quadro 12.8 são mostradas as idades dos participantes de cada um desses três grupos de indivíduos que foram submetidos à experiência.

Quadro 12.8 Idades de três grupos de pacientes

A	B	C
12	6	10
15	7	13
23	8	17
25	11	24
31	18	27
36	20	28
50	21	32
52	30	35

Suponha que um pesquisador alegue que os (supostos) resultados diferentes das dosagens da substância possam estar associados ao fato de que os grupos (populações) são heterogêneos quanto às idades. Seria correto dar crédito a essa observação?

Solução

Para responder a esse problema pode ser efetuado um teste H, seguido de uma comparação de grupos pelo método de Dunn.

Os valores ordenados são (Quadro 12.9):

Quadro 12.9

A		B		C	
Valor	Ordem Geral	Valor	Ordem Geral	Valor	Ordem Geral
12	6	6	1	10	4
15	8	7	2	13	7
23	13	8	3	17	9
25	15	11	5	24	14
31	19	18	10	27	16
36	22	20	11	28	17
50	23	21	12	32	20
52	24	30	18	35	21
SOMA	**130**	**SOMA**	**62**	**SOMA**	**108**

O valor de H resulta (teste Kruskal-Wallis)

$$H = \left(\frac{12}{24 \cdot (24+1)} \right) \cdot \left(\frac{130^2 + 62^2 + 108^2}{8} \right) - 3 \cdot (24+1)$$

$$H = 6,02$$

A área sob a curva de qui-quadrado para $\chi^2 = 6,02$ é de $0,950699$, de forma que $p = 0,049301$ ou $4,9\%$ aproximadamente. Então, trabalhando ao nível de significância de 5%, rejeita-se H_0, de que as idades das populações que originaram as três amostras sejam as mesmas.[9]

Aplicando-se o método de Dunn para as amostras A e B

$$z = \frac{\dfrac{130 - 62}{8}}{\sqrt{\left(\dfrac{24 \cdot (24+1)}{12} \right) \cdot \left(\dfrac{1}{8} + \dfrac{1}{8} \right)}} \cong 2,40$$

Para $z = 2,40$, $\phi_{bi}(z) = 0,983605$. Então

$$p = \frac{1 - 0,983605}{3 \cdot (3-1)} \cong 0,003$$

O valor de p mostra que a diferença entre os grupos A e B é altamente significante.

3.3 Teste de Friedman

O **teste de Friedman**, **Fr**, é uma generalização do teste dos sinais para o caso de mais de duas opções na comparação de dados qualitativos (caso c). Dessa forma, supõe-se que existam pelo menos três preferências (ou resultados) ordenadas da melhor para a pior.[10] Observa-se que o teste de Friedman é bastante semelhante ao teste H de Kruskal-Wallis, principalmente ao se compararem resultados. A estatística de Friedman

$$Fr = \left[\frac{12}{a \cdot h \cdot (h+1)} \right] \cdot \sum_{i=1}^{h} W_i^2 - 3 \cdot a \cdot (h+1)$$

onde a é o tamanho da amostra, tem distribuição aproximadamente qui-quadrado, com graus de liberdade iguais ao número de grupos (opções) menos um, $gl = h - 1$.

EXEMPLO 12.7

Um estudo tem por finalidade determinar se existem diferenças nas preferências do consumidor por três tipos de refrigerante. Para isto, foi consultada a opinião de 15 consumidores, pedindo que indicassem a sua ordem de preferência em relação aos refrigerantes do tipo guaraná, laranja e cola. Os resultados estão sintetizados no Quadro 12.10.

---

[9]Este problema é um exemplo da estatística como ciência da não-prova. Na verdade, quando se efetuou o teste, foi rejeitada H_0 ao nível de 5% de significância. Portanto, comprovou-se, nesse nível, que as populações empregadas não poderiam ser consideradas iguais. Se a situação tivesse sido inversa, contudo, as coisas não seriam tão claras. Por exemplo, imagine que o valor de p tivesse dado 12%. Ora, nesse nível, H_0 não teria sido rejeitada. Entretanto, o fato de H_0 não ser rejeitada não significaria que as populações são iguais, e sim que não é possível afirmar que sejam diferentes. Essa diferença de conceitos aparentemente iguais é muito importante. Em síntese, não dá para provar H_0 não provando H_1.

[10]Além das preferências (resultados) estarem bem definidas quanto à sua ordem, não são consideradas empates.

300 BIOESTATÍSTICA

Quadro 12.10

Consumidor	Opção		
	1.º	2.º	3.º
1	C	G	L
2	G	C	L
3	C	L	G
4	C	G	L
5	L	G	C
6	L	G	C
7	C	G	L
8	C	G	L
9	G	L	C
10	G	C	L
11	C	G	L
12	C	G	L
13	G	L	C
14	G	C	L
15	C	G	L

C = cola; G = guaraná; L = laranja.

As hipóteses são as seguintes:

$H_0 \rightarrow P_C = P_G = P_L$ contra
$H_1 \rightarrow$ pelo menos um par diferente.

O teste a ser aplicado é o teste de Friedman, a um nível de 5% de significância e com $gl = h - 1 = 3 - 1 = 2$ graus de liberdade.

Cálculos Preliminares

Em primeiro lugar, devem ser calculadas as estatísticas W (de ordem) para cada grupo. Note-se que a cola é preferida em 1.º lugar 8 vezes, em 2.º lugar 3 vezes e em 3.º lugar 4 vezes (Quadro 12.10).

Assim, a estatística W, para o grupo cola, resulta $W_C = 1 \cdot 8 + 2 \cdot 3 + 3 \cdot 4 = 26$. Adotando o mesmo procedimento para os outros dois grupos, tem-se $W_G = 1 \cdot 5 + 2 \cdot 9 + 3 \cdot 1 = 26$ e $W_L = 1 \cdot 2 + 2 \cdot 3 + 3 \cdot 10 = 38$.

Teste de Friedman

São $a = 15$ indivíduos distribuídos em $h = 3$ grupos, de forma que

$$F_r = \left[\frac{12}{a \cdot h \cdot (h+1)} \right] \sum_{i=1}^{h} W_i^2 - 3 \cdot a \cdot (h+1) =$$

$$= \left[\frac{12}{15 \cdot 3 \cdot (3+1)} \right] \cdot (26^2 + 26^2 + 38^2) - 3 \cdot 15(3+1)$$

$$= \frac{12 \cdot 2849}{180} - 180 \therefore F_r = 0$$

<u>Decisão Estatística</u>

O valor de Friedman calculado ($F_r \cong 9,93$) tem distribuição qui-quadrado com $gl = h - 1$ graus de liberdade.

Assim, o valor de referência para a decisão estatística vem da Tabela 4 do Apêndice:

$$x_t^2 \,(\alpha = 5\%, gl = 2) = 5,991476 < F_r \cong 9,93 \rightarrow \text{Rejeita-se H}_0$$

<u>Conclusão</u>

Os resultados do teste de Friedman ao nível de significância de $\alpha = 5\%$ indicam que a hipótese de nulidade deve ser rejeitada. Assim, pode-se concluir que existe pelo menos uma diferença entre as preferências dos consumidores quanto ao tipo de refrigerante, ao nível de $\alpha = 5\%$.

Para determinar qual ou quais os grupos que apresentam diferenças, pode ser elaborado o teste de Dunn, de forma semelhante ao que foi ilustrado no **Exemplo 12.6**.

<u>Observação</u>

Note como funciona o teste de Friedman quando as preferências são semelhantes entre os consumidores. Se, no **Exemplo 12.7**, as preferências pelos tipos de refrigerante fossem idênticas, os valores estatísticos de W seriam os seguintes:

$W_C = 1 \cdot 5 + 2 \cdot 5 + 3 \cdot 5 = 30$*
$W_G = 1 \cdot 5 + 2 \cdot 5 + 3 \cdot 5 = 30$
$W_L = 1 \cdot 5 + 2 \cdot 5 + 3 \cdot 5 = 30$

e o valor de Friedman resultaria

$$F_r = \left[\frac{12}{a \cdot h \cdot (h+1)} \right] \sum_{i=1}^{h} W_i^2 - 3 \cdot a \cdot (h+1) =$$

$$= \left[\frac{12}{15 \cdot 3 \cdot (3+1)} \right] \cdot (30^2 + 30^2 + 30^2) - 3 \cdot 15(3+1)$$

$$= \frac{12 \cdot 2700}{180} - 180 \therefore F_r = 0$$

O valor de Friedman encontrado, $F_r = 0$, mostra probabilidade máxima de aceitação de H_0, de forma que este é o caso mais forte de evidência de igualdade na preferência dos consumidores.

---

*Note que a mesma quantidade de consumidores prefere a cola, o guaraná e a laranja ora em primeiro, segundo e terceiro lugares.

4 Ferramentas Computacionais para Testes Não-paramétricos

A opção de estatística não-paramétrica pode ser escolhida no módulo principal do programa STATISTICA, como é mostrado na Fig. 12.1.

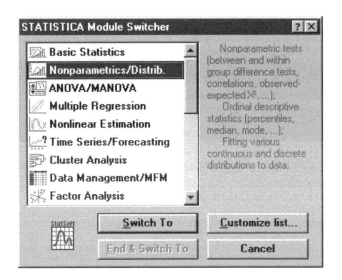

Fig. 12.1 Opção de estatística não-paramétrica.

A Fig. 12.2 mostra a janela com os testes não-paramétricos disponíveis.

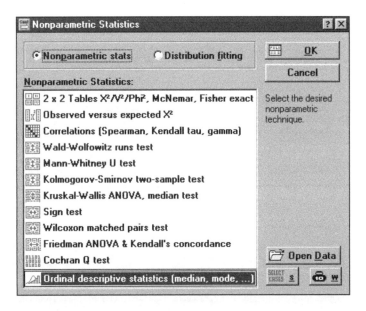

Fig. 12.2 Testes não-paramétricos disponíveis.

4.1 Teste do sinal

A Fig. 12.3 mostra a caixa de seleção de variáveis e comandos para o teste do sinal.

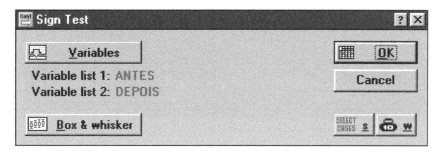

Fig. 12.3

Os resultados obtidos podem ser observados no Quadro 12.11.

Quadro 12.11

	Número de Nós	Percentual $v < V$	Z	NST (p)
ANTES & DEPOIS	12	66,66666	0,866025	0,386476

4.2 Teste de Wilcoxon

Na Fig. 12.4 é mostrada a caixa de seleção de variáveis e na Fig. 12.5 a caixa de ferramentas para o teste de Wilcoxon.

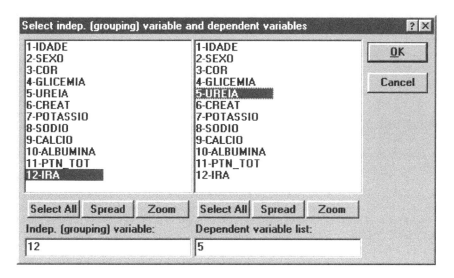

Fig. 12.4

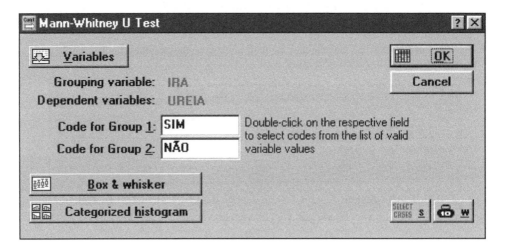

Fig. 12.5

Os resultados podem ser vistos no Quadro 12.12.

Quadro 12.12

Mann-Whitney U Test (bd4ira.sta)
By variable IRA
Group 1: 100-SIM Group 2: 101-NÃO

	Rank SIM	Rank NÃO	U	Z	p-level	Z ajustado	NST p	SIM	NÃO	2*1 sided exact p
URÉIA	62	16	1	2,679593	0,007375	2,679593	0,007375	7	5	0,005051

PROBLEMAS PROPOSTOS

1. Os dados a seguir mostram os tempos de coagulação de dois grupos experimentais. Ao grupo Tratamento, T, foi administrada uma dosagem de AAS (Quadro 12.13). Os resultados do teste de normalidade Saphiro-Wilks apontaram $p = 0,009$.

Quadro 12.13 Tempo de coagulação, em minutos

Indivíduo	1	2	3	4	5	6	7	8	9	10	11	12	13	14	15
Controle	7	9	8	6	8	9	12	5	6	8	7	5	10	6	8
Tratamento	9	9	7	13	11	9	10	10	9	7	9	9	11	9	10

Elabore uma conclusão a respeito do efeito da ingestão de AAS sobre o tempo de coagulação, empregando o teste adequado. (Sugere-se seguir os seguintes passos para a resolução: i) elabore as hipóteses; ii) faça o(s) teste(s) adequado(s); iii) escreva a conclusão estatística (determinando NST); iv) escreva a conclusão da experiência.)

TESTES NÃO-PARAMÉTRICOS **305**

2. Em uma amostra de 5 pacientes escolhidos ao acaso, que receberam atendimento dos Residentes A e B, 4 afirmam que preferiram o Residente B. O que seria possível argumentar contra o Médico responsável pelo serviço onde atuam os residentes, que afirma: *"80% dos pacientes acham B melhor que A"*.

3. Resolva o problema 1 do Capítulo 11, empregando o teste dos sinais.

4. Efetue o teste de Wilcoxon para testar as diferenças entre as taxas de uréia dos sexos masculino e feminino do BD4IRA.

5. Efetue o teste de Wilcoxon para testar as diferenças entre as taxas de uréia dos portadores e não-portadores de IRA do BD4IRA.

6. Efetue o teste H para as diferenças entre as pressões arteriais sistólicas no período zero (início da experiência), em relação ao tipo de dieta, do BD5PaxNaCl.

Capítulo

13

Teoria da Regressão

1 **Análise de regressão**
   1.1 Método de mínimos quadrados
   1.2 Regressão simples
   1.3 Regressão múltipla

2 **Análise da qualidade do ajustamento**

3 **Significância dos parâmetros**

4 **Intervalos de confiança da regressão**
   4.1 Intervalos de confiança para as estimativas de y
   4.2 Intervalos de confiança para as estimativas dos parâmetros

5 **Regressão de dados usando suporte computacional**

1 Análise de Regressão

Quando se estuda um modelo matemático, as relações entre as variáveis que o compõem são controláveis porque são regidas por axiomas conhecidos ou estabelecidos de forma clara. Assim, o modelo "é" somente aquele conjunto de resultados que podem ser deduzidos a partir dessas leis conhecidas. O modelo constitui assim um sistema fechado. O que é desconhecido "não faz parte do modelo". Dentro de um sistema biológico, o número de variáveis relacionadas dentro do sistema, ou dentro de um modelo, não pode ser determinado. Por essa razão, ao se tentar construir um modelo que explique o comportamento de determinada variável que se quer conhecer, não é possível selecionar todos os possíveis fatores (variáveis) que de alguma forma e em alguma situação possam vir a afetar o seu comportamento. Trata-se de um sistema aberto. Nesse caso, é possível selecionar um conjunto de fatores que possuam determinado grau de relação com a variável objetivo. Dessa forma, pode ser construído um "conhecimento sobre como a variável objetivo se comporta em face a situações determinadas por esses fatores. Contudo, esse conhecimento não pode ser completo, dada a indeterminação de fatores própria de um sistema aberto, como o biológico. Os resultados obtidos assim serão aproximações cujo erro irá depender da maior ou menor capacidade que as variáveis selecionadas como fatores tiverem com relação a explicar o comportamento da variável objetivo. Contudo, qualquer que seja o tamanho do erro, é sempre oportuno lembrar que não pode ser removido, permanecendo intrínseco a um modelo resultante de um sistema aberto. Apesar dessa constatação, é possível aproveitar as informações de modelos construídos em sistemas abertos. A colocação que se faz é a de admitir que uma parte do resultado da variável objetivo, em determinada situação, é explicada por fatores selecionados que compõem o modelo, enquanto a outra parte é composta por fatores não selecionados (provavelmente desconhecidos) e que são agrupados em uma única variável de caráter aleatório casual. O modelo assim composto é denominado modelo estocástico.

Resumindo esses conceitos em linguagem matemática:

$$\text{Sistema aberto} = \text{variáveis indeterminadas}$$

Então,

$$\text{Variável a explicar} = [\text{Conjunto de variáveis explicativas} + \text{Variáveis desconhecidas}]$$

Considerando

$$\text{Variáveis desconhecidas} = \text{Erro}$$

Pode-se escrever

$$\text{Variável a explicar} = \text{Conjunto de variáveis explicativas} + \text{Erro}$$

Tratando o erro de forma casual

$$\text{Variável a explicar} = \text{Conjunto de variáveis explicativas} + \text{Variável aleatória}$$
$$\Downarrow$$
$$\text{Modelo Estocástico}$$

Finalmente,

$$y = f(x_1, x_2, ..., x_n) + u$$

onde $(x_1, x_2, ..., x_n)$ = conjunto de variáveis explicativas, u = termo aleatório ou estocástico, e y = variável dependente ou resposta.

A *Teoria da Regressão* emprega esses princípios para estudar as relações entre variáveis dentro de um sistema incerto. Para tal, são empregados diversos processos cujo principal objetivo é, geralmente, o de aproximar os resultados de um modelo abstrato aos resultados observados em determinada experiência. Aqui, fica incorporada outra fonte de erro que também acaba sendo computada no termo aleatório. É que, ao se levantarem os dados experimentais para comparação com os dados fornecidos pelo modelo abstrato, é tomado um número limitado de casos. Isto é, tem-se uma amostra de dados relativos à variável a explicar e das variáveis explicativas. Assim, a Teoria da Regressão se encontra limitada não somente pelo número indeterminado de variáveis que explicam um determinado fato, mas também pelo fato de empregar amostragem, que é a forma como é possível efetuar observações do mundo real. Assim, os modelos de regressão sofrem dois recortes: uma redução de dimensionalidade (variáveis) e uma seleção aleatória de situações (dados). Observe a Fig. 13.1.

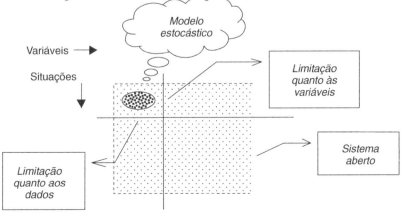

Fig. 13.1 Modelos estocásticos e regressão de dados.

Dessa forma, a Análise de Regressão é um método estatístico que permite estimar o valor de uma variável a partir do valor atribuído a outra(s) variável(eis), com o objetivo de estudar as relações existentes entre elas ou prever o seu comportamento.

O processo de aproximação mais usual para efetuar regressão de dados é conhecido como Método de Mínimos Quadrados, ou simplesmente MMQ, que será apresentado a seguir.

1.1 Método de mínimos quadrados

O princípio fundamental do *Método de Mínimos Quadrados* consiste em minimizar o quadrado da soma das distâncias entre os valores das ordenadas correspondentes às observações (valores reais) e das ordenadas correspondentes ao modelo (função) proposto (valores estimados).

Deste modo está-se fazendo a máxima aproximação possível entre a realidade e o modelo matemático que pretende imitá-la.

Matematicamente, isso pode ser posto

$$\sum_{i=1}^{n} d_i^2 = \sum_{i=1}^{n} (y_i - \hat{y}_i)^2 = mínimo$$

onde:

$\hat{y}_i =$ valores estimados a partir de um modelo determinado;

$y_i =$ ordenadas dos valores observados (reais).

O modelo pode ser representado por qualquer função e pode representar a relação entre duas ou mais variáveis. De modo genérico, denominam-se modelos simples aqueles que relacionam duas variáveis, e múltiplos os que envolvem três ou mais variáveis. Os modelos múltiplos são normalmente (mas não necessariamente) lineares. Os modelos simples podem ser classificados em lineares e não-lineares.

De modo geral, o problema consiste em encontrar as raízes da equação

$$\hat{y} = \hat{a}_0 + \hat{a}_1 \cdot x_1 + \hat{a}_2 \cdot x_2 + ... + \hat{a}_i \cdot x_i + ... + \hat{a}_n \cdot x_n$$

onde: $\hat{a}_i =$ coeficientes de ajuste (ou parâmetros);

$x_i =$ variáveis explicativas (dados de entrada do modelo);

$\hat{y} =$ variável a explicar (dado de saída ou "resposta" do modelo).

de modo que satisfaça à condição de mínimo antes mencionada.

1.2 Regressão simples

Quando se tem uma única variável explicativa, o modelo é denominado linear simples e a estimação de valores a partir dele é feita através de uma regressão linear simples.

Ainda no caso de modelos simples, diversas formas não-lineares são utilizadas para tentar aproximar a realidade. As mais usuais são mostradas no Quadro 13.1.

Quadro 13.1

Curva de grau i	$\hat{y} = \hat{a}_0 + \hat{a}_1 \cdot x + \hat{a}_2 \cdot x^2 + \ldots + \hat{a}_i \cdot x^i$
Exponencial de base neperiana	$\hat{y} = \hat{a}_0 \, e^{\hat{a}_1 x}$
Exponencial de base ajustável	$\hat{y} = \hat{a}_0 \cdot \hat{a}_1^{\,x}$
Geométrica (*power regression*)	$\hat{y} = \hat{a}_0 \cdot x^{\hat{a}_1}$
Logarítmica	$\hat{y} = \hat{a}_0 + \hat{a}_1 \cdot ln\ x$
Hiperbólica	$\hat{y} = (\hat{a}_0 + \hat{a}_1 \cdot x)^{-1}$
Logística (sigmoidal)	$\hat{y} = \dfrac{\hat{a}_0}{1 + \hat{a}_1 \cdot e^{\hat{a}_2 \cdot x}}$

Regressão para Curvas de Grau i

A equação geral de uma curva de grau i é dada por

$$\hat{y} = \hat{a}_0 + \hat{a}_1 \cdot x + \hat{a}_2 \cdot x^2 + \ldots + \hat{a}_i \cdot x^i$$

Se $i = 1$, tem-se o caso especial da regressão linear.

1.2.1 Regressão linear simples

Lembrando que

$$\hat{y} = \hat{a}_0 + \hat{a}_1 \cdot x$$

é possível escrever

$$\sum_{i=1}^{n} (y_i - \hat{a}_0 - \hat{a}_1 \cdot x_i)^2 = mínimo.$$

A minimização dessa função pode ser obtida, calculando-se a derivada parcial com relação aos parâmetros $\hat{a}_0$ e $\hat{a}_1$ igualando a zero os resultados. Assim,

$$\frac{\partial F}{\partial \hat{a}_0} = \sum_{i=1}^{n} 2 \cdot (y_i - \hat{a}_0 - \hat{a}_1 \cdot x_i) \cdot (-1)$$

$$- 2 \cdot \sum_{i=1}^{n} (y_i - \hat{a}_0 - \hat{a}_1 \cdot x_i) = 0$$

arrumando a expressão, vem,

$$\sum_{i=1}^{n} y_i = n \cdot \hat{a}_0 + \hat{a}_1 \cdot \sum_{i=1}^{n} x_i \quad \Rightarrow \quad \boxed{\begin{array}{c} \text{1.ª equação normal} \\ \text{da reta de mínimos} \\ \text{quadrados} \end{array}}$$

Para encontrar a segunda equação, procede-se de forma semelhante

$$\frac{\partial F}{\partial \hat{a}_1} = \sum_{i=1}^{n} 2 \cdot (y_i - \hat{a}_0 - \hat{a}_1 \cdot x_i) \cdot (-x_i)$$

$$- 2 \cdot \sum_{i=1}^{n} (y_i - \hat{a}_0 - \hat{a}_1 \cdot x_i) \cdot x_i = 0$$

310 BIOESTATÍSTICA

$$\sum_{i=1}^{n} y_i \cdot x_i = \hat{a}_0 \cdot \sum_{i=1}^{n} x_i + \hat{a}_1 \cdot \sum_{i=1}^{n} x_i^2 \quad \Rightarrow \quad \boxed{\begin{array}{c} 2.^a \text{ equação normal} \\ \text{da reta de mínimos} \\ \text{quadrados} \end{array}}$$

As duas equações normais de mínimo quadrado formam o sistema:

$$\begin{cases} \sum_{i=1}^{n} y_i = n \cdot \hat{a}_0 + \hat{a}_1 \cdot \sum_{i=1}^{n} x_i \\ \sum_{i=1}^{n} x_i \cdot y_i = \hat{a}_0 \cdot \sum_{i=1}^{n} x_i + \hat{a}_1 \cdot \sum_{i=1}^{n} x_i^2 \end{cases}$$

A partir do sistema, podem ser obtidas as expressões para o cálculo dos parâmetros $\hat{a}_0$ e $\hat{a}_1$, como é mostrado a seguir (os índices são omitidos para simplificação).

$$\hat{a}_0 = \frac{\sum y \cdot \sum x^2 - \sum x \cdot \sum x \cdot y}{n \cdot \sum x^2 - \left(\sum x \right)^2}$$

$$\hat{a}_1 = \frac{n \cdot \sum x \cdot y - \sum y \cdot \sum x}{n \cdot \sum x^2 - \left(\sum x \right)^2}$$

O valor do parâmetro $\hat{a}_0$ pode ser calculado também a partir de $\hat{a}_1$, usando-se a expressão:

$$\hat{a}_0 = \bar{y} - \hat{a}_1 \cdot \bar{x}$$

É normal encontrar teclas para o cálculo dos parâmetros $\hat{a}_0$ e $\hat{a}_1$ em qualquer calculadora científica que possua modo estatístico.

EXEMPLO 13.1

Suponha que se deseja conhecer o peso de uma mulher, dada a sua estatura, a partir dos dados da Tabela 13.1.

TEORIA DA REGRESSÃO **311**

Tabela 13.1 Estatura (cm) e peso (kg) de 20 mulheres
selecionadas casualmente

Caso	Estatura (cm)	Peso (kg)
1	160	56
2	166	60
3	154	48
4	158	58
5	162	64
6	170	60
7	167	62
8	155	52
9	158	60
10	169	58
11	177	68
12	164	62
13	162	66
14	166	70
15	158	55
16	160	65
17	155	58
18	150	46
19	172	66
20	165	60

Então deve ser efetuada a regressão das estaturas para os pesos, de forma que está sendo considerada uma relação do tipo

$$peso = f\,(estatura) \text{ ou } y = f(x)$$

onde x = estatura e y = peso.

Se a relação entre x (estatura) e y (peso) for considerada linear, então o modelo que representa o peso em função da estatura será

$$\hat{y} = \hat{a}_0 + \hat{a}_1 \cdot x$$

E os coeficientes $\hat{a}_0$ e $\hat{a}_1$ serão calculados resolvendo o sistema de equações normais de mínimos quadrados dado por

$$\begin{cases} \displaystyle\sum_{i=1}^{n} y_i = n \cdot \hat{a}_0 + \hat{a}_1 \cdot \sum_{i=1}^{n} x_i \\ \displaystyle\sum_{i=1}^{n} x_i \cdot y_i = \hat{a}_0 \cdot \sum_{i=1}^{n} x_i + \hat{a}_1 \cdot \sum_{i=1}^{n} x_i^2 \end{cases}$$

Cálculos Preliminares

Em primeiro lugar, devem se obtidas as somas para resolução do sistema.

312   BIOESTATÍSTICA

n	x	y	x.y	x^2
1	160	56	8960	25600
2	166	60	9960	27556
3	154	48	7392	23716
4	158	58	9164	24964
5	162	64	10368	26244
6	170	60	10200	28900
7	167	62	10354	27889
8	155	52	8060	24025
9	158	60	9480	24964
10	169	58	9802	28561
11	177	68	12036	31329
12	164	62	10168	26896
13	162	66	10692	26244
14	166	70	11620	27556
15	158	55	8690	24964
16	160	65	10400	25600
17	155	58	8990	24025
18	150	46	6900	22500
19	172	66	11352	29584
20	165	60	9900	27225
SOMA	**3248**	**1194**	**194488**	**528342**

Então,

$$\sum_{i=1}^{n} x_i = 3248; \quad \sum_{i=1}^{n} y_i = 1194; \quad \sum_{i=1}^{n} x_i.y_i = 194488; \quad \sum_{i=1}^{n} x_i^2 = 528342.$$

Determinação da Regressão

Substituindo no sistema,

$$\begin{cases} 1194 = 20 \cdot \hat{a}_0 + 3248 \cdot \hat{a}_1 \\ 194488 = 3248 \cdot \hat{a}_0 + 528342 \cdot \hat{a}_1 \end{cases}$$

de onde vem $\hat{a}_0 = -49,42$ e $\hat{a}_1 = 0,6719$ e, finalmente, $\hat{y} = -49,42 + 0,6719 \cdot x$, que é a regressão procurada que dá o peso como função da estatura. Por exemplo, uma mulher de 160 cm de estatura deveria ter um peso igual a $\hat{y} = -49,42 + 0,6719 \cdot 160 = 58,083$ kg.

Regressão da Equação do 2.º Grau

Para $i = 2$, tem-se o caso não-linear mais simples, que é da parábola.

$$\hat{y} = a_0 + a_1 \cdot x + a_2 \cdot x^2$$

Nesse caso, têm que ser estimados três parâmetros e, portanto, a solução pelo MMQ leva a um sistema de três equações normais. O sistema então é dado por

$$\begin{cases} \sum y = n \cdot a_0 + a_1 \cdot \sum x + a_2 \cdot \sum x^2 \\[2mm] \sum y \cdot x = a_0 \cdot \sum x + a_1 \cdot \sum x^2 + a_2 \cdot \sum x^3 \\[2mm] \sum y \cdot x^2 = a_0 \cdot \sum x^2 + a_1 \cdot \sum x^3 + a_2 \cdot \sum x^4 \end{cases}$$

1.2.2 Regressão de curvas do grau i

Do ponto de vista da modelagem de uma curva, deve ser levado em consideração que o número de raízes da função é igual ao grau da função. Uma curva de grau i possui então i raízes e, dessa forma $i-1$ inflexões ou mudanças de sentido da inclinação da curva. Assim, o número de vezes que a derivada da função de grau i muda de sinal é igual a $i-1$.

A solução geral para uma curva de grau i é dada pelo sistema

$$\begin{cases} \sum y = n \cdot a_0 + a_1 \cdot \sum x + a_2 \cdot \sum x^2 + \ldots + a_i \cdot \sum x^i \\[2mm] \sum y \cdot x = a_0 \sum x + a_1 \cdot \sum x^2 + a_2 \cdot \sum x^3 + \ldots + a_i \cdot \sum x^{i+1} \\[2mm] \sum y \cdot x^2 = a_0 \sum x^2 + a_1 \cdot \sum x^3 + a_2 \cdot \sum x^4 + \ldots + a_i \cdot \sum x^{i+2} \\[2mm] \vdots \qquad\quad \vdots \qquad\quad \vdots \qquad\quad \vdots \qquad\qquad \vdots \\[2mm] \sum y \cdot x^i = a_0 \cdot \sum x^i + a_1 \cdot \sum x^{i+1} + a_2 \cdot \sum x^{i+2} + \ldots + a_i \cdot \sum x^{2i} \end{cases}$$

Regressão de Equações Linearizáveis

Equação linearizável é uma função não-linear que pode ser transformada mediante uma transformação de suas variáveis em uma função linear. Como exemplos de equações linearizáveis simples podem ser citadas as equações exponenciais e a equação geométrica. A sua linearização é efetuada mediante o uso de logaritmos ou a conversão das escalas lineares dos eixos de coordenadas em escalas logarítmicas.

1.2.3 A exponencial de base ajustável

No caso da exponencial de base ajustável, $\hat{y} = \hat{a}_0 \cdot \hat{a}_1^x$, a linearização da função é feita do seguinte modo:

$$\log y = \log a_0 + \log \hat{a}_1^x$$
$$\log y = \log a_0 + x \cdot \log a_1$$

314 BIOESTATÍSTICA

Observe que a última equação é uma função linear, em que a variável dependente está em escala logarítmica (log y), a variável independente está na escala linear (x) e os parâmetros da função são: coeficiente linear $= \log a_0$ e coeficiente angular $= \log a_1$.

As equações normais que formam o sistema para resolver os parâmetros da equação exponencial podem ser obtidas por simples substituição dos parâmetros da função linearizada no sistema de equações normais da reta. Tem-se assim

$$
\begin{cases}
\displaystyle\sum_{i=1}^{n} \log y_i = n \cdot \log \hat{a}_0 + \log \hat{a}_1 \cdot \sum_{i=1}^{n} x_i \\[2em]
\displaystyle\sum_{i=1}^{n} x_i \cdot \log y_i = \log \hat{a}_0 \cdot \sum_{i=1}^{n} x_i + \log \hat{a}_1 \cdot \sum_{i=1}^{n} x_i^2
\end{cases}
$$

1.2.4 A exponencial de base neperiana

Seguindo o mesmo processo que no caso anterior, a equação exponencial de base neperiana pode ser linearizada

$$ \hat{y} = \hat{a}_0 \cdot e^{\hat{a}_1 \cdot x} $$

$$ \ln \hat{y} = \ln \hat{a}_0 + \ln e^{\hat{a}_1 \cdot x} $$

$$ \ln \hat{y} = \ln \hat{a}_0 + \hat{a}_1 \cdot x $$

E o sistema de equações normais para determinar os parâmetros da função resulta em

$$
\begin{cases}
\displaystyle\sum_{i=1}^{n} \ln \hat{y}_i = n \cdot \ln \hat{a}_0 + \hat{a}_1 \cdot \sum_{i=1}^{n} x_i \\[2em]
\displaystyle\sum_{i=1}^{n} x_i \cdot \ln \hat{y}_i = \ln \hat{a}_0 \cdot \sum_{i=1}^{n} x_i + \hat{a}_1 \cdot \sum_{i=1}^{n} x_i^2
\end{cases}
$$

1.2.5 A geométrica

Linearizando a equação geométrica, $\hat{y} = \hat{a}_0 \cdot x^{\hat{a}_1}$, tem-se

$$ \log \hat{y} = \log \hat{a}_0 + \hat{a}_1 \cdot \log x $$

Desse modo, o sistema de equações normais resulta em

$$
\begin{cases}
\displaystyle\sum_{i=1}^{n} \log \hat{y} = n \cdot \log \hat{a}_0 + \hat{a}_1 \cdot \sum_{i=1}^{n} \log x_i \\[2em]
\displaystyle\sum_{i=1}^{n} \log x \cdot \log \hat{y} = \log \hat{a}_0 \cdot \sum_{i=1}^{n} \log x_i + \hat{a}_1 \cdot \sum_{i=1}^{n} (\log x_i)^2
\end{cases}
$$

1.2.6 Regressão da função logística

A função logística

$$\hat{y} = \frac{\hat{a}_0}{1 + \hat{a}_1 \cdot e^{-\hat{a}_2 \cdot x}}$$

pode ser linearizada, resultando em

$$\hat{Y} = \ln \hat{a}_1 - \hat{a}_2 \cdot x$$

onde $\hat{Y} = \ln\left(\dfrac{\hat{a}_0}{\hat{y}} - 1\right)$

Dessa forma, $\ln \hat{a}_1$ é o coeficiente linear da função linearizada e $\hat{a}_2$ o coeficiente angular. Assim $\hat{a}_1$ está relacionado com o intercepto da função no eixo vertical e $\hat{a}_2$ com a velocidade de crescimento da função (inclinação). Por outro lado, uma vez definido o parâmetro $\hat{a}_2$, a velocidade de crescimento da função é proporcional

➤ Ao acréscimo alcançado (y);
➤ À distância deste ponto em relação ao nível de saturação da função, $(\hat{a}_0 - y)$.

Denomina-se y valor da função, ao passo que $(\hat{a}_0 - y)$ é chamado de fator de contenção. Quando a função se aproxima da saturação, o fator de contenção tende a zero, e $\dfrac{\partial f(x)}{x} \to 0$.

A função logística simples com três parâmetros pode ser ajustada, empregando-se um método que consiste em fixar três abscissas eqüidistantes[1]. Denominando os três pares de pontos $p_1(x_1,y_1)$, $p_1(x_2,y_2)$ e $p_1(x_3,y_3)$, com $x_2 - x_1 = x_3 - x_2$, o primeiro passo consiste em efetuar a transformação[2]

$$X_i = x_i - x_1$$

Os parâmetros da função podem então ser calculados, empregando-se as expressões

➤ $\hat{a}_0 = \dfrac{y_2^2 \cdot y_3 + y_2^2 \cdot y_1 - 2 \cdot y_1 \cdot y_2 \cdot y_3}{y_2^2 - y_1 \cdot y_3}$

➤ $\hat{a}_1 = \dfrac{\hat{a}_0 - y_1}{y_1}$

➤ $\hat{a}_2 = -\dfrac{1}{x_2} \cdot \ln\left[\dfrac{(\hat{a}_0 - y_2) \cdot y_1}{(\hat{a}_0 - y_1) \cdot y_2}\right]$

1.3 Regressão múltipla

A análise de regressão múltipla é utilizada para estimar valores para uma variável dependente, a partir de duas ou mais variáveis independentes. Matematicamente, considerando k variáveis explicativas

$$y = f(x_1, x_2, \ldots, x_k) + u$$

---

[1]Ao selecionar os três pontos no eixo das abscissas, deve-se tomar o cuidado de que o ponto central coincida o máximo possível com o ponto de inflexão da função logística. O primeiro valor deve-se situar bem no início da curva, quando a inclinação da curva ainda está pequena.
[2]Note que $X_1 = 0$.

316 BIOESTATÍSTICA

O modelo de regressão linear, nesse caso, é dado por

$$y = a_0 + a_1 \cdot x_1 + a_2 \cdot x_2 + \ldots + a_k \cdot x_k + u$$

ou, simplesmente,

$$y = a_0 + \sum_{i=1}^{k} a_i \cdot x_i + u$$

Do ponto de vista da estimação de y

$$\hat{y} = a_0 + \sum_{i=1}^{k} a_i \cdot x_i$$

Empregando-se o MMQ, as equações normais do modelo linear múltiplo com n variáveis explicativas são dadas pelo sistema

$$
\begin{cases}
\sum y = n \cdot a_0 + a_1 \cdot \sum x_1 + a_2 \cdot \sum x_2 + \ldots + a_k \cdot \sum x_k \\[2mm]
\sum y \cdot x_1 = a_0 \cdot \sum x_1 + a_1 \cdot \sum x_1^2 + a_2 \cdot \sum x_2 \cdot x_1 + \ldots + a_k \cdot \sum x_k \cdot x_1 \\[2mm]
\sum y \cdot x_2 = a_0 \cdot \sum x_2 + a_1 \cdot \sum x_1 \cdot x_2 + a_2 \cdot \sum x_2^2 + \ldots + a_k \cdot \sum x_k \cdot x_2 \\[2mm]
\quad\vdots \qquad\qquad \vdots \qquad\qquad \vdots \qquad\qquad \vdots \qquad\qquad \vdots \\[2mm]
\sum y \cdot x_k = a_0 \cdot \sum x_k + a_1 \cdot \sum x_1 \cdot x_k + a_2 \cdot \sum x_2 \cdot x_k + \ldots + a_k \cdot \sum x_k^2
\end{cases}
$$

ou seja, uma matriz quadrada de $k+1$ linhas e colunas, em que cada linha é uma equação normal de mínimo quadrado. Empregando-se a álgebra de matrizes, o sistema é dado por

$$X^T Y = A X^T X$$

A solução desse sistema para o conjunto de parâmetros

$$A = |a_1, a_2, \ldots, a_k|$$

é dada por

$$A = (X^T X)^{-1} X^T Y$$

o vetor resultante possui $k+1$ elementos para k variáveis explicativas, e fornece o melhor ajuste segundo o princípio de mínimos quadrados. Ainda,

$$
Y = \begin{vmatrix} y_1 \\ \vdots \\ y_n \end{vmatrix} \quad \text{e} \quad X = \begin{vmatrix} 1 & x_{1,1} & x_{2,1} & \ldots & x_{k,1} \\ 1 & x_{1,2} & x_{2,2} & \ldots & x_{k,2} \\ \vdots & \vdots & \vdots & & \vdots \\ 1 & x_{1,n} & x_{2,n} & \ldots & x_{k,n} \end{vmatrix}
$$

onde n é o número de observações, que não deve ser confundido com o número de variáveis. Observe que as colunas representam as variáveis explicativas (k) e as linhas o número de observações (n).

1.3.1 Função logística múltipla

As funções logísticas múltiplas são muito comuns nos estudos em que a variável resposta é binária (0/1) e representa a presença ou ausência de um fenômeno ou evento de interesse. Os estudos com esse tipo de variável resposta estimam as probabilidades de ocorrência do evento de interesse em situações diversas. Nesses casos, a função logística vista anteriormente é simplificada de forma a conter um único parâmetro de ajuste. Assim

$$\hat{y} = \frac{1}{1 + e^{-k}}$$

A razão desta simplificação é que os estudos de sobrevida geralmente estimam **probabilidades de sobrevivência** em situações diversas (por exemplo, quando um paciente é submetido a determinado tipo de cirurgia, quando um paciente é encaminhado para cuidados intensivos ou qualquer outra situação de interesse) associadas a determinados fatores relevantes para o paciente em cada caso (idade, sexo, hábitos prejudiciais à saúde e outros), de forma que o resultado final estará compreendido sempre entre zero e um. Por essa razão, o valor do parâmetro $\hat{a}_0$ da função logística simples é agora igual a 1, indicando que a saturação da função (seu ponto máximo) é justamente a unidade, ou 100%, e o parâmetro $\hat{a}_1$ também é igual a um, indicando o intercepto com o eixo vertical no ponto (0,0). Então, a probabilidade do evento Y pode ser estimada, fazendo-se

$$\hat{P}(Y) = \frac{1}{1 + e^{-k}}$$

com $0 \le \hat{P}(Y) \le 1$.

O parâmetro k é usado para reunir todas as variáveis do modelo múltiplas. Desta forma,

$$k = \hat{a}_0 + \hat{a}_1 \cdot x_1 + \hat{a}_2 \cdot x_2 + \ldots + \hat{a}_h \cdot x_h$$

num modelo de h variáveis explicativas. Evidentemente, estas variáveis explicativas são os fatores condicionantes da probabilidade que está sendo calculada.

Wassertheil-Smoller apresentam um exemplo de função logística múltipla, a partir de dados de Framingham, relativos ao evento *"desenvolvimento de doença cardiovascular em homens, nos próximos oito anos"*. Então a função calcula qual seria essa probabilidade, levando-se em consideração um conjunto de fatores como idade atual, taxa de colesterol, pressão arterial etc. Dessa forma, o parâmetro k resultante foi o seguinte

$$k = -19,77 + 0,37 \cdot x_0 - 0,002 \cdot x_0^2 + 0,026 \cdot x_1 + 0,016 \cdot x_2 + 0,558 \cdot x_3 + 1,053 \cdot x_4 +$$
$$+ 0,602 \cdot x_5 - 0,00036 \cdot x_0 \cdot x_1$$

onde x_0 = idade (anos);
x_1 = taxa de colesterol sérico (mg%);
x_2 = pressão arterial sistólica (mmHg);
x_3 = fumo (sim = 1, não = 0);
x_4 = hipertrofia ventricular esquerda (sim = 1, não = 0);
x_5 = intolerância ao açúcar (sim = 1, não = 0).

EXEMPLO 13.2

Usando o modelo obtido com os dados de Framingham, estimar a probabilidade de os pacientes descritos a seguir desenvolverem DCV nos próximos oito anos.

Caso 1: JCRD

Masculino, 38, hipertrofia ventricular esquerda ausente, intolerância ao açúcar ausente, colesterol 220 (mg/100ml), não-fumante, PAS 120 (mmHg).

318 BIOESTATÍSTICA

Caso 2: MAS

Masculino, 60, hipertrofia ventricular esquerda ausente, intolerância ao açúcar presente, colesterol 280 (mg/100ml), não-fumante, PAS 160 (mmHg).

Caso 3: HBC

Masculino, 30, hipertrofia ventricular esquerda presente, intolerância ao açúcar ausente, colesterol 240 (mg/100ml), fumante, PAS 150 (mmHg).

Solução

Caso 1: JCRD

Empregando-se o modelo de regressão logística múltipla com os parâmetros apresentados, a probabilidade[3] de desenvolver DCV nos próximos 8 anos para o caso 1 resulta em igual a 1,86%. Um controle da taxa de colesterol, levando-a de 220 para 200mg/100ml, reduz essa chance para 1,46% (22% de redução da chance). Se, contudo, na situação inicial o paciente fosse fumante, sua chance aumentaria para 3,20% (72% de aumento). Se o paciente apresentasse hipertrofia ventricular, a probabilidade seria de 4,1% e se combinasse esse fator com fumo, 7%.

Caso 2: MAS

De acordo com as características do paciente, a probabilidade de DCV nos próximos 8 anos é de 40,71%. Contudo, se o paciente se submetesse a um controle capaz de diminuir seu nível de colesterol sérico de, por exemplo, 280 para 200 (mg/100ml) e a PAS de 160 para 140 (mmHg), o prognóstico de DCV no período em análise cai para 25,95%.

Caso 3: HBC

A previsão de DCV para o período em questão, neste caso, é de 5,67%.

É muito importante o significado de cada um dos parâmetros associados a cada uma das variáveis na função logística múltipla. Tome-se, por exemplo, o parâmetro associado à variável "hipertrofia ventricular esquerda", $x_4 = 1,053$. Esse valor corresponde ao logaritmo neperiano da Odds Ratio (ou razão de chances) de DCV no período em questão, considerando-se as demais variáveis constantes. Assim, a Odds Ratio (OR), nesse caso, resulta em

$$\ln OR = 0,1053$$

$$e^{1,053} \cong OR \cong 2,87$$

de forma que um indivíduo que apresente HVE possui um prognóstico 187% maior de DCV no período de oito anos do que um indivíduo sem HVE e nas mesmas condições de idade, PAS, Colesterol etc. Note que a variável considerada é binária[4], podendo assumir os valores 0 ou 1. No caso de uma variável contínua, como por exemplo da taxa de colesterol, é necessário efetuar um ajuste. Tomando a diferença entre duas determinadas situações — por exemplo, se $S_1 = 200$ (mg/100ml) e $S_2 = 240$ (mg/100ml), $= \Delta_{s_2} - s_1 = 40$ (mg/100ml) — e multiplicando esse valor

---

[3] O cálculo pode ser efetuado com o auxílio de uma calculadora científica. Fica mais prático, porém, editar as fórmulas em uma planilha, como o Excel, ou então no STATISTICA, usando o módulo de programação SCL (*Statistica Command Language*).
[4] As variáveis do tipo 0 ou 1 são também denominadas "variáveis *dummies*".

pelo parâmetro associado à variável, $x_2 = 0,026$, tem-se a Razão de chances entre essas duas situações. Assim,

$$0,016.(240 - 200) = \ln OR$$

$$0,64 = \ln OR$$

$$e^{0,64} = OR \cong 1,90$$

De forma que a chance de DCV em um indivíduo com taxa de colesterol de 240 (mg/100ml) é quase 90% maior do que a de um indivíduo com 200 (mg/100ml), em idênticas condições.

Exemplo de cálculo da Odds Ratio (Razão de chances):
Considere os dados de 80 pacientes, classificados de acordo com os eventos alcoolismo e cirrose (Tabela 13.2).

Tabela 13.2

(exposição)	**Alcoolismo** (doença)		**Total**
Cirrose	Sim	Não	
Sim	9 (a)	2 (b)	11 (a + b)
Não	26 (c)	43 (d)	69 (c + d)
Total	35 (a + c)	45 (c + d)	80 (a + b + c + d)

Denota-se:

$$\text{Chance} = \frac{p}{1 - p}$$

$$\text{Chance (ser alcoólatra/ter cirrose)} = \frac{a/a + b}{1 - (a/a + b)} = \frac{a/a + b}{b/a + b} = \frac{a}{b} = \frac{9}{2} = 4,50$$

$$\text{Chance (ser alcoólatra/não ter cirrose)} = \frac{c/c + d}{1 - (c/c + d)} = \frac{c/c + d}{d/c + d} = \frac{c}{d} = \frac{26}{43} = 0,60$$

$$\text{Razão de chances (OR)} = \frac{a/b}{c/d} = \frac{a \cdot d}{b \cdot c} = \frac{4,50}{0,60} = 7,5$$

Este valor indica que quem tem cirrose tem 7,5 vezes a chance de ser alcoólatra quando comparado com quem não tem cirrose.
Nota: A tabela, como está colocada, mostra a exposição como cirrose e o alcoolismo como doença. Se quisermos tratar o alcoolismo como exposição, teríamos que inverter as posições. Neste caso, como a razão de chances é a razão entre os produtos cruzados das diagonais da tabela, a OR ainda seria igual a 7,5, mesmo após a inversão.
É possível construir, dessa forma, funções de ocorrência de um determinado evento, baseadas em regressão logística múltipla. Quando as variáveis forem binárias, as razões de chances podem ser estimadas mediante as freqüências relativas correspondentes a dois grupos representando duas situações. Quando as variáveis forem contínuas, deve-se fazer um ajuste linear entre o percentual de casos e a variável de ajuste, padronizada por um valor referência. Por exemplo, se para a variável taxa de colesterol, (x), for considerado o valor referência de normalidade 200 (mg/100ml), a variável padronizada, (X), será $X_i = x_i - 200$. O valor do parâmetro na função de regressão logística múltipla será, então, o coeficiente angular da reta ajustada desta forma.
Contudo, essa sistemática deve levar em consideração duas possíveis fontes de erro, que podem prejudicar os prognósticos, baseados nesse tipo de ajuste. Em primeiro lugar, está implícito uma

320 BIOESTATÍSTICA

razão de chances constante entre duas situações que implicam iguais diferenças. No caso do nível de colesterol, a chance de DCV aumenta 90% de 200 para 240 (mg/100ml), assim como aumentariam os mesmos 90% de 240 para 280 (mg/100ml). Essa suposta linearidade nem sempre se observa na realidade. Em segundo lugar, há uma pressuposição de independência entre os fatores, de forma que todos são significativos em relação à probabilidade que se quer estimar (DCV), mas são não-significativos entre eles. Havendo associação entre os fatores que determinam a probabilidade desejada (por exemplo, entre fumo e PAS),[5] o modelo pode não responder de forma adequada.

Os estudos de funções de probabilidade associadas à estimação das probabilidades de sobrevivência vêm sendo intensificados nos últimos anos. Existe um número razoável de índices de sobrevivência, uma boa parte deles ligada ao tratamento intensivo de pacientes. Segundo Timerman:

"O conhecimento dos parâmetros prognósticos pode ser de grande auxílio para o médico na sua decisão de não iniciar ou interromper os esforços ressuscitatórios em pacientes que sofreram parada cardiorrespiratória."

Ainda, segundo o mesmo autor, na mesma obra:

"Nos países onde existe legislação específica, permitindo a discussão prévia entre médicos, pacientes e seus familiares sobre a eventual aplicação de manobras de ressuscitação cardiopulmonar, existe a possibilidade de se tomar a decisão de não ressuscitar (DNR orders: ordens de não ressuscitar), proporcionando-se ao médico proteção em sua atitude e ao seu paciente e aos seus familiares o respeito à sua vontade."

Outros índices prognósticos baseados na função logística múltipla são o APACHE (Acute Physiology and Chronic Health Evaluation), que foi proposto por Knaus. O APACHE é empregado para classificar a gravidade de doenças. Uma variante desse índice, o APACHE II, leva a um escore associado com probabilidades crescentes de mortalidade. Existe ainda uma outra variante denominada APACHE III, na verdade uma revisão dos dois anteriores. Ainda podem ser mencionados o escore KPS, (Karnofsky), que avalia o estado funcional do paciente/indivíduo; o índice PAS, (George), ou morbidade pré-parada, aplicado a pacientes que sofreram parada cardiorrespiratória dentro do ambiente hospitalar e o índice PAR, (O'Keeffe), ou prognóstico após ressuscitação, uma variante do anterior.

2 Análise da Qualidade do Ajustamento

Quando foi explicado o Método de Mínimos Quadrados, argumentou-se que o princípio fundamental é fazer com que os desvios do modelo com relação às observações seja o menor possível. A soma dos quadrados dos desvios é denominada Variação Residual (VR) e pode ser escrita em relação às diferenças quadráticas dos valores observados com relação ao valor médio de y, denominada Variação Total (VT) e às diferenças quadráticas dos valores estimados de $\hat{y}$ com relação ao valor médio de $\overline{y}$, chamada de Variação Explicada pela Regressão (VER).

Assim, para um conjunto de n observações, pode-se escrever

$$VR = \sum_{i=1}^{n}(y_i - \hat{y}_i)^2 \quad VT = \sum_{i=1}^{n}(y_i - \overline{y})^2 \quad VER = \sum_{i=1}^{n}(\hat{y}_i - \overline{y})^2$$

A variação residual resulta em

$$VR = VT - VER \text{ ou } VT = VER + VR$$

---

[5]Nesse caso, ocorre o que se denomina redundância.

Com base nessas distâncias, é possível construir um coeficiente para avaliar o quanto uma reta se aproxima dos dados originais.

O coeficiente de determinação, R^2, é dado pela proporção entre VER e VT, de modo que[6]

$$R^2 = \frac{VER}{VT} \quad \text{ou} \quad R^2 = \frac{VT - VR}{VT} = 1 - \frac{VR}{VT}$$

Lembrando o significado de VT, VER e VR,

$$R^2 = \frac{\sum_{i=1}^{n}(\hat{y}_i - \bar{y})^2}{\sum_{i=1}^{n}(y_i - \bar{y}_i)^2}$$

A raiz quadrada de R^2, chamada de coeficiente de correlação, r, é preferida e normalmente utilizada.

$$r = \sqrt{R^2} = \sqrt{\frac{VER}{VT}} = \sqrt{\frac{\sum_{i=1}^{n}(\hat{y}_i - \bar{y})^2}{\sum_{i=1}^{n}(y_i - \bar{y}_i)^2}}$$

O valor de r é normalmente encontrado em qualquer calculadora que possua modo estatístico. Denotando genericamente as distâncias

$$e_i = y_i - \hat{y}_i \qquad \bar{Y}_i = y_i - \bar{y} \qquad \hat{Y}_i = \hat{y}_i - \bar{y}$$

resulta em[7]

$$r = \sqrt{\frac{\sum \hat{Y}^2}{\sum Y^2}} \quad \text{ou} \quad r = \sqrt{1 - \frac{\sum e^2}{\sum Y^2}}$$

O intervalo de variação de r está compreendido entre -1 e $+1$, conforme é mostrado na Fig. 13.2.

_____

[6]O coeficiente de determinação R^2, é uma medida de qualidade do ajuste do modelo, ou seja, é uma medida quantitativa de precisão da reta estimada.

$R^2 = \dfrac{\textit{VARIAÇÃO EXPLICADA PELA REGRESSÃO}}{\textit{VARIAÇÃO TOTAL}}$, ou seja, este é um indicador do quanto da variabilidade total dos dados é explicado pelo modelo (reta) de regressão e por isso é uma medida de qualidade do ajuste. O R^2 varia entre 0 e 1, e quando é próximo a 1 indica um ótimo ajuste do modelo, ou seja, as variáveis que estão no modelo estão dando conta de explicar muito bem o evento que se está estudando.

Já o coeficiente de correlação (r) é uma medida do grau de linearidade entre duas variáveis quantitativas, de preferência contínuas. Este coeficiente varia de -1 a $+1$ e é utilizado para fazer uma triagem inicial para ver quais as variáveis realmente devem ser consideradas em um modelo múltiplo (matriz de correlação de todas as variáveis explicativas com a variável resposta ou dependente), e também para observar as possíveis correlações entre duas variáveis explicativas, para não incorrer no efeito da colinearidade (r > 0,95 entre duas variáveis explicativas).

[7]Os subíndices foram omitidos para simplificação.

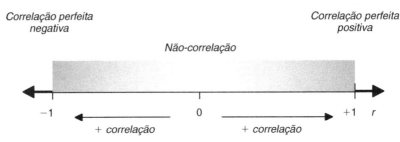

Fig. 13.2 Amplitude de variação do coeficiente de correlação linear. (A intensidade do cinza mostra maior correlação [+ escuro = + correlação].)

A correlação positiva indica que as variáveis do modelo variam na mesma direção. Assim, se $X\uparrow, Y\uparrow$ ou se $X\downarrow, Y\downarrow$. Também,

A correlação negativa, analogamente, implica $X\downarrow Y\uparrow$ ou $X\uparrow Y\downarrow$, ou ainda $\dfrac{\partial y}{\partial x} < 0$.

Normalmente, considera-se um bom ajuste se $|R| > 0,9$, crescendo em qualidade de ajuste quanto mais próximo estiver de $|R| = 1$, considerado ajuste perfeito.

Com relação ao sinal, é evidente que as expressões vistas para o coeficiente de correlação sempre irão conduzir a valores positivos. Dessa forma, na verdade, é calculado o módulo de r, sendo necessário acrescentar o sinal posteriormente. O sinal é o mesmo do parâmetro $\hat{a}_1$.

Uma outra forma de calcular r, obtendo-se o sinal de forma direta, consiste em fazer

$$r = \frac{\sum_{i=1}^{n} X_i \cdot Y_i}{\sqrt{\sum_{i=1}^{n} X_i^2 \cdot \sum_{i=1}^{n} Y_i^2}}$$

onde: $Y_i = y_i - \bar{y}$ e $X_i = x_i - \bar{x}$.

EXEMPLO 13.3

No **Exemplo 13.1** foi mostrado o procedimento de obtenção da regressão das estaturas para os pesos de um grupo de mulheres. A função linear regredida, como foi visto, resultou

$$\hat{y} = -49,42 + 0,6719 \cdot x$$

Agora será visto o cálculo do coeficiente de determinação desta regressão, que permite avaliar a qualidade do ajustamento efetuado.

n	x	y	$\hat{y}$	VT	VER	VR
1	160	56	58,084	13,69	2,611456	4,343056
2	166	60	62,1154	0,09	5,834157	4,474917
3	154	48	54,0526	136,89	31,89313	36,63397
4	158	58	56,7402	2,89	8,760416	1,587096
5	162	64	59,4278	18,49	0,074093	20,90501
6	170	60	64,803	0,09	26,04061	23,06881
7	167	62	62,7873	5,29	9,531421	0,619841
8	155	52	54,7245	59,29	24,7556	7,4229
9	158	60	56,7402	0,09	8,760416	10,6263
10	169	58	64,1311	2,89	19,63465	37,59039
11	177	68	69,5063	68,89	96,16352	2,26894
12	164	62	60,7716	5,29	1,148327	1,508967
13	162	66	59,4278	39,69	0,074093	43,19381
14	166	70	62,1154	106,09	5,834157	62,16692
15	158	55	56,7402	22,09	8,760416	3,028296
16	160	65	58,084	28,09	2,611456	47,83106
17	155	58	54,7245	2,89	24,7556	10,7289
18	150	46	51,365	187,69	69,47222	28,78323
19	172	66	66,1468	39,69	41,56123	0,02155
20	165	60	61,4435	0,09	3,039792	2,083692
SOMA	**3248**	**1194**		**740,2**	**391,3168**	**348,8876**

Os valores estimados de y, isto é $\hat{y}$ foram obtidos substituindo cada valor de x na função de regressão calculada anteriormente. Os valores das demais colunas, VT, VER e VR, foram calculados conforme já foi explicado. Assim, empregando a expressão para cálculo do coeficiente de determinação, vem

$$R^2 = \frac{\textit{VARIAÇÃO EXPLICADA PELA REGRESSÃO}}{\textit{VARIAÇÃO TOTAL}} = \frac{391,3168}{740,2} = 0,53$$

Este valor de R^2 mostra que das variáveis consideradas no modelo, no caso somente a estatura explica 53% da variabilidade total do peso. Isto quer dizer que se quiséssemos um modelo que melhor explicasse o peso precisaríamos de outras variáveis e não somente da estatura, o que é bem coerente, pois o peso corporal depende de outros fatores, e não somente da estatura. Assim, a correlação entre peso e estatura é muito forte, r = 0,72, e nos evidencia que esta variável, a estatura, deve ser incorporada em um modelo se considerássemos um contexto múltiplo ou de múltiplas variáveis.

3 Significância dos Parâmetros

Uma das hipóteses efetuadas para aplicar o Método de Mínimos Quadrados é a de que tanto a média μ quanto y, $\hat{a}_0$ e $\hat{a}_1$ se comportem estatisticamente de acordo com a distribuição normal ou de Gauss $N[\mu,\sigma]$. Dessa forma, é possível utilizar a distribuição de Student para testar hipóteses sobre os parâmetros $\hat{a}_0$ e $\hat{a}_1$. As hipóteses são formuladas de maneira a testar

$$H_0 \rightarrow \text{hipótese de nulidade, } \hat{a}_i = 0$$

contra

$$H_1 \rightarrow \text{hipótese alternativa, } \hat{a}_i \neq 0$$

trabalhando a um determinado nível de significância α e $n-k$ graus de liberdade, em que n = número de observações; k número de variáveis (no caso simples, $k = 2$) e $\hat{a}_i$ = parâmetro genérico.

A regra de decisão empregada é a de aceitar H_0 toda vez que o valor tabelado de t, para $n-k$ graus de liberdade, seja maior que o valor calculado para o parâmetro que está sendo testado e rejeitar H_0 em caso contrário. Resumindo

> Aceita-se H_0 (rejeita-se H_1), se $t_T > t_C$
>
> Aceita-se H_1 (rejeita-se H_0), se $t_T < t_C$

Ou, observando-se o valor do nível de significância do teste, p, quando os cálculos forem efetuados computacionalmente.

O valor de t é obtido, fazendo-se

$$t_C = \frac{\hat{a}_i}{S_{\hat{a}_i}}$$

e sendo $S_{\hat{a}_i}$ o desvio padrão do parâmetro, $\hat{a}_1$.

No caso específico dos parâmetros do modelo linear simples

$$t_{C,\hat{a}_0} = \frac{\hat{a}_0}{S_{\hat{a}_0}} \quad e \quad t_{C,\hat{a}_1} = \frac{\hat{a}_1}{S_{\hat{a}_1}}$$

Por outro lado, a variância dos parâmetros é calculada[8]

$$S_{\hat{a}_0}^2 = \frac{\sum e^2 \cdot \sum x^2}{gl \cdot n \cdot \sum X^2} \quad e \quad S_{\hat{a}_1}^2 = \frac{\sum e^2}{gl \cdot \sum X^2}$$

Observe que, ao se testarem os parâmetros $\hat{a}_0$ e $\hat{a}_1$ em um certo nível de significância, interessa que H_0 seja rejeitada, pois dessa forma está-se aceitando que o parâmetro não é nulo e que, portanto, a variável associada a tal parâmetro realmente influencia a variável dependente. Quando o modelo é simples, está-se diante do caso do parâmetro $\hat{a}_1$, pois é ele que está associado à variável explicativa.

EXEMPLO 13.4

Para testar a significância dos parâmetros da regressão vista no **Exemplo 13.2**, como já foi visto, são usadas as expressões:

$$t_{c,\hat{a}_0} = \frac{\hat{a}_0}{S_{\hat{a}_0}} \text{ para o coeficiente linear e}$$

$$t_{c,\hat{a}_1} = \frac{\hat{a}_1}{S_{\hat{a}_1}} \text{ para o coeficiente angular.}$$

---

[8]Os índices foram omitidos para simplificação.

Com

$$S_{a_0}^2 = \frac{\sum e^2 \sum x^2}{gl \cdot n \cdot \sum X^2} \qquad S_{\hat{a}_1}^2 = \frac{\sum e^2}{gl \cdot \sum X^2}$$

Cálculos Preliminares

Os seguintes valores já foram calculados anteriormente

$\Sigma e^2 = 348,8876$
$\Sigma x^2 = 528342$
$gl = n - k = 18$
$n = 20$

Para calcular X^2:

n	x	$(x - \bar{x})^2 = X^2$
1	160	5,76
2	166	12,96
3	154	70,56
4	158	19,36
5	162	0,16
6	170	57,76
7	167	21,16
8	155	54,76
9	158	19,36
10	169	43,56
11	177	213,16
12	164	2,56
13	162	0,16
14	166	12,96
15	158	19,36
16	160	5,76
17	155	54,76
18	150	153,76
19	172	92,16
20	165	6,76
SOMA	**3248**	**866,8**

De forma que $\Sigma x^2 = 866,8$.

Teste do Coeficiente $\hat{a}_1$

$$S_{a_0}^2 = \frac{\sum e^2 \sum x^2}{gl \cdot n \cdot \sum X^2} = \frac{348,89 \cdot 528342}{18 \cdot 20 \cdot 866,8} = 590,72$$

$$t_{c,\hat{a}_0} = \frac{\hat{a}_0}{S_{\hat{a}_0}} = \frac{-49,416}{24,305} = -2,033$$

Para $\alpha = 5\%$ e gl $= 2$, o valor tabelado de Student é igual a aproximadamente 4,3. Desta forma, não é possível rejeitar a hipótese de que o coeficiente $\hat{a}_0$ seja diferente de zero.

Teste do Coeficiente $\hat{a}_1$

$$S_{\hat{a}_1}^2 = \frac{\sum e^2}{gl \cdot \sum X^2} = \frac{348,89}{18 \cdot 866,8} = 0,0224$$

$$t_{c,\hat{a}_1} = \frac{\hat{a}_1}{S_{\hat{a}_1}} = \frac{0,6719}{\sqrt{0,0224}} = 4,4893$$

Neste caso, o valor de t calculado para o teste do coeficiente $\hat{a}_1$ indica rejeição da hipótese de nulidade para o nível de 5% de significância. O coeficiente angular é significativamente diferente de zero ao nível de 5% de decisão.

Os resultados do teste de significância dos parâmetros mostram que não é possível afirmar que o coeficiente linear difira de zero, enquanto o coeficiente angular difere de zero considerando erro de 5%. Com critérios mais rigorosos (1%, por exemplo), esta conclusão não seria válida. Assim, os resultados estimados da regressão devem ser considerados com muito cuidado, como já antecipava o cálculo de r.

4 Intervalos de Confiança da Regressão

Tanto as estimativas efetuadas pelo modelo de regressão com relação à variável dependente quanto os próprios parâmetros do modelo de regressão podem ser estimados empregando-se intervalos de confiança. Assim, será possível determinar, para um nível de significância específico, a proporção de amostras que deverá conter o verdadeiro valor de y, ou dos parâmetros.

4.1 Intervalos de confiança para as estimativas de y

A variância da regressão de x para y pode ser calculada

$$s_{x,y}^2 = \frac{\sum_{i=1}^{n}(y_i - \hat{y}_i)^2}{n - k} \quad \text{ou} \quad s_{x,y}^2 = \frac{\sum_{i=1}^{n} e_i^2}{n - k}$$

O intervalo de confiança para uma previsão de y, se o número de observações for reduzido ($n \leq 30$), é obtido usando-se a distribuição de Student com $n-2$ graus de liberdade.[9] Dessa forma, considerado um nível de significância α, o intervalo de confiança resulta em

$$\hat{y}_x \mp t_{\alpha,gl} \cdot s_{x,y}$$

Observe que, uma vez fixada α (e conseqüentemente $t_{\alpha,gl}$), o valor do intervalo em volta de $\hat{y}_x$ depende da magnitude do desvio padrão $s_{x,y}$ da regressão. Por último, é importante lembrar que o valor de $t_{\alpha,gl}$ é o correspondente a um teste bi-caudal.

4.2 Intervalos de confiança para as estimativas dos parâmetros

De forma análoga à construção de intervalos de confiança para as estimativas de y, os intervalos para os parâmetros da regressão linear simples resultam em

---

[9]Se n > 30, a distribuição normal fornece uma boa aproximação.

$$\hat{a}_0 \mp t_{\alpha,gl} \cdot s_{\hat{a}_0} \quad \text{e} \quad \hat{a}_1 \mp t_{\alpha,gl} \cdot s_{\hat{a}_1}$$

onde $s_{\hat{a}_0}$ e $s_{\hat{a}_1}$ podem ser calculados segundo as expressões para a variância dos parâmetros vistas na seção 3.

Note que existe uma relação entre a significância dos parâmetros e o intervalo de confiança resultante. Por exemplo, se o parâmetro for não-significante (ou pouco significante), o intervalo de sua estimativa será bastante amplo, indicando grande incerteza quanto ao seu valor.

Quando o intervalo de confiança contiver o zero, isto indicará que a estimativa do parâmetro não difere de zero, o que pode ser visto pelo teste de hipótese do parâmetro.

5 Regressão de Dados Usando Suporte Computacional

A partir dos dados do arquivo BD1 (CD = BD1neonat), serão mostrados alguns exemplos de regressão de dados, qualidade de ajustamento e estimação por intervalos. A plataforma é o programa STATISTICA.

Para efetuar uma regressão empregando-se o programa STATISTICA, deve ser escolhida a opção de regressão múltipla **Multiple Regression** no módulo de seleção **Module Switcher**. Nesse módulo, é possível efetuar regressões simples, isto é, com apenas uma variável explicativa. Veja a Fig. 13.3.

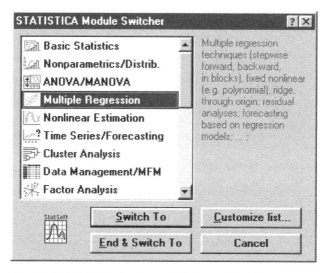

Fig. 13.3 Módulo de seleção para iniciar a análise de regressão.

Clicando na opção mencionada, abre-se a janela mostrada na Fig. 13.4.

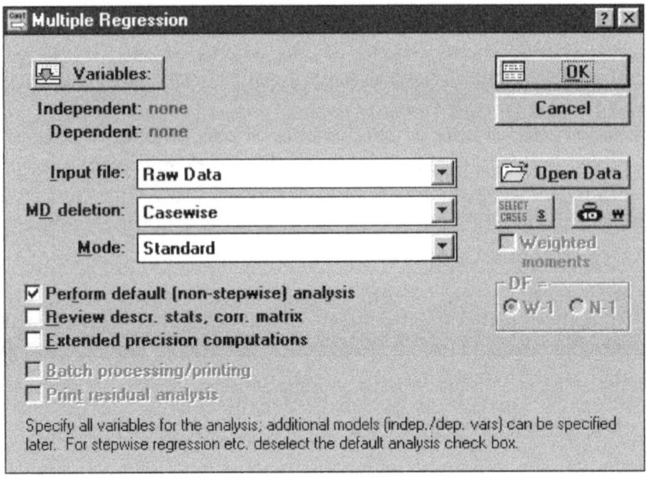

328 BIOESTATÍSTICA

```
┌─────────────────────────────────────────────────────────┐
│ ▓ Multiple Regression                            [?][X]   │
│                                                           │
│    ┌──────────────────┐              ┌──────────────────┐ │
│    │ 🖳  Variables:    │              │ ▦     OK         │ │
│    └──────────────────┘              └──────────────────┘ │
│    Independent: none                 ┌──────────────────┐ │
│    Dependent: none                   │     Cancel       │ │
│                                      └──────────────────┘ │
│    Input file:  │Raw Data        ▼│    ┌─ Open Data      │
│                                                           │
│    MD deletion: │Casewise        ▼│   SELECT  $  🖶  w    │
│                                     CASES                 │
│    Mode: │Standard               ▼│   □ Weighted          │
│                                        moments            │
│    ☑ Perform default (non-stepwise) analysis   ┌─ DF ─┐  │
│    □ Review descr. stats, corr. matrix         │○W-1 ○N-1│ │
│    □ Extended precision computations           └──────┘  │
│                                                           │
│    □ Batch processing/printing                            │
│    □ Print residual analysis                              │
│                                                           │
│    Specify all variables for the analysis; additional models (indep./dep. vars) can be specified │
│    later. For stepwise regression etc. deselect the default analysis check box.                  │
└─────────────────────────────────────────────────────────┘
```

Fig. 13.4 Janela de comandos do módulo de regressão múltipla.

O passo seguinte é selecionar as variáveis da regressão, clicando no botão **Variables**, no canto superior esquerdo (seta indicando). Suponha que se deseja efetuar uma regressão do **peso** para o **tempo gestacional**, de forma a poder observar a influência da duração da gestação sobre o peso de uma criança ao nascer e efetuar estimativas sobre o peso provável de uma criança gestada durante x dias. Então,

$$Peso = f\,(tempo\ de\ gestação)$$

Selecionando as variáveis escolhidas (opções **dependent variable** = peso; **independent variable** = tempo gestacional) e clicando no botão **OK**, vê-se o resultado numa janela, como mostra a Fig. 13.5.

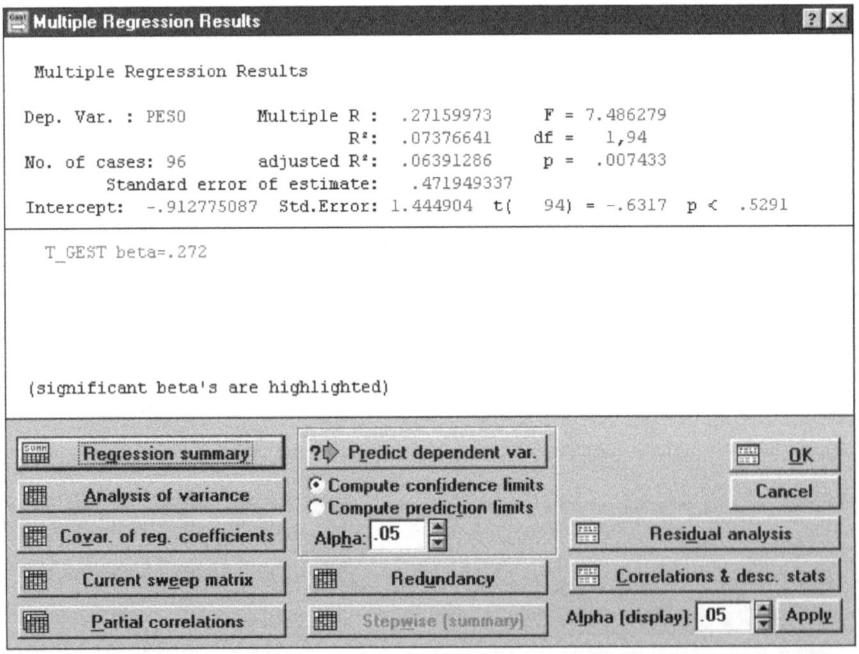

```
┌─────────────────────────────────────────────────────────┐
│ ▓ Multiple Regression Results                    [?][X]   │
│                                                           │
│   Multiple Regression Results                             │
│                                                           │
│  Dep. Var. : PESO      Multiple R : .27159973   F = 7.486279 │
│                             R²: .07376641   df =   1,94    │
│  No. of cases: 96    adjusted R²: .06391286   p =  .007433 │
│         Standard error of estimate:   .471949337          │
│  Intercept: -.912775087 Std.Error: 1.444904 t( 94) = -.6317  p < .5291 │
│ ────────────────────────────────────────────────────────── │
│   T_GEST beta=.272                                        │
│                                                           │
│                                                           │
│                                                           │
│                                                           │
│   (significant beta's are highlighted)                    │
│ ────────────────────────────────────────────────────────── │
│  ┌──────────────────┐  ┌─ Predict dependent var. ──┐  ┌─── OK ──┐ │
│  │ Regression summary│  ?⇨                          │  │         │ │
│  │ Analysis of variance│ ○ Compute confidence limits│ │ Cancel  │ │
│  │                   │  ○ Compute prediction limits │  └─────────┘ │
│  │ Covar. of reg. coefficients│ Alpha: │.05│ ▲      │ Residual analysis │
│  │ Current sweep matrix│  Redundancy                │ Correlations & desc. stats │
│  │ Partial correlations│  Stepwise (summary)  Alpha (display): │.05│ Apply │
└─────────────────────────────────────────────────────────┘
```

Fig. 13.5 Resultados da regressão da variável peso para a variável tempo gestacional.

TEORIA DA REGRESSÃO **329**

O resumo dos resultados pode ser também visto clicando-se no botão **Regression summary** (observe a seta indicativa). Nesse caso, será aberta uma janela com as seguintes informações[10] (Quadro 13.2):

Quadro 13.2

Sumário da Regressão para a Variável Dependente: PESO

$R = 0,27159973$ $R^2 = 0,07376641$ R^2 (Ajustado) $= 0,06391286$

$F(1,94) = 7,4863$ $p < 0,00743$ Erro Padrão da Estimativa: 0,47195

	BETA	Erro Padrão de BETA	B	Erro Padrão de B	$t(94)$	Nível de p
Intercepto	–	–	−0,912775	1,444904	−0,631720	0,529103
T_GEST	0,271600	0,099265	0,014548	0,005317	2,736106	0,007433

Portanto, a regressão do peso para o tempo gestacional resulta em

$$\hat{y} = -0,912775 + 0,014548.x$$

sendo y o peso e x o tempo gestacional.

Observe os dados sobre a qualidade do ajuste ($R = 0,27$), mostrando que a correlação linear entre as variáveis é muito baixa. O valor de Beta é o valor do coeficiente angular padronizado, isto é, quando se usa na regressão a transformação $X_i = x_i - \bar{x}$. O valor F é um teste geral que usa distribuição de Fisher, onde F = VER/VR. Entre parênteses consta o número de variáveis independentes (1) e o número de graus de liberdade (94). O nível de significância do teste, p, mostra que o intercepto (parâmetro independente) não é significativamente diferente de zero (p = 0,53), enquanto o parâmetro associado à variável explicativa é significativamente diferente de zero (p = 0,007433 < 0,01).

A estimativa do peso de um recém-nascido dado o tempo gestacional pode ser efetuada clicando-se no botão **Predict dependent var.**, na tela mostrada na Fig.13.4. Por exemplo, para uma gestação de 280 dias são obtidos os seguintes dados (Quadro 13.3):

Quadro 13.3

Valor Estimado para a Variável: PESO	
Estimado	3,160577
−95,0% Limite Conf.	3,030183
+95,0% Limite Conf.	3,290972

O gráfico de dispersão que associa as duas variáveis pode ser obtido no módulo gráfico, na barra principal, escolhendo a opção **Scatterplot** e seguindo as instruções dadas no Capítulo 4 (editoração gráfica). O resultado bruto do gráfico é o seguinte (Fig. 13.6):

---

[10]Nesse caso, as informações do programa STATISTICA foram editadas e traduzidas.

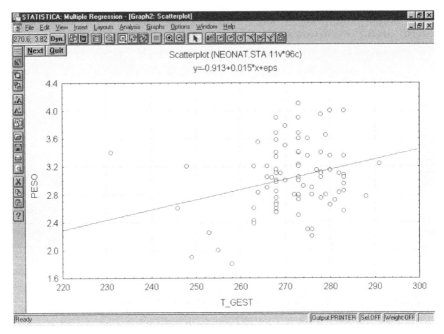

Fig. 13.6 Gráfico de dispersão do peso em função do tempo gestacional.

Outro exemplo pode ser desenvolvido, empregando-se duas variáveis explicativas. Suponha-se agora um modelo de regressão para o peso, considerando-se tempo gestacional e estatura do recém-nascido como variáveis explicativas. Então,

$$Peso = f(tempo\ de\ gestação,\ estatura)$$

O processo de cálculo é exatamente igual ao caso anterior, salvo na hora de escolher as variáveis. Na opção **independent variables**, devem ser selecionadas as variáveis explicativas escolhidas. Os resultados da regressão são os seguintes. Observe como o ajuste melhorou (R = 0,75) com a inclusão da variável estatura. Pelo valor de *p*, observa-se que a variável estatura está associada a um parâmetro significativo (p = 0,000000 < 0,01), enquanto o parâmetro associado ao tempo gestacional mostra-se não-significativo (p = 0,371128 > 0,01). Veja o Quadro 13.4.

Quadro 13.4

Sumário da Regressão para a Variável Dependente: PESO						
R = 0,75195918 R² = 0,56544261 R² (Ajustado) = 0,55609729						
F(2,94) = 60,505 p < 0,00000 Erro Padrão da Estimativa: 0,32500						
	BETA	Erro Padrão de BETA	B	Erro Padrão de B	T(93)	Nível de *p*
Intercepto	–	–	−5,39042	1,086541	−4,96109	0,000003
T.Gest.	0,064067	0,071288	0,00343	0,003818	0,89871	0,371128
Estatura	0,731263	0,071288	0,15306	0,014921	10,25788	0,000000

A regressão resulta então em
$$\hat{y} = -5,39042 + 0,00343 \cdot x_1 + 0,15306 \cdot x_2$$
onde x_1 é o tempo de gestação e x_2 a estatura.

A estimativa do peso, para uma criança com uma gestação de 280 dias e uma estatura de 48cm, resulta em (Quadro 13.5):

Quadro 13.5

Valor Estimado para a Variável: PESO	
Estimado	2,91738
−95,0% Limite Conf.	2,81598
+95,0% Limite Conf.	3,01878

Observe que os intervalos de confiança para o nível 95% são mais estreitos que no caso anterior, em virtude de o erro padrão ter diminuído (de 0,47195 para 0,32500). Essa diminuição se deve à correlação entre o peso e a nova variável introduzida, a estatura.

A correlação entre as variáveis pode ser obtida, clicando-se no botão **Regression Summary** da Fig. 13.5. Nesse caso, será aberta a janela mostrada na Fig. 13.7. Nessa janela, basta clicar no botão **Correlations**.

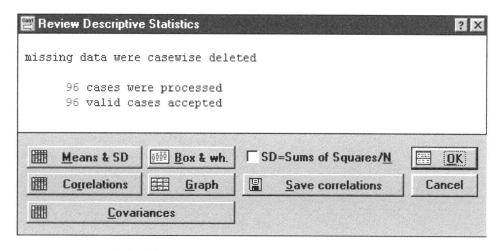

Fig. 13.7 Janela de seleção de correlação entre variáveis.

Os resultados obtidos são os seguintes (Quadro 13.6):

Quadro 13.6

	T_GEST	ESTATURA	PESO
T_GEST	1,000000	0,283800	0,271600
ESTATURA	0,283800	1,000000	0,749446
PESO	0,271600	0,749446	1,000000

Com esses resultados, é possível ver que a estatura está mais correlacionada com o peso do recém-nascido do que com o tempo gestacional. Dessa forma, dados sobre a estatura fornecerão uma melhor aproximação do peso do que dados sobre a duração da gestação. Assim, ao incluir a variável estatura no modelo, foi possível melhorar a previsão da variável peso.

Visualmente, a correlação pode ser observada, clicando-se no botão **Graphs** na janela da Fig. 13.7. O resultado pode ser visto na Fig. 13.8.[11]

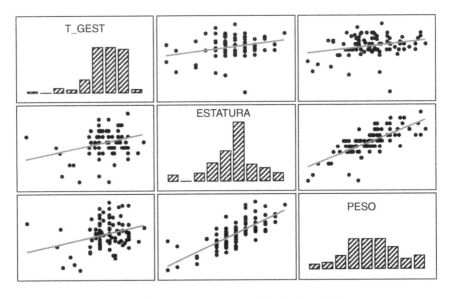

Fig. 13.8 Correlação entre as variáveis do modelo.

Note como a dispersão dos dados em torno da reta de regressão é menor nos gráficos que relacionam peso e estatura.

---

[11] O gráfico foi editado.

TEORIA DA REGRESSÃO **333**

PROBLEMAS PROPOSTOS

1. Considere os dados da Tabela 13.3 referentes ao peso e ao consumo calórico de 10 indivíduos.

Tabela 13.3 Peso (kg) e consumo calórico (kcal) de
10 pessoas

n	Peso (kg)	Calorias (kcal)
1	62	2400
2	75	3200
3	88	3800
4	70	3300
5	65	2800
6	58	2200
7	77	3400
8	55	2600
9	80	4000
10	48	2000

a) Determine a função linear de regressão do consumo calórico em relação ao peso.
b) Calcule o coeficiente de correlação para a regressão obtida em *a*.
c) Teste a significância dos parâmetros da regressão.
2. Efetue a regressão linear da taxa de uréia para a taxa de creatinina, utilizando os dados do BD4IRA.
3. Determine a qualidade do ajuste obtido no Problema 2.
4. Efetue a regressão linear da taxa de uréia para as taxas de creatinina e potássio, utilizando os dados do BD4IRA.
5. Resolva o Problema 2, empregando a função exponencial.
6. Determine a qualidade do ajuste para o Problema 5 e compare o resultado com o resultado do Problema 3.
7. Efetue a regressão do perímetro torácico para o peso de recém-nascidos, usando os dados do BD1Pediat.
8. Usando os dados do BDPAxNaCl, elabore um modelo para o risco de hipertensão arterial. Utilize como parâmetro de hipertensão, PAS > 12 e PAD > 8. Como variáveis explicativas do modelo, empregue idade, antecedentes familiares, alcoolismo, tabagismo e sedentarismo.

APÊNDICE AO CAPÍTULO 13

Dedução das expressões para obtenção dos parâmetros da reta de mínimos quadrados usando a Regra de Cramer.
Partindo do sistema de equações normais da reta de mínimo quadrado

$$
\begin{cases}
\sum_{i=1}^{n} y_i = n \cdot \hat{a} + \hat{b} \cdot \sum_{i=1}^{n} x_i \\[4mm]
\sum_{i=1}^{n} x \cdot y_i = \hat{a} \cdot \sum_{i=1}^{n} x_i + \hat{b} \cdot \sum_{i=1}^{n} x_i^2
\end{cases}
$$

que pode ser escrito genericamente

$$c_{11} \cdot \hat{a}_0 + c_{12} \cdot \hat{a}_1 = z_1$$
$$c_{21} \cdot \hat{a}_0 + c_{22} \cdot \hat{a}_1 = z_2$$

ou, usando notação matricial

$$C\,A = Z$$

Pela regra de Cramer, os valores dos elementos da matriz A são obtidos, fazendo

$$\hat{a}_0 = \frac{|C_{\hat{a}_0}|}{|C|} \quad e \quad \hat{a}_1 = \frac{|C_{\hat{a}_1}|}{|C|}$$

onde C é a matriz dos coeficientes, e $C_{\hat{a}_i}$ é a matriz dos coeficientes tendo substituída a coluna correspondente ao i-ésimo elemento a pelo vetor coluna Z.

Desse modo, tem-se

$$\hat{a}_0 = \frac{\begin{vmatrix} \sum y & \sum x \\ \sum x \cdot y & \sum x^2 \end{vmatrix}}{\begin{vmatrix} n & \sum x \\ \sum x & \sum x^2 \end{vmatrix}} = \frac{\sum y \cdot \sum x^2 - \sum x \cdot \sum x \cdot y}{n \cdot \sum x^2 - \left(\sum x\right)^2}$$

$$\hat{a}_1 = \frac{\begin{vmatrix} n & \sum y \\ \sum x & \sum x \cdot y \end{vmatrix}}{\begin{vmatrix} n & \sum x \\ \sum x & \sum x^2 \end{vmatrix}} = \frac{n \cdot \sum x \cdot y - \sum x \cdot \sum y}{n \cdot \sum x^2 - \left(\sum x\right)^2}$$

O valor do parâmetro $\hat{a}_0$ pode ser calculado também a partir de $\hat{a}_1$. De fato, tomando a primeira equação normal da reta de mínimo quadrado e colocando $\hat{a}_0$ em evidência, vem:

$$\hat{a}_0 = \frac{\sum y - \hat{a}_1 \cdot \sum x}{n}$$

ou

$$\hat{a}_0 = \bar{y} - \hat{a}_1 \cdot \bar{x}$$

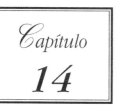

Capítulo 14
Dimensionamento Amostral

1. **Conceito e importância**
2. **Resumo das etapas do planejamento experimental**
   - 2.1 Definição dos objetivos e das hipóteses
   - 2.2 Escolha dos fatores (ou das variáveis)
   - 2.3 Desenho experimental
     - 2.3.1 Escolha dos níveis aos quais os fatores escolhidos serão tomados
     - 2.3.2 Escolha do número de unidades (grupos) experimentais que serão empregadas
     - 2.3.3 Observação de possíveis medidas para redução de erros não controlados
3. **O problema da determinação do tamanho das amostras**
4. **Como dimensionar amostras**
5. **Tipos de estudos científicos**
6. **Dimensionamento amostral para estimativas ou baseado em intervalos de confiança**
   - 6.1 Intervalos de confiança e tamanho da amostra
   - 6.2 O problema da referência circular
   - 6.3 Dimensionamento amostral para estimativas de médias
     - 6.3.1 Erro absoluto população infinita
     - 6.3.2 Erro relativo população infinita
     - 6.3.3 Erro absoluto população finita
     - 6.3.4 Erro relativo população finita
   - 6.4 Dimensionamento amostral para estimativas de proporções
     - 6.4.1 Erro absoluto população infinita
     - 6.4.2 Erro relativo população infinita
     - 6.4.3 Erro absoluto população finita
     - 6.4.4 Erro relativo população finita
7. **Dimensionamento de amostras para comparações ou baseado em testes de significância**
   - 7.1 Introdução
   - 7.2 Teste de uma média experimental contra um valor referência (normal para médias)
     - 7.2.1 Teste unilateral ("maior que" ou "menor que")
     - 7.2.2 Teste bilateral (diferenças)
   - 7.3 Duas médias experimentais (teste de Student, t)
     - 7.3.1 Amostras de tamanhos iguais
     - 7.3.2 Amostras de tamanhos diferentes
     - 7.3.3 Amostras pareadas (antes *versus* depois)
     - 7.3.4 Amostras pareadas em estudos "cruzados" (tratamento *versus* controle)
   - 7.4 Teste de uma proporção experimental contra uma taxa de referência (normal para proporções)
     - 7.4.1 Teste unilateral ("maior que" ou "menor que")
     - 7.4.2 Teste bilateral (diferenças)
   - 7.5 Duas proporções experimentais (teste de qui-quadrado, χ^2)
     - 7.5.1 Amostras do mesmo tamanho
     - 7.5.2 Amostras de tamanhos diferentes
   - 7.6 Duas proporções pareadas (antes/depois ou A/D, teste de McNemar)
8. **Dimensionamento amostral para regressão linear simples**
9. **Guia rápido de expressões para dimensionamento de amostras**
   - 9.1 Estudos observacionais (intervalos de confiança)
   - 9.2 Estudos experimentais (testes de significância)
   - 9.3 Regressão linear simples

336 BIOESTATÍSTICA

1 Conceito e Importância

O dimensionamento amostral trata da determinação do tamanho mínimo necessário da(s) amostra(s) a ser(em) utilizada(s) em um experimento ou estudo para que este apresente validade científica.

Um estudo que é conduzido com um número de casos menor que o tamanho mínimo de amostra requerido é denominado um estudo subdimensionado. Os resultados obtidos em estudos subdimensionados têm sua validade científica comprometida e as conclusões obtidas em função destes podem estar equivocadas.

Quando o tamanho da amostra empregada em um estudo é maior do que o mínimo requerido pelo dimensionamento amostral, o estudo é superdimensionado. Neste caso, estaria sendo empregado um esforço experimental maior do que o necessário para as comprovações científicas desejadas, com desperdício de materiais e horas de pesquisa, por exemplo. Além disto, no caso de pesquisa com seres vivos, deve ser considerado o prejuízo causado aos indivíduos estudados, como o incômodo, constrangimento, risco de danos físicos e até a morte.

O correto dimensionamento amostral, portanto, evita os problemas decorrentes do sub e do superdimensionamento dos estudos científicos.

Assim, o dimensionamento de amostras pode ser considerado uma etapa fundamental na realização de um estudo científico. Ao mesmo tempo, constitui uma das etapas preliminares de qualquer experiência ou estudo, uma vez que se coloca antes do levantamento de dados. O Quadro 14.1

Quadro 14.1 Fases da realização de um estudo sob a perspectiva da sua realização

Fase	Atividade	Etapas	Características do Processo
INICIAL Pré-experimental **Preparação**	Planejamento experimental	1. Definição dos objetivos e das hipóteses. 2. Escolha das variáveis (ou dos fatores). 3. Desenho experimental. 4. **Dimensionamento amostral.**	Existe interatividade na definição de algumas etapas. A escolha do tipo de desenho experimental pode ser pensada tendo em vista o dimensionamento amostral.
INTERMEDIÁRIA Experimental **Obtenção de resultados**	Levantamento de dados (Observação)	1. Aquisição de dados. a) Consulta de dados; b) Pesquisa de campo; c) Realização do experimento. 2. Organização de dados.	As etapas são seqüenciais.
	Estimativas e inferências (Análise)	1. Obtenção de resultados a) Construção de estimativas; b) Realização de testes.	Não se aplica.
FINAL Pós-experimental **Fechamento**	Conclusão	1. Interpretação dos resultados. 2. Generalização dos resultados. 3. Análise do alcance dos resultados.	As etapas são realizadas de forma subseqüente, sendo que o resultado de cada uma tem influência na determinação da seguinte.
	Discussão	1. Comparação com outros estudos. 2. Definição de limitações do estudo. 3. Proposta de alternativas de aperfeiçoamento e continuação do problema abordado no estudo.	Estas etapas são realizadas com informações obtidas na fase de conclusão, comparativamente ao conhecimento sobre o problema existente naquele momento.

mostra de forma sintética todas as fases da sua realização, explicitando as atividades envolvidas em cada uma delas, suas etapas e as características do processo de transição entre elas.

Desta maneira, pode-se dizer que o dimensionamento amostral pertence à fase do planejamento experimental. Como foi visto, essa fase, a primeira de qualquer estudo, pode ser dividida em:

1. Definição de objetivos e hipóteses.
2. Escolha das variáveis (fatores).
3. Desenho experimental.
4. Dimensionamento amostral.

Embora o dimensionamento amostral esteja antes da fase de levantamento de dados, às vezes é necessário um estudo de campo preliminar, ou piloto, para auxiliar na estimativa de algumas variáveis necessárias ao cálculo. De qualquer maneira, mesmo que o *estudo piloto* seja necessário, a fase de levantamento de dados para o estudo inicia após a determinação do número de indivíduos ou casos necessários para o estudo propriamente dito.

A qualidade de um estudo científico está diretamente relacionada com o cuidado dos pesquisadores na fase do planejamento experimental. Ao contrário do que pesquisadores menos experientes pensam, o experimento não inicia na sua execução, e sim na sua concepção. Um estudo mal concebido não tem como resultar em um trabalho de qualidade. Assim, na realização de qualquer estudo científico, o planejamento experimental e todas as suas etapas devem ser desenvolvidos com tempo, cuidado e consistência.

2 Resumo das Etapas do Planejamento Experimental

Como foi visto no Quadro 14.1, o dimensionamento amostral é a última etapa do planejamento experimental. A seguir será feita uma síntese dos principais conceitos relacionados com as três primeiras etapas da primeira fase de um estudo científico.

2.1 Definição dos objetivos e das hipóteses

A definição dos objetivos e das hipóteses do estudo é o primeiro trabalho a ser desenvolvido. Essa fase é tão importante que as fases subseqüentes do estudo ficam absolutamente atreladas a sua definição. De modo geral, pode-se dizer que o objetivo de um estudo corresponde a uma indagação de interesse científico. Embora o objetivo seja redigido no sentido afirmativo, deve corresponder sempre a ele o que se denomina *pergunta problema*. É comum também que um estudo tenha um objetivo geral. É importante salientar que, de modo geral, é suficiente que assim seja. Pode, entretanto, existir um conjunto de objetivos específicos, que são, na verdade, variações ou particularizações do problema enunciado no objetivo geral. Os objetivos específicos também devem poder ser colocados em forma interrogativa.

2.2 Escolha dos fatores (ou das variáveis)

Esta fase está relacionada com a identificação das variáveis que deverão ser selecionadas. A definição do número de variáveis é crítica, uma vez que estudos de grande porte possuem custo excessivo. Ao mesmo tempo, estudos com grande número de variáveis não garantem a qualidade do mesmo.

Os fatores a serem considerados em um experimento podem ser agrupados, de forma genérica, em:

A. Fatores de interesse direto (diretamente relacionados, *a priori*).
B. Fatores que podem modificar a ação dos fatores principais (A), ou que podem elucidar o funcionamento dos fatores principais.
C. Fatores relacionados com a técnica empregada no experimento.
D. Fatores de classificação, sugeridos por agrupamentos naturais das unidades experimentais.
E. Variações propositais introduzidas nas unidades experimentais.

2.3 Desenho experimental

Esta etapa é imediatamente anterior ao dimensionamento amostral. Sua definição clara e precisa é necessária para que a determinação do tamanho das amostras empregadas no estudo seja correta.

O desenho experimental está relacionado com três problemas fundamentais:

A. Escolha dos níveis aos quais os fatores escolhidos serão tomados.
B. Escolha do número de unidades (grupos) experimentais que serão empregadas.
C. Observação de possíveis medidas para redução de erros não controlados.

2.3.1 Escolha dos níveis aos quais os fatores escolhidos serão tomados

Uma vez selecionadas as variáveis do estudo, surge então o problema de como medi-las. Uma primeira dúvida é se as avaliações serão efetuadas por medições, empregando parâmetros como a média e o desvio padrão, ou por freqüências, empregando proporções. Um exemplo de conflito ao decidir a forma de medir o mesmo experimento seria o seguinte:

percentual de indivíduos anêmicos que recuperou mais de 2 mg/dl de hemoglobina
vs.
taxa média de recuperação da taxa de hemoglobina

Evidentemente, em alguns casos, essa escolha é imediata e forçada. Contudo, é importante que se tenha bem definido o tipo de dados que cada variável do estudo irá fornecer, para a correta definição das seguintes fases.

2.3.2 Escolha do número de unidades (grupos) experimentais que serão empregadas

Em um estudo que envolve uma experiência, é comum que se dividam os indivíduos que participam do estudo em pelo menos dois grupos: um que recebe o objeto da experiência, ou grupo **tratamento**, e outro que não é modificado ou tratado, empregado como controle do primeiro e denominado justamente **controle**. Obviamente, o objetivo da existência dos dois grupos é contrastá-los para medir o efeito do tratamento em relação ao controle.

Entretanto, podem ser empregados mais grupos, dependendo da experiência. É possível empregar vários tratamentos. Também, em alguns casos, é exigido um protocolo de controle do grupo controle. Além dos grupos experimentais, fatores de classificação podem também ser analisados conjuntamente com os grupos para verificar seus efeitos.

2.3.3 Observação de possíveis medidas para redução de erros não controlados

O desenho experimental também deve levar em consideração ações para reduzir o acaso e enfatizar o efeito do experimento. Contribui neste sentido o emprego de: (i) amostras

DIMENSIONAMENTO AMOSTRAL **339**

pareadas, (ii) elementos amostrais semelhantes (como cobaias idênticas), e (iii) controles experimentais.

EXEMPLO 14.1

A elaboração de um exemplo completo e detalhado de planejamento experimental certamente seria muito extensa. Contudo, é possível supor uma situação hipotética e destacar os principais procedimentos referentes às três primeiras etapas dessa fase descritas anteriormente. Com relação à quarta etapa (o dimensionamento amostral), serão dados vários exemplos ao longo deste capítulo.

Definição dos Objetivos e das Hipóteses

Suponha que se deseja efetuar um estudo sobre a diminuição da hipertrofia ventricular devida a hipertensão arterial com o uso de determinada droga (enalapril). Considere que o estudo será conduzido com animais de laboratório (ratos).

Esta definição corresponde à idéia principal do estudo e a partir dela é possível gerar o objetivo principal. A pergunta problema seria: *a administração de enalapril provoca diminuição da hipertrofia ventricular?* Objetivos específicos, neste caso, poderiam estar relacionados com as formas e as dosagens de administração da droga e seus efeitos na hipertrofia ou, ainda, sobre outros parâmetros cardiovasculares de interesse. A definição completa dos objetivos (principal e específicos) do estudo segue esta lógica. Nessa etapa do planejamento experimental, a orientação das ações segue a linha de descrever "o que" se pretende estudar.

A definição das hipóteses é decorrente do objetivo e da pergunta problema.

Hipótese de nulidade, H_0: os tamanhos dos ventrículos nos animais tratados e não tratados com enalapril são iguais.

Hipótese alternativa H_1: os tamanhos dos ventrículos nos animais tratados com enalapril são menores que os dos animais não tratados.

Escolha dos Fatores ou Variáveis

Para medir o efeito da "diminuição" (ou se ela realmente existe) são necessárias medidas antes e depois da administração da droga. As medidas do ventrículo podem ser efetuadas de diversas formas. Uma delas seria avaliar o peso ou a massa da peça removida cirurgicamente após o experimento. Assim, a massa do ventrículo passa a ser a principal variável, ou variável de interesse direto. Outras variáveis de interesse poderiam ser definidas, tais como: medidas dimensionais (largura, comprimento etc.), aspecto do ventrículo, pressão arterial média e freqüência cardíaca, por exemplo.

Fatores como sexo, idade, tamanho, origem, tipo ou ambiente dos animais podem interferir no experimento e devem ser considerados, caso exista pelo menos um animal com classificação diferente nessas variáveis.

As variáveis de classificação estariam relacionadas com as unidades experimentais. No caso, considerando dois grupos (tratamento e controle), a variável unidade experimental seria uma variável de classificação binária. Essa variável é também denominada variável independente ou "de controle".

Caso existam diferenças nos procedimentos (anestesia, procedimento cirúrgico etc.), os fatores relacionados devem ser considerados.

Desenho Experimental

Em relação à escolha dos níveis, poderia ser escolhido avaliar a massa dos ventrículos em miligramas (mg). Neste caso, o estudo é conduzido para um teste paramétrico, onde seriam calculados, por exemplo, a média e o desvio padrão da massa dos ventrículos. Uma alternativa a esta escolha seria trabalhar com a freqüência de animais que teve diminuição da massa do ventrículo. Nesse caso, deveriam ser empregados, na análise dos resultados, testes para dados categorizados. Obviamente, essa escolha afeta a definição do tamanho mínimo necessário da amostra para o estudo.

Com referência à escolha do número de unidades (grupos) experimentais, seria necessário, no mínimo, definir duas unidades: grupo tratamento (enalapril) e grupo controle (placebo). Naturalmente, seria possível, dependendo do estudo, acrescentar outras unidades de interesse.

Para a observação de possíveis medidas para redução de erros não controlados, seria possível trabalhar no experimento com animais de uma linhagem específica. No caso, poderiam ser empregados ratos SRH, hipertensos, com aproximadamente o mesmo tamanho, idade e sexo (machos). Desta forma, na escolha das variáveis discutida anteriormente, seria possível eliminar uma grande fonte de variações casuais no experimento (sexo, idade, genética etc.).

3 O Problema da Determinação do Tamanho das Amostras

De modo geral, a definição do tamanho de uma amostra está relacionada com uma série de fatores. Os principais são:

A. Erro desejado nas conclusões sobre a experiência.
B. Risco de uma conclusão equivocada.
C. Previsibilidade das variáveis envolvidas no estudo.

O primeiro fator está relacionado com a margem desejada de variação das conclusões finais (em termos absolutos ou relativos). Uma margem muito grande pode acrescentar nenhuma ou quase nenhuma informação ao problema que está sendo estudado.

O segundo fator está relacionado com a probabilidade de elaborar uma conclusão correta (ou com o risco associado a uma conclusão incorreta). Essa probabilidade pode ser, *a priori*, definida pelo pesquisador. O problema é que se relaciona diretamente com o primeiro fator (margem de erro). Assim, quanto maior a certeza desejada, maior a margem de erro necessária.

O terceiro fator pode ser avaliado através da dispersão das variáveis envolvidas no estudo. Neste caso, ter-se-á uma estimativa da variabilidade estrutural do problema. A variabilidade se relaciona inversamente com a capacidade de prever ou estimar com maior precisão e certeza. Dados muito variáveis dificultam estimativas e previsões. As medidas empregadas para medir a variabilidade são a variância e o desvio padrão.

4 Como Dimensionar Amostras

Não existe uma única forma de dimensionamento de amostras. Na verdade, existem tantas formas quanto tipos de estimativas ou experimentos podem ser realizados para um estudo. Desta forma, torna-se fundamental aprender a identificar o tipo de estudo a ser realizado, pois essa escolha irá definir o tamanho mínimo de amostra necessária (ver Fig. 14.1).

5 Tipos de Estudos Científicos

Em princípio, pode-se dizer que os estudos científicos se dividem em dois grandes grupos:

A. Estudos observacionais (intervalos de confiança).
B. Estudos experimentais (testes de significância).

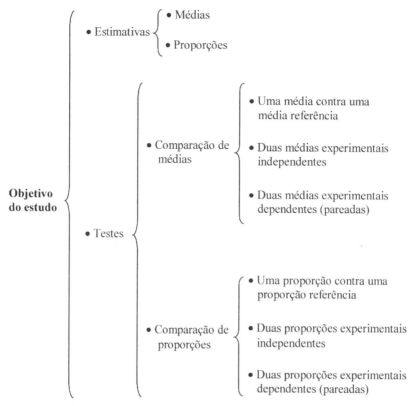

Fig. 14.1 Determinação do tamanho da amostra em função do tipo de estudo a ser realizado.

Os primeiros estão relacionados com estimativas, sendo necessária a definição de critérios como o grau de confiança e o erro padrão da estimativa. Os segundos se relacionam com testes de diferenças entre duas ou mais estatísticas, e requerem a definição do nível de significância (α) e do poder do teste (1-β).

Desta forma, o procedimento para determinação do tamanho da amostra para um estudo deve seguir os seguintes passos:

1. Identificar o tipo de estudo a ser realizado.
2. Selecionar a expressão correspondente a esse estudo.
3. Escolher as condições ou critérios de confiança e de erro.
4. Estimar as estatísticas preliminares necessárias.
5. Efetuar os cálculos.
6. Reelaborar os cálculos se os valores encontrados são inconvenientes (efetuando o relaxamento dos critérios de confiança e de erro).

6 Dimensionamento Amostral para Estimativas ou Baseado em Intervalos de Confiança

6.1 Intervalos de confiança e tamanho da amostra

De modo geral, o intervalo de confiança para a estimativa de uma estatística S tem a forma:

$$IC(S) \rightarrow \hat{s} \mp d$$

342 BIOESTATÍSTICA

Onde: $\hat{s}$ = estimativa de S (amostra); d = semi-intervalo de confiança (IC/2) ou erro padrão da estimativa.

O procedimento padrão para a determinação do tamanho de uma amostra a partir de intervalos de confiança consiste em calcular o número de indivíduos necessários ou associados a um certo valor de d. Normalmente, o tamanho da amostra encontrado corresponde ao número mínimo de indivíduos necessários para não ultrapassar o limite estabelecido, *empregando amostragem aleatória*.[1] Assim, por exemplo, se estiver sendo dimensionado o valor de uma amostra para a estimativa de uma média com população infinita, tem-se:

$$IC(\mu) \rightarrow \bar{x} \mp z_{GC} \cdot \frac{\sigma}{\sqrt{n}}$$

Onde: $\bar{x}$ = média amostral; z_{GC} = abscissa da distribuição normal para um determinado grau de confiança, GC; σ = desvio padrão populacional e n = tamanho da amostra.

Da expressão do intervalo de confiança vem

$$d = z_{GC} \cdot \frac{\sigma}{\sqrt{n}}$$

resultando finalmente o tamanho da amostra

$$n = \frac{z_{GC}^2 \cdot \sigma^2}{d^2}$$

Este procedimento pode ser aplicado a qualquer estatística, como médias ou proporções. Naturalmente, em cada caso, haverá uma expressão para n.

6.2 O problema da referência circular

A aplicação de expressões como a anterior, denominada fórmula para determinação do tamanho da amostra para estimativa de médias populacionais, com erro absoluto, não é imediata. Isto ocorre porque a componente de erro depende simultaneamente de n e de valores cuja estimativa depende de n, como o desvio padrão, σ. Esta situação é conhecida como **problema de referência circular** (ver a Fig. 14.2).

Em qualquer caso, a componente de erro do intervalo de confiança irá conter elementos cuja aplicação não é imediata e que, portanto, necessitam ser estimados de acordo com algum critério válido, eliminando-se, desta forma, a referência circular.

Existem dois procedimentos padrão para efetuar estas estimativas:

a) Empregando dados primários. Consiste em elaborar um estudo preliminar ou piloto, com uma amostra casual de indivíduos de tamanho razoável (n_p = 30 é um bom número). Com essa amostra podem ser efetuadas estimativas preliminares que forneçam aproximações de médias, desvios padrões ou proporções necessárias para a determinação da amostra mínima necessária.

b) Empregando dados secundários. Trata-se de obter os dados necessários em publicações científicas. Este procedimento é denominado pseudometanálise. Isto apresenta alguns inconvenientes. Em primeiro lugar, se existirem, devem ser localizados artigos científicos que tratem aproximadamente do mesmo problema. Em segundo lugar, caso os artigos sejam obtidos, não existe garantia de que estejam claros e disponíveis dados sobre desvio

---

[1]Existem fatores de correção para outros tipos de amostragem, como será comentado adiante.

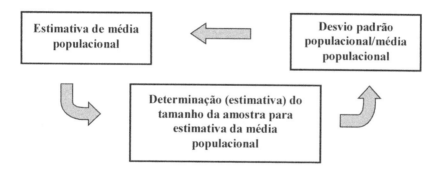

Fig. 14.2 Problema da referência circular na determinação de tamanho de amostras.

padrão ou mesmo médias ou proporções de variáveis. Por último, as populações às quais os dados se referem não serão obrigatoriamente as mesmas que estão sendo focalizadas. (Por exemplo, necessita-se da proporção de mulheres hipertensas, e os artigos fornecem dados apenas da prevalência geral.) De qualquer maneira, seria necessário então localizar dados de um número determinado de fontes; um mínimo de 3 é recomendável. Uma vez obtidos, deve-se determinar quais dados a ser empregados. O procedimento deve ser empregar sempre os maiores valores encontrados. Esse procedimento garante o critério de margem de segurança, que fornece a estimativa de tamanho da amostra mais conservadora possível.

No caso de populações específicas, cujo valor é conhecido ou pode ser estimado de alguma forma, emprega-se a correção para populações finitas:

$$cpf = \sqrt{\frac{N-n}{N-1}}$$

6.3 Dimensionamento amostral para estimativas de médias

Ao construir intervalos de confiança para médias populacionais, podem ser consideradas estimativas para populações infinitas, finitas, com erro absoluto ou erro relativo. Em cada caso, ter-se-á uma expressão correspondente.

6.3.1 Erro absoluto população infinita

Para dimensionar uma amostra em um estudo que visa estimar o valor médio em uma população infinita, associado ao grau de confiança GC e a uma margem de erro absoluta d, emprega-se a expressão já deduzida no item 4.1:

$$n = \frac{z_{GC}^2 \cdot \sigma^2}{d^2}$$

Como foi visto, este é o tamanho mínimo da amostra para que se tenha um grau de confiança GC de que a verdadeira média não difira em mais do que a margem d da média estimada.

344   BIOESTATÍSTICA

EXEMPLO 14.2

Suponha que se deseje efetuar um estudo para estimar o diâmetro abdominal de indivíduos em geral. A medida será em centímetros e a estimativa do diâmetro padrão será baseada na média. Isto equivale a dizer que se deseja efetuar uma estimativa para a média populacional dos diâmetros abdominais, empregando um intervalo de confiança. Observe que não há nenhuma referência a uma população específica, de modo que a expressão a ser empregada é a da determinação do tamanho da amostra para médias em estudos observacionais, com população infinita:

$$n = \frac{z_{GC}^2 \cdot \sigma^2}{d^2}$$

Esta expressão, como será visto a seguir, considera erro absoluto, ou seja, o desvio, ou margem de erro, d, é dada na mesma unidade que a variável em estudo. Para erro relativo, ver o **Exemplo 14.3**.

Para o cálculo de n, é necessário definir ainda: a) z_{GC}; b) σ; e c) d.

a) O valor de z_{GC} está associado ao grau de confiança desejado para a estimativa. Os níveis clássicos são 90, 95 e 99%. Escolhendo GC = 95%, o valor de z_{GC} resulta aproximadamente igual a 1,96 (distribuição normal).

b) O valor de σ corresponde ao desvio padrão populacional, ou verdadeiro, da estimativa que se está querendo efetuar. Desta forma, seu valor não pode ser conhecido. Assim, σ pode ser substituído por uma estimativa (s = desvio padrão amostral) com base em uma amostra experimental de valores, utilizando a já conhecida expressão (Cap. 4):

$$s = \sqrt{\frac{\sum_{i=1}^{n}\left(x_i - \overline{x}\right)^2}{n-1}}$$

Assim, supondo que em uma amostra preliminar de 30 indivíduos (estudo piloto),[2] tenha sido obtido um desvio padrão s = 19,43 cm, o valor de σ = s = 19,43 cm.

c) O valor de d corresponde ao semi-intervalo de confiança, ou IC/2. Em termos do exemplo que está sendo desenvolvido, significa quantos centímetros a mais e quantos centímetros a menos da média experimental se deseja que tenha o intervalo de confiança da estimativa. Claro que a definição de d está relacionada com a precisão da estimativa. Um valor de d muito baixo (muita precisão) irá requerer uma amostra muito grande. Neste exemplo, será considerado, inicialmente, um valor de d = 6 cm.

O tamanho da amostra pode agora ser calculado:

$$n = \frac{z_{GC}^2 \cdot \sigma^2}{d^2} = \frac{1,96^2 \cdot 19,43^2}{6^2} \cong 40,29$$

ou, arredondando para cima, 41 indivíduos.

Este resultado tem o seguinte significado: é necessária uma amostra de pelo menos 41 indivíduos (n = 41) para que possa ser efetuada uma estimativa do valor do diâmetro abdominal médio

---

[2]Triola cita uma expressão interessante para a estimativa do desvio padrão: $\sigma = \frac{AT}{4}$, onde AT é a amplitude total dos dados. Entretanto, deve-se aplicar esta relação com certo cuidado.

populacional, com 95% de confiança de que o erro não ultrapasse 6 cm (para mais ou para menos), considerando um desvio padrão populacional[3] de 19,43 cm.

6.3.2 Erro relativo população infinita

Para dimensionar amostras em estimativas de médias populacionais com uma margem de erro que corresponda a uma percentagem da média, ou erro relativo, emprega-se a expressão:

$$n = \frac{z_{GC}^2 \cdot \sigma^2}{\delta^2 \cdot \overline{x}^2}$$

Onde δ é a margem de erro relativa. Como é possível observar na expressão acima, é necessária uma estimativa preliminar da média, $\overline{x}$. Veja o **Exemplo 14.3**.

EXEMPLO 14.3

Considere o mesmo problema descrito no **Exemplo 14.2**. Suponha, entretanto, que, em vez de determinar um valor absoluto para o erro em torno da média, o objetivo da estimativa seja obter uma amplitude máxima do erro de, por exemplo, 5% para mais ou para menos. Então, a determinação do tamanho da amostra deve ser efetuada empregando a expressão para médias em estudos observacionais, com população infinita e erro relativo:

$$n = \frac{z_{GC}^2 \cdot \sigma^2}{\delta^2 \cdot \overline{x}^2}$$

Para o cálculo de n, é necessário definir (a) z_{GC} e σ ; (b) δ e (c) $\overline{x}$.

a) Para os valores do desvio padrão populacional e do grau de confiança, serão adotados os mesmos critérios que no **Exemplo 14.2**.
b) O valor do erro relativo, δ, foi fixado, neste exemplo, em 5%, ou 0,05.
c) Para $\overline{x}$, pode ser empregado o valor estimado para a média a partir da amostra preliminar empregada no item c do **Exemplo 14.2**. Observe que, para determinar o desvio padrão no exemplo anterior, foi necessário levantar uma amostra de 30 indivíduos e calcular, previamente, a média deles. Suponha que este valor tenha sido $\overline{x} = 84,03$ cm.

O tamanho da amostra pode agora ser calculado:

$$n = \frac{z_{GC}^2 \cdot \sigma^2}{\delta^2 \cdot \overline{x}^2} = \frac{1,96^2 \cdot 19,43^2}{0,05^2 \cdot 84,03^2} \cong 82,16$$

ou, arredondado para cima, 83 indivíduos.

Este resultado tem o seguinte significado: é necessária uma amostra de pelo menos 83 indivíduos ($n = 83$) para que possa ser efetuada uma estimativa do valor do diâmetro médio abdominal populacional, com 95% de confiança de que o erro da estimativa não ultrapasse 5% (para mais ou para menos), considerando um desvio padrão populacional de 19,43 cm e uma média experimental de 84,03 cm.

---

[3]Fica claro, na frase, que o desvio padrão de 19,43 cm é apenas uma estimativa, efetuada com base em uma amostra preliminar.

346   BIOESTATÍSTICA

6.3.3 Erro absoluto população finita

Quando o dimensionamento para o intervalo de confiança da média com margem de erro absoluta é efetuado para uma população finita, a expressão correspondente é a seguinte:

$$n = \frac{z_{GC}^2 \cdot \sigma^2 \cdot N}{d^2\left(N-1\right) + z_{GC}^2 \cdot \sigma^2}$$

Onde N é o tamanho da população.

EXEMPLO 14.4

Considere mais uma vez o problema descrito no **Exemplo 14.2**. Suponha, contudo, que se deseja efetuar a estimativa do diâmetro abdominal para a população de homens idosos (60 anos ou mais) da cidade de Itajubá. Observe que agora está sendo definida uma população alvo: não se trata mais da estimativa do diâmetro abdominal da população em geral, mas da estimativa do diâmetro abdominal médio dos idosos do sexo masculino da cidade de Itajubá. Se ainda, como no exemplo citado, for empregado um critério de erro absoluto, a expressão a ser utilizada é a da determinação do tamanho da amostra para médias em estudos observacionais, com população finita e erro absoluto:

$$n = \frac{z_{GC}^2 \cdot \sigma^2 \cdot N}{d^2\left(N-1\right) + z_{GC}^2 \cdot \sigma^2}$$

Empregando os mesmos critérios do **Exemplo 14.2**, teriam que ser definidos, para o cálculo de n: (a) σ (a estimativa via amostra preliminar deve ser efetuada novamente considerando apenas homens idosos) e (b) a população de idosos do sexo masculino, N.

a) Considere uma amostra preliminar de 30 idosos do sexo masculino cujo desvio padrão para o diâmetro abdominal resultou em $s = 16,33$ cm. Então $\sigma = s = 16,33$ cm.

b) Falta agora definir apenas o valor da população, N. Mais uma vez deverá ser efetuada uma estimativa que poderia, neste caso, ser proveniente de dados secundários. De fato, as estatísticas demográficas no Brasil podem ser obtidas junto ao Instituto Brasileiro de Geografia e Estatística, IBGE, que fornece dados populacionais gerais e específicos, por estado, município, sexo e faixa etária.[4] De acordo com o censo de 2000, o município de Itajubá contava com 84.135 habitantes, 42.931 do sexo feminino e 41.204 do sexo masculino. Ainda, 8.577 habitantes tinham 60 ou mais anos de idade. Então, será usada a estimativa de N proporcional ao número de homens na população geral sobre os 8.577 idosos. Desta forma, chega-se a aproximadamente $N = 4.200$ (41.204/84.135 vezes 8.577).

O tamanho da amostra pode agora ser calculado:

$$n = \frac{z_{GC}^2 \cdot \sigma^2 \cdot N}{d^2\left(N-1\right) + z_{GC}^2 \cdot \sigma^2} = \frac{1,96^2 \cdot 16,33^2 \cdot 4200}{6^2 \cdot (4200-1) + 1,96^2 \cdot 16,33^2} \cong 28,27$$

ou 29 indivíduos.[5]

É importante notar que a diferença entre este resultado e o apresentado no **Exemplo 14.2** não se deve somente à entrada de N na expressão, mas também, e principalmente, ao valor do desvio padrão estimado pela amostra preliminar. Como, no caso dos idosos, este valor diminuiu (de 19,43,

---

[4]Para maiores informações, visite o *site* do IBGE, http://www.ibge.gov.br. Para informações estatísticas por município, consultar http://www.ibge.gov.br/cidadesat/default.php.
[5]As aproximações serão efetuadas sempre para cima, uma vez que, como foi visto anteriormente, o resultado obtido nas operações corresponde ao valor mínimo de amostra necessário.

na população geral, para 16,33 cm), a incerteza da estimativa também foi reduzida, diminuindo o tamanho da amostra necessária, n.

O efeito população finita pode ser observado se, por exemplo, forem efetuadas as contas novamente com os mesmos valores do **Exemplo 14.2**, acrescentando apenas o valor de N. Neste caso, o valor de n seria de 39,92, ou 40 indivíduos, aproximadamente.[6] Note que, como a população é relativamente grande, o efeito população finita foi pequeno, reduzindo o tamanho da amostra necessária em apenas um indivíduo.

O resultado da amostra de 29 indivíduos tem o seguinte significado: é necessária uma amostra de pelo menos 29 indivíduos ($n = 29$) do sexo masculino, para que possa ser efetuada uma estimativa do valor do diâmetro médio abdominal populacional, com 95% de confiança de que o erro da estimativa não ultrapasse 6 cm (para mais ou para menos), considerando um desvio padrão populacional de 16,33 cm e uma população idosa masculina para o município de Itajubá, de 4.200 pessoas.

6.3.4 Erro relativo população finita

A expressão para determinar o tamanho da amostra no caso de intervalos de confiança para as médias com margem relativa de erro pode ser adaptada para o caso de populações finitas, incluindo a correção para populações finitas. Assim,

$$n = \frac{z_{GC}^2 \cdot \sigma^2 \cdot N}{\delta^2 \cdot \bar{x}^2 \cdot (N-1) + z_{GC}^2 \cdot \sigma^2}$$

Veja o **Exemplo 14.5**.

EXEMPLO 14.5

Neste exemplo, será considerada a mesma situação descrita para o **Exemplo 14.3** com o complemento do **Exemplo 14.4**. Ou seja, trata-se de um estudo para estimativa da média populacional da circunferência abdominal em homens com mais de 60 anos da cidade de Itajubá. Contudo, agora será considerada uma margem relativa de erro de 5%, como a descrita no **Exemplo 14.3**. Neste caso, aplica-se a expressão do erro relativo para médias, população finita:

$$n = \frac{z_{GC}^2 \cdot \sigma^2 \cdot N}{\delta^2 \cdot \bar{x}^2 \cdot (N-1) + z_{GC}^2 \cdot \sigma^2}$$

Seria necessário recalcular o valor da média da amostra preliminar, empregando somente idosos do sexo masculino. Supondo que esse valor tenha resultado $\bar{x} = 94,50$ cm, resultaria:

$$n = \frac{z_{GC}^2 \cdot \sigma^2 \cdot N}{\delta^2 \cdot \bar{x}^2 \cdot (N-1) + z_{GC}^2 \cdot \sigma^2} = \frac{1,96^2 \cdot 16,33^2 \cdot 4200}{0,05^2 \cdot 94,50^2 \cdot (4200-1) + 1,96^2 \cdot 16,33^2} \cong 45,40$$

ou 46 indivíduos.

6.4 Dimensionamento amostral para estimativas de proporções

Quando a finalidade do estudo é a estimativa de taxas ou proporções a partir de intervalos de confiança, a expressão para o dimensionamento amostral poderá variar, da mesma forma que no

---

[6] A operação seria: $n = \dfrac{1,96^2 \cdot 19,43^2 \cdot 4200}{6^2 \cdot (4200-1) + 1,96^2 \cdot 19,43^2} \cong 39,92 \cong 40$.

348   BIOESTATÍSTICA

caso das médias, de acordo com o critério de margem de erro (absoluto ou relativo) e o tamanho da população (infinita ou finita) (Tabela 6 do Apêndice).

6.4.1 Erro absoluto população infinita

A determinação do tamanho mínimo da amostra necessária para a estimativa de uma proporção empregando intervalo de confiança com um determinado grau de confiança GC e para uma margem de erro absoluta, e, resulta:

$$n = \frac{z_{GC}^2 \cdot p \cdot q}{e^2}$$

Onde: p é a estimativa preliminar da verdadeira proporção e $q = 1 - p$. Veja o **Exemplo 14.6**.

EXEMPLO 14.6

Suponha que se deseje efetuar um estudo para estimar a prevalência de hipertensão em indivíduos em geral. Isto equivale a dizer que se deseja efetuar uma estimativa para a proporção populacional de indivíduos hipertensos, empregando um intervalo de confiança. Como no caso do **Exemplo 14.2**, não é feita qualquer referência a uma população específica, de modo que a expressão a ser empregada é a da determinação do tamanho da amostra para proporções em estudos observacionais, para população infinita:

$$n = \frac{z_{GC}^2 \cdot p \cdot q}{e^2}$$

A expressão acima se refere a erro absoluto, e.

Como nos exemplos anteriores, para o cálculo de n, é necessário definir alguns critérios, tais como: (a) z_{GC}; (b) p e q; e (c) e.

a) O valor de z_{GC} pode ser o que vem sendo utilizado, correspondente a um grau de confiança de 95%, $z_{GC} = 1,96$.

b) O valor de p já define q ($p + q = 1$, de forma que $q = 1 - p$). Para definir a proporção p, entretanto, será necessário efetuar uma estimativa, assim como foi feito no caso das médias. Neste caso, contudo, definem-se duas possibilidades: i) efetuar a estimativa a partir de uma amostra preliminar ou ii) utilizar estimativas baseadas em literatura sobre o tema que está sendo estudado (pseudometanálise). No primeiro caso, procede-se de forma semelhante à indicada no **Exemplo 14.2**. Tomam-se, por exemplo, 30 indivíduos, e verifica-se a proporção de hipertensos. No segundo caso, (i) efetua-se um levantamento em artigos científicos publicados recentemente sobre o tema (um mínimo de três é recomendável), com o cuidado que se refiram a populações equivalentes às do estudo, (ii) selecionam-se as prevalências mencionadas nos artigos, e (iii) toma-se *a maior* delas. A utilização do maior valor encontrado corresponde ao que se denomina procedimento de margem de segurança. Corresponde ao protocolo mais seguro para a estimativa de amostras, no caso de proporções ou taxas. Neste exemplo será empregado o segundo critério, baseado em dados apresentados em Katz, 2001. Segundo esse autor, 20% da população dos Estados Unidos apresentam hipertensão.[7] Desta forma, será adotado $p = 0,2$.

---

[7]Katz coloca que os critérios para definir hipertensão são: (i) uma pressão arterial sistólica média maior que 140 mm Hg ou (ii) uma pressão arterial diastólica média maior que 90 mm Hg ou (iii) ambas. Afirma, ainda, que, nos EUA, 50 milhões de pessoas se encaixam nesses critérios. A taxa de 20%, portanto, foi obtida considerando uma população de 250 milhões de pessoas nos Estados Unidos.

c) O erro absoluto pode ser definido de acordo com a precisão que se deseje para a estimativa da verdadeira prevalência. Um valor clássico para estimativas de proporções é o de 3% (embora outros valores possam ser usados). Desta forma, $e = 0,03$.

O tamanho mínimo da amostra pode agora ser calculado:

$$n = \frac{z_{GC}^2 \cdot p \cdot q}{e^2} = \frac{1,96^2 \cdot 0,2 \cdot 0,8}{0,03^2} \cong 682,95$$

ou 683 indivíduos.

Este resultado tem o seguinte significado: é necessária uma amostra de pelo menos 683 indivíduos ($n = 683$) para que possa ser efetuada uma estimativa da prevalência da HA populacional, com 95% de confiança de que o erro da estimativa não ultrapasse 3% (para mais ou para menos).

A respeito deste ponto, cabe uma observação importante. Ao definir os critérios para determinação da amostra, foi considerado um erro absoluto de 3% para mais ou para menos em torno da proporção ou taxa estimada, por ser considerado um valor clássico. Contudo, dependendo da estimativa que está sendo efetuada, esta referência pode tornar-se inadequada. Considere, por exemplo, a estimativa de uma taxa cujo valor real é de 1%. Adotar um erro absoluto de 3%, neste caso, equivaleria a trabalhar com um erro três vezes maior que o valor verdadeiro. Se uma estimativa da taxa verdadeira resultar, por exemplo, em 1,2%, o limite inferior do intervalo seria menor que zero. Em síntese, a adoção de uma taxa de erro absoluta deve ser considerada levando em conta o provável valor verdadeiro da proporção que está sendo estimada. Uma forma de evitar as distorções que foram exemplificadas é trabalhar com uma taxa relativa de erro, como será mostrado no exemplo seguinte.

6.4.2 Erro relativo população infinita

Para o dimensionamento amostral de estudo sobre proporções com margem relativa de erro em populações infinitas, emprega-se a expressão

$$n = \frac{z_{GC}^2 \cdot q}{\varepsilon^2 \cdot p}$$

Onde ε é a margem relativa de erro, ou um percentual da taxa que está sendo estimada.

EXEMPLO 14.7.a

Tomando como referência o problema e os critérios adotados para o **Exemplo 14.6**, considere agora que a taxa de erro absoluta de 3% definida na letra *c* seja substituída por um critério de 10% de taxa relativa de erro. Neste caso, aplica-se o dimensionamento de amostras para proporções com erro relativo para população infinita:

$$n = \frac{z_{GC}^2 \cdot q}{\varepsilon^2 \cdot p}$$

Desta forma, o tamanho da amostra resultaria:

$$n = \frac{z_{GC}^2 \cdot q}{\varepsilon^2 \cdot p} = \frac{1,96^2 \cdot 0,8}{0,1^2 \cdot 0,2} \cong 1536,64$$

ou um mínimo de 1.537 indivíduos.

Note que o tamanho mínimo da amostra calculado pelo critério do erro relativo aumentou bastante em relação ao valor do erro absoluto. Isto ocorre porque, ao se calcular uma taxa de 10% sobre a estimativa de 20% de hipertensos, é obtido um erro de 2%, menor que o valor de erro absoluto (3%) empregado no **Exemplo 14.6**.

350 BIOESTATÍSTICA

EXEMPLO 14.7.b

Suponha agora que esteja sendo estimada a proporção de portadores de *diabetes mellitus* não dependentes de insulina (DMNDI), ou do tipo II. Imagine que estão disponíveis dados na literatura científica, indicando que essa prevalência está entre 0,4% e 1%. Considerando um grau de confiança de 95% e uma taxa de erro relativo de 10%, o tamanho mínimo da amostra necessária seria de:

$$n = \frac{z_{GC}^2 \cdot q}{\varepsilon^2 \cdot p} = \frac{1,96^2 \cdot 0,99}{0,1^2 \cdot 0,01} \cong 38031,84$$

Este exemplo mostra que, quando se está trabalhando com estimativas de pequenas proporções, os critérios habituais para dimensionamento levam a tamanhos de amostras muito grandes e, por vezes, impraticáveis.[8] Por esta razão, é usual proceder ao que se denomina relaxamento dos critérios de dimensionamento. As concessões nos critérios que podem ser efetuadas, neste caso, se referem: i) ao tamanho do erro relativo e ii) ao grau de confiança.

i) Aumento da taxa de erro relativo de 10% para 50%.

$$n = \frac{z_{GC}^2 \cdot q}{\varepsilon^2 \cdot p} = \frac{1,96^2 \cdot 0,99}{0,5^2 \cdot 0,01} \cong 1521,27$$

ou 1.522 indivíduos.

Provoca uma diminuição considerável no tamanho da amostra mínima necessária. Note que 50% da proporção de diabetes II equivale a um intervalo de 0,5% a 1,5% para a verdadeira prevalência da doença.

ii) Diminuição do grau de confiança de 95% para 90%.

$$n = \frac{z_{GC}^2 \cdot q}{\varepsilon^2 \cdot p} = \frac{1,645^2 \cdot 0,99}{0,5^2 \cdot 0,01} \cong 1071,59$$

ou 1.072 indivíduos.

Embora seu efeito não seja tão importante, o relaxamento do grau de confiança também pode contribuir para uma amostra menor.

6.4.3 Erro absoluto população finita

Quando o dimensionamento amostral é efetuado para estudos sobre proporções com margem de erro absoluta em populações finitas, a expressão correspondente é a seguinte:

$$n = \frac{z_{GC}^2 \cdot p \cdot q \cdot N}{e^2 (N-1) + z_{GC}^2 \cdot p \cdot q}$$

EXEMPLO 14.8

Um programa de saúde preventiva, aplicado a um bairro piloto, pretende estimar a taxa de câncer cervical na população adulta feminina. Estudos preliminares nesse local apontam uma

---

[8]Para entender a relação entre p e n, basta lembrar a expressão que dá origem ao cálculo de n, $z_{GC} \cdot \sqrt{\dfrac{p \cdot q}{n}} = \varepsilon \cdot p$.

Observe que o erro é proporcional a p. Assim, ao diminuir p, o erro diminui e passa então a requerer uma amostra maior.

população de 845 mulheres adultas. Como o exame depende da realização da coleta do material e do exame laboratorial (colposcopia), deseja-se estimar o número de mulheres a ser examinado, para que seja providenciado o material a ser empregado. Para determinar o tamanho da amostra necessária neste caso, deve ser considerada a estimativa de proporção com população finita. A expressão para erro absoluto é a seguinte:

$$n = \frac{z_{GC}^2 \cdot p \cdot q \cdot N}{e^2 (N-1) + z_{GC}^2 \cdot p \cdot q}$$

Dados necessários para a estimativa: (a) grau de confiança; (b) estimativa da prevalência de câncer cervical; (c) tamanho da população; (d) erro absoluto tolerado.

a) Inicialmente, considere GC = 95%.
b) Suponha que se sabe que a proporção verdadeira não ultrapassa 10%. Então, $p = 0,1$.
c) Determinado por triagem prévia, $N = 845$.
d) Considere-se o valor clássico de 3%.

O tamanho da amostra pode ser agora determinado:

$$n = \frac{z_{GC}^2 \cdot p \cdot q \cdot N}{\varepsilon^2 (N-1) + z_{GC}^2 \cdot p \cdot q} = \frac{1,96^2 \cdot 0,1 \cdot 0,9 \cdot 845}{0,03^2 \cdot (845 - 1) + 1,96^2 \cdot 0,1 \cdot 0,9} \cong 264,31$$

ou 265 mulheres.

O resultado da amostra de 265 indivíduos tem o seguinte significado: é necessária uma amostra de pelo menos 265 indivíduos ($n = 265$) adultos do sexo feminino para que possa ser efetuada uma estimativa da prevalência de câncer cervical para a população do bairro piloto, com 95% de confiança de que o erro da estimativa não ultrapasse 3% (para mais ou para menos), considerando uma prevalência real máxima de 10%.

Esta interpretação é importante para se compreender quais as condições do dimensionamento da amostra. Esta compreensão permite que, no caso de que n esteja muito acima do possível, sejam estabelecidas condições mais brandas (relaxamento) para o dimensionamento.

Por exemplo, suponha que exista um orçamento para o programa e que o custo dos exames permita um máximo de 100 exames. Quais seriam as condições de dimensionamento que decorrem deste limite?

Inicialmente, poderia ser relaxado o grau de confiança para 90%. Desta forma, $z_{GC} = 1,645$. Ainda, seria possível fixar n em 100, calculando-se então o erro absoluto correspondente. Desta forma:

$$n = 100 = \frac{1,645^2 \cdot 0,1 \cdot 0,9 \cdot 845}{e^2 \cdot (845 - 1) + 1,645^2 \cdot 0,1 \cdot 0,9}$$

$$100 = \frac{205,79}{e^2 \cdot 844 + 0,2435}$$

$$e = \sqrt{\frac{(205,79/100) - 0,2435}{844}} \cong 0,04637$$

Ou seja, um erro de 4,6% aproximadamente. Agora, as condições para um dimensionamento com 100 indivíduos podem ser colocadas da seguinte forma: empregando uma amostra de 100 mulheres para a estimativa da prevalência do câncer cervical no bairro piloto, com um grau de confiança de 90% e considerando uma prevalência verdadeira máxima de 10%, o erro da estimativa para a taxa real será de aproximadamente 4,67%, para mais ou para menos.

352   BIOESTATÍSTICA

Observe que o mesmo resultado poderia ser obtido diretamente da expressão de cálculo do erro padrão para proporções, população finita:

$$e = z_{GC} \cdot \sqrt{\frac{p \cdot q}{n}} \cdot \sqrt{\frac{N-n}{N-1}}$$

6.4.4 Erro relativo população finita

Quando o dimensionamento amostral é efetuado para estudos cuja finalidade é a estimativa de proporções a partir de intervalos de confiança com margem relativa de erro, em populações finitas, a expressão de cálculo é a seguinte:

$$n = \frac{z^2 \cdot q \cdot N}{\varepsilon^2 \cdot p(N-1) + z^2 \cdot q}$$

Veja o **Exemplo 14.9**.

EXEMPLO 14.9

Neste exemplo, será retomado o problema do **Exemplo 14.8**, considerando erro relativo em substituição à margem fixa de erro de 3%. Desta forma, será empregada a expressão de dimensionamento de amostras para proporções, com população finita e erro relativo:

$$n = \frac{z_{GC}^2 \cdot q \cdot N}{\varepsilon^2 \cdot p(N-1) + z_{GC}^2 \cdot q}$$

O erro relativo será definido inicialmente em 20% da taxa de câncer cervical estimada. Desta forma, relembrando as condições iniciais do problema anterior: (a) grau de confiança = 95%; (b) estimativa piloto da taxa de câncer cervical = $p = 10\% = 0,1$; (c) população feminina adulta = $N = 845$; e (d) erro relativo = $\varepsilon = 20\% = 0,2$.

$$n = \frac{z_{GC}^2 \cdot q \cdot N}{\varepsilon^2 \cdot p(N-1) + z_{GC}^2 \cdot q} = \frac{1,96^2 \cdot 0,9 \cdot 845}{0,2^2 \cdot 0,1 \cdot (845-1) + 1,96^2 \cdot 0,9} \cong 427,54$$

ou 428 mulheres.

Caso esta amostra seja considerada inviável, pode-se proceder de forma análoga à descrita no exemplo anterior.

7 Dimensionamento de Amostras para Comparações ou Baseado em Testes de Significância

7.1 Introdução

Foi dito no início do capítulo que o dimensionamento de amostras para estudos experimentais se relaciona com testes de significância para as diferenças entre duas ou mais estatísticas. Também foi visto que, para a sua determinação, requerem a definição do nível de significância, α, e do poder do teste, $1-\beta$ (definidos no Cap. 8).

A necessidade da determinação do nível máximo de significância do teste (α) pode ser compreendida, pois cumpre uma função equivalente, neste caso, à função do grau de confiança no caso de estimativas. Assim, como graus de confiança para estimativas maiores levam a amostras maiores, é de se esperar que níveis de significância mais rígidos (menores) levem também a amostras de tamanho maior, e vice-versa.

DIMENSIONAMENTO AMOSTRAL **353**

O que talvez seja necessário compreender melhor é a função desempenhada pelo poder do teste $(1-\beta)$ no dimensionamento amostral. Em princípio, o poder do teste tem o papel de complementar a decisão estatística sobre a diferença entre dois ou mais grupos. Diz-se complementar porque é sabido que o nível de significância já está incumbido de orientar esta decisão. Contudo, as decisões baseadas exclusivamente no nível de significância podem levar a situações de indefinição, como, por exemplo, quando se decide sobre uma diferença com base em uma amostra não suficientemente grande. De fato, suponha que está sendo comparada a proporção de indivíduos com tumores de vesícula biliar entre a população feminina e a população masculina submetidas a colecistectomia, com base em uma amostra de 50 homens e 50 mulheres. Se, ao aplicar o teste correspondente (qui-quadrado, por exemplo), o nível de significância do teste for elevado (suponha $p = 0,37 > 0,1$), a decisão estatística correta é a de que não existe diferença significativa entre os grupos masculino e feminino. Ou seja, a proporção de mulheres colecistectomizadas com tumor da vesícula não é significativamente diferente da proporção masculina, de acordo com o teste. Como um clínico experiente iria considerar este resultado? Talvez ele ponderasse o seguinte: "Sei, por experiência e por referências bibliográficas, que a prevalência de tumor de vesícula é significativamente maior no sexo feminino, com um risco relativo quatro vezes maior. Contudo, o número de casos empregados no teste não consegue mostrar esta diferença." Correto! Pode ocorrer que o teste *não consiga* evidenciar a diferença entre os grupos, por simples falta de uma amostra suficientemente grande.

A introdução do poder do teste no dimensionamento amostral tem, então, a função de garantir que a decisão estatística não tenha sido decorrente de uma amostra pequena ou menor do que o necessário. Isto pode ser explicado lembrando a relação que guardam α e β com os erros associados à decisão estatística. O nível de significância foi definido como a probabilidade de se cometer erro tipo I em uma decisão. Como o erro I ocorre ao se rejeitar uma hipótese de nulidade verdadeira, segue-se que se busca uma decisão estatística que minimize o risco deste tipo de erro ou, o que é equivalente, minimize o nível de significância, α. Nesta decisão, contudo, nenhuma referência foi feita ao erro tipo II.

O poder do teste pode ser definido como a probabilidade de rejeitar a hipótese de nulidade corretamente,[9] isto é, quando ela é falsa. Por sua vez, β corresponde ao risco de aceitar esta mesma hipótese quando ela é verdadeira (ou risco de erro tipo II), de onde segue que o poder de um teste é igual a $1-\beta$.

Desta forma, escolher um teste com nível de significância baixo e poder do teste elevado para a decisão implica diminuir as chances de erro I e erro II. Entretanto, como foi visto no Cap. 6, a decisão de diminuir a probabilidade de erro tipo I, para um mesmo teste, leva inexoravelmente a aumentar o erro tipo II. A forma de obter uma diminuição simultânea do nível global de erro (soma de erro I e erro II) é conseguida aumentando-se o tamanho da amostra. Por esta razão, ao se incluir simultaneamente um critério de decisão baseado também no poder do teste (ou, então, em β), está-se garantindo uma amostra de tamanho suficientemente grande para que a hipótese de nulidade possa ser rejeitada, se é este realmente o caso. O Quadro 14.2 resume a relação entre resultados possíveis e decisões de um teste de hipóteses.

Quadro 14.2 Relação entre decisão e possíveis resultados de um teste de hipóteses

H_0 DECISÃO	VERDADEIRA	FALSA
ACEITAR H_0	**Decisão correta** Probabilidade = $1-\alpha$ *Nível de confiança*	**Erro tipo I** Probabilidade = α *Nível de significância*
REJEITAR H_0	**Erro tipo I** Probabilidade = β	**Decisão correta** Probabilidade = $1-\beta$ *Poder do teste*

---

[9] Ver Cap. 8.

354 BIOESTATÍSTICA

A Tabela 14.1 mostra os valores de abscissa para a distribuição normal em função do poder do teste. Estes valores serão empregados no cálculo do tamanho de amostras para estudos que envolvem testes de hipóteses. Os valores em destaque são os mais usuais.

Tabela 14.1 Valores críticos em função do poder do teste

Poder do Teste $(1-\beta)$	Valor Crítico $z_{(1-\beta)}$
0,5	0
0,6	0,253347
0,7	0,524401
0,75	0,67449
0,8	0,841621
0,85	1,036433
0,9	1,281551
0,95	1,644853
0,99	2,326342

7.2 Teste de uma média experimental contra um valor referência (normal para médias)

7.2.1 Teste unilateral ("maior que" ou "menor que")

Quando se deseja testar se uma média obtida experimentalmente é maior do que uma média tida como referência,[10] ou populacional, a expressão para o dimensionamento amostral é a seguinte (Rosner, 1995):

$$n = \left(\frac{\left(z_\alpha + z_{1-\beta} \right) \cdot \sigma}{\left(\mu_1 - \mu_0 \right)} \right)^2$$

Onde z_α = valor de abscissa na distribuição normal para o nível de significância estipulado; $z_{1-\beta}$ = valor de abscissa na distribuição normal para o poder do teste; σ = desvio padrão populacional (da média referência); μ_0 = média referência; μ_1 = média experimental.

EXEMPLO 14.10

Suponha que um estudo em larga escala mostrou que o diâmetro abdominal médio de indivíduos em geral é de 92,5 cm com um desvio padrão de 10 cm. Imagine agora que se deseja fazer um teste para demonstrar que o diâmetro abdominal de uma população particular (residentes em um bairro de Itajubá, por exemplo) é maior do que a média populacional, a um nível de significância de no máximo 5%. Este é um caso de comparação entre média experimental (aquela referente ao bairro) e populacional (definida pelo estudo).

Para a determinação do tamanho da amostra é necessário ainda fixar: (i) um valor para o poder do teste (inicialmente, será considerado $1-\beta = 80\%$); (ii) uma suposição sobre a média da

---

[10]Neste caso, está sendo considerada a situação de um teste com as seguintes hipóteses: $H_0 \rightarrow \mu_1 \leq \mu_0$ contra $H_1 \rightarrow \mu_1 > \mu_0$. Corresponde a um teste unilateral.

população experimental (média da amostra do bairro). Suponha que este valor seja estimado em 95 cm. Desta forma, tem-se:

$\mu_0 = 92,5$ cm;
$\mu_1 = 95,0$ cm;
$\sigma = 10$ cm;
$z_{\alpha=5\%}$ (unilateral) $= 1,645$;
$z_{\beta=0,8} = 0,84$;

$$n = \left(\frac{\left(z_\alpha + z_{1-\beta}\right)\cdot\sigma}{\left(\mu_1 - \mu_0\right)}\right)^2 = \left(\frac{\left(1,645 + 0,84\right)\cdot 10}{95 - 92,5}\right)^2 = 98,8036 \cong 99 \text{ indivíduos.}$$

Isto significa que é necessária uma amostra de no mínimo 72 indivíduos para se ter uma certeza de 80% de detectar uma diferença significante ao nível de 5%, caso o resultado do experimento (média da amostra dos diâmetros abdominais da população do bairro) seja de 95 cm.

7.2.2 Teste bilateral (diferenças)

A expressão de cálculo para n difere do caso unicaudal apenas por considerar o nível de significância dividido por dois. Assim,

$$n = \left(\frac{\left(z_{\alpha/2} + z_{1-\beta}\right)\cdot\sigma}{\left(\mu_1 - \mu_0\right)}\right)^2$$

Veja o **Exemplo 14.11**.

EXEMPLO 14.11

O mesmo teste, considerando uma diferença de pelo menos 2,5 cm em relação ao valor considerado como referência, levaria a uma amostra de tamanho mínimo:

$$n = \left(\frac{\left(z_{\alpha/2} + z_{1-\beta}\right)\cdot\sigma}{\left(\mu_1 - \mu_0\right)}\right)^2 = \left(\frac{\left(1,96 + 0,84\right)\cdot 10}{95 - 92,5}\right)^2 = 125,44 \cong 126 \text{ indivíduos.}$$

7.3 Duas médias experimentais (teste de Student, t)

7.3.1 Amostras de tamanhos iguais

Teste Unilateral

Quando o dimensionamento amostral envolve um teste para comparação de duas médias amostrais independentes do mesmo tamanho (teste t, ou de Student), no qual se deseja saber se uma delas é maior (menor) do que a outra, emprega-se a expressão:

$$n = \frac{\left(\sigma_1^2 + \sigma_2^2\right)\cdot\left(z_\alpha + z_{1-\beta}\right)^2}{\left(\mu_2 - \mu_1\right)^2}$$

Observe que é necessário conhecer o desvio padrão de cada uma das populações que irão dar origem às amostras. Como este resultado dificilmente estará disponível, pode ser efetuado, como de costume, um estudo piloto com 30 indivíduos de cada população a fim de se ter uma estimativa preliminar dos desvios padrões.

356 BIOESTATÍSTICA

EXEMPLO 14.12

Suponha o mesmo estudo apresentado no **Exemplo 14.10**, onde o diâmetro abdominal médio de indivíduos em geral era de 92,5 cm com um desvio padrão de 10 cm. Imagine agora que se deseja testar, a partir de um experimento, a hipótese de que os diâmetros médios abdominais do sexo masculino são maiores que os do sexo feminino. Então serão comparados os resultados experimentais dos diâmetros abdominais de uma amostra de indivíduos do sexo masculino e de uma outra amostra de indivíduos do sexo feminino.

Considere também a adoção do desvio padrão populacional de 10 cm que foi suposto como conhecido no **Exemplo 14.10**, para ambos os sexos.[11] Se for desejado que o teste aponte que o sexo masculino tem diâmetro abdominal maior que o sexo feminino para uma diferença experimental de 5 cm, com as mesmas condições de significâncias e poder do teste do exemplo citado, ter-se-á:

$\mu_2 - \mu_1 = 5$ cm;
$\sigma_1 = \sigma_2 = 10$ cm;
$z_{\alpha=5\%}$ (unilateral) $= 1,645$;
$z_{\beta=0,8} = 0,84$;

$$n = \frac{\left(\sigma_1^2 + \sigma_2^2\right) \cdot \left(z_\alpha + z_{1-\beta}\right)^2}{(\mu_2 - \mu_1)^2} = \frac{\left(10^2 + 10^2\right) \cdot \left(1,645 + 0,84\right)^2}{5^2} = 49,40 \cong 50$$

indivíduos em cada amostra ou, neste caso, uma amostra de 100 pessoas, 50 de cada sexo.

Teste Bilateral

Um teste bilateral, no exemplo que acabou de ser apresentado, seria equivalente a testar a hipótese de diferença de diâmetro abdominal entre os sexos (não se está dizendo, neste caso, em favor de qual dos sexos está esta diferença), ou $H_0 \rightarrow \mu_1 = \mu_2$ contra $H_1 \rightarrow \mu_1 \neq \mu_2$. Considerando os mesmos parâmetros, o tamanho da amostra, para um teste bilateral, seria:

$$n = \frac{\left(\sigma_1^2 + \sigma_2^2\right) \cdot \left(z_{\alpha/2} + z_{1-\beta}\right)^2}{(\mu_2 - \mu_1)^2} = \frac{\left(10^2 + 10^2\right) \cdot \left(1,96 + 0,84\right)^2}{5^2} = 62,72 \cong 63$$

indivíduos de cada sexo.

7.3.2 Amostras de tamanhos diferentes

Teste Unilateral

A determinação do tamanho das amostras quando o objetivo é testar duas médias amostrais independentes de tamanhos diferentes empregando Student, no qual se deseja saber se uma delas é maior (menor) do que a outra, é efetuada usando-se as expressões:

$$n_1 = \frac{\left(\sigma_1^2 + \sigma_2^2/k\right) \cdot \left(z_\alpha + z_{1-\beta}\right)^2}{(\mu_2 - \mu_1)^2} \quad \text{e} \quad n_2 = \frac{\left(k \cdot \sigma_1^2 + \sigma_2^2\right) \cdot \left(z_\alpha + z_{1-\beta}\right)^2}{(\mu_2 - \mu_1)^2}$$

---

[11]Naturalmente este procedimento é uma aproximação. Se for o caso, deve-se efetuar estudo piloto. Uma outra alternativa consiste em empregar o que se denomina relação empírica (Triola, 2000) entre desvio padrão (σ) e amplitude total (AT), que postula: $\sigma \approx \dfrac{AT}{4}$. Como a AT de uma variável é mais fácil de estimar, esta relação costuma ser útil. O cuidado é que esta relação se aplica a distribuições aproximadamente normais.

Neste caso, o tamanho das amostras está relacionado por uma constante k. Assim, uma das amostras é k vezes maior do que a outra.

EXEMPLO 14.13

No **Exemplo 14.12** foi mostrado um caso onde o dimensionamento amostral era feito para comparar as médias experimentais de dois grupos: homens e mulheres. Como a proporção dos sexos na população é aproximadamente igual, não se esperam maiores dificuldades para reunir duas amostras de tamanhos iguais. Se, entretanto, o número de indivíduos que compõem um dos grupos for proporcionalmente bem menor que o outro, podem ser encontradas dificuldades para montar um experimento com amostras de igual tamanho.

Suponha, por exemplo, que a comparação dos diâmetros abdominais seja feita para os grupos: (1) hipertenso e (2) normotenso. Lembrando da estimativa sobre proporção de indivíduos hipertensos citada no **Exemplo 14.6**, é esperado que 20% da população apresentem hipertensão. Assim, por exemplo, poder-se-ia pensar em elaborar um teste para comparação dos diâmetros abdominais de hipertensos e normotensos onde o número de indivíduos no primeiro grupo seja quatro vezes menor que o total de indivíduos no segundo grupo. Isto se justificaria porque existem 4 vezes mais pessoas com pressão arterial normal do que pessoas hipertensas, isto é, a razão de proporção é 4 (80%/20% = 4). Desta forma $n_2 = k \cdot n_1 = 4 \cdot n_1$, $k = 4$. Considere ainda as mesmas condições que as adotadas nos **Exemplos 14.11** e **14.12** (nível de significância 5%, poder do teste 80%, desvios padrões iguais a 10 cm nos dois grupos e 5 cm de diferença).

Assim, o tamanho das amostras seria:

$$n_1 = \frac{\left(\sigma_1^2 + \sigma_2^2/k\right) \cdot \left(z_\alpha + z_{1-\beta}\right)^2}{(\mu_2 - \mu_1)^2} = \frac{\left(10^2 + 10^2/4\right) \cdot \left(1{,}645 + 0{,}84\right)^2}{5^2} \cong 30{,}88$$

Isto é, são necessários 31 hipertensos.

$$n_2 = \frac{\left(k \cdot \sigma_1^2 + \sigma_2^2\right) \cdot \left(z_\alpha + z_{1-\beta}\right)^2}{(\mu_2 - \mu_1)^2} = \frac{\left(4 \cdot 10^2 + 10^2\right) \cdot \left(1{,}645 + 0{,}84\right)^2}{5^2} \cong 123{,}50$$

ou 124 indivíduos normais (não hipertensos).

Assim, a amostra com indivíduos de pressão arterial normal deveria ter, pelo menos, 124 pessoas.

Teste Bilateral

Caso se queira testar se existe diferença entre os diâmetros abdominais das populações de indivíduos hipertensos e normotensos, deverá ser efetuado um teste de Student bilateral para amostras independentes, bastando substituir o valor correspondente ao nível de significância pelo seu correspondente bilateral.

7.3.3 Amostras pareadas (antes *versus* depois)

Quando o desenho experimental de um estudo é elaborado de maneira a se obter uma média experimental antes e uma outra média experimental depois de um grupo ter recebido algum estímulo externo, o estudo é denominado pareado. Nesse caso, as amostras são chamadas de amostras dependentes e o teste utilizado é o teste de Student para amostras dependentes. O dimensionamento das amostras, nesse caso, é efetuado empregando-se a fórmula:

$$n = \frac{(2 \cdot \sigma_d^2) \cdot \left(z_{\alpha/2} + z_{1-\beta}\right)^2}{\Delta^2}$$

358 BIOESTATÍSTICA

Este é o número mínimo de indivíduos. Deve-se lembrar, entretanto, que, como são efetuadas duas medições em cada indivíduo, o número de dados resulta igual a $2 \cdot n$.

EXEMPLO 14.14

Suponha que se deseja testar se uma droga anti-hipertensiva provoca, de fato, alterações nos níveis pressóricos dos indivíduos aos quais ela é administrada. Evidentemente, podem ser montados dois grupos: um tomando a droga e outro tomando placebo. A intenção neste caso é comparar os resultados médios dos dois grupos. Contudo, pode também ser montado um teste pareado. Imagine que se deseja testar se a droga é eficiente, a partir de uma diferença entre o nível de PA antes e depois de 5 mm Hg, com uma chance de 80% de, ao nível de 5% de significância, encontrar diferença entre as médias.

Considere ainda que um estudo piloto mostrou uma variância para as diferenças de PA antes e depois de cada indivíduo de $\sigma_d^2 = 79{,}66$ (mm Hg)^2. Então,

$$ n = \frac{2 \cdot \sigma_d^2 \left(z_{\alpha/2} + z_{1-\beta} \right)^2}{\Delta^2} = \frac{2 \cdot 79{,}66 \cdot \left(1{,}96 + 0{,}84 \right)^2}{5^2} \cong 49{,}96 $$

ou 50 indivíduos.

Naturalmente, serão efetuadas $2 \cdot 50 = 100$ avaliações.

7.3.4 Amostras pareadas em estudos "cruzados" (tratamento *versus* controle)

O desenho experimental de um estudo pareado pode ser também feito de forma a trabalhar com dois grupos experimentais. Neste caso, o experimento é dividido em duas etapas. Na primeira, o grupo 1 é submetido ao estímulo e o grupo 2 não. Na segunda etapa, o primeiro grupo não recebe estímulo, enquanto o segundo recebe. Este tipo de estudo é denominado estudo cruzado ou *cross-over*. O dimensionamento das amostras, neste caso, é parecido com o anterior:

$$ n = \frac{\sigma_d^2 \left(z_{\alpha/2} + z_{1-\beta} \right)^2}{2\Delta^2} $$

Onde: σ_d^2 = variância das diferenças das respostas de cada indivíduo (antes e depois) para os dois grupos (tomados como um só); Δ = diferença entre as médias antes e depois.

Em relação ao desenho experimental para comparação pareada simples, o estudo cruzado permite um grande ganho de eficiência, que se reflete em um tamanho de amostra mínima necessária quatro vezes menor. Entretanto, para empregar este tipo de estudo, deve-se ter certeza de que não ocorre o denominado **efeito transferência** (*carry-over*). O efeito transferência ocorre quando os efeitos do tratamento na primeira etapa são parcialmente (ou totalmente) sentidos pelos indivíduos na etapa seguinte.

EXEMPLO 14.15

Retomando o **Exemplo 14.14** sobre o teste de uma droga anti-hipertensiva, o desenho pareado cruzado consistiria em montar os grupos A e B, por exemplo. Na primeira fase, o Grupo A recebe a droga e o Grupo B, placebo. Na segunda etapa, invertem-se os procedimentos. Considera-se que a primeira etapa não influencia os resultados da segunda etapa (ausência de efeito transferência). Para efeitos de comparação com o caso pareado simples, serão empregadas, por hipótese, as mesmas condições e critérios do **Exemplo 14.14**. Assim: (i) diferença entre o nível de PA antes e depois de 5 mm Hg; (ii) poder do teste de 80%; (iii) nível de 5% de significância; (iv) variância para as diferenças de PA entre as etapas para cada indivíduo: $\sigma_d^2 = 79{,}66$ (mm Hg)^2.

$$\text{Então } n = \frac{\sigma_d^2 \left(z_{\alpha/2} + z_\beta \right)^2}{2\Delta^2} = \frac{79,66 \cdot \left(1,96 + 0,84 \right)^2}{2 \cdot 5^2} \cong 12,49$$

ou 13 indivíduos em cada grupo (26 ao todo).

7.4 Teste de uma proporção experimental contra uma taxa de referência (normal para proporções)

7.4.1 Teste unilateral ("maior que" ou "menor que")

Quando se quer testar uma proporção referente a uma população obtida experimentalmente a partir de uma amostra desta, contra uma proporção referência, dados um certo nível de significância (α) e poder do teste (β), o tamanho da amostra necessário, em um teste unilateral, é o seguinte:

$$n = \frac{p_0 \cdot q_0 \cdot \left(z_{1-\beta} + z_\alpha \cdot \sqrt{\dfrac{p_1 \cdot q_1}{p_0 \cdot q_0}} \right)^2}{\left(p_1 - p_0 \right)^2}$$

Onde: p_0 = proporção referência; p_1 = proporção experimental.

7.4.2 Teste bilateral (diferenças)

Como de costume, basta alterar o nível de significância. Assim

$$n = \frac{p_0 \cdot q_0 \cdot \left(z_{1-\beta} + z_{\alpha/2} \cdot \sqrt{\dfrac{p_1 \cdot q_1}{p_0 \cdot q_0}} \right)^2}{\left(p_1 - p_0 \right)^2}$$

EXEMPLO 14.16

Suponha que um estudo em larga escala sobre etilismo-dependência mostrou que este problema afeta 12% da população. Deseja-se iniciar um estudo, em determinada região, que seja capaz de detectar diferenças significativas a um nível de 5% com um poder do teste de 80% para um resultado experimental (percentual de etílico-dependentes) de 15%. O tamanho mínimo da amostra para conduzir o estudo deveria ser

$$n = \frac{p_0 \cdot q_0 \cdot \left(z_{1-\beta} + z_{\alpha/2} \cdot \sqrt{\dfrac{p_1 \cdot q_1}{p_0 \cdot q_0}} \right)^2}{\left(p_1 - p_0 \right)^2} = \frac{0,12 \cdot 0,88 \cdot \left(0,84 + 1,96 \cdot \sqrt{\dfrac{0,15 \cdot 0,85}{0,12 \cdot 0,88}} \right)^2}{\left(0,15 - 0,12 \right)^2} =$$

$$= \frac{0,9464}{0,0009} = 1.051,54$$

Portanto, deveriam ser analisados 1.052 indivíduos. Se o estudo consistisse em saber se a taxa experimental é maior que a referencial, o teste seria unilateral e a determinação do tamanho mínimo da amostra deveria ser recalculado com $z = 1,645$.

7.5 Duas proporções experimentais (teste de qui-quadrado, χ^2)

7.5.1 Amostras do mesmo tamanho

Considere duas proporções experimentais (p_1 e p_2) extraídas, respectivamente, de duas populações que se deseja comparar. O teste adequado é do tipo do qui-quadrado, χ^2. Neste caso, o tamanho mínimo necessário da amostra de cada população, considerando o nível de significância α e o poder do teste $1-\beta$, deverá ser o seguinte:

$$n = \frac{\left[z_{\alpha/2} \cdot \sqrt{p_1 \cdot q_1 + p_2 \cdot q_2} + z_{1-\beta} \cdot \sqrt{(p_1 \cdot q_1 + p_2 \cdot q_2)} \right]^2}{\left(p_2 - p_1 \right)^2}$$

Como se trata de duas populações (e de duas amostras do mesmo tamanho), o número total de casos que será pesquisado será $2 \cdot n$.

7.5.2 Amostras de tamanhos diferentes

Segundo Rosner, na mesma situação anterior, caso seja necessário trabalhar com amostras de tamanhos diferentes, onde o tamanho da amostra 2 é igual a k vezes o tamanho da amostra 1, a expressão para o dimensionamento amostral para as amostras das populações 1 e 2 passa a ser:

$$n_1 = \frac{\left[z_{\alpha/2} \cdot \sqrt{\overline{p} \cdot \overline{q} \cdot \left(1 + \frac{1}{k} \right)} + z_{1-\beta} \cdot \sqrt{p_1 \cdot q_1 + \frac{p_2 \cdot q_2}{k}} \right]^2}{\left(p_2 - p_1 \right)^2}$$

e $n_2 = k \cdot n_1$
com:

$$\overline{p} = \frac{p_1 + k \cdot p_2}{1 + k} \qquad \overline{q} = 1 - \overline{p}$$

EXEMPLO 14.17

Suponha que se deseja comparar a proporção de mulheres que efetuou o preventivo de colo de útero na população de duas comunidades, A e B. Na comunidade A, foi implementado, dois anos atrás, um programa de educação para a saúde da mulher por parte de um grupo de estudantes de Medicina. A comunidade B não foi submetida a esse ou outro programa semelhante. O tamanho mínimo da amostra para que se tenha um nível de significância de pelo menos 5% e um poder do teste de 80% de que a proporção de colposcopias na comunidade A é de 40%, enquanto na comunidade B, 30% (diferença entre A e B de 10%), seria o seguinte:

a) Considerando amostras do mesmo tamanho

$$n = \frac{\left[z_{\alpha/2} \cdot \sqrt{p_1 \cdot q_1 + p_2 \cdot q_2} + z_{1-\beta} \cdot \sqrt{(p_1 \cdot q_1 + p_2 \cdot q_2)} \right]^2}{\left(p_2 - p_1 \right)^2}$$

$$n = \frac{\left[1,96 \cdot \sqrt{0,4 \cdot 0,6 + 0,3 \cdot 0,7} + 0,84 \cdot \sqrt{0,4 \cdot 0,6 + 0,3 \cdot 0,7} \right]^2}{(0,3 - 0,4)^2} =$$

$$= \frac{\left[1,96 \cdot 0,6708 + 0,84 \cdot 0,6708 \right]^2}{0,01}$$

$n = 352,8$ ou 353 mulheres de cada comunidade.

b) Considerando o dobro de mulheres na comunidade B

Então, $n_2 = 2 \cdot n_1$ $(k = 2)$.

$$\bar{p} = \frac{p_1 + k \cdot p_2}{1 + k} = \frac{0,4 + 2 \cdot 0,3}{1 + 2} = 0,3333$$

$$\bar{q} = 1 - \bar{p} = 1 - 0,3333 = 0,6667$$

$$n_1 = \frac{\left[z_{\alpha/2} \cdot \sqrt{\bar{p} \cdot \bar{q} \cdot \left(1 + \frac{1}{k}\right)} + z_{1-\beta} \cdot \sqrt{p_1 \cdot q_1 + \frac{p_2 \cdot q_2}{k}} \right]^2}{\left(p_2 - p_1\right)^2}$$

$$n_1 = \frac{\left[1,96 \cdot \sqrt{0,3333 \cdot 0,6667 \cdot \left(1 + \frac{1}{2}\right)} + 0,84 \cdot \sqrt{0,4 \cdot 0,6 + \frac{0,3 \cdot 0,7}{2}} \right]^2}{(0,3 - 0,4)^2}$$

$$n_1 = \frac{\left[1,96 \cdot 0,5773 + 0,84 \cdot 0,5874 \right]^2}{0,01} = 264,05$$

ou 265 mulheres na comunidade A e
$n_2 = 2 \cdot 265 = 530$ mulheres na comunidade B.

7.6 Duas proporções pareadas (antes/depois ou A/D, teste de McNemar)

Quando se deseja determinar o tamanho mínimo da amostra necessária em um estudo que envolve um teste para comparação de proporções nas situações antes e depois, ou duas proporções pareadas, emprega-se a seguinte expressão:

$$n = \frac{\left(z_{\alpha/2} + 2 \cdot z_{1-\beta} \cdot \sqrt{p_A \cdot q_A} \right)^2}{4 \cdot \left(p_A - 0,5\right)^2 \cdot p_D}$$

Este seria o tamanho da amostra para um teste de McNemar, para valores de nível de significância (teste bilateral) e poder do teste determinados. É importante lembrar que o teste de McNemar avalia a discordância entre as situações antes e depois. Desta forma, o valor p_A corresponde à proporção de valores discordantes do tipo A sobre o total de valores discordantes (aqueles da diagonal secundária, como foi mostrado no Cap. 9). Por sua vez, p_D é a proporção de valores discordantes sobre o total de pares estudados (n). Veja o **Exemplo 14.18**.

EXEMPLO 14.18

Lembrando do **Exemplo 9.3**, no Cap. 9, onde foi efetuado um teste de McNemar para verificar o efeito na memória de determinada substância. Os resultados foram medidos pelo número de indivíduos capazes de acertar antes e depois da administração do mesilato de diidroergocristina. Suponha que se deseja planejar essa experiência determinando o tamanho mínimo da amostra

362 BIOESTATÍSTICA

necessária para provar diferenças a um nível de significância de 5% e com uma certeza (poder do teste) de 80%.

Seria necessário supor ou estimar a proporção de pares que não sofreria alteração com a substância. Supondo que esse valor seja desconhecido, será arbitrado o valor de 50%. Assim, $p_D = 50\%$ ou 0,5. É necessário também decidir com que proporção de discordância entre os elementos da diagonal secundária seria tomada a decisão de rejeição da hipótese de nulidade. Considere que essa proporção seja de 10%. Assim, $p_A = 0,1$ e $q_A = 0,9$.

Desta forma

$$n = \frac{\left(z_{\alpha/2} + 2 \cdot z_{1-\beta} \cdot \sqrt{p_A \cdot q_A}\right)^2}{4 \cdot \left(p_A - 0,5\right)^2 \cdot p_D} = \frac{\left(1,96 + 2 \cdot 0,84 \cdot \sqrt{0,1 \cdot 0,9}\right)^2}{4 \cdot \left(0,1 - 0,5\right)^2 \cdot 0,5} = \frac{\left(1,96 + 0,504\right)^2}{4 \cdot 0,16 \cdot 0,5} = 18,9728$$

ou 19 pares (38 avaliações).

8 Dimensionamento Amostral para Regressão Linear Simples

A partir das relações definidas por Dupont (1998):

$$\sigma = \sqrt{\sigma_y^2 - b^2 \cdot \sigma_x^2}, \quad s = \sqrt{s_y^2 - \hat{b}^2 \cdot s_x^2} \quad e \quad n = \frac{\left(t_{gl,(1-\beta)} + t_{gl,\alpha/2}\right)^2}{\delta^2}$$

Com

$$\delta = \frac{\hat{b} \cdot s_x}{s}$$

Considerando

$$t_{gl,(1-\beta)} \cong z_{(1-\beta)}$$

$$t_{gl,\alpha/2} \cong z_{\alpha/2}$$

Resulta

$$n = \left(z_{(1-\beta)} + z_{\alpha/2}\right)^2 \cdot \frac{\left(s_y^2 - \hat{b}^2 \cdot s_x^2\right)}{\hat{b}^2 \cdot s_x^2}$$

que fornece uma boa aproximação para o dimensionamento de amostras em regressões lineares simples.

EXEMPLO 14.19

Considere um estudo que pretende efetuar uma regressão linear do peso para a estatura de recém-nascidos. Empregando os dados do BD1Pediat, podem ser calculados os desvios padrões do peso da estatura, resultando, respectivamente, em 0,448kg e 2,33cm. Suponha que sejam adotados os critérios de 5% de nível de significância máximo e 80% de poder do teste mínimo. Considere ainda que o coeficiente angular que explica a regressão seja estimado em 0,75kg/cm. Se a diferença mínima significativa para este coeficiente for de 0,05kg/cm para menos (isto é, considerando uma hipótese de nulidade de 0,70kg/cm), o tamanho mínimo da amostra seria calculado como indicado a seguir.

$$n = \left(z_{(1-\beta)} + z_{\alpha/2}\right)^2 \cdot \frac{\left(s_y^2 - \hat{b} \cdot s_x\right)}{\hat{b}^2 \cdot s_x^2}$$

$$n = \left(0,841621 + 1,959964\right)^2 \cdot \frac{\left(0,488^2 - (0,75 - 070)^2 \cdot 2,33^2\right)}{(0,75 - 070)^2 \cdot 2,33^2} = 129,8706$$

Arredondando para cima, o número mínimo de indivíduos para o estudo deveria ser de pelo menos 130 casos.

9 Guia Rápido de Expressões para Dimensionamento de Amostras

A seguir são apresentados dois quadros contendo as expressões empregadas para o dimensionamento amostral, de forma resumida.

9.1 Estudos observacionais (intervalos de confiança)

Estimativa	Condições	Erro Padrão	Tamanho da Amostra
MÉDIAS	Erro absoluto população infinita	$z \cdot \dfrac{\sigma}{\sqrt{n}} = d$	$n = \dfrac{z^2 \cdot \sigma^2}{d^2}$
	Erro relativo população infinita	$z \cdot \dfrac{\sigma}{\sqrt{n}} = \delta \cdot \bar{x}$	$n = \dfrac{z^2 \cdot \sigma^2}{\delta^2 \cdot \bar{x}^2}$
	Erro absoluto população finita	$z \cdot \dfrac{\sigma}{\sqrt{n}} \cdot \sqrt{\dfrac{N-n}{N-1}} = d$	$n = \dfrac{z^2 \cdot \sigma^2 \cdot N}{d^2(N-1) + z^2 \cdot \sigma^2}$
	Erro relativo população finita	$z \cdot \dfrac{\sigma}{\sqrt{n}} \cdot \sqrt{\dfrac{N-n}{N-1}} = \delta \cdot \bar{x}$	$n = \dfrac{z^2 \cdot \sigma^2 \cdot N}{\delta^2 \cdot \bar{x}^2 \cdot (N-1) + z^2 \cdot \sigma^2}$
PROPORÇÕES	Erro absoluto população infinita	$z \cdot \sqrt{\dfrac{p \cdot q}{n}} = e$	$n = \dfrac{z^2 \cdot p \cdot q}{e^2}$
	Erro relativo população infinita	$z \cdot \sqrt{\dfrac{p \cdot q}{n}} = \varepsilon \cdot p$	$n = \dfrac{z^2 \cdot q}{\varepsilon^2 \cdot p}$
	Erro absoluto população finita	$z \cdot \sqrt{\dfrac{p \cdot q}{n}} \cdot \sqrt{\dfrac{N-n}{N-1}} = e$	$n = \dfrac{z^2 \cdot p \cdot q \cdot N}{e^2(N-1) + z^2 \cdot p \cdot q}$
	Erro relativo população finita	$z \cdot \sqrt{\dfrac{p \cdot q}{n}} \cdot \sqrt{\dfrac{N-n}{N-1}} = \varepsilon \cdot p$	$n = \dfrac{z^2 \cdot q \cdot N}{\varepsilon^2 p(N-1) + z^2 \cdot q}$

$cpf = \sqrt{\dfrac{N-n}{N-1}}$ = correção para populações finitas; d = semi-intervalo de confiança (IC/2).

9.2 Estudos experimentais (testes de significância)

Diferença entre duas estatísticas, nível de significância (α) e poder do teste (1-β) definidos:

Teste para Comparação de	Teste a Ser Realizado	Condições	Tamanho da Amostra
MÉDIAS	Normal para médias	Uma média experimental contra um valor referência (unilateral)	$n = \left(\dfrac{(z_\alpha + z_{1-\beta}) \cdot \sigma}{\mu_1 - \mu_0}\right)^2$
		Uma média experimental contra um valor referência (bilateral)	$n = \left(\dfrac{(z_{\alpha/2} + z_{1-\beta}) \cdot \sigma}{\mu_1 - \mu_0}\right)^2$
	Student, t (amostras do mesmo tamanho)	Duas médias experimentais (unilateral)	$n = \dfrac{(\sigma_1^2 + \sigma_2^2) \cdot (z_\alpha + z_{1-\beta})^2}{(\mu_2 - \mu_1)^2}$
		Duas médias experimentais (bilateral)	$n = \dfrac{(\sigma_1^2 + \sigma_2^2) \cdot (z_{\alpha/2} + z_{1-\beta})^2}{(\mu_2 - \mu_1)^2}$
	Student, t (amostras de tamanhos diferentes)	Duas médias experimentais (unilateral)	$n_1 = \dfrac{(\sigma_1^2 + \sigma_2^2/k) \cdot (z_\alpha + z_{1-\beta})^2}{(\mu_2 - \mu_1)^2}$ $n_2 = \dfrac{(k\sigma_1^2 + \sigma_2^2) \cdot (z_\alpha + z_{1-\beta})^2}{(\mu_2 - \mu_1)^2}$
		Duas médias experimentais (bilateral)	$n_1 = \dfrac{(\sigma_1^2 + \sigma_2^2/k) \cdot (z_{\alpha/2} + z_{1-\beta})^2}{(\mu_2 - \mu_1)^2}$ $n_2 = \dfrac{(k\sigma_1^2 + \sigma_2^2) \cdot (z_{\alpha/2} + z_{1-\beta})^2}{(\mu_2 - \mu_1)^2}$

Diferença entre duas estatísticas, nível de significância (α) e poder do teste ($1-\beta$) definidos:

Teste para Comparação de	Teste a Ser Realizado	Condições	Tamanho da Amostra
MÉDIAS	Student, t, para amostras pareadas	O mesmo grupo antes *vs.* depois	$n = \dfrac{2 \cdot \sigma_d^2 \cdot \left(z_{\alpha/2} + z_{1-\beta}\right)^2}{\Delta^2}$
	Student, t, para amostras pareadas, em estudos cruzados (*cross-over*)	Estudo pareado (tratamento *versus* controle)	$n = \dfrac{\sigma_d^2 \left(z_{\alpha/2} + z_{1-\beta}\right)^2}{2\Delta^2}$
PROPORÇÕES	Normal para proporções	Uma proporção experimental contra um valor referência (unilateral)	$n = \dfrac{\left(p_0 \cdot q_0 \cdot z_{1-\beta} + z_\alpha \cdot \sqrt{\dfrac{p_1 \cdot q_1}{p_0 \cdot q_0}}\right)^2}{\left(p_1 - p_0\right)^2}$
		Uma proporção experimental contra um valor referência (bilateral)	$n = \dfrac{\left(p_0 \cdot q_0 \cdot z_{1-\beta} + z_{\alpha/2} \sqrt{\dfrac{p_1 \cdot q_1}{p_0 \cdot q_0}}\right)^2}{\left(p_1 - p_0\right)^2}$
	Qui-quadrado, χ^2 (amostras de tamanhos iguais)	Duas proporções experimentais (p_1 *vs.* p_2) (unilateral)	$n = \dfrac{\left[z_\alpha \sqrt{p_1 \cdot q_1 + p_2 \cdot q_2} + z_{1-\beta} \cdot \sqrt{\left(p_1 \cdot q_1 + p_2 \cdot q_2\right)}\right]^2}{\left(p_2 - p_1\right)^2}$
		Duas proporções experimentais (p_1 *vs.* p_2) (bilateral)	$n = \dfrac{\left[z_{\alpha/2} \sqrt{p_1 \cdot q_1 + p_2 \cdot q_2} + z_{1-\beta} \cdot \sqrt{\left(p_1 \cdot q_1 + p_2 \cdot q_2\right)}\right]^2}{\left(p_2 - p_1\right)^2}$

Diferença entre duas estatísticas, nível de significância (α) e poder do teste ($1-\beta$) definidos:

Teste para Comparação de	Teste a Ser Realizado	Condições	Tamanho da Amostra
PROPORÇÕES	Qui-quadrado, χ^2 (amostras de tamanhos diferentes)	Duas proporções experimentais (p_1 vs. p_2) (unilateral)	$n_1 = \dfrac{\left[z_\alpha \sqrt{\bar{p} \cdot \bar{q} \left(1 + \frac{1}{k}\right)} + z_{1-\beta} \sqrt{p_1 \cdot q_1 + \frac{p_2 \cdot q_2}{k}} \right]^2}{(p_2 - p_1)^2}$ $n_2 = k \cdot n_1$ com: $\bar{p} = \dfrac{p_1 + k \cdot p_2}{1+k}$ $\bar{q} = 1 - \bar{p}$
		Duas proporções experimentais (p_1 vs. p_2) (bilateral)	$n_1 = \dfrac{\left[z_{\alpha/2} \sqrt{\bar{p} \cdot \bar{q} \left(1 + \frac{1}{k}\right)} + z_{1-\beta} \sqrt{p_1 \cdot q_1 + \frac{p_2 \cdot q_2}{k}} \right]^2}{(p_2 - p_1)^2}$ $n_2 = k \cdot n_1$
	Pareado McNemar	Duas proporções (antes/depois, A/D)	$n = \dfrac{\left(z_{\alpha/2} + 2 \cdot z_{1-\beta} \sqrt{p_A \cdot q_A}\right)^2}{4 \cdot (p_A - 0,5)^2} \cdot p_D$

9.3 Regressão linear simples

Estimativa	Condições	Tamanho da Amostra
Regressão linear simples	$\hat{y} = \hat{a} + \hat{b} \cdot x$ ou $\hat{y} = \hat{a}_0 + \hat{a}_1 \cdot x$ com $\hat{b}$ ou $\hat{a}$, estimado	$n = \left(z_{(1-\beta)} + z_{\alpha/2}\right)^2 \cdot \dfrac{\left(s_y^2 - \hat{b}^2 \cdot s_x^2\right)}{\hat{b}^2 \cdot s_x^2}$

368   BIOESTATÍSTICA

QUESTÕES E PROBLEMAS PROPOSTOS

1. Conceitue dimensionamento amostral.
2. Em relação à realização de um estudo científico, onde pode ser situado o dimensionamento de amostras.
3. Em quais circunstâncias pode ser necessário levantar dados para o dimensionamento amostral? Como se denomina este tipo de estudo?
4. Discorra sobre a importância do planejamento experimental e do dimensionamento correto de amostras em um estudo científico.
5. Quais são as etapas do planejamento experimental? Explique, resumidamente, cada uma delas.
6. Quais os principais fatores relacionados com o dimensionamento de amostras?
7. Qual a primeira informação que se deve ter para escolher o procedimento de dimensionamento amostral correto.
8. Enumere os passos para o procedimento de determinação do tamanho de uma amostra.
9. Explique em que consiste o problema da referência circular.
10. Considere que se deseja estimar o peso médio de crianças de 6 a 8 anos do bairro São José, com uma margem de erro absoluto de 1 kg e um grau de confiança de 99%. Considere que, em um estudo anterior, o desvio padrão dos pesos de crianças nessa idade foi estimado em 4,5 kg. a) Qual deveria ser o tamanho mínimo da amostra para conduzir o estudo? b) Se no registro do bairro é sabido que existem 670 crianças na faixa etária do estudo, qual deveria ser o tamanho mínimo da amostra?
11. Considere que um estudo semelhante deve ser realizado no bairro São Lucas. Neste caso, contudo, sabe-se que: (i) o peso das crianças nessa faixa etária pode variar entre 24 e 48 kg; (ii) o peso médio pode ser estimado pela média dos pesos extremos; (iii) deve-se trabalhar com margem relativa de erro de 5%. a) Qual deveria ser o tamanho da amostra neste caso (GC = 99%)? b) Se o bairro possui 320 crianças na faixa etária do estudo, qual deveria ser o tamanho mínimo da amostra.
12. Suponha que se deseja estimar o percentual de adolescentes entre 15 e 17 anos que possuem a vacinação completa contra a hepatite B na cidade de Itajubá. Considere que o estudo deve ter um grau de confiança de 95% e uma margem relativa de erro de 10%. Determine o tamanho mínimo da amostra para o estudo.
13. Com relação ao estudo anterior (Problema 12), imagine que é possível entrevistar apenas 50 adolescentes, por uma questão de custos. Neste caso, qual seria a margem de erro do estudo?
14. Qual a importância da definição do poder do teste para o dimensionamento amostral no caso de estudos experimentais?
15. Suponha que, em um estudo de larga escala no Brasil, obteve-se uma estatura média para os homens de 174 cm com um desvio padrão de 8 cm. Qual deveria ser o tamanho da amostra de homens residentes em Itajubá para provar que existe uma diferença de 3 cm em relação à média nacional com 90% de certeza e ao nível de significância de 1%?

Apêndice

370 BIOESTATÍSTICA

Tabela 1.A Área acumulada sob a curva normal padronizada (valores negativos de z)													
z	A	z	A	z	A	z	A	z	A	z	A	z	A
$-3,5$	0,00023	-3	0,00135	$-2,5$	0,00621	-2	0,02275	$-1,5$	0,06680	$-1,$	0,15865	$-0,5$	0,30853
$-3,49$	0,00024	$-2,99$	0,00139	$-2,49$	0,00638	$-1,99$	0,02329	$-1,49$	0,06811	$-0,99$	0,16108	$-0,49$	0,31206
$-3,48$	0,00025	$-2,98$	0,00144	$-2,48$	0,00656	$-1,98$	0,02385	$-1,48$	0,06943	$-0,98$	0,16354	$-0,48$	0,31561
$-3,47$	0,00026	$-2,97$	0,00148	$-2,47$	0,00675	$-1,97$	0,02441	$-1,47$	0,07078	$-0,97$	0,16602	$-0,47$	0,31917
$-3,46$	0,00027	$-2,96$	0,00153	$-2,46$	0,00694	$-1,96$	0,02499	$-1,46$	0,07214	$-0,96$	0,16852	$-0,46$	0,32275
$-3,45$	0,00028	$-2,95$	0,00158	$-2,45$	0,00714	$-1,95$	0,02558	$-1,45$	0,07352	$-0,95$	0,17105	$-0,45$	0,32635
$-3,44$	0,00029	$-2,94$	0,00164	$-2,44$	0,00734	$-1,94$	0,02619	$-1,44$	0,07493	$-0,94$	0,17360	$-0,44$	0,32996
$-3,43$	0,00030	$-2,93$	0,00169	$-2,43$	0,00754	$-1,93$	0,02680	$-1,43$	0,07635	$-0,93$	0,17618	$-0,43$	0,33359
$-3,42$	0,00031	$-2,92$	0,00175	$-2,42$	0,00776	$-1,92$	0,02742	$-1,42$	0,07780	$-0,92$	0,17878	$-0,42$	0,33724
$-3,41$	0,00032	$-2,91$	0,00180	$-2,41$	0,00797	$-1,91$	0,02806	$-1,41$	0,07927	$-0,91$	0,18141	$-0,41$	0,34090
$-3,4$	0,00033	$-2,9$	0,00186	$-2,4$	0,00819	$-1,9$	0,02871	$-1,4$	0,08075	$-0,9$	0,18406	$-0,4$	0,34457
$-3,39$	0,00035	$-2,89$	0,00192	$-2,39$	0,00842	$-1,89$	0,02937	$-1,39$	0,08226	$-0,89$	0,18673	$-0,39$	0,34826
$-3,38$	0,00036	$-2,88$	0,00198	$-2,38$	0,00865	$-1,88$	0,03005	$-1,38$	0,08379	$-0,88$	0,18943	$-0,38$	0,35197
$-3,37$	0,00037	$-2,87$	0,00205	$-2,37$	0,00889	$-1,87$	0,03074	$-1,37$	0,08534	$-0,87$	0,19215	$-0,37$	0,35569
$-3,36$	0,00039	$-2,86$	0,00211	$-2,36$	0,00913	$-1,86$	0,03144	$-1,36$	0,08691	$-0,86$	0,19489	$-0,36$	0,35942
$-3,35$	0,00040	$-2,85$	0,00218	$-2,35$	0,00938	$-1,85$	0,03215	$-1,35$	0,08850	$-0,85$	0,19766	$-0,35$	0,36316
$-3,34$	0,00041	$-2,84$	0,00225	$-2,34$	0,00964	$-1,84$	0,03288	$-1,34$	0,09012	$-0,84$	0,20045	$-0,34$	0,36692
$-3,33$	0,00043	$-2,83$	0,00232	$-2,33$	0,00990	$-1,83$	0,03362	$-1,33$	0,09175	$-0,83$	0,20326	$-0,33$	0,3707
$-3,32$	0,00045	$-2,82$	0,00240	$-2,32$	0,01017	$-1,82$	0,03437	$-1,32$	0,09341	$-0,82$	0,20610	$-0,32$	0,37448
$-3,31$	0,00046	$-2,81$	0,00247	$-2,31$	0,01044	$-1,81$	0,03514	$-1,31$	0,09509	$-0,81$	0,20897	$-0,31$	0,37828
$-3,3$	0,00048	$-2,8$	0,00255	$-2,3$	0,01072	$-1,8$	0,03593	$-1,3$	0,09680	$-0,8$	0,21185	$-0,3$	0,38208
$-3,29$	0,00050	$-2,79$	0,00263	$-2,29$	0,01101	$-1,79$	0,03672	$-1,29$	0,09852	$-0,79$	0,21476	$-0,29$	0,38590
$-3,28$	0,00051	$-2,78$	0,00271	$-2,28$	0,01130	$-1,78$	0,03753	$-1,28$	0,10027	$-0,78$	0,21769	$-0,28$	0,38973
$-3,27$	0,00053	$-2,77$	0,00280	$-2,27$	0,01160	$-1,77$	0,03836	$-1,27$	0,10204	$-0,77$	0,22065	$-0,27$	0,39358
$-3,26$	0,00055	$-2,76$	0,00289	$-2,26$	0,01191	$-1,76$	0,03920	$-1,26$	0,10383	$-0,76$	0,22362	$-0,26$	0,39743
$-3,25$	0,00057	$-2,75$	0,00298	$-2,25$	0,01222	$-1,75$	0,04005	$-1,25$	0,10565	$-0,75$	0,22662	$-0,25$	0,40129
$-3,24$	0,00059	$-2,74$	0,00307	$-2,24$	0,01254	$-1,74$	0,04092	$-1,24$	0,10748	$-0,74$	0,22965	$-0,24$	0,40516
$-3,23$	0,00061	$-2,73$	0,00316	$-2,23$	0,01287	$-1,73$	0,04181	$-1,23$	0,10934	$-0,73$	0,23269	$-0,23$	0,40904
$-3,22$	0,00064	$-2,72$	0,00326	$-2,22$	0,01320	$-1,72$	0,04271	$-1,22$	0,11123	$-0,72$	0,23576	$-0,22$	0,41293
$-3,21$	0,00066	$-2,71$	0,00336	$-2,21$	0,01355	$-1,71$	0,04363	$-1,21$	0,11314	$-0,71$	0,23885	$-0,21$	0,41683
$-3,2$	0,00068	$-2,7$	0,00346	$-2,2$	0,01390	$-1,7$	0,04456	$-1,2$	0,11507	$-0,7$	0,24196	$-0,2$	0,42074
$-3,19$	0,00071	$-2,69$	0,00357	$-2,19$	0,01426	$-1,69$	0,04551	$-1,19$	0,11702	$-0,69$	0,24509	$-0,19$	0,42465
$-3,18$	0,00073	$-2,68$	0,00368	$-2,18$	0,01462	$-1,68$	0,04647	$-1,18$	0,119	$-0,68$	0,24825	$-0,18$	0,42857
$-3,17$	0,00076	$-2,67$	0,00379	$-2,17$	0,01500	$-1,67$	0,04746	$-1,17$	0,12100	$-0,67$	0,25142	$-0,17$	0,43250
$-3,16$	0,00078	$-2,66$	0,00390	$-2,16$	0,01538	$-1,66$	0,04845	$-1,16$	0,12302	$-0,66$	0,25462	$-0,16$	0,43644
$-3,15$	0,00081	$-2,65$	0,00402	$-2,15$	0,01577	$-1,65$	0,04947	$-1,15$	0,12507	$-0,65$	0,25784	$-0,15$	0,44038
$-3,14$	0,00084	$-2,64$	0,00414	$-2,14$	0,01617	$-1,64$	0,05050	$-1,14$	0,12714	$-0,64$	0,26108	$-0,14$	0,44433
$-3,13$	0,00087	$-2,63$	0,00426	$-2,13$	0,01658	$-1,63$	0,05155	$-1,13$	0,12923	$-0,63$	0,26434	$-0,13$	0,44828
$-3,12$	0,00090	$-2,62$	0,00439	$-2,12$	0,01700	$-1,62$	0,05261	$-1,12$	0,13135	$-0,62$	0,26762	$-0,12$	0,45224
$-3,11$	0,00093	$-2,61$	0,00452	$-2,11$	0,01742	$-1,61$	0,05369	$-1,11$	0,1335	$-0,61$	0,27093	$-0,11$	0,45620
$-3,1$	0,00096	$-2,6$	0,00466	$-2,1$	0,01786	$-1,6$	0,05479	$-1,1$	0,13566	$-0,6$	0,27425	$-0,1$	0,46017
$-3,09$	0,00100	$-2,59$	0,00479	$-2,09$	0,01830	$-1,59$	0,05591	$-1,09$	0,13785	$-0,59$	0,27759	$-0,09$	0,46414
$-3,08$	0,00103	$-2,58$	0,00494	$-2,08$	0,01876	$-1,58$	0,05705	$-1,08$	0,14007	$-0,58$	0,28095	$-0,08$	0,46811
$-3,07$	0,00107	$-2,57$	0,00508	$-2,07$	0,01922	$-1,57$	0,05820	$-1,07$	0,14231	$-0,57$	0,28433	$-0,07$	0,47209
$-3,06$	0,00110	$-2,56$	0,00523	$-2,06$	0,01969	$-1,56$	0,05938	$-1,06$	0,14457	$-0,56$	0,28774	$-0,06$	0,47607
$-3,05$	0,00114	$-2,55$	0,00538	$-2,05$	0,02018	$-1,55$	0,06057	$-1,05$	0,14685	$-0,55$	0,29116	$-0,05$	0,48006
$-3,04$	0,00118	$-2,54$	0,00554	$-2,04$	0,02067	$-1,54$	0,06178	$-1,04$	0,14917	$-0,54$	0,29459	$-0,04$	0,48404
$-3,03$	0,00122	$-2,53$	0,00570	$-2,03$	0,02117	$-1,53$	0,06300	$-1,03$	0,15150	$-0,53$	0,29805	$-0,03$	0,48803
$-3,02$	0,00126	$-2,52$	0,00586	$-2,02$	0,02169	$-1,52$	0,06425	$-1,02$	0,15386	$-0,52$	0,30153	$-0,02$	0,49202
$-3,01$	0,00130	$-2,51$	0,00603	$-2,01$	0,02221	$-1,51$	0,06552	$-1,01$	0,15624	$-0,51$	0,30502	$-0,01$	0,49601

Tabela construída a partir da função estatística do Microsoft Excel®.

APÊNDICE **371**

													Tabela 1.B Área acumulada sob a curva normal padronizada (valores positivos de z)
z	A	z	A	z	A	z	A	z	A	z	A	z	A
0	0,5	0,5	0,69146	1	0,84134	1,5	0,93319	2	0,97725	2,5	0,99379	3	0,99865
0,01	0,50398	0,51	0,69497	1,01	0,84375	1,51	0,93447	2,01	0,97778	2,51	0,99396	3,01	0,99869
0,02	0,50797	0,52	0,69846	1,02	0,84613	1,52	0,93574	2,02	0,97830	2,52	0,99413	3,02	0,99873
0,03	0,51196	0,53	0,70194	1,03	0,84849	1,53	0,93699	2,03	0,97882	2,53	0,99429	3,03	0,99877
0,04	0,51595	0,54	0,70540	1,04	0,85083	1,54	0,93822	2,04	0,97932	2,54	0,99445	3,04	0,99881
0,05	0,51993	0,55	0,70884	1,05	0,85314	1,55	0,93942	2,05	0,97981	2,55	0,99461	3,05	0,99885
0,06	0,52392	0,56	0,71226	1,06	0,85542	1,56	0,94062	2,06	0,98030	2,56	0,99476	3,06	0,99889
0,07	0,52790	0,57	0,71566	1,07	0,85769	1,57	0,94179	2,07	0,98077	2,57	0,99491	3,07	0,99893
0,08	0,53188	0,58	0,71904	1,08	0,85992	1,58	0,94294	2,08	0,98123	2,58	0,99506	3,08	0,99896
0,09	0,53585	0,59	0,72240	1,09	0,86214	1,59	0,94408	2,09	0,98169	2,59	0,99520	3,09	0,99899
0,1	0,53982	0,6	0,72574	1,1	0,86433	1,6	0,94520	2,1	0,98213	2,6	0,99533	3,1	0,99903
0,11	0,54379	0,61	0,72906	1,11	0,86650	1,61	0,94630	2,11	0,98257	2,61	0,99547	3,11	0,99906
0,12	0,54775	0,62	0,73237	1,12	0,86864	1,62	0,94738	2,12	0,98299	2,62	0,99560	3,12	0,99909
0,13	0,55171	0,63	0,73565	1,13	0,87076	1,63	0,94844	2,13	0,98341	2,63	0,99573	3,13	0,99912
0,14	0,55567	0,64	0,73891	1,14	0,87285	1,64	0,94949	2,14	0,98382	2,64	0,99585	3,14	0,99915
0,15	0,55961	0,65	0,74215	1,15	0,87492	1,65	0,95052	2,15	0,98422	2,65	0,99597	3,15	0,99918
0,16	0,56355	0,66	0,74537	1,16	0,87697	1,66	0,95154	2,16	0,98461	2,66	0,99609	3,16	0,99921
0,17	0,56749	0,67	0,74857	1,17	0,87899	1,67	0,95254	2,17	0,98499	2,67	0,99620	3,17	0,99923
0,18	0,57142	0,68	0,75174	1,18	0,88100	1,68	0,95352	2,18	0,98537	2,68	0,99631	3,18	0,99926
0,19	0,57534	0,69	0,75490	1,19	0,88297	1,69	0,95448	2,19	0,98573	2,69	0,99642	3,19	0,99928
0,2	0,57926	0,7	0,75803	1,2	0,88493	1,7	0,95543	2,2	0,98609	2,7	0,99653	3,2	0,99931
0,21	0,58316	0,71	0,76114	1,21	0,88686	1,71	0,95636	2,21	0,98644	2,71	0,99663	3,21	0,99933
0,22	0,58706	0,72	0,76423	1,22	0,88876	1,72	0,95728	2,22	0,98679	2,72	0,99673	3,22	0,99935
0,23	0,59095	0,73	0,76730	1,23	0,89065	1,73	0,95818	2,23	0,98712	2,73	0,99683	3,23	0,99938
0,24	0,59483	0,74	0,77035	1,24	0,89251	1,74	0,95907	2,24	0,98745	2,74	0,99692	3,24	0,99940
0,25	0,59870	0,75	0,77337	1,25	0,89435	1,75	0,95994	2,25	0,98777	2,75	0,99702	3,25	0,99942
0,26	0,60256	0,76	0,77637	1,26	0,89616	1,76	0,96079	2,26	0,98808	2,76	0,99711	3,26	0,99944
0,27	0,60642	0,77	0,77935	1,27	0,89795	1,77	0,96163	2,27	0,98839	2,77	0,99719	3,27	0,99946
0,28	0,61026	0,78	0,78230	1,28	0,89972	1,78	0,96246	2,28	0,98869	2,78	0,99728	3,28	0,99948
0,29	0,61409	0,79	0,78523	1,29	0,90147	1,79	0,96327	2,29	0,98898	2,79	0,99736	3,29	0,99949
0,3	0,61791	0,8	0,78814	1,3	0,90319	1,8	0,96407	2,3	0,98927	2,8	0,99744	3,3	0,99951
0,31	0,62171	0,81	0,79103	1,31	0,90490	1,81	0,96485	2,31	0,98955	2,81	0,99752	3,31	0,99953
0,32	0,62551	0,82	0,79389	1,32	0,90658	1,82	0,96562	2,32	0,98983	2,82	0,99759	3,32	0,99955
0,33	0,6293	0,83	0,79673	1,33	0,90824	1,83	0,96637	2,33	0,99009	2,83	0,99767	3,33	0,99956
0,34	0,63307	0,84	0,79954	1,34	0,90987	1,84	0,96711	2,34	0,99035	2,84	0,99774	3,34	0,99958
0,35	0,63683	0,85	0,80233	1,35	0,91149	1,85	0,96784	2,35	0,99061	2,85	0,99781	3,35	0,99959
0,36	0,64057	0,86	0,80510	1,36	0,91308	1,86	0,96855	2,36	0,99086	2,86	0,99788	3,36	0,99961
0,37	0,64430	0,87	0,80785	1,37	0,91465	1,87	0,96925	2,37	0,99110	2,87	0,99794	3,37	0,99962
0,38	0,64802	0,88	0,81057	1,38	0,91620	1,88	0,96994	2,38	0,99134	2,88	0,99801	3,38	0,99963
0,39	0,65173	0,89	0,81326	1,39	0,91773	1,89	0,97062	2,39	0,99157	2,89	0,99807	3,39	0,99965
0,4	0,65542	0,9	0,81594	1,4	0,91924	1,9	0,97128	2,4	0,99180	2,9	0,99813	3,4	0,99966
0,41	0,65909	0,91	0,81858	1,41	0,92073	1,91	0,97193	2,41	0,99202	2,91	0,99819	3,41	0,99967
0,42	0,66275	0,92	0,82121	1,42	0,92219	1,92	0,97257	2,42	0,99224	2,92	0,99825	3,42	0,99968
0,43	0,66640	0,93	0,82381	1,43	0,92364	1,93	0,97319	2,43	0,99245	2,93	0,99830	3,43	0,99969
0,44	0,67003	0,94	0,82639	1,44	0,92506	1,94	0,97381	2,44	0,99265	2,94	0,99835	3,44	0,99970
0,45	0,67364	0,95	0,82894	1,45	0,92647	1,95	0,97441	2,45	0,99285	2,95	0,99841	3,45	0,99972
0,46	0,67724	0,96	0,83147	1,46	0,92785	1,96	0,97500	2,46	0,99305	2,96	0,99846	3,46	0,99973
0,47	0,68082	0,97	0,83397	1,47	0,92921	1,97	0,97558	2,47	0,99324	2,97	0,99851	3,47	0,99974
0,48	0,68438	0,98	0,83645	1,48	0,93056	1,98	0,97614	2,48	0,99343	2,98	0,99855	3,48	0,99975
0,49	0,68793	0,99	0,83891	1,49	0,93188	1,99	0,97670	2,49	0,99361	2,99	0,99860	3,49	0,99976

Tabela construída a partir da função estatística do Microsoft Excel®.

372 BIOESTATÍSTICA

Tabela 2 Valores de t para testes bilaterais e unilaterais

Teste	Nível de Significância, α									
Bilateral	0,001	0,005	0,01	0,02	0,04	0,05	0,06	0,08	0,1	0,2
Unilateral	0,0005	0,0025	0,005	0,01	0,02	0,025	0,03	0,04	0,05	0,1
Graus de Liberdade										
1	636,5776	127,3211	63,6559	31,82096	15,89447	12,70615	10,57888	7,915805	6,313749	3,077685
2	31,59977	14,08916	9,924988	6,964547	4,848735	4,302656	3,896421	3,319765	2,919987	1,885619
3	12,92443	7,4532	5,840848	4,540707	3,48191	3,182449	2,95051	2,605429	2,353363	1,637745
4	8,610077	5,59754	4,60408	3,746936	2,998531	2,776451	2,600764	2,332872	2,131846	1,533206
5	6,868504	4,773319	4,032117	3,36493	2,756515	2,570578	2,421584	2,190959	2,015049	1,475885
6	5,958718	4,316826	3,707428	3,142668	2,612242	2,446914	2,313263	2,104307	1,943181	1,439755
7	5,408074	4,029353	3,499481	2,997949	2,516754	2,364623	2,240877	2,046013	1,894578	1,414924
8	5,041366	3,832538	3,355381	2,896468	2,448987	2,306006	2,189154	2,004153	1,859548	1,396816
9	4,780886	3,689638	3,249843	2,821434	2,398438	2,262159	2,150373	1,972653	1,833114	1,383029
10	4,586764	3,581372	3,169262	2,763772	2,359311	2,228139	2,120232	1,948101	1,812462	1,372184
11	4,436879	3,496607	3,105815	2,718079	2,328143	2,200986	2,09614	1,928429	1,795884	1,36343
12	4,317844	3,428431	3,054538	2,68099	2,302722	2,178813	2,07644	1,912313	1,782287	1,356218
13	4,220929	3,372479	3,012283	2,650304	2,281604	2,160368	2,060037	1,898875	1,770932	1,350172
14	4,140311	3,325695	2,976849	2,624492	2,263778	2,144789	2,046168	1,887497	1,761309	1,345031
15	4,07279	3,286041	2,946726	2,602483	2,248544	2,131451	2,03429	1,877738	1,753051	1,340605
16	4,014873	3,251989	2,920788	2,583492	2,235356	2,119905	2,023999	1,86928	1,745884	1,336757
17	3,965106	3,222449	2,898232	2,56694	2,223842	2,109819	2,015004	1,861877	1,739606	1,333379
18	3,921741	3,196583	2,878442	2,552379	2,213701	2,100924	2,007068	1,85534	1,734063	1,330391
19	3,883324	3,1737	2,860943	2,539482	2,204702	2,093025	2,000015	1,84953	1,729131	1,327728
20	3,849564	3,1534	2,845336	2,527977	2,196657	2,085962	1,993712	1,844332	1,724718	1,325341
21	3,819296	3,13521	2,831366	2,517645	2,189427	2,079614	1,988042	1,839651	1,720744	1,323187
22	3,792229	3,118839	2,818761	2,508323	2,182892	2,073875	1,982912	1,835415	1,717144	1,321237
23	3,767636	3,103996	2,807337	2,499874	2,176957	2,068655	1,978251	1,831568	1,71387	1,319461
24	3,745372	3,090536	2,796951	2,492161	2,171546	2,063898	1,973995	1,828053	1,710882	1,317835
25	3,725145	3,078203	2,787438	2,485103	2,166589	2,059537	1,970093	1,824828	1,70814	1,316346
26	3,706664	3,066889	2,778725	2,478628	2,162028	2,055531	1,966509	1,821863	1,705616	1,314972
27	3,689493	3,056521	2,770685	2,472661	2,157822	2,051829	1,963199	1,819126	1,703288	1,313704
28	3,673922	3,046953	2,763263	2,467141	2,153938	2,048409	1,960138	1,816593	1,70113	1,312526
29	3,659516	3,03804	2,756387	2,46202	2,150327	2,045231	1,957292	1,814237	1,699127	1,311435
30	3,645982	3,029782	2,749985	2,457264	2,146967	2,04227	1,954645	1,812045	1,69726	1,310416
32	3,621826	3,014939	2,738489	2,448678	2,140905	2,036932	1,949866	1,808089	1,693888	1,308573
34	3,600726	3,001951	2,728393	2,441147	2,135585	2,032243	1,945664	1,80461	1,690923	1,306951
36	3,582099	2,990491	2,71948	2,434499	2,130873	2,028091	1,941949	1,801527	1,688297	1,305514
38	3,565656	2,980305	2,711568	2,428569	2,126671	2,024394	1,938633	1,79878	1,685953	1,30423
40	3,550958	2,971174	2,704455	2,423258	2,122911	2,021075	1,935659	1,796313	1,683852	1,303076
45	3,520254	2,952074	2,689594	2,412116	2,115003	2,014103	1,929407	1,791127	1,679427	1,30065
50	3,495952	2,936977	2,677789	2,403267	2,108718	2,00856	1,924436	1,787002	1,675905	1,298713
60	3,460154	2,914567	2,660272	2,390116	2,099364	2,000297	1,917024	1,780845	1,670649	1,295821
70	3,43498	2,898742	2,647903	2,380802	2,092729	1,994435	1,911767	1,776475	1,666915	1,293763
80	3,416353	2,886954	2,638699	2,373872	2,087777	1,990065	1,907838	1,77321	1,664125	1,292224
100	3,390451	2,870656	2,625893	2,364213	2,080883	1,983972	1,902372	1,768658	1,660235	1,290075
120	3,373425	2,859852	2,617417	2,357829	2,076313	1,979929	1,898738	1,765638	1,65765	1,288646

Tabela construída a partir da função estatística do Microsoft Excel®.

APÊNDICE **373**

	Tabela 3.A Valores da distribuição de Fisher para $\alpha = 0,01$									
Graus de Liberdade (numerador)	Graus de Liberdade (denominador)									
	2	4	6	8	10	15	20	40	80	120
2	99,00032	17,99981	10,92485	8,649067	7,559493	6,358846	5,84896	5,178492	4,880746	4,7865
3	99,16403	16,69423	9,779569	7,590984	6,552341	5,41695	4,938215	4,312597	4,036281	3,949083
4	99,25134	15,97709	9,14838	7,006065	5,994366	4,893195	4,430717	3,828291	3,563116	3,479528
5	99,30227	15,52189	8,745928	6,631808	5,636366	4,555602	4,102674	3,513833	3,255053	3,17354
6	99,33137	15,20675	8,466031	6,370669	5,3858	4,318281	3,871435	3,291007	3,036121	2,955858
7	99,35684	14,97574	8,260031	6,177629	5,20015	4,141555	3,698744	3,123773	2,871275	2,791765
8	99,37503	14,79884	8,101665	6,028813	5,056677	4,004448	3,564423	2,992977	2,741956	2,662915
9	99,38958	14,65924	7,976041	5,910579	4,942422	3,894797	3,456677	2,88756	2,637393	2,558579
10	99,39686	14,546	7,874178	5,814286	4,849142	3,804928	3,3682	2,800533	2,55082	2,472078
12	99,41868	14,37365	7,718313	5,66672	4,705839	3,66623	3,231122	2,664819	2,415135	2,336293
14	99,42596	14,2486	7,604967	5,558832	4,600849	3,56394	3,1296	2,563411	2,313101	2,233946
16	99,43687	14,15401	7,518565	5,476522	4,520416	3,485241	3,051184	2,484427	2,233179	2,15357
18	99,44415	14,07943	7,450581	5,411607	4,456922	3,42277	2,988742	2,421018	2,168633	2,088512
20	99,44779	14,01941	7,395784	5,359084	4,405365	3,371895	2,937725	2,368878	2,115272	2,034582
25	99,4587	13,91072	7,295966	5,263132	4,311062	3,278217	2,843393	2,271392	2,014616	1,932492
30	99,46598	13,83751	7,22855	5,198103	4,246942	3,214097	2,778478	2,203379	1,943526	1,860002
35	99,46962	13,78521	7,179892	5,151151	4,200501	3,167429	2,731014	2,153058	1,890356	1,805503
40	99,47689	13,74519	7,143171	5,115567	4,165258	3,131902	2,694748	2,114234	1,848932	1,762849
45	99,47689	13,71427	7,114522	5,087827	4,137689	3,103935	2,666127	2,083326	1,815664	1,728438
50	99,47689	13,68971	7,091444	5,065431	4,115464	3,081368	2,642963	2,058115	1,788308	1,700016
60	99,48417	13,6522	7,056769	5,031609	4,081869	3,047148	2,60772	2,019405	1,745875	1,655692
70	99,48417	13,62559	7,031758	5,007337	4,057654	3,022393	2,582155	1,991054	1,714405	1,622581
80	99,48417	13,60513	7,013114	4,989033	4,039407	3,003692	2,562786	1,969369	1,690069	1,596831
100	99,49144	13,57694	6,986738	4,96334	4,013714	2,977231	2,535302	1,938346	1,654826	1,559229
120	99,49144	13,55829	6,969003	4,94606	3,99649	2,959439	2,516771	1,917186	1,630454	1,532992

Tabela construída a partir da função estatística do Microsoft Excel®.

374 BIOESTATÍSTICA

Tabela 3.B Valores da distribuição de Fisher para $\alpha = 0,05$									
Graus de Liberdade (numerador)	Graus de Liberdade (denominador)								
	2	4	6	8	10	15	20	40	80	120
2	19,00003	19,24673	19,32949	19,37087	19,39588	19,42908	19,44568	19,47069	19,48320	19,48729
3	9,55208	9,11717	8,94067	8,84523	8,78549	8,70284	8,66021	8,59438	8,56073	8,54936
4	6,94428	6,38823	6,16313	6,04103	5,96435	5,85780	5,80255	5,71700	5,67297	5,65811
5	5,78615	5,19216	4,95029	4,81833	4,73506	4,61876	4,55813	4,46380	4,41497	4,39846
6	5,14325	4,53369	4,28386	4,14681	4,05996	3,93806	3,87419	3,77429	3,72231	3,70467
7	4,73742	4,12031	3,86598	3,72572	3,63653	3,51073	3,44453	3,34043	3,28598	3,26744
8	4,45897	3,83785	3,58058	3,43810	3,34717	3,21840	3,15032	3,04278	2,98623	2,96693
9	4,25649	3,63309	3,37376	3,22959	3,13727	3,00611	2,93646	2,82593	2,76752	2,74753
10	4,10282	3,47805	3,21718	3,07166	2,97824	2,84501	2,77402	2,66085	2,60076	2,58012
12	3,88529	3,25916	2,99612	2,84857	2,75339	2,61685	2,54359	2,42588	2,36277	2,34100
14	3,73889	3,11225	2,84773	2,69867	2,60216	2,46300	2,38789	2,26635	2,20061	2,17781
16	3,63372	3,00692	2,74131	2,59109	2,49351	2,35222	2,27557	2,15071	2,08263	2,05890
18	3,55456	2,92775	2,66130	2,51016	2,41170	2,26862	2,19065	2,06288	1,99268	1,96810
20	3,49283	2,86608	2,59898	2,44707	2,34787	2,20327	2,12415	1,99382	1,92169	1,89632
25	3,38520	2,75871	2,49041	2,33706	2,23648	2,08889	2,00747	1,87180	1,79551	1,76840
30	3,31583	2,68963	2,42052	2,26616	2,16458	2,01480	1,93165	1,79179	1,71206	1,68345
35	3,26742	2,64146	2,37178	2,21667	2,11434	1,96288	1,87838	1,73512	1,65248	1,62257
40	3,23173	2,60597	2,33585	2,18017	2,07725	1,92446	1,83886	1,69280	1,60767	1,57661
45	3,20432	2,57874	2,30828	2,15213	2,04874	1,89488	1,80837	1,65995	1,57264	1,54056
50	3,18261	2,55718	2,28643	2,12992	2,02614	1,87138	1,78412	1,63368	1,54447	1,51147
60	3,15041	2,52521	2,25405	2,09697	1,99259	1,83644	1,74798	1,59427	1,50185	1,46727
70	3,12768	2,50266	2,23119	2,07369	1,96887	1,81168	1,72232	1,56608	1,47107	1,43515
80	3,11077	2,48588	2,21419	2,05637	1,95122	1,79322	1,70316	1,54489	1,44773	1,41068
100	3,08729	2,46261	2,19060	2,03233	1,92669	1,76753	1,67643	1,51513	1,41462	1,37573
120	3,07178	2,44724	2,17501	2,01643	1,91046	1,75050	1,65868	1,49520	1,39220	1,35189

Tabela construída a partir da função estatística do Microsoft Excel®.

Tabela 4 Valores da distribuição de Qui-quadrado

Graus de Liberdade	Nível de Significância, α									
	0,001	0,005	0,01	0,02	0,04	0,05	0,06	0,08	0,1	0,2
1	10,82736	7,8794	6,634891	5,411904	4,217873	3,841455	3,537381	3,064899	2,705541	1,642376
2	13,815	10,59653	9,210351	7,824071	6,437737	5,991476	5,626817	5,051451	4,605176	3,218879
3	16,26596	12,83807	11,34488	9,837411	8,311155	7,814725	7,406879	6,758692	6,251394	4,64163
4	18,46623	14,86017	13,2767	11,66784	10,0255	9,487728	9,044369	8,336525	7,779434	5,988615
5	20,51465	16,74965	15,08632	13,38822	11,64434	11,07048	10,59622	9,83659	9,236349	7,289273
6	22,45748	18,54751	16,81187	15,0332	13,19781	12,59158	12,08957	11,28349	10,64464	8,558058
7	24,3213	20,27774	18,47532	16,62243	14,70304	14,06713	13,53973	12,69118	12,01703	9,803248
8	26,12393	21,95486	20,09016	18,1682	16,17077	15,50731	14,95634	14,06839	13,36156	11,03009
9	27,87673	23,58927	21,66605	19,67898	17,60826	16,91896	16,34591	15,42108	14,68366	12,24214
10	29,58789	25,18805	23,20929	21,16075	19,02077	18,30703	17,71312	16,75348	15,98717	13,44196
11	31,26351	26,75686	24,72502	22,6179	20,41202	19,67515	19,06142	18,0687	17,27501	14,63142
12	32,90923	28,29966	26,21696	24,05393	21,78512	21,02606	20,39342	19,36919	18,54934	15,81199
13	34,52737	29,81932	27,68818	25,47149	23,14229	22,36203	21,71127	20,65681	19,81193	16,98479
14	36,12387	31,31943	29,14116	26,87273	24,48544	23,68478	23,01659	21,93307	21,06414	18,15077
15	37,69777	32,80149	30,57795	28,25949	25,81614	24,9958	24,31079	23,19924	22,30712	19,31065
16	39,25178	34,26705	31,99986	29,63316	27,13562	26,29622	25,59499	24,45638	23,54182	20,46507
17	40,79111	35,71838	33,40872	30,99504	28,44494	27,5871	26,87014	25,70527	24,76903	21,61456
18	42,31195	37,15639	34,80524	32,34617	29,74503	28,86932	28,13704	26,94672	25,98942	22,75955
19	43,81936	38,58212	36,19077	33,68741	31,03669	30,14351	29,39642	28,18135	27,20356	23,90042
20	45,31422	39,99686	37,56627	35,01962	32,32056	31,41042	30,64885	29,40969	28,41197	25,0375
21	46,79627	41,40094	38,93223	36,34344	33,59723	32,67056	31,8949	30,63223	29,61509	26,17109
22	48,26762	42,79566	40,28945	37,65948	34,86724	33,92446	33,13498	31,8494	30,81329	27,30145
23	49,72764	44,18139	41,63833	38,96828	36,13104	35,17246	34,36957	33,06156	32,00689	28,42879
24	51,17897	45,55836	42,97978	40,27033	37,38905	36,41503	35,59894	34,26902	33,19624	29,55332
25	52,61874	46,92797	44,31401	41,56603	38,64167	37,65249	36,82354	35,47211	34,38158	30,6752
26	54,05114	48,28978	45,64164	42,85581	39,8891	38,88513	38,04354	36,67109	35,56316	31,79461
27	55,47508	49,64504	46,96284	44,13993	41,13183	40,11327	39,25929	37,86619	36,74123	32,91168
28	56,89176	50,99356	48,27817	45,41881	42,3699	41,33715	40,47096	39,05765	37,91591	34,02657
29	58,30064	52,3355	49,58783	46,69264	43,60375	42,55695	41,67886	40,24563	39,08748	35,13937
30	59,70221	53,67187	50,89218	47,96179	44,83353	43,77295	42,88314	41,43034	40,25602	36,25018
32	62,48728	56,32799	53,48566	50,48667	47,28172	46,19424	45,28149	43,7906	42,58473	38,4663
34	65,2471	58,96371	56,06085	52,99526	49,71589	48,60236	47,66741	46,13953	44,90316	40,67564
36	67,98495	61,58107	58,61915	55,48888	52,13724	50,99848	50,04196	48,4782	47,21217	42,87879
38	70,70393	64,18123	61,16202	57,96885	54,54697	53,38351	52,40605	50,80744	49,51258	45,07628
40	73,4029	66,76605	63,69077	60,43607	56,94586	55,75849	54,76058	53,12798	51,80504	47,26853
45	80,07755	73,16604	69,9569	66,55521	62,90104	61,65622	60,60941	58,89547	57,50529	52,72882
50	86,66031	79,48984	76,1538	72,61322	68,80386	67,50481	66,41175	64,62086	63,16711	58,16379
60	99,60783	91,95181	88,37943	84,5799	80,48196	79,08195	77,90286	75,96889	74,397	68,97206
70	112,3167	104,2148	100,4251	96,3875	92,02405	90,53126	89,27306	87,20758	85,52704	79,71466
80	124,8389	116,3209	112,3288	108,0693	103,4588	101,8795	100,5477	98,35979	96,5782	90,40535
100	149,4488	140,1697	135,8069	131,1417	126,0793	124,3421	122,8759	120,4643	118,498	111,6667
120	173,6184	163,6485	158,95	153,9182	148,4474	146,5673	144,9795	142,3657	140,2326	132,8063

Tabela construída a partir da função estatística do Microsoft Excel®.

Tabela 5 Amplitude total estudentizada, $\alpha = 5\%$							
Número de Comparações $k.(n - 1)$	**Número de Grupos (k)**						
	1	**2**	**3**	**4**	**5**	**6**	**10**
1	12,706	17,969	26,954	32,754	37,057	40,371	49,076
2	4,303	6,085	8,337	9,808	10,909	11,709	14,011
3	3,182	4,501	5,911	6,821	7,501	8,041	9,461
4	2,776	3,926	5,036	5,755	6,284	6,704	7,823
5	2,571	3,635	4,055	5,213	5,663	6,022	6,981
6	2,447	3,460	4,341	4,901	5,301	5,631	6,491
7	2,365	3,344	4,165	4,686	5,066	5,367	6,168
8	2,306	3,261	4,041	4,532	4,892	5,172	5,922
9	2,262	3,199	3,949	4,409	4,759	5,019	5,739
10	2,228	3,151	3,881	4,331	4,652	4,912	5,602
11	2,201	3,113	3,823	4,264	4,574	4,824	5,495
12	2,179	3,081	3,772	4,202	4,512	4,752	5,392
13	2,160	3,055	3,724	4,144	4,443	4,683	5,312
14	2,145	3,033	3,704	4,114	4,415	4,645	5,256
15	2,131	3,014	3,675	4,086	4,376	4,597	5,207
16	2,120	2,998	3,648	4,047	4,327	4,557	5,147
17	2,110	2,984	3,635	4,025	4,305	4,526	5,116
18	2,101	2,971	3,611	4,002	4,282	4,492	5,072
19	2,093	2,960	3,590	3,980	4,250	4,470	5,040
20	2,086	2,950	3,580	3,960	4,230	4,450	5,010
25	2,060	2,913	3,509	3,887	4,155	4,354	4,901
30	2,042	2,888	3,488	3,848	4,097	4,297	4,817
40	2,021	2,858	3,438	3,788	4,038	4,227	4,727
60	2,000	2,829	3,399	3,738	3,978	4,158	4,648
80	1,990	2,814	3,375	3,716	3,956	4,136	4,617
120	1,980	2,800	3,358	3,697	3,936	4,115	4,609

Tabela 6 Tabelas para dimensionamento de amostras		
Estimativas de Proporções	Erro Absoluto	Fornece uma estimativa do tamanho mínimo da amostra necessária (colunas sombreadas), dados: N, p, e e GC

População = N = 100					População = N = 200				
Proporção estimada, p	Erro absoluto, e	Grau de confiança			Proporção estimada, p	Erro absoluto, e	Grau de confiança		
		90%	95%	99%			90%	95%	99%
0,1	0,01	97	98	99	0,1	0,01	185	190	194
0,1	0,02	87	90	94	0,1	0,02	151	163	177
0,1	0,03	74	80	88	0,1	0,03	116	132	154
0,1	0,05	50	59	71	0,1	0,05	66	83	110
0,1	0,1	20	26	38	0,1	0,1	22	30	47
0,2	0,01	98	99	100	0,2	0,01	192	194	197
0,2	0,02	92	94	97	0,2	0,02	169	178	187
0,2	0,03	83	88	93	0,2	0,03	142	155	172
0,2	0,05	64	72	82	0,2	0,05	94	111	137
0,2	0,1	31	39	52	0,2	0,1	36	48	70
0,3	0,01	99	99	100	0,3	0,01	194	196	198
0,3	0,02	94	96	98	0,3	0,02	176	183	190
0,3	0,03	87	91	94	0,3	0,03	153	164	178
0,3	0,05	70	77	85	0,3	0,05	107	124	148
0,3	0,1	37	45	59	0,3	0,1	45	58	83
0,4	0,01	99	99	100	0,4	0,01	195	196	198
0,4	0,02	95	96	98	0,4	0,02	179	185	191
0,4	0,03	88	92	95	0,4	0,03	157	168	180
0,4	0,05	73	79	87	0,4	0,05	114	130	153
0,4	0,1	40	49	62	0,4	0,1	50	64	89
0,5	0,01	99	99	100	0,5	0,01	195	196	198
0,5	0,02	95	97	98	0,5	0,02	179	185	191
0,5	0,03	89	92	95	0,5	0,03	159	169	181
0,5	0,05	74	80	88	0,5	0,05	116	132	154
0,5	0,1	41	50	63	0,5	0,1	51	66	91
0,6	0,01	99	99	100	0,6	0,01	195	196	198
0,6	0,02	95	96	98	0,6	0,02	179	185	191
0,6	0,03	88	92	95	0,6	0,03	157	168	180
0,6	0,05	73	79	87	0,6	0,05	114	130	153
0,6	0,1	40	49	62	0,6	0,1	50	64	89
0,7	0,01	99	99	100	0,7	0,01	194	196	198
0,7	0,02	94	96	98	0,7	0,02	176	183	190
0,7	0,03	87	91	94	0,7	0,03	153	164	178
0,7	0,05	70	77	85	0,7	0,05	107	124	148
0,7	0,1	37	45	59	0,7	0,1	45	58	83
0,8	0,01	98	99	100	0,8	0,01	192	194	197
0,8	0,02	92	94	97	0,8	0,02	169	178	187
0,8	0,03	83	88	93	0,8	0,03	142	155	172
0,8	0,05	64	72	82	0,8	0,05	94	111	137
0,8	0,1	31	39	52	0,8	0,1	36	48	70
0,9	0,01	97	98	99	0,9	0,01	185	190	194
0,9	0,02	87	90	94	0,9	0,02	151	163	177
0,9	0,03	74	80	88	0,9	0,03	116	132	154
0,9	0,05	50	59	71	0,9	0,05	66	83	110
0,9	0,1	20	26	38	0,9	0,1	22	30	47

Tabela elaborada com o auxílio do Microsoft Excel®.

378 BIOESTATÍSTICA

Tabela 6 Tabelas para dimensionamento de amostras (continuação...)		
Estimativas de Proporções	Erro Absoluto	Fornece uma estimativa do tamanho mínimo da amostra necessária (colunas sombreadas), dados: N, p, e e GC

População = N = 300					População = N = 400				
Proporção estimada, p	Erro absoluto, e	\multicolumn{3}{c}{Grau de confiança}	Proporção estimada, p	Erro absoluto, e	\multicolumn{3}{c}{Grau de confiança}
		90%	95%	99%			90%	95%	99%
0,1	0,01	268	277	286	0,1	0,01	344	359	375
0,1	0,02	202	223	250	0,1	0,02	242	274	316
0,1	0,03	143	169	207	0,1	0,03	162	197	250
0,1	0,05	74	95	134	0,1	0,05	79	103	150
0,1	0,1	23	32	50	0,1	0,1	24	32	53
0,2	0,01	281	287	292	0,2	0,01	367	376	386
0,2	0,02	236	252	270	0,2	0,02	293	318	348
0,2	0,03	185	209	240	0,2	0,03	219	253	299
0,2	0,05	111	136	177	0,2	0,05	122	153	207
0,2	0,1	38	52	79	0,2	0,1	40	54	85
0,3	0,01	286	290	294	0,3	0,01	374	382	389
0,3	0,02	248	262	277	0,3	0,02	313	334	359
0,3	0,03	204	225	252	0,3	0,03	246	277	319
0,3	0,05	130	156	196	0,3	0,05	146	179	234
0,3	0,1	48	64	96	0,3	0,1	50	68	104
0,4	0,01	287	291	295	0,4	0,01	377	384	391
0,4	0,02	254	266	280	0,4	0,02	322	341	364
0,4	0,03	213	233	257	0,4	0,03	258	288	327
0,4	0,05	140	166	205	0,4	0,05	158	193	246
0,4	0,1	54	71	105	0,4	0,1	56	76	115
0,5	0,01	288	291	295	0,5	0,01	378	385	391
0,5	0,02	255	267	280	0,5	0,02	324	343	365
0,5	0,03	215	235	259	0,5	0,03	262	292	329
0,5	0,05	143	169	207	0,5	0,05	162	197	250
0,5	0,1	56	73	108	0,5	0,1	58	78	118
0,6	0,01	287	291	295	0,6	0,01	377	384	391
0,6	0,02	254	266	280	0,6	0,02	322	341	364
0,6	0,03	213	233	257	0,6	0,03	258	288	327
0,6	0,05	140	166	205	0,6	0,05	158	193	246
0,6	0,1	54	71	105	0,6	0,1	56	76	115
0,7	0,01	286	290	294	0,7	0,01	374	382	389
0,7	0,02	248	262	277	0,7	0,02	313	334	359
0,7	0,03	204	225	252	0,7	0,03	246	277	319
0,7	0,05	130	156	196	0,7	0,05	146	179	234
0,7	0,1	48	64	96	0,7	0,1	50	68	104
0,8	0,01	281	287	292	0,8	0,01	367	376	386
0,8	0,02	236	252	270	0,8	0,02	293	318	348
0,8	0,03	185	209	240	0,8	0,03	219	253	299
0,8	0,05	111	136	177	0,8	0,05	122	153	207
0,8	0,1	38	52	79	0,8	0,1	40	54	85
0,9	0,01	268	277	286	0,9	0,01	344	359	375
0,9	0,02	202	223	250	0,9	0,02	242	274	316
0,9	0,03	143	169	207	0,9	0,03	162	197	250
0,9	0,05	74	95	134	0,9	0,05	79	103	150
0,9	0,1	23	32	50	0,9	0,1	24	32	53
0,1	0,01	268	277	286	0,1	0,01	344	359	375

Tabela elaborada com o auxílio do Microsoft Excel®.

APÊNDICE **379**

Tabela 6 Tabelas para dimensionamento de amostras (continuação...)		
Estimativas de Proporções	Erro Absoluto	Fornece uma estimativa do tamanho mínimo da amostra necessária (colunas sombreadas), dados: N, p, e e GC

População = N = 500					População = N = 600				
Proporção estimada, p	Erro absoluto, e	Grau de confiança			Proporção estimada, p	Erro absoluto, e	Grau de confiança		
		90%	95%	99%			90%	95%	99%
0,1	0,01	415	437	462	0,1	0,01	482	512	546
0,1	0,02	275	317	375	0,1	0,02	303	355	429
0,1	0,03	176	218	286	0,1	0,03	187	235	316
0,1	0,05	82	109	162	0,1	0,05	84	113	172
0,1	0,1	24	33	54	0,1	0,1	24	33	55
0,2	0,01	449	463	478	0,2	0,01	528	547	568
0,2	0,02	343	378	421	0,2	0,02	387	432	490
0,2	0,03	246	289	352	0,2	0,03	268	320	398
0,2	0,05	129	166	230	0,2	0,05	135	175	249
0,2	0,1	40	55	88	0,2	0,1	41	56	91
0,3	0,01	460	471	483	0,3	0,01	543	559	576
0,3	0,02	371	401	438	0,3	0,02	423	463	512
0,3	0,03	280	322	379	0,3	0,03	308	360	433
0,3	0,05	157	197	264	0,3	0,05	166	211	290
0,3	0,1	52	70	110	0,3	0,1	52	72	114
0,4	0,01	465	475	485	0,4	0,01	550	564	579
0,4	0,02	383	412	445	0,4	0,02	439	477	522
0,4	0,03	296	337	391	0,4	0,03	328	379	449
0,4	0,05	172	213	281	0,4	0,05	182	229	310
0,4	0,1	58	78	121	0,4	0,1	59	81	127
0,5	0,01	466	476	486	0,5	0,01	552	565	580
0,5	0,02	387	414	447	0,5	0,02	444	481	525
0,5	0,03	301	341	394	0,5	0,03	334	385	453
0,5	0,05	176	218	286	0,5	0,05	187	235	316
0,5	0,1	60	81	125	0,5	0,1	61	83	131
0,6	0,01	465	475	485	0,6	0,01	550	564	579
0,6	0,02	383	412	445	0,6	0,02	439	477	522
0,6	0,03	296	337	391	0,6	0,03	328	379	449
0,6	0,05	172	213	281	0,6	0,05	182	229	310
0,6	0,1	58	78	121	0,6	0,1	59	81	127
0,7	0,01	460	471	483	0,7	0,01	543	559	576
0,7	0,02	371	401	438	0,7	0,02	423	463	512
0,7	0,03	280	322	379	0,7	0,03	308	360	433
0,7	0,05	157	197	264	0,7	0,05	166	211	290
0,7	0,1	52	70	110	0,7	0,1	52	72	114
0,8	0,01	449	463	478	0,8	0,01	528	547	568
0,8	0,02	343	378	421	0,8	0,02	387	432	490
0,8	0,03	246	289	352	0,8	0,03	268	320	398
0,8	0,05	129	166	230	0,8	0,05	135	175	249
0,8	0,1	40	55	88	0,8	0,1	41	56	91
0,9	0,01	415	437	462	0,9	0,01	482	512	546
0,9	0,02	275	317	375	0,9	0,02	303	355	429
0,9	0,03	176	218	286	0,9	0,03	187	235	316
0,9	0,05	82	109	162	0,9	0,05	84	113	172
0,9	0,1	24	33	54	0,9	0,1	24	33	55
0,1	0,01	415	437	462	0,1	0,01	482	512	546

Tabela elaborada com o auxílio do Microsoft Excel®.

380 BIOESTATÍSTICA

Tabela 6 Tabelas para dimensionamento de amostras (continuação...)		
Estimativas de Proporções	Erro Absoluto	Fornece uma estimativa do tamanho mínimo da amostra necessária (colunas sombreadas), dados: N, p, e e GC

População $= N = 800$					População $= N = 1000$				
Proporção estimada, p	Erro absoluto, e	Grau de confiança			Proporção estimada, p	Erro absoluto, e	Grau de confiança		
		90%	95%	99%			90%	95%	99%
0,1	0,01	603	650	706	0,1	0,01	710	776	857
0,1	0,02	346	416	522	0,1	0,02	379	464	600
0,1	0,03	203	260	363	0,1	0,03	214	278	400
0,1	0,05	87	119	185	0,1	0,05	89	122	193
0,1	0,1	24	34	56	0,1	0,1	24	34	57
0,2	0,01	676	708	745	0,2	0,01	813	861	914
0,2	0,02	461	527	615	0,2	0,02	520	607	727
0,2	0,03	301	369	477	0,2	0,03	325	407	542
0,2	0,05	143	189	278	0,2	0,05	148	198	299
0,2	0,1	42	58	94	0,2	0,1	42	58	97
0,3	0,01	702	728	757	0,3	0,01	851	890	934
0,3	0,02	512	573	651	0,3	0,02	588	669	778
0,3	0,03	354	423	528	0,3	0,03	388	473	608
0,3	0,05	178	231	329	0,3	0,05	186	245	359
0,3	0,1	54	74	119	0,3	0,1	54	75	123
0,4	0,01	713	737	762	0,4	0,01	867	903	941
0,4	0,02	537	595	667	0,4	0,02	620	698	800
0,4	0,03	380	450	552	0,4	0,03	420	507	640
0,4	0,05	197	253	355	0,4	0,05	207	270	390
0,4	0,1	61	83	133	0,4	0,1	62	85	138
0,5	0,01	716	739	764	0,5	0,01	872	906	944
0,5	0,02	544	601	671	0,5	0,02	629	707	806
0,5	0,03	388	458	559	0,5	0,03	430	517	649
0,5	0,05	203	260	363	0,5	0,05	214	278	400
0,5	0,1	63	86	138	0,5	0,1	64	88	143
0,6	0,01	713	737	762	0,6	0,01	867	903	941
0,6	0,02	537	595	667	0,6	0,02	620	698	800
0,6	0,03	380	450	552	0,6	0,03	420	507	640
0,6	0,05	197	253	355	0,6	0,05	207	270	390
0,6	0,1	61	83	133	0,6	0,1	62	85	138
0,7	0,01	702	728	757	0,7	0,01	851	890	934
0,7	0,02	512	573	651	0,7	0,02	588	669	778
0,7	0,03	354	423	528	0,7	0,03	388	473	608
0,7	0,05	178	231	329	0,7	0,05	186	245	359
0,7	0,1	54	74	119	0,7	0,1	54	75	123
0,8	0,01	676	708	745	0,8	0,01	813	861	914
0,8	0,02	461	527	615	0,8	0,02	520	607	727
0,8	0,03	301	369	477	0,8	0,03	325	407	542
0,8	0,05	143	189	278	0,8	0,05	148	198	299
0,8	0,1	42	58	94	0,8	0,1	42	58	97
0,9	0,01	603	650	706	0,9	0,01	710	776	857
0,9	0,02	346	416	522	0,9	0,02	379	464	600
0,9	0,03	203	260	363	0,9	0,03	214	278	400
0,9	0,05	87	119	185	0,9	0,05	89	122	193
0,9	0,1	24	34	56	0,9	0,1	24	34	57
0,1	0,01	603	650	706	0,1	0,01	710	776	857

Tabela elaborada com o auxílio do Microsoft Excel®.

Tabela 6 Tabelas para dimensionamento de amostras (continuação...)		
Estimativas de Proporções	Erro Absoluto	Fornece uma estimativa do tamanho mínimo da amostra necessária (colunas sombreadas), dados: N, p, e e GC

População = N = 2000					População = N = 3000				
Proporção estimada, p	Erro absoluto, e	Grau de confiança			Proporção estimada, p	Erro absoluto, e	Grau de confiança		
		90%	95%	99%			90%	95%	99%
0,1	0,01	1099	1268	1499	0,1	0,01	1345	1607	1998
0,1	0,02	467	604	856	0,1	0,02	507	672	998
0,1	0,03	239	323	499	0,1	0,03	249	341	544
0,1	0,05	93	130	214	0,1	0,05	95	133	222
0,1	0,1	25	35	59	0,1	0,1	25	35	59
0,2	0,01	1369	1510	1684	0,2	0,01	1773	2017	2340
0,2	0,02	703	870	1141	0,2	0,02	796	1017	1409
0,2	0,03	388	510	743	0,2	0,03	415	557	847
0,2	0,05	160	220	351	0,2	0,05	164	228	373
0,2	0,1	43	60	101	0,2	0,1	43	61	103
0,3	0,01	1480	1603	1750	0,3	0,01	1964	2187	2469
0,3	0,02	831	1005	1271	0,3	0,02	965	1207	1613
0,3	0,03	481	620	873	0,3	0,03	522	691	1022
0,3	0,05	205	278	437	0,3	0,05	212	292	471
0,3	0,1	56	78	131	0,3	0,1	56	79	134
0,4	0,01	1530	1644	1777	0,4	0,01	2053	2264	2525
0,4	0,02	897	1072	1332	0,4	0,02	1054	1304	1712
0,4	0,03	531	678	940	0,4	0,03	582	764	1114
0,4	0,05	230	312	484	0,4	0,05	240	329	526
0,4	0,1	63	89	148	0,4	0,1	64	90	152
0,5	0,01	1544	1656	1785	0,5	0,01	2079	2287	2541
0,5	0,02	917	1092	1350	0,5	0,02	1082	1334	1741
0,5	0,03	547	697	960	0,5	0,03	602	788	1142
0,5	0,05	239	323	499	0,5	0,05	249	341	544
0,5	0,1	66	92	154	0,5	0,1	67	94	158
0,6	0,01	1530	1644	1777	0,6	0,01	2053	2264	2525
0,6	0,02	897	1072	1332	0,6	0,02	1054	1304	1712
0,6	0,03	531	678	940	0,6	0,03	582	764	1114
0,6	0,05	230	312	484	0,6	0,05	240	329	526
0,6	0,1	63	89	148	0,6	0,1	64	90	152
0,7	0,01	1480	1603	1750	0,7	0,01	1964	2187	2469
0,7	0,02	831	1005	1271	0,7	0,02	965	1207	1613
0,7	0,03	481	620	873	0,7	0,03	522	691	1022
0,7	0,05	205	278	437	0,7	0,05	212	292	471
0,7	0,1	56	78	131	0,7	0,1	56	79	134
0,8	0,01	1369	1510	1684	0,8	0,01	1773	2017	2340
0,8	0,02	703	870	1141	0,8	0,02	796	1017	1409
0,8	0,03	388	510	743	0,8	0,03	415	557	847
0,8	0,05	160	220	351	0,8	0,05	164	228	373
0,8	0,1	43	60	101	0,8	0,1	43	61	103
0,9	0,01	1099	1268	1499	0,9	0,01	1345	1607	1998
0,9	0,02	467	604	856	0,9	0,02	507	672	998
0,9	0,03	239	323	499	0,9	0,03	249	341	544
0,9	0,05	93	130	214	0,9	0,05	95	133	222
0,9	0,1	25	35	59	0,9	0,1	25	35	59
0,1	0,01	1099	1268	1499	0,1	0,01	1345	1607	1998

Tabela elaborada com o auxílio do Microsoft Excel®.

Tabela 6 Tabelas para dimensionamento de amostras (continuação...)

Estimativas de Proporções	Erro Absoluto	Fornece uma estimativa do tamanho mínimo da amostra necessária (colunas sombreadas), dados: N, p, e e GC

População = N = 4000					População = N = 5000				
Proporção estimada, p	Erro absoluto, e	Grau de confiança			Proporção estimada, p	Erro absoluto, e	Grau de confiança		
		90%	95%	99%			90%	95%	99%
0,1	0,01	1514	1855	2396	0,1	0,01	1638	2045	2722
0,1	0,02	529	711	1088	0,1	0,02	543	738	1150
0,1	0,03	254	351	570	0,1	0,03	257	357	586
0,1	0,05	96	134	226	0,1	0,05	96	135	229
0,1	0,1	25	35	59	0,1	0,1	25	35	60
0,2	0,01	2080	2424	2906	0,2	0,01	2321	2758	3400
0,2	0,02	852	1111	1596	0,2	0,02	890	1176	1734
0,2	0,03	430	584	912	0,2	0,03	439	601	955
0,2	0,05	167	232	384	0,2	0,05	168	235	392
0,2	0,1	43	61	104	0,2	0,1	43	61	104
0,3	0,01	2348	2675	3108	0,3	0,01	2660	3088	3680
0,3	0,02	1049	1341	1863	0,3	0,02	1107	1438	2054
0,3	0,03	546	733	1117	0,3	0,03	561	761	1183
0,3	0,05	216	299	490	0,3	0,05	218	304	502
0,3	0,1	57	80	135	0,3	0,1	57	80	136
0,4	0,01	2476	2790	3198	0,4	0,01	2826	3243	3806
0,4	0,02	1155	1463	1996	0,4	0,02	1226	1578	2217
0,4	0,03	612	816	1227	0,4	0,03	631	851	1308
0,4	0,05	244	338	550	0,4	0,05	247	344	566
0,4	0,1	64	91	154	0,4	0,1	65	91	155
0,5	0,01	2514	2825	3223	0,5	0,01	2876	3289	3843
0,5	0,02	1189	1501	2037	0,5	0,02	1264	1623	2268
0,5	0,03	633	843	1262	0,5	0,03	654	880	1347
0,5	0,05	254	351	570	0,5	0,05	257	357	586
0,5	0,1	67	94	160	0,5	0,1	67	95	161
0,6	0,01	2476	2790	3198	0,6	0,01	2826	3243	3806
0,6	0,02	1155	1463	1996	0,6	0,02	1226	1578	2217
0,6	0,03	612	816	1227	0,6	0,03	631	851	1308
0,6	0,05	244	338	550	0,6	0,05	247	344	566
0,6	0,1	64	91	154	0,6	0,1	65	91	155
0,7	0,01	2348	2675	3108	0,7	0,01	2660	3088	3680
0,7	0,02	1049	1341	1863	0,7	0,02	1107	1438	2054
0,7	0,03	546	733	1117	0,7	0,03	561	761	1183
0,7	0,05	216	299	490	0,7	0,05	218	304	502
0,7	0,1	57	80	135	0,7	0,1	57	80	136
0,8	0,01	2080	2424	2906	0,8	0,01	2321	2758	3400
0,8	0,02	852	1111	1596	0,8	0,02	890	1176	1734
0,8	0,03	430	584	912	0,8	0,03	439	601	955
0,8	0,05	167	232	384	0,8	0,05	168	235	392
0,8	0,1	43	61	104	0,8	0,1	43	61	104
0,9	0,01	1514	1855	2396	0,9	0,01	1638	2045	2722
0,9	0,02	529	711	1088	0,9	0,02	543	738	1150
0,9	0,03	254	351	570	0,9	0,03	257	357	586
0,9	0,05	96	134	226	0,9	0,05	96	135	229
0,9	0,1	25	35	59	0,9	0,1	25	35	60
0,1	0,01	1514	1855	2396	0,1	0,01	1638	2045	2722

Tabela elaborada com o auxílio do Microsoft Excel®.

APÊNDICE **383**

Tabela 6 Tabelas para dimensionamento de amostras (continuação...)		
Estimativas de Proporções	Erro Absoluto	Fornece uma estimativa do tamanho mínimo da amostra necessária (colunas sombreadas), dados: N, p, e e GC

População = N = 10000					População = N = 50000				
Proporção estimada, p	Erro absoluto, e	Grau de confiança			Proporção estimada, p	Erro absoluto, e	Grau de confiança		
		90%	95%	99%			90%	95%	99%
0,1	0,01	1959	2570	3740	0,1	0,01	2322	3234	5335
0,1	0,02	574	796	1300	0,1	0,02	602	850	1450
0,1	0,03	264	370	623	0,1	0,03	270	382	655
0,1	0,05	97	137	234	0,1	0,05	98	138	238
0,1	0,1	25	35	60	0,1	0,1	25	35	60
0,2	0,01	3022	3807	5150	0,2	0,01	3985	5474	8757
0,2	0,02	977	1333	2098	0,2	0,02	1060	1491	2521
0,2	0,03	459	640	1056	0,2	0,03	477	674	1153
0,2	0,05	171	240	408	0,2	0,05	173	245	422
0,2	0,1	44	62	106	0,2	0,1	44	62	106
0,3	0,01	3624	4466	5822	0,3	0,01	5102	6947	10897
0,3	0,02	1244	1679	2584	0,3	0,02	1382	1939	3257
0,3	0,03	594	823	1341	0,3	0,03	624	881	1502
0,3	0,05	223	313	528	0,3	0,05	227	321	552
0,3	0,1	57	81	138	0,3	0,1	57	81	139
0,4	0,01	3938	4798	6143	0,4	0,01	5748	7785	12078
0,4	0,02	1397	1874	2848	0,4	0,02	1573	2204	3688
0,4	0,03	673	930	1504	0,4	0,03	712	1004	1709
0,4	0,05	254	356	599	0,4	0,05	259	367	629
0,4	0,1	65	92	157	0,4	0,1	65	93	159
0,5	0,01	4036	4900	6240	0,5	0,01	5958	8057	12456
0,5	0,02	1447	1937	2932	0,5	0,02	1636	2291	3830
0,5	0,03	700	965	1557	0,5	0,03	741	1045	1778
0,5	0,05	264	370	623	0,5	0,05	270	382	655
0,5	0,1	68	96	164	0,5	0,1	68	96	166
0,6	0,01	3938	4798	6143	0,6	0,01	5748	7785	12078
0,6	0,02	1397	1874	2848	0,6	0,02	1573	2204	3688
0,6	0,03	673	930	1504	0,6	0,03	712	1004	1709
0,6	0,05	254	356	599	0,6	0,05	259	367	629
0,6	0,1	65	92	157	0,6	0,1	65	93	159
0,7	0,01	3624	4466	5822	0,7	0,01	5102	6947	10897
0,7	0,02	1244	1679	2584	0,7	0,02	1382	1939	3257
0,7	0,03	594	823	1341	0,7	0,03	624	881	1502
0,7	0,05	223	313	528	0,7	0,05	227	321	552
0,7	0,1	57	81	138	0,7	0,1	57	81	139
0,8	0,01	3022	3807	5150	0,8	0,01	3985	5474	8757
0,8	0,02	977	1333	2098	0,8	0,02	1060	1491	2521
0,8	0,03	459	640	1056	0,8	0,03	477	674	1153
0,8	0,05	171	240	408	0,8	0,05	173	245	422
0,8	0,1	44	62	106	0,8	0,1	44	62	106
0,9	0,01	1959	2570	3740	0,9	0,01	2322	3234	5335
0,9	0,02	574	796	1300	0,9	0,02	602	850	1450
0,9	0,03	264	370	623	0,9	0,03	270	382	655
0,9	0,05	97	137	234	0,9	0,05	98	138	238
0,9	0,1	25	35	60	0,9	0,1	25	35	60
0,1	0,01	1959	2570	3740	0,1	0,01	2322	3234	5335

Tabela elaborada com o auxílio do Microsoft Excel®.

384 BIOESTATÍSTICA

Tabela 6 Tabelas para dimensionamento de amostras (continuação...)		
Estimativas de Proporções	Erro Absoluto	Fornece uma estimativa do tamanho mínimo da amostra necessária (colunas sombreadas), dados: N, p, e e GC

População = N = 100000					População = N = ∞				
Proporção estimada, p	Erro absoluto, e	Grau de confiança			Proporção estimada, p	Erro absoluto, e	Grau de confiança		
		90%	95%	99%			90%	95%	99%
0,1	0,01	2378	3342	5635	0,1	0,01	2435	3458	5972
0,1	0,02	606	857	1471	0,1	0,02	609	865	1493
0,1	0,03	270	383	660	0,1	0,03	271	385	664
0,1	0,05	98	139	239	0,1	0,05	98	139	239
0,1	0,1	25	35	60	0,1	0,1	25	35	60
0,2	0,01	4150	5791	9598	0,2	0,01	4329	6147	10616
0,2	0,02	1071	1514	2586	0,2	0,02	1083	1537	2654
0,2	0,03	479	679	1166	0,2	0,03	481	683	1180
0,2	0,05	173	246	423	0,2	0,05	174	246	425
0,2	0,1	44	62	107	0,2	0,1	44	62	107
0,3	0,01	5377	7465	12230	0,3	0,01	5682	8068	13934
0,3	0,02	1401	1977	3367	0,3	0,02	1421	2017	3484
0,3	0,03	628	889	1525	0,3	0,03	632	897	1549
0,3	0,05	227	322	555	0,3	0,05	228	323	558
0,3	0,1	57	81	140	0,3	0,1	57	81	140
0,4	0,01	6098	8442	13737	0,4	0,01	6494	9220	15924
0,4	0,02	1598	2253	3829	0,4	0,02	1624	2305	3981
0,4	0,03	717	1015	1739	0,4	0,03	722	1025	1770
0,4	0,05	260	368	633	0,4	0,05	260	369	637
0,4	0,1	65	93	159	0,4	0,1	65	93	160
0,5	0,01	6336	8763	14228	0,5	0,01	6764	9604	16588
0,5	0,02	1663	2345	3982	0,5	0,02	1691	2401	4147
0,5	0,03	746	1056	1810	0,5	0,03	752	1068	1844
0,5	0,05	270	383	660	0,5	0,05	271	385	664
0,5	0,1	68	96	166	0,5	0,1	68	97	166
0,6	0,01	6098	8442	13737	0,6	0,01	6494	9220	15924
0,6	0,02	1598	2253	3829	0,6	0,02	1624	2305	3981
0,6	0,03	717	1015	1739	0,6	0,03	722	1025	1770
0,6	0,05	260	368	633	0,6	0,05	260	369	637
0,6	0,1	65	93	159	0,6	0,1	65	93	160
0,7	0,01	5377	7465	12230	0,7	0,01	5682	8068	13934
0,7	0,02	1401	1977	3367	0,7	0,02	1421	2017	3484
0,7	0,03	628	889	1525	0,7	0,03	632	897	1549
0,7	0,05	227	322	555	0,7	0,05	228	323	558
0,7	0,1	57	81	140	0,7	0,1	57	81	140
0,8	0,01	4150	5791	9598	0,8	0,01	4329	6147	10616
0,8	0,02	1071	1514	2586	0,8	0,02	1083	1537	2654
0,8	0,03	479	679	1166	0,8	0,03	481	683	1180
0,8	0,05	173	246	423	0,8	0,05	174	246	425
0,8	0,1	44	62	107	0,8	0,1	44	62	107
0,9	0,01	2378	3342	5635	0,9	0,01	2435	3458	5972
0,9	0,02	606	857	1471	0,9	0,02	609	865	1493
0,9	0,03	270	383	660	0,9	0,03	271	385	664
0,9	0,05	98	139	239	0,9	0,05	98	139	239
0,9	0,1	25	35	60	0,9	0,1	25	35	60
0,1	0,01	2378	3342	5635	0,1	0,01	2435	3458	5972

Tabela elaborada com o auxílio do Microsoft Excel®.

Tabela 6 Tabelas para dimensionamento de amostras (continuação...)		
Estimativas de Proporções	Erro Relativo	Fornece uma estimativa do tamanho mínimo da amostra necessária (colunas sombreadas), dados: N, p, ε e GC

População = N = 100					População = N = 200				
Proporção estimada, p	Erro relativo, ε	Grau de confiança			Proporção estimada, p	Erro relativo, ε	Grau de confiança		
		90%	95%	99%			90%	95%	99%
0,1	0,1	97	98	99	0,1	0,1	185	190	194
0,1	0,2	87	90	94	0,1	0,2	151	163	177
0,1	0,3	74	80	88	0,1	0,3	116	132	154
0,1	0,4	61	69	80	0,1	0,4	87	105	131
0,1	0,5	50	59	71	0,1	0,5	66	83	110
0,2	0,1	92	94	97	0,2	0,1	169	178	187
0,2	0,2	74	80	88	0,2	0,2	116	132	154
0,2	0,3	55	64	75	0,2	0,3	76	93	120
0,2	0,4	41	50	63	0,2	0,4	51	66	91
0,2	0,5	31	39	52	0,2	0,5	36	48	70
0,3	0,1	87	91	94	0,3	0,1	153	164	178
0,3	0,2	62	70	80	0,3	0,2	89	106	133
0,3	0,3	42	51	64	0,3	0,3	53	67	93
0,3	0,4	29	37	50	0,3	0,4	34	44	66
0,3	0,5	21	27	39	0,3	0,5	23	31	48
0,4	0,1	81	86	91	0,4	0,1	135	149	167
0,4	0,2	51	60	72	0,4	0,2	68	84	112
0,4	0,3	32	40	53	0,4	0,3	37	49	72
0,4	0,4	21	27	39	0,4	0,4	23	31	48
0,4	0,5	15	19	29	0,4	0,5	16	21	34
0,5	0,1	74	80	88	0,5	0,1	116	132	154
0,5	0,2	41	50	63	0,5	0,2	51	66	91
0,5	0,3	24	31	43	0,5	0,3	27	36	55
0,5	0,4	15	20	30	0,5	0,4	16	22	35
0,5	0,5	10	14	22	0,5	0,5	11	15	24
0,6	0,1	65	73	82	0,6	0,1	96	113	138
0,6	0,2	32	40	53	0,6	0,2	37	49	72
0,6	0,3	17	23	34	0,6	0,3	19	26	40
0,6	0,4	11	14	22	0,6	0,4	11	15	25
0,6	0,5	7	10	16	0,6	0,5	7	10	17
0,7	0,1	54	63	75	0,7	0,1	74	91	118
0,7	0,2	23	30	42	0,7	0,2	26	35	53
0,7	0,3	12	16	25	0,7	0,3	13	17	28
0,7	0,4	7	10	16	0,7	0,4	8	10	17
0,7	0,5	5	7	11	0,7	0,5	5	7	11
0,8	0,1	41	50	63	0,8	0,1	51	66	91
0,8	0,2	15	20	30	0,8	0,2	16	22	35
0,8	0,3	8	10	16	0,8	0,3	8	11	17
0,8	0,4	5	6	10	0,8	0,4	5	6	10
0,8	0,5	3	4	7	0,8	0,5	3	4	7
0,9	0,1	24	31	43	0,9	0,1	27	36	55
0,9	0,2	8	10	16	0,9	0,2	8	11	17
0,9	0,3	4	5	8	0,9	0,3	4	5	8
0,9	0,4	2	3	5	0,9	0,4	2	3	5
0,9	0,5	2	2	3	0,9	0,5	2	2	3

Tabela elaborada com o auxílio do Microsoft Excel®.

386 BIOESTATÍSTICA

Tabela 6 Tabelas para dimensionamento de amostras (continuação...)		
Estimativas de Proporções	Erro Relativo	Fornece uma estimativa do tamanho mínimo da amostra necessária (colunas sombreadas), dados: N, p, ε e GC

População = N = 300					População = N = 400				
Proporção	Erro	Grau de confiança			Proporção	Erro	Grau de confiança		
estimada, p	relativo, ε	90%	95%	99%	estimada, p	relativo, ε	90%	95%	99%
0,1	0,1	268	277	286	0,1	0,1	344	359	375
0,1	0,2	202	223	250	0,1	0,2	242	274	316
0,1	0,3	143	169	207	0,1	0,3	162	197	250
0,1	0,4	102	126	167	0,1	0,4	111	141	194
0,1	0,5	74	95	134	0,1	0,5	79	103	150
0,2	0,1	236	252	270	0,2	0,1	293	318	348
0,2	0,2	143	169	207	0,2	0,2	162	197	250
0,2	0,3	87	110	149	0,2	0,3	93	120	170
0,2	0,4	56	73	108	0,2	0,4	58	78	118
0,2	0,5	38	52	79	0,2	0,5	40	54	85
0,3	0,1	204	225	252	0,3	0,1	246	277	319
0,3	0,2	104	129	170	0,3	0,2	114	144	197
0,3	0,3	58	75	110	0,3	0,3	60	80	121
0,3	0,4	35	48	74	0,3	0,4	36	50	79
0,3	0,5	24	33	52	0,3	0,5	24	33	54
0,4	0,1	173	198	231	0,4	0,1	202	237	286
0,4	0,2	77	98	137	0,4	0,2	82	107	154
0,4	0,3	40	53	81	0,4	0,3	41	56	87
0,4	0,4	24	33	52	0,4	0,4	24	34	54
0,4	0,5	16	22	36	0,4	0,5	16	22	37
0,5	0,1	143	169	207	0,5	0,1	162	197	250
0,5	0,2	56	73	108	0,5	0,2	58	78	118
0,5	0,3	28	38	60	0,5	0,3	29	39	63
0,5	0,4	17	23	37	0,5	0,4	17	23	38
0,5	0,5	11	15	25	0,5	0,5	11	15	25
0,6	0,1	113	139	180	0,6	0,1	125	157	211
0,6	0,2	40	53	81	0,6	0,2	41	56	87
0,6	0,3	19	27	43	0,6	0,3	20	27	44
0,6	0,4	11	16	26	0,6	0,4	11	16	26
0,6	0,5	8	10	17	0,6	0,5	8	11	17
0,7	0,1	84	107	147	0,7	0,1	91	117	167
0,7	0,2	27	37	58	0,7	0,2	28	38	61
0,7	0,3	13	18	29	0,7	0,3	13	18	30
0,7	0,4	8	10	17	0,7	0,4	8	11	18
0,7	0,5	5	7	11	0,7	0,5	5	7	12
0,8	0,1	56	73	108	0,8	0,1	58	78	118
0,8	0,2	17	23	37	0,8	0,2	17	23	38
0,8	0,3	8	11	18	0,8	0,3	8	11	18
0,8	0,4	5	6	11	0,8	0,4	5	6	11
0,8	0,5	3	4	7	0,8	0,5	3	4	7
0,9	0,1	28	38	60	0,9	0,1	29	39	63
0,9	0,2	8	11	18	0,9	0,2	8	11	18
0,9	0,3	4	5	8	0,9	0,3	4	5	9
0,9	0,4	2	3	5	0,9	0,4	2	3	5
0,9	0,5	2	2	3	0,9	0,5	2	2	3

Tabela elaborada com o auxílio do Microsoft Excel®.

APÊNDICE **387**

Tabela 6 Tabelas para dimensionamento de amostras (continuação...)		
Estimativas de Proporções	Erro Relativo	Fornece uma estimativa do tamanho mínimo da amostra necessária (colunas sombreadas), dados: N, p, ε e GC

População = N = 500					População = N = 600				
Proporção	Erro	Grau de confiança			Proporção	Erro	Grau de confiança		
estimada, p	relativo, ε	90%	95%	99%	estimada, p	relativo, ε	90%	95%	99%
0,1	0,1	415	437	462	0,1	0,1	482	512	546
0,1	0,2	275	317	375	0,1	0,2	303	355	429
0,1	0,3	176	218	286	0,1	0,3	187	235	316
0,1	0,4	117	152	214	0,1	0,4	122	160	231
0,1	0,5	82	109	162	0,1	0,5	84	113	172
0,2	0,1	343	378	421	0,2	0,1	387	432	490
0,2	0,2	176	218	286	0,2	0,2	187	235	316
0,2	0,3	98	128	186	0,2	0,3	101	134	198
0,2	0,4	60	81	125	0,2	0,4	61	83	131
0,2	0,5	40	55	88	0,2	0,5	41	56	91
0,3	0,1	280	322	379	0,3	0,1	308	360	433
0,3	0,2	121	155	219	0,3	0,2	126	164	236
0,3	0,3	62	84	129	0,3	0,3	63	86	134
0,3	0,4	37	51	82	0,3	0,4	38	52	84
0,3	0,5	25	34	56	0,3	0,5	25	34	57
0,4	0,1	225	268	334	0,4	0,1	243	295	375
0,4	0,2	85	113	167	0,4	0,2	87	117	177
0,4	0,3	42	57	91	0,4	0,3	43	58	94
0,4	0,4	25	34	56	0,4	0,4	25	35	57
0,4	0,5	16	23	37	0,4	0,5	16	23	38
0,5	0,1	176	218	286	0,5	0,1	187	235	316
0,5	0,2	60	81	125	0,5	0,2	61	83	131
0,5	0,3	29	40	65	0,5	0,3	29	40	66
0,5	0,4	17	23	39	0,5	0,4	17	24	39
0,5	0,5	11	15	26	0,5	0,5	11	16	26
0,6	0,1	133	170	235	0,6	0,1	139	180	255
0,6	0,2	42	57	91	0,6	0,2	43	58	94
0,6	0,3	20	27	45	0,6	0,3	20	28	46
0,6	0,4	12	16	27	0,6	0,4	12	16	27
0,6	0,5	8	11	18	0,6	0,5	8	11	18
0,7	0,1	95	125	182	0,7	0,1	98	130	194
0,7	0,2	28	39	63	0,7	0,2	28	39	64
0,7	0,3	13	18	30	0,7	0,3	13	18	31
0,7	0,4	8	11	18	0,7	0,4	8	11	18
0,7	0,5	5	7	12	0,7	0,5	5	7	12
0,8	0,1	60	81	125	0,8	0,1	61	83	131
0,8	0,2	17	23	39	0,8	0,2	17	24	39
0,8	0,3	8	11	18	0,8	0,3	8	11	18
0,8	0,4	5	6	11	0,8	0,4	5	6	11
0,8	0,5	3	4	7	0,8	0,5	3	4	7
0,9	0,1	29	40	65	0,9	0,1	29	40	66
0,9	0,2	8	11	18	0,9	0,2	8	11	18
0,9	0,3	4	5	9	0,9	0,3	4	5	9
0,9	0,4	2	3	5	0,9	0,4	2	3	5
0,9	0,5	2	2	3	0,9	0,5	2	2	3

Tabela elaborada com o auxílio do Microsoft Excel®.

BIOESTATÍSTICA

Tabela 6 Tabelas para dimensionamento de amostras (continuação...)		
Estimativas de Proporções	Erro Relativo	Fornece uma estimativa do tamanho mínimo da amostra necessária (colunas sombreadas), dados: N, p, ε e GC

População = N = 800				População = N = 1000				
Proporção	Erro	Grau de confiança		Proporção	Erro	Grau de confiança		
estimada, p	relativo, ε	90%	95%	99%	estimada, p	relativo, ε	90%	95%	99%
0,1	0,1	603	650	706	0,1	0,1	710	776	857
0,1	0,2	346	416	522	0,1	0,2	379	464	600
0,1	0,3	203	260	363	0,1	0,3	214	278	400
0,1	0,4	128	171	255	0,1	0,4	133	178	272
0,1	0,5	87	119	185	0,1	0,5	89	122	193
0,2	0,1	461	527	615	0,2	0,1	520	607	727
0,2	0,2	203	260	363	0,2	0,2	214	278	400
0,2	0,3	105	141	216	0,2	0,3	108	146	228
0,2	0,4	63	86	138	0,2	0,4	64	88	143
0,2	0,5	42	58	94	0,2	0,5	42	58	97
0,3	0,1	354	423	528	0,3	0,1	388	473	608
0,3	0,2	132	176	262	0,3	0,2	137	184	280
0,3	0,3	65	89	142	0,3	0,3	66	91	147
0,3	0,4	38	53	87	0,3	0,4	38	54	89
0,3	0,5	25	35	58	0,3	0,5	25	35	59
0,4	0,1	270	336	444	0,4	0,1	289	366	500
0,4	0,2	91	123	190	0,4	0,2	93	127	200
0,4	0,3	43	60	98	0,4	0,3	44	61	100
0,4	0,4	25	35	58	0,4	0,4	25	35	59
0,4	0,5	16	23	38	0,4	0,5	16	23	39
0,5	0,1	203	260	363	0,5	0,1	214	278	400
0,5	0,2	63	86	138	0,5	0,2	64	88	143
0,5	0,3	30	41	68	0,5	0,3	30	41	69
0,5	0,4	17	24	40	0,5	0,4	17	24	40
0,5	0,5	11	16	26	0,5	0,5	11	16	26
0,6	0,1	148	195	286	0,6	0,1	153	205	307
0,6	0,2	43	60	98	0,6	0,2	44	61	100
0,6	0,3	20	28	47	0,6	0,3	20	28	47
0,6	0,4	12	16	27	0,6	0,4	12	16	27
0,6	0,5	8	11	18	0,6	0,5	8	11	18
0,7	0,1	102	137	210	0,7	0,1	104	142	222
0,7	0,2	29	40	66	0,7	0,2	29	40	67
0,7	0,3	13	18	31	0,7	0,3	13	18	31
0,7	0,4	8	11	18	0,7	0,4	8	11	18
0,7	0,5	5	7	12	0,7	0,5	5	7	12
0,8	0,1	63	86	138	0,8	0,1	64	88	143
0,8	0,2	17	24	40	0,8	0,2	17	24	40
0,8	0,3	8	11	19	0,8	0,3	8	11	19
0,8	0,4	5	6	11	0,8	0,4	5	6	11
0,8	0,5	3	4	7	0,8	0,5	3	4	7
0,9	0,1	30	41	68	0,9	0,1	30	41	69
0,9	0,2	8	11	19	0,9	0,2	8	11	19
0,9	0,3	4	5	9	0,9	0,3	4	5	9
0,9	0,4	2	3	5	0,9	0,4	2	3	5
0,9	0,5	2	2	3	0,9	0,5	2	2	3

Tabela elaborada com o auxílio do Microsoft Excel®.

	Tabela 6 Tabelas para dimensionamento de amostras (continuação…)		
Estimativas de Proporções	Erro Relativo	Fornece uma estimativa do tamanho mínimo da amostra necessária (colunas sombreadas), dados: N, p, ε e GC	

População = N = 2000				População = N = 3000			
Proporção	Erro	Grau de confiança		Proporção	Erro	Grau de confiança	
estimada, p	relativo ε	90%	95%	99%	estimada, p	relativo, ε	90%	95%	99%

Proporção estimada, p	Erro relativo ε	90%	95%	99%	Proporção estimada, p	Erro relativo, ε	90%	95%	99%
0,1	0,1	1099	1268	1499	0,1	0,1	1345	1607	1998
0,1	0,2	467	604	856	0,1	0,2	507	672	998
0,1	0,3	239	323	499	0,1	0,3	249	341	544
0,1	0,4	142	196	315	0,1	0,4	145	202	333
0,1	0,5	93	130	214	0,1	0,5	95	133	222
0,2	0,1	703	870	1141	0,2	0,1	796	1017	1409
0,2	0,2	239	323	499	0,2	0,2	249	341	544
0,2	0,3	114	158	258	0,2	0,3	116	162	269
0,2	0,4	66	92	154	0,2	0,4	67	94	158
0,2	0,5	43	60	101	0,2	0,5	43	61	103
0,3	0,1	481	620	873	0,3	0,1	522	691	1022
0,3	0,2	147	202	325	0,3	0,2	150	209	343
0,3	0,3	68	95	159	0,3	0,3	69	97	163
0,3	0,4	39	55	93	0,3	0,4	39	56	94
0,3	0,5	25	36	61	0,3	0,5	26	36	61
0,4	0,1	338	448	665	0,4	0,1	358	484	748
0,4	0,2	97	135	222	0,4	0,2	99	138	230
0,4	0,3	45	63	105	0,4	0,3	45	63	107
0,4	0,4	26	36	61	0,4	0,4	26	36	61
0,4	0,5	17	23	40	0,4	0,5	17	23	40
0,5	0,1	239	323	499	0,5	0,1	249	341	544
0,5	0,2	66	92	154	0,5	0,2	67	94	158
0,5	0,3	30	42	72	0,5	0,3	30	43	72
0,5	0,4	17	24	41	0,5	0,4	17	24	41
0,5	0,5	11	16	27	0,5	0,5	11	16	27
0,6	0,1	166	228	363	0,6	0,1	171	237	386
0,6	0,2	45	63	105	0,6	0,2	45	63	107
0,6	0,3	20	29	48	0,6	0,3	20	29	49
0,6	0,4	12	16	28	0,6	0,4	12	16	28
0,6	0,5	8	11	18	0,6	0,5	8	11	18
0,7	0,1	110	153	250	0,7	0,1	112	157	260
0,7	0,2	29	41	69	0,7	0,2	29	41	70
0,7	0,3	13	19	32	0,7	0,3	13	19	32
0,7	0,4	8	11	18	0,7	0,4	8	11	18
0,7	0,5	5	7	12	0,7	0,5	5	7	12
0,8	0,1	66	92	154	0,8	0,1	67	94	158
0,8	0,2	17	24	41	0,8	0,2	17	24	41
0,8	0,3	8	11	19	0,8	0,3	8	11	19
0,8	0,4	5	6	11	0,8	0,4	5	6	11
0,8	0,5	3	4	7	0,8	0,5	3	4	7
0,9	0,1	30	42	72	0,9	0,1	30	43	72
0,9	0,2	8	11	19	0,9	0,2	8	11	19
0,9	0,3	4	5	9	0,9	0,3	4	5	9
0,9	0,4	2	3	5	0,9	0,4	2	3	5
0,9	0,5	2	2	3	0,9	0,5	2	2	3

Tabela elaborada com o auxílio do Microsoft Excel®.

390 BIOESTATÍSTICA

Tabela 6 Tabelas para dimensionamento de amostras (continuação...)		
Estimativas de Proporções	Erro Relativo	Fornece uma estimativa do tamanho mínimo da amostra necessária (colunas sombreadas), dados: N, p, ε e GC

População = N = 4000					População = N = 5000				
Proporção	Erro	Grau de confiança			Proporção	Erro	Grau de confiança		
estimada, p	relativo, ε	90%	95%	99%	estimada, p	relativo, ε	90%	95%	99%
0,1	0,1	1514	1855	2396	0,1	0,1	1638	2045	2722
0,1	0,2	529	711	1088	0,1	0,2	543	738	1150
0,1	0,3	254	351	570	0,1	0,3	257	357	586
0,1	0,4	147	206	342	0,1	0,4	148	208	348
0,1	0,5	96	134	226	0,1	0,5	96	135	229
0,2	0,1	852	1111	1596	0,2	0,1	890	1176	1734
0,2	0,2	254	351	570	0,2	0,2	257	357	586
0,2	0,3	117	164	275	0,2	0,3	118	166	279
0,2	0,4	67	94	160	0,2	0,4	67	95	161
0,2	0,5	43	61	104	0,2	0,5	43	61	104
0,3	0,1	546	733	1117	0,3	0,1	561	761	1183
0,3	0,2	152	213	353	0,3	0,2	154	215	360
0,3	0,3	69	98	165	0,3	0,3	70	98	167
0,3	0,4	40	56	95	0,3	0,4	40	56	95
0,3	0,5	26	36	61	0,3	0,5	26	36	62
0,4	0,1	369	504	798	0,4	0,1	376	517	831
0,4	0,2	99	140	235	0,4	0,2	100	141	238
0,4	0,3	45	64	108	0,4	0,3	45	64	109
0,4	0,4	26	36	62	0,4	0,4	26	36	62
0,4	0,5	17	23	40	0,4	0,5	17	23	40
0,5	0,1	254	351	570	0,5	0,1	257	357	586
0,5	0,2	67	94	160	0,5	0,2	67	95	161
0,5	0,3	30	43	73	0,5	0,3	30	43	73
0,5	0,4	17	24	42	0,5	0,4	17	24	42
0,5	0,5	11	16	27	0,5	0,5	11	16	27
0,6	0,1	173	241	399	0,6	0,1	175	244	407
0,6	0,2	45	64	108	0,6	0,2	45	64	109
0,6	0,3	20	29	49	0,6	0,3	20	29	49
0,6	0,4	12	16	28	0,6	0,4	12	16	28
0,6	0,5	8	11	18	0,6	0,5	8	11	18
0,7	0,1	113	159	266	0,7	0,1	114	160	270
0,7	0,2	29	41	70	0,7	0,2	29	41	71
0,7	0,3	13	19	32	0,7	0,3	13	19	32
0,7	0,4	8	11	18	0,7	0,4	8	11	18
0,7	0,5	5	7	12	0,7	0,5	5	7	12
0,8	0,1	67	94	160	0,8	0,1	67	95	161
0,8	0,2	17	24	42	0,8	0,2	17	24	42
0,8	0,3	8	11	19	0,8	0,3	8	11	19
0,8	0,4	5	6	11	0,8	0,4	5	6	11
0,8	0,5	3	4	7	0,8	0,5	3	4	7
0,9	0,1	30	43	73	0,9	0,1	30	43	73
0,9	0,2	8	11	19	0,9	0,2	8	11	19
0,9	0,3	4	5	9	0,9	0,3	4	5	9
0,9	0,4	2	3	5	0,9	0,4	2	3	5
0,9	0,5	2	2	3	0,9	0,5	2	2	3

Tabela elaborada com o auxílio do Microsoft Excel®.

	Tabela 6 Tabelas para dimensionamento de amostras (continuação...)	
Estimativas de Proporções	Erro Relativo	Fornece uma estimativa do tamanho mínimo da amostra necessária (colunas sombreadas), dados: N, p, ε e GC

População = N = 10000					População = N = 50000				
Proporção	Erro	Grau de confiança			Proporção	Erro	Grau de confiança		
estimada, p	relativo, ε	90%	95%	99%	estimada, p	relativo, ε	90%	95%	99%
0,1	0,1	1959	2570	3740	0,1	0,1	2322	3234	5335
0,1	0,2	574	796	1300	0,1	0,2	602	850	1450
0,1	0,3	264	370	623	0,1	0,3	270	382	655
0,1	0,4	150	212	360	0,1	0,4	152	216	371
0,1	0,5	97	137	234	0,1	0,5	98	138	238
0,2	0,1	977	1333	2098	0,2	0,1	1060	1491	2521
0,2	0,2	264	370	623	0,2	0,2	270	382	655
0,2	0,3	119	168	287	0,2	0,3	120	171	294
0,2	0,4	68	96	164	0,2	0,4	68	96	166
0,2	0,5	44	62	106	0,2	0,5	44	62	106
0,3	0,1	594	823	1341	0,3	0,1	624	881	1502
0,3	0,2	156	220	373	0,3	0,2	158	224	385
0,3	0,3	70	99	170	0,3	0,3	71	100	172
0,3	0,4	40	56	96	0,3	0,4	40	56	97
0,3	0,5	26	36	62	0,3	0,5	26	36	62
0,4	0,1	391	545	906	0,4	0,1	403	570	976
0,4	0,2	101	143	243	0,4	0,2	102	144	248
0,4	0,3	45	64	110	0,4	0,3	46	64	111
0,4	0,4	26	36	62	0,4	0,4	26	36	63
0,4	0,5	17	23	40	0,4	0,5	17	24	40
0,5	0,1	264	370	623	0,5	0,1	270	382	655
0,5	0,2	68	96	164	0,5	0,2	68	96	166
0,5	0,3	30	43	74	0,5	0,3	31	43	74
0,5	0,4	17	24	42	0,5	0,4	17	24	42
0,5	0,5	11	16	27	0,5	0,5	11	16	27
0,6	0,1	178	250	424	0,6	0,1	180	255	439
0,6	0,2	45	64	110	0,6	0,2	46	64	111
0,6	0,3	21	29	49	0,6	0,3	21	29	50
0,6	0,4	12	16	28	0,6	0,4	12	17	28
0,6	0,5	8	11	18	0,6	0,5	8	11	18
0,7	0,1	115	162	277	0,7	0,1	116	165	283
0,7	0,2	29	41	71	0,7	0,2	29	42	71
0,7	0,3	13	19	32	0,7	0,3	13	19	32
0,7	0,4	8	11	18	0,7	0,4	8	11	18
0,7	0,5	5	7	12	0,7	0,5	5	7	12
0,8	0,1	68	96	164	0,8	0,1	68	96	166
0,8	0,2	17	24	42	0,8	0,2	17	24	42
0,8	0,3	8	11	19	0,8	0,3	8	11	19
0,8	0,4	5	6	11	0,8	0,4	5	7	11
0,8	0,5	3	4	7	0,8	0,5	3	4	7
0,9	0,1	30	43	74	0,9	0,1	31	43	74
0,9	0,2	8	11	19	0,9	0,2	8	11	19
0,9	0,3	4	5	9	0,9	0,3	4	5	9
0,9	0,4	2	3	5	0,9	0,4	2	3	5
0,9	0,5	2	2	3	0,9	0,5	2	2	3

Tabela elaborada com o auxílio do Microsoft Excel®.

392 BIOESTATÍSTICA

Tabela 6 Tabelas para dimensionamento de amostras (continuação...)		
Estimativas de Proporções	Erro Relativo	Fornece uma estimativa do tamanho mínimo da amostra necessária (colunas sombreadas), dados: N, p, ε e GC

População = N = 100000					População = $N = \infty$				
Proporção estimada, p	Erro relativo, ε	Grau de confiança			Proporção estimada, p	Erro relativo, ε	Grau de confiança		
		90%	95%	99%			90%	95%	99%
0,1	0,1	2378	3342	5635	0,1	0,1	2435	3458	5972
0,1	0,2	606	857	1471	0,1	0,2	609	865	1493
0,1	0,3	270	383	660	0,1	0,3	271	385	664
0,1	0,4	152	216	372	0,1	0,4	153	217	374
0,1	0,5	98	139	239	0,1	0,5	98	139	239
0,2	0,1	1071	1514	2586	0,2	0,1	1083	1537	2654
0,2	0,2	270	383	660	0,2	0,2	271	385	664
0,2	0,3	121	171	295	0,2	0,3	121	171	295
0,2	0,4	68	96	166	0,2	0,4	68	97	166
0,2	0,5	44	62	107	0,2	0,5	44	62	107
0,3	0,1	628	889	1525	0,3	0,1	632	897	1549
0,3	0,2	158	224	386	0,3	0,2	158	225	388
0,3	0,3	71	100	172	0,3	0,3	71	100	173
0,3	0,4	40	56	97	0,3	0,4	40	57	97
0,3	0,5	26	36	62	0,3	0,5	26	36	62
0,4	0,1	405	573	986	0,4	0,1	406	577	996
0,4	0,2	102	144	249	0,4	0,2	102	145	249
0,4	0,3	46	64	111	0,4	0,3	46	65	111
0,4	0,4	26	37	63	0,4	0,4	26	37	63
0,4	0,5	17	24	40	0,4	0,5	17	24	40
0,5	0,1	270	383	660	0,5	0,1	271	385	664
0,5	0,2	68	96	166	0,5	0,2	68	97	166
0,5	0,3	31	43	74	0,5	0,3	31	43	74
0,5	0,4	17	25	42	0,5	0,4	17	25	42
0,5	0,5	11	16	27	0,5	0,5	11	16	27
0,6	0,1	181	256	441	0,6	0,1	181	257	443
0,6	0,2	46	64	111	0,6	0,2	46	65	111
0,6	0,3	21	29	50	0,6	0,3	21	29	50
0,6	0,4	12	17	28	0,6	0,4	12	17	28
0,6	0,5	8	11	18	0,6	0,5	8	11	18
0,7	0,1	116	165	284	0,7	0,1	116	165	285
0,7	0,2	29	42	72	0,7	0,2	29	42	72
0,7	0,3	13	19	32	0,7	0,3	13	19	32
0,7	0,4	8	11	18	0,7	0,4	8	11	18
0,7	0,5	5	7	12	0,7	0,5	5	7	12
0,8	0,1	68	96	166	0,8	0,1	68	97	166
0,8	0,2	17	25	42	0,8	0,2	17	25	42
0,8	0,3	8	11	19	0,8	0,3	8	11	19
0,8	0,4	5	7	11	0,8	0,4	5	7	11
0,8	0,5	3	4	7	0,8	0,5	3	4	7
0,9	0,1	31	43	74	0,9	0,1	31	43	74
0,9	0,2	8	11	19	0,9	0,2	8	11	19
0,9	0,3	4	5	9	0,9	0,3	4	5	9
0,9	0,4	2	3	5	0,9	0,4	2	3	5
0,9	0,5	2	2	3	0,9	0,5	2	2	3

Tabela elaborada com o auxílio do Microsoft Excel®.

Respostas de Problemas Selecionados

Capítulo 1

14. a) Todos os três grupos constituem populações. Todos eles representam a totalidade dos elementos definidos em cada caso. b) Neste caso trata-se de uma amostra. Uma amostra da população geral de crianças.

17. a) 125; b) 3,7; c) 0,8; d) 7 (dezenas); e) 4; f) 78; g) 0,56; h) 6 (milhares).

32. A amostra de 50 alunos da faculdade seria composta de 8 alunos de Fisioterapia, 18 de Medicina, 12 de Psicologia e 12 de Farmácia.

45. São verificados dois efeitos. Efeito complacência, pois o entrevistado tenderia a concordar com a afirmativa, e efeito memória, devido ao fato de que o sabor morango está em primeiro lugar. Ainda, os dois efeitos contribuem para reforçar a resposta "morango".

46. Sim, verifica-se o efeito memória. O primeiro nome tende a ser beneficiado. Este efeito é conhecido dos assessores de Marketing dos políticos. Tanto que, quando está a seu favor, buscam capitalizá-lo e, quando está contra eles, tratam de neutralizá-lo.

47. Considerando a convenção do problema:
1. Aleatória
2. Seqüencial
3. Estratificada
4. Conglomerado
5. Conveniência

a	Um conjunto de 30 potes de margarina retirados da prateleira de um supermercado para análise do estado da embalagem.	5
b	Um conjunto de garfos selecionados de várias mesas de um refeitório para análise microbiológica.	1
c	Bicos de mamadeiras com número de série final 4 de uma fábrica para análise química de composição.	2
d	Exames de dosagens de glicose proporcionalmente extraídas em mulheres e em homens de um bairro.	3
e	Três lotes de latas de leite em pó para análise de composição nutricional.	4
f	Bicos de mamadeiras que estavam em uma farmácia para análise química de composição.	5
g	Todos os copos de 6 mesas selecionadas em um refeitório, para análise microbiológica.	4
h	Uma determinada quantidade de pressões arteriais de indivíduos que estavam passando por uma praça.	5
i	Um conjunto de índices de massa corporal em freqüentadores da praia de Itamambuca.	5
j	Dez galões de 20 litros de água mineral extraídos da linha de produção a cada 50 unidades.	2

(Cont.)

394 BIOESTATÍSTICA

k	Sessenta pares de luvas cirúrgicas selecionadas após cirurgia, em dias alternados, para análise de danos.	1
l	Resíduos em 200 caixas de leite longa vida após o uso, encontradas em um depósito.	5
m	Sobras de comida em 100 pratos tomados ao acaso de um refeitório.	1
n	Raspagem sob unhas dos dedos da mão em enfermeiras de um hospital, considerando sua antiguidade	3
o	Cinco caixas de azeite de oliva em embalagem de vidro para análise de composição e pureza.	4
p	Um conjunto de 20 esfigmomanômetros extraídos de diversas caixas para verificação da sua regulagem.	1
q	Uma amostra de pesos de todos os residentes em quatro quarteirões de um bairro.	4
r	Uma amostra da taxa de colesterol composta por três partes iguais de indivíduos das classes socioeconômicas A, B e C.	3
s	Uma amostra de estaturas de alunos da 1.ª série escolhidos com base no número da lista de chamada de múltiplo 6.	2
t	Pesos de um grupo de crianças da creche de um bairro da cidade de Itajubá.	5

Comentários sobre as respostas.

a) Entende-se que se deseja obter informações sobre os potes de margarina de modo geral. Não representa amostragem aleatória de potes de margarina. A seleção foi feita por conveniência.

b) Ao selecionar garfos de várias mesas para análise microbiológica dos talheres desse refeitório, está se procedendo a uma amostragem aleatória.

c) Amostragem seqüencial. A cada 10 bicos.

d) Amostragem estratificada proporcional. Estratos: feminino e masculino.

e) Supõem-se os três lotes completos. Portanto, trata-se de amostragem por conglomerado. Cada lote corresponde a um conglomerado.

f) Está-se pretendendo analisar a composição química dos bicos de mamadeira, de modo geral. Então, esta amostra foi por conveniência.

g) Amostragem por conglomerado. Cada mesa corresponde a um conglomerado.

h) Supõe-se que se trata de obter dados para avaliar PA da população geral. Para esta análise, os indivíduos que passam por uma praça não são representativos. Amostragem por conveniência.

i) Para análise de IMC da população em geral, os indivíduos que estão na praia de Itamambuca não são representativos. Amostragem por conveniência. A não ser que se queira estudar especificamente a população da praia de Itamambuca. Contudo, não são dadas informações a este respeito.

j) Amostragem seqüencial. A cada 50 galões.

k) Amostragem aleatória. O caráter de aleatoriedade está garantido ao serem escolhidos dias alternados.

l) Amostragem por conveniência.

m) Amostragem aleatória. Os pratos foram tomados ao acaso.

n) Ao considerar a antiguidade das enfermeiras, estão sendo criados estratos. Amostragem estratificada. Não é possível afirmar que seja proporcional.

o) Amostragem por conglomerado. Cada caixa corresponde a um conglomerado.

p) Amostragem aleatória. Ao tomar alguns esfigmomanômetros de várias caixas não existe tendenciosidade.

RESPOSTAS DE PROBLEMAS SELECIONADOS **395**

q) Amostragem por conglomerado. Cada quarteirão corresponde a um conglomerado.
r) Amostragem estratificada. Não se trata de amostragem proporcional, pois a participação das classes socioeconômicas A, B e C no total da população não é igual.
s) Amostragem seqüencial. A cada 6 alunos.
t) Amostragem por conveniência. As crianças da creche não reproduzem o universo do bairro ou da cidade.

48. Seria selecionado um aposentado a cada 15 na população (630/42 = 15). Pode ser empregado o final do registro na Previdência. Por exemplo: 15, 30, 45 etc.; ou qualquer seqüência de intervalo 15.

Capítulo 2

4. Podem ser apontadas as seguintes falhas:
a) No título, falta informar a origem dos dados (onde?).
b) O total não está destacado.
c) Não existe uniformidade nos decimais.
d) O total não corresponde a 100%, sugerindo erros de arredondamento.
e) Não está indicada a fonte.
f) A nota deve referir-se à totalidade da tabela. Neste caso, refere-se somente a uma célula, e seria correto uma chamada.

8. C = 7.

9. a) 4 classes; b) Não. A última classe tem amplitude diferente das demais; c) 4 para as 3 primeiras classes e indeterminado para a última; d) classe aberta (intervalo de classe aberto); e) $Lsr_2 = 16,5$ bpm ; f) $fr_3 = 52,5\%$; g) $FA_2 = 31$ indivíduos.

10. a) C = 7; b) Não. A amplitude total é muito pequena e deve ser considerada para determinar C.

14. a) As massas (57 escolhas); b) homens = mulheres = 50%; c) carnes = 35%; d) percentual de salada entre as mulheres = 43,75%; e) percentual de mulheres entre consumidores de saladas = 74,47%.

Capítulo 3

7. 25 pacientes.

8. O primeiro quartil (Q_1), a mediana (Q_1) e o terceiro quartil (Q_1) dos pesos dos recém-nascidos do sexo masculino são maiores que os do sexo feminino. O intervalo de normalidade do sexo masculino é mais amplo. Um recém-nascido do sexo feminino apresenta um peso atípico.

396 BIOESTATÍSTICA

9. Diagrama de ramos e folhas:

```
2 | 2 2
2 |
2 | 4
2 | 5
2 | 6 6 6 6 6
2 | 7
2 | 8 8 8 8 8 8 8 8
2 | 9 9 9
3 | 0 0 0 0 0 0 0 0 0 0
3 |
3 | 2
3 |
3 | 4 4 4 4
3 | 5 5 5 5 5
3 | 6 6
3 | 7
3 |
3 | 9 9
4 | 0 0
4 |
4 |
4 |
4 |
4 | 5
4 |
4 | 8
```

12. a) Sexo masculino; b) O sexo masculino apresenta maior número de envenenamentos por animais peçonhentos. Quando a causa é medicamentos, o maior número de casos ocorre para o sexo feminino.

14. Trata-se de um gráfico de linhas mostrando a evolução do peso de cinco indivíduos ao longo do tempo (dois meses). Todos os indivíduos do estudo (cinco) apresentaram redução de peso ao final do período de dois meses. Os três primeiros tiveram redução de peso tanto do início da dieta para o primeiro mês quanto do primeiro para o segundo mês. Os dois últimos tiveram redução de peso do início para o primeiro mês e aumento do primeiro para o segundo mês.

15. Observa-se que, entre os etilistas, predominam os indivíduos fumantes. Entre os não-etilistas, há uma grande predominância dos não-fumantes (note que praticamente a totalidade dos não-etilistas é também não-fumante). Esta inversão de comportamento dos indivíduos quanto às variáveis analisadas sugere a existência de uma relação (ou uma associação) entre as mesmas.

Capítulo 4

3. $\bar{x}_A = 5$; $\bar{x}_B = 5$; $\bar{x}_C = 5$; $\bar{x}_D = 5$;
$G_A = 5$; $G_B = 4,83$; $G_C = 3,94$; $G_D =$ não pode ser determinado no campo real.
$H_A = 5$; $H_B = 4,65$; $H_C = 2,80$; $H_D =$ não pode ser determinado.

11. a) Média = 13,6 (mg/100 ml); b) mediana = 13 (mg/100 ml); c) moda = 12 (mg/100 ml).

14. a)

Variável	Média	Mediana
Tempo gestacional	271,60 (dias)	273 (dias)
Estatura	48,98 (cm)	49 (cm)
Perímetro torácico	34,09 (cm)	34 (cm)
Perímetro cefálico	32,78 (cm)	33 (cm)

b)

Variável	Média	
	Feminino	Masculino
Estatura	48,37 (cm)	49,54 (cm)
Peso	2,882 (kg)	3,183 (kg)

25. Variância = 21,1475 (anos)^2; desvio padrão = 4,5986 (anos).

26. Variância = 13,1556 (mg/100 ml)^2; desvio padrão = 3,6271 (mg/100 ml); coeficiente de variação = 0,2667.

32. TA = 0,7 ou 70%.

33. TA = 11/80 = 0,1375 = 13,75%; TAR = 9/80 = 0,1125 = 11,25%.

Capítulo 5

3. a) 40%.
b) i) 40% (ACR); ii) 33,33% (ASR); iii) 44,44% (ASR).
c) i) 10%; ii) 16,67%.
d) i) Os dois:
Existem duas formas de se retirar os dois animais novamente: retirando o animal A primeiro e o B em segundo ou retirando o B em primeiro e o A em segundo. Assim:

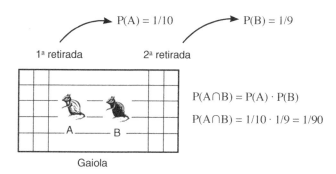

$P(A \cap B) = P(A_1 \cap B_2) \cup P(B_1 \cap A_2)$
$P(A_1 \cap B_2) = 1/10 \cdot 1/9 = 1/90$
$P(B_1 \cap A_2) = 1/10 \cdot 1/9 = 1/90$
$P(A \cap B) = 1/90 + 1/90 = 2/90 \cong 0,0222 \cong 2,22\%$

398 BIOESTATÍSTICA

ii) Um dos dois (somente um):

$P(\text{um dos dois}) = P(A_1 \cap \bar{B}_2) \cup P[(\bar{A}_1 \cup \bar{B}_1) \cap B_2] \cup P(B_1 \cap \bar{A}_2) \cup P[(\bar{A}_1 \cup \bar{B}_1) \cap A_2]$

$P(A_1 \cap \bar{B}_2) = 1/10 \cdot 8/9 = 8/90$

$P[(\bar{A}_1 \cup \bar{B}_1) \cap B_2] = 8/10 \cdot 1/9 = 8/90$

$P(B_1 \cap \bar{A}_2) = 1/10 \cdot 8/9 = 8/90$

$P[(\bar{A}_1 \cup \bar{B}_1) \cap A_2] = 8/10 \cdot 1/9 = 8/90$

$P(\text{um dos dois}) = 8/90 + 9/90 + 8/90 + 8/90 = 32/90 \cong 0,3555 \cong 35,55\%$

iii) Nenhum dos dois:

$P(\text{nenhum dos dois}) = P[(\bar{A} \cup \bar{B})_1 \cap (\bar{A} \cup \bar{B})_2] = 8/10 \cdot 7/9 = 56/90$

e) i) 3,33%; ii) 50%; iii) 66,67%; iv) 16,67%.

8. P(A|B) = corresponde à probabilidade de apresentar *úlcera péptica* entre os indivíduos que apresentam *estresse constante*.

P(A|B) ≠ P(B|A). O segundo lado da desigualdade indica a probabilidade de um indivíduo, entre os que possuem úlcera péptica, apresentar *stress* constante. Como o grupo de indivíduos na condição A é diferente do grupo com a condição B, então as probabilidades condicionadas não representam a mesma coisa.

9. C = branco dominante e letal quando homozigoto; c = preto.

O cruzamento Cc com Cc resulta em:

Cruzamento	CC	Cc	cC	cc
Probabilidade	¼(25%)	¼(25%)	¼(25%)	¼(25%)
Cor	Branco	Branco	Branco	Preto
Estado	Morte	Vivo	Vivo	Vivo

Então:

a) P(P) = 1/4 (considera-se que a letalidade ocorra ao nascer).

b) $P(B \mid V) = \dfrac{P(B \cap V)}{P(V)} = \dfrac{2/4}{3/4} = 2/3$

c) $P(V \mid B) = \dfrac{P(V \cap B)}{P(B)} = \dfrac{2/4}{3/4} = 2/3$

d) $P(P \mid V) = \dfrac{P(P \cap V)}{P(V)} = \dfrac{1/4}{3/4} = 1/3$

e) Esta probabilidade deve ser lida como a probabilidade de nascer uma cobaia branca entre as cobaias mortas. Assim:

$P(B \mid M) = \dfrac{P(B \cap M)}{P(M)} = \dfrac{1/4}{1/4} = 1$

f) $P(V \mid P) = \dfrac{P(V \cap P)}{P(P)} = \dfrac{1/4}{1/4} = 1$

g) $P(P \mid M) = \dfrac{P(P \cap M)}{P(M)} = \dfrac{0}{1/4} = 0$

10. Seja X_L = gene letal, X = gene normal. XX = feminino, XY = masculino.

O cruzamento XX_L com XY resulta em:

Cruzamento	XX	XX_L	XY	X_LY
Probabilidade	¼(25%)	¼(25%)	¼(25%)	¼(25%)
Gênero	♀	♀	♂	♂
Caractere	Normal	Portadora	Normal	Morte

Então:

a) Considere M = masculino e V = vivo (M' = feminino e V' = morto).

$$P(M \mid V) = \frac{P(M \cap V)}{P(V)} = \frac{1/4}{3/4} = 1/3$$

b) Corresponde ao cruzamento X_LY. Então: $P(M \cap V') = 1/4$

c) A filha desta mulher pode ser portadora ou não portadora do gene letal (X_L) com igual probabilidade. Então:

Filha Portadora			
Cruzamento	XX	XX_L	XY	X_LY
Gênero	♀	♀	♂	♂
Hereditariedade	Normal	Portadora	Normal	Morte

Filha Normal			
Cruzamento	XX	XX	XY	XY
Gênero	♀	♀	♂	♂
Hereditariedade	Normal	Portadora	Normal	Normal

Portanto, são possíveis 7 descendentes, dos quais 3 podem ser do sexo masculino. A probabilidade de uma filha de uma portadora do gene letal gerar um filho do sexo masculino (neto por parte de filha) é de 3/7.

d) Os homens com o gene letal morrem. Logo, a probabilidade de transmissão por parte do homem é 0 (nula).

11. a) P(A) = 0,474 ou 4,74%

b) P(A|B) = 0,0179 ou 1,79%

c) P(A|B') = 0,0806 ou 8,06%

d) P(B) = 0,5294 ou 52,94%

e) P(B|A) = 0,2000 ou 20,00%

f) P(B'|A) = 0,8000 ou 80,00%

g) P(A) = Probabilidade de TVB presente;
P(A|B) = Probabilidade de um homem apresentar TVB;
P(A|B') = Probabilidade de uma mulher apresentar TVB;
P(B) = Probabilidade (freqüência relativa) de homens;
P(B|A) = Probabilidade de um portador de TVB ser homem;
P(B'|A) = Probabilidade de um portador de TVB ser mulher.

h) Risco relativo de TVB do sexo feminino em relação ao sexo masculino.

400 BIOESTATÍSTICA

14. a) A probabilidade de o pai apresentar HA é independente da probabilidade de a mãe ter HA: $P(P \cap M) = 0,031$ (no texto) e $P(P \cap M) = P(P) \cdot P(M) = 0,2 \cdot 0,155 = 0,031$.

b) Dado que as probabilidades de pai e mãe sofrerem HA são independentes, a probabilidade de o pai sofrer HA quando a mãe é hipertensa é igual à probabilidade de o pai ser hipertenso, independentemente dessa condição.

Portanto: $P(P|M) = P(P) = 20\%$ ou $0,2$.

c) $P(DC) = 3,64\%$.

d) $P(DC | P \cap M) = 14,2\%$ (diretamente do enunciado). Observação: não confundir $P(DC | P \cap M)$ com $P(P \cap M | DC)$.

e) $P(DC | P \cap \overline{M}) = 2,4\%$. $14,2\%/2,4\% = 5,92$. Ou seja, $4,92$ vezes maior.

15. a) $Y = 0,7778$; b) Existe uma associação direta entre a complementação com SZ_n e a FRS. A associação é elevada.

17. a) $P(HA) = 8,58\%$; b) $P(Diabetes | HA) = 13,99\%$.

18. a) Sensibilidade $= 91,67\%$; especificidade $= 82,80\%$; b) acuidade $= 84,62\%$; c) prevalência $= 20,51\%$; d) aproximadamente 4.167 indivíduos.

23. b) Sim. Os examinadores consideravam as crianças anêmicas (diagnóstico positivo) quando o sinal físico era muito evidente (desta forma, a proporção de falsos positivos resulta baixa e a especificidade, conseqüentemente, é alta).

TESTE VF

1. F	9. F	17. V	25. V	33. V
2. V	10. V	18. V	26. V	34. F
3. V	11. V	19. V	27. V	35. V
4. V	12. F	20. F	28. F	36. F
5. F	13. V	21. V	29. F	37. V
6. V	14. F	22. F	30. F	38. F
7. F	15. V	23. V	31. V	39. F
8. V	16. V	24. F	32. V	40. V
				41. F
				42. V

Capítulo 6

2. a) $P(X = 9) = 38,74\%$; b) $P(X > 9) = 34,87\%$); c) $P(X < 9) = 26,39\%$

3. a) $P(X = 0) = 3,17\%$; b) $P(X < 2) = 15,84\%$; c) $P(X > 4) = 15,76\%$

4. a) $P(X = 5) = 3,61\%$; b) $P(X < 3) = 67,67\%$; c) $P(X > 1) = 59,40\%$

5. a) $P(X > 23) = 15,87\%$; b) $P(X > 18,5) = 69,15\%$; c) $P(21,5 < X < 23) = 14,99\%$
d) $16'26''$ 67/100

6. a) $P(X > 1) = 10,57\%$; b) $P(X < 0,8) = 59,87\%$; c) $P(0,85 < X < 1,15) = 28,58\%$;
d) 1,006 (g/24 h)

7. a) $P(X < 8) = 84,13\%$; b) $P(X > 10) \cong 0,14\%$; c) $P(4 < X < 10) = 99,73\%$
d) $P(8 < X < 10) = 15,73\%$

RESPOSTAS DE PROBLEMAS SELECIONADOS **401**

TESTE VF

1. V	9. V	17. V
2. V	10. V	18. V
3. V	11. V	19. V
4. F	12. F	20. F
5. V	13. F	21. V
6. V	14. F	
7. V	15. V	
8. V	16. F	

Capítulo 7

1. A distribuição aproxima-se de uma variável normal. Maior erro = 25%. Probabilidade de ocorrência do maior erro = 22,22%. Probabilidade de não apresentar erro de mais de 50% = 100%.

2. $\sigma^2 = 2,67$; $\sigma = 1,63$; $\sigma^2_{DAM} = 1,33$; $\sigma_{DAM} = 1,15$;
$P(\overline{X} > \mu \mp \sigma_{DAM}) = 22,22\%$; $P(\overline{X} > \mu \mp 2 \cdot \sigma_{DAM}) = 0\%$.

11. a) $IC_{95\%}(\mu) \to 37,46°C < \mu < 38,88°C$;
b) $IC_{99\%}(\mu) \to 37,05°C < \mu < 39,28°C$.

12. $IC_{95\%}(\Delta_{A-B}) \to 27,83$ (bpm) $< \Delta_{A-B} < 52,17$ (bpm).
A amiodarona diminui a freqüência cardíaca entre 28 e 52 bpm com um grau de confiança de 95%.

13. $IC_{99\%}(\mu) \to 3,09$ (u/ml) $< \mu < 8,91$ (u/ml).

14. a) $IC_{95\%}(\mu_A - \mu_B) \to -2,80$ (mm Hg) $< \mu_A - \mu_B < +12,40$ (mm Hg); b) poderia ser utilizado um experimento empregando amostra pareada. O mesmo grupo de mulheres teria sua PAS avaliada antes e após o uso do ACO. Neste caso, o efeito do ACO seria isolado, pois as demais variáveis permaneceriam constantes.

15. $IC_{95\%}(\pi) \to 37,31\% < \pi < 53,35\%$; $IC_{99\%}(\pi) \to 34,74\% < \pi < 55,92\%$.

16. $IC_{95\%}(\pi_A - \pi_B) \to 5,70\% < \pi_{A-B} < 40,52\%$;
$IC_{99\%}(\pi_A - \pi_B) \to 0,12\% < \pi_{A-B} < 46,10\%$.

TESTE VF

1. F	9. V	17. V	25. F
2. V	10. V	18. F	26. V
3. F	11. F	19. F	27. V
4. V	12. F	20. F	28. V
5. V	13. V	21. V	29. F
6. V	14. F	22. F	30. F
7. V	15. F	23. V	31. F
8. V	16. F	24. V	

Capítulo 8

11. A afirmativa apresenta um erro conceitual importante. Diferença significante se refere a uma pequena probabilidade de erro ao afirmar que o grupo de obesos apresenta taxa de colesterol

402 BIOESTATÍSTICA

diferente da taxa da população. Contudo, não dá indicação nenhuma da diferença entre as taxas dos grupos que estão sendo comparados.

13. a) O limite de rejeição de H_0 para 5% de significância unilateral é $z = -1,645$. O valor de z calculado para 410 g é $-0,4778$. Então, H_0 deve ser aceita. Com base nos resultados desta amostra, não é possível afirmar que as mulheres comam menos. b) Nível de significância do teste $p = 0,27759$ ($z = -0,48$); poder do teste $(1-\beta) = 0,54379$ ($z = +0,11$).

14. a) Rejeitar que o antibiótico cura 91% dos pacientes, quando o número de curados na experiência for diferente de 42 ou 43; b) 42 ou 43; c) Aumentando o tamanho do grupo experimental (amostra); d) $\alpha(RD) = 62,47\%$.

15. $p_{bi} = 0,02384 < 0,05$. Portanto, existe diferença entre os grupos ($p = 0,02384$).

16. As conclusões do artigo estão corretas.

17. a) Tanto ao nível de 5% quanto ao de 10%, a hipótese não pode ser rejeitada; b) $p = 17,07\%$; c) Não é possível rejeitar a hipótese de que a substância provoca estresse em 60% dos animais ($p = 17,07\%$).

Capítulo 9

1. a) As variáveis das tabelas 1, 2, 3, 4, 6 e 10; b) A variável correspondente à tabela 7. (Não é possível afirmar que exista diferença entre os grupos socioeconômicos, quanto à importância da música em comerciais, com $p = 0,7981$.)

4. $\chi^2 = 8,76$; $p = 0,0031$. Existe diferença significativa entre grupos que usam tranqüilizante a um nível de significância menor do que 1%.

5. $\chi^2 = 11,43$; $p = 0,0007$. Existe diferença significativa entre os sexos a um nível de significância menor do que 1%.

6. a) Teste de qui-quadrado com correção de Yates ($20 < n < 40$); b) χ^2 (Yates) $= 1,08$, $p = 0,2988 > 0,1$ (diferença não significante). Não é possível rejeitar H_0 ao nível de 5% de significância; c) Ao nível de significância de 5%, não é possível afirmar que existam diferenças entre a proporção de indivíduos hipertensos que apresentam cefaléia e a proporção de hipertensos que não apresenta cefaléia (hipertensão e cefaléia não estariam relacionadas, pelos resultados deste teste).

7. Teste exato de Fisher: $p = 0,0089$ (unicaudal); $p = 0,0101$ (bicaudal). Existe diferença entre os grupos T e C a um nível menor que 5% (em ambos os casos).

11. McNemar (A/D) $= 1,07$; $p = 0,3017$.

TESTE VF

1. V	6. F
2. V	7. V
3. F	8. V
4. F	9. V
5. F	10. F

RESPOSTAS DE PROBLEMAS SELECIONADOS **403**

Capítulo 10

10. Os resultados dos testes são os seguintes:

Variável	Teste de Normalidade		
	KS	Lilliefors	W
PC	$p < 0,1$	$p < 0,01$	$p = 0,0047$
PT	$p < 0,01$	$p < 0,01$	$p = 0,0000$

Desta forma, pode-se concluir:
Rejeita-se a normalidade no PC nos testes Lilliefors e W.
Rejeita-se a normalidade no PT em todos os testes.

Capítulo 11

2. t = 8,4538 (gl = 5); $p = 0,0004$. Existe diferença altamente significativa na FC após o uso da Amiodarona ($p < 0,01$).

3. F = 3,8097; $p = 0,0026$. Rejeita-se que as variâncias sejam iguais → Populações heterocedásticas. t = 1,2757; gl = 37,48 ≅ 38 → $p = 0,2098$. Com $p > 0,1$, não é possível aceitar diferenças entre as PAS dos grupos T e C.

5. $F_1 = 3,11$; $p_1 = 0,0811$. $F_2 = 7,57$; $p_2 = 0,0078$.
Não existe diferença significativa ($p < 0,05$) entre o nível de ácido pirúvico e o tipo de dieta.
Há relação entre o nível de ácido pirúvico e o tipo de atividade esportiva ($p_2 = 0,0078 < 0,01$).

6. T *vs.* C (1.ª semana).
F = 2,1717; gl_n = 49; gl_d = 49 → $p = 0,003816$ → Populações heterocedásticas.
t = 1,2538; gl = 86,23 → $p = 0,2133$ → Diferença não significante.
T *vs.* C (2.ª semana)
F = 1,8375; gl_n = 49; gl_d = 49 → $p = 0,017748$ → Populações heterocedásticas.
t = 1,7724; gl = 90,15 → $p = 0,0797$ → Diferença provavelmente significante.

7. F = 5,05; $p = 0,0046$. Rejeita-se H_0. Existe diferença significativa entre as dosagens.
Tukey: DMS = 2,0474. Então existe diferença ($\alpha \leq 5\%$) entre os grupos A-B, A-C, B-D, C-D.

Capítulo 12

1. W = 165,5; $p = 0,0051$ → Diferença altamente significante entre os grupos.

2. A afirmativa está equivocada, pois está sendo empregada uma amostra. O que se pode argumentar, empregando o teste dos sinais (caso 3), é que existe diferença entre as preferências dos pacientes ao nível $p = 0,0625$. Portanto, a diferença é provavelmente significante.

Capítulo 13

1. a) $\hat{a}_0 = -486,26$, $\hat{a}_1 = 50,98$; b) $r = 0,9368$; c) $\hat{a}_0$ não significante ($p = 0,324638$), $\hat{a}_1$ significante ($p = 0,000065$).

Capítulo 14

10. a) 135 crianças (n ≅ 134,27); b) 112 crianças (n ≅ 111,99 empregando $z = 2,575$).

11. a) 74 crianças (n ≅ 73,67); b) 61 crianças (n ≅ 60,04).

12. 385 adolescentes (n ≅ 384,16).

13. ϵ ≅ 0,2772 (27,27%, aproximadamente).

15. 106 indivíduos (n ≅ 105,68).

Formulário

Variável

$X = \{x_1, x_2, ..., x_j, ..., x_n\}$

Constante

a

Amostragem Seqüencial

$N = n \cdot k$

Amostragem Aleatória Estratificada

$n_1 = k_1 \cdot N, n_2 = k_2 \cdot N, n_3 = k_3 \cdot N$
$n_j = k_j \cdot N$

Número de Classes, Fórmula de Sturges

$C = 1 + \log_2 N$
$C = 1 + 3{,}33 \cdot \log_{10} N$
$C = 3 + \ln N$

Número de Classes, Aproximação

$C = \sqrt{N}$

Método para Variáveis Discretas (Valores Inteiros)

Condições
a. $C.I \geq AT + 1$
b. $R = mínimo$
c. $I > 1$
Resto
$R = C.I - (AT + 1)$

Método para Variáveis Contínuas (Valores Fracionários)

Condições
a. $C.I \geq AT + u$
b. $R = mínimo$
c. $I > u$
Resto
$R = C.I - (AT + u)$

Freqüência Relativa

$$fr_j = \frac{fa_j}{\sum\limits_{j=1}^{c} fa_j} = \frac{fa_j}{n}$$

Limite Real de Classe

$$Lir_j = Lsr_{j-1} = \frac{Li_j + Ls_{j-1}}{2}$$

Lir_j = limite inferior real da classe j
Lsr_{j-1} = limite superior real da classe anterior à classe j

Média Aritmética

$$\bar{x} = \frac{\sum\limits_{i=1}^{n} x_i}{n} = \frac{x_1 + x_2 + ... + x_n}{n}$$

Com freqüências iguais a $f_1, f_2, ..., f_m$

$$x = \frac{\sum\limits_{i=1}^{m} x_i \cdot f_i}{\sum\limits_{i=1}^{m} f_i} = \frac{\sum\limits_{i=1}^{m} x_i \cdot f_i}{n}$$

Média Ponderada

$$\bar{x}_p = \frac{\sum\limits_{i=1}^{n} x_i \cdot p_i}{\sum\limits_{i=1}^{n} p_i}$$

Propriedades da Média Aritmética Simples

$$\sum\limits_{i=1}^{n} (x_i - \bar{x}) = 0$$

$$\sum\limits_{i=1}^{n} (x_i - \bar{x})^2 = mínimo$$

$$\overline{x} = \frac{\sum_{i=1}^{k} m_i \cdot f_i}{\sum_{i=1}^{k} f_i} = \frac{\sum_{i=1}^{k} m_i \cdot f_i}{n}$$

$$\overline{x} = \frac{\sum_{i=1}^{n} x_i}{n} = \frac{\sum_{i=1}^{n} (x_i - A)}{n} + A$$

Média Geométrica

$$G = \left[\prod_{i=1}^{n} x_i \right]^{\frac{1}{n}}$$

$$G = \sqrt[n]{x_1 \cdot x_2 \cdot x_3 \dots x_n}$$

$$G = b^{\overline{\log x}}$$

Média Harmônica

$$H = n \cdot \left[\sum_{i=1}^{n} (x_i)^{-1} \right]^{-1}$$

$$H = \frac{n}{\dfrac{1}{x_1} + \dfrac{1}{x_2} + \dots + \dfrac{1}{x_n}}$$

Mediana

para $\{x_1 < x_2 < \dots < x_n\}$

$\hat{x} = x_{\left(\frac{n+1}{2}\right)}$, se n for ímpar

$\dfrac{x_{(n/2)} + X_{(n/2+1)}}{2}$, se n for par

Separatriz

$$R_i = (n - 1) \cdot \frac{i}{C} + 1 \text{ com } i = 1, 2, \dots C$$

Para quartis $R_i = (n - 1) \cdot \dfrac{i}{4} + 1 \text{ com } i = 1, 2 \text{ e } 3$ (o quarto quartil engloba todo o conjunto)

Para decis $R_i = (n - 1) \cdot \dfrac{i}{10} + 1 \text{ com } i = 1, 2, \dots 9$

Para percentis $R_i = (n - 1) \cdot \dfrac{i}{100} + 1 \text{ com } i = 1, 2, \dots 99$

Moda

$$\tilde{x} = x_i | f_i > f_1, f_2, \dots f_k$$

Média para Dados Agrupados, Ponto Médio de Classe

$$\bar{x} = \frac{\sum_{i=1}^{m} pm_i \cdot fa_i}{\sum_{i=1}^{m} fa_i} \text{ ou } \bar{x} = \frac{\sum_{i=1}^{m} pm_i \cdot fa_i}{n}$$

$$pm_i = \frac{Li_i + Ls_i}{2}$$

Cálculo Abreviado ou Desvio em Classes

$$\bar{x} = K + \left(\frac{\sum_{i=1}^{m} fa_i \cdot v_i}{n} \right) \cdot c$$

Mediana para Dados Agrupados

$$\hat{x} = \hat{L}ir + \left(\frac{\frac{n}{2} - \sum_{i=1}^{med-1} fa_i}{fa_{med}} \right) \cdot c$$

Moda para Dados Agrupados

$$\tilde{x} = \tilde{L}ir + \left(\frac{\Delta 1}{\Delta 1 + \Delta 2} \right) \cdot c$$

Amplitude Total

$$AT = x_n - x_1, \text{ com } \{x_1 < x_2 < \dots < x_n\}$$

Para Tabelas de Distribuição de Freqüências

$$AT = Lsr_m - Lir_1$$

Desvios

$$d_i = x_i - \bar{x}$$

Soma dos Desvios Simples

$$SDS = \sum_{i=1}^{n} (x_i - \bar{x}) \text{ ou } SDS = \sum_{i=1}^{n} d_i$$

Soma dos Desvios Absolutos

$$SDA = \sum_{i=1}^{n} |d_i| \text{ ou } SDA = \sum_{i=1}^{n} |x_i - \bar{x}|$$

Desvio Médio

$$DM = \frac{\sum_{i=1}^{n} |x_i - \bar{x}|}{n}$$

Soma dos Quadrados dos Desvios

$$SQD = \sum_{i=1}^{n} d_i^2 \text{ ou } SQD = \sum_{i=1}^{n} (x_i - \bar{x})^2$$

Desvio Quadrático Médio ou Variância

$$DQM = \frac{\sum_{i=1}^{n} (x_i - \bar{x})^2}{n}$$

Variância Populacional

$$VAR[X] = \sigma_x^2 = \frac{\sum_{i=1}^{n} (x_i - \bar{x})^2}{n}$$

Desvio Padrão Populacional

$$\text{Desvio padrão} = \sqrt{\sigma^2} = \sigma$$

$$\sigma = \sqrt{\frac{\sum_{i=1}^{n} (x_i - \bar{x})^2}{n}}$$

Desvio Padrão Amostral

$$s^2 = \frac{\sum\limits_{i=1}^{n} (x_i - \bar{x})^2}{n-1} \quad e \quad s = \sqrt{s^2} = \sqrt{\frac{\sum\limits_{i=1}^{n} (x_i - \bar{x})^2}{n-1}}$$

Variância Populacional, Fórmula Abreviada

$$\sigma^2 = \frac{\sum\limits_{i=1}^{n} x_i^2 - \dfrac{\left(\sum\limits_{i=1}^{n} x_i\right)^2}{n}}{n}$$

Variância Amostral, Fórmula Abreviada

$$s^2 = \frac{\sum\limits_{i=1}^{n} x_i^2 - \dfrac{\left(\sum\limits_{i=1}^{n} x_i\right)^2}{n}}{n-1}$$

Desvio Padrão, Fórmula Abreviada

Populacional

$$\sigma = \sqrt{\frac{\sum\limits_{i=1}^{n} x_i^2 - \dfrac{\left(\sum\limits_{i=1}^{n} x_i\right)^2}{n}}{n}}$$

Amostral

$$s = \sqrt{\frac{\sum\limits_{i=1}^{n} x_i^2 - \dfrac{\left(\sum\limits_{i=1}^{n} x_i\right)^2}{n}}{n-1}}$$

Dados Agrupados, Intervalos de Classe Homogêneos

$$\sigma^2 = \left[\frac{\sum\limits_{i=1}^{n} (fa_i \cdot v_i)^2}{n} - \left(\frac{\sum\limits_{i=1}^{n} fa_i \cdot v_i}{n} \right)^2 \right] \cdot c^2$$

Dados Agrupados, Intervalos de Classe Heterogêneos

$$\sigma^2 = \frac{\sum\limits_{i=1}^{n} fa_i \cdot (pm_i - \bar{x})^2}{\sum\limits_{i=1}^{n} fa_i} = \frac{\sum\limits_{i=1}^{n} fa_i \cdot (pm_i - \bar{x})^2}{n}$$

Coeficiente de Variação

Populacional

$$cv = \frac{\sigma}{\bar{x}}$$

Amostral

$$cv = \frac{s}{\bar{x}}$$

Taxa de Anormalidade

$$A = \frac{V_A}{n}$$

Taxa de Anormalidade de Risco

$$A_R = \frac{V_{AR}}{n}$$

Coeficiente de Assimetria de Pearson

$$P = \frac{\bar{x} - \tilde{x}}{\sigma}$$

Coeficiente Quartílico de Assimetria

$$Q = \frac{(Q_3 - Q_2) - (Q_2 - Q_1)}{Q_3 - Q_1} \qquad \text{ou} \qquad Q = \frac{Q_3 - 2 \cdot Q_2 + Q_1}{Q_3 - Q_1}$$

Coeficiente do Momento de Assimetria

$$a_3 = \frac{\dfrac{\displaystyle\sum_{i=1}^{n} (x_i - \bar{x})^3}{n}}{\sigma^3}$$

Probabilidade *a Priori*

$$P(A) = \frac{\left[\text{número de possibilidades favoráveis a "A"}\right]}{\left[\text{número total de possibilidades}\right]} = \frac{A}{s}$$

$$0 \leq P(A) \leq 1$$

$$P(A') = \frac{A'}{s}$$

$$P(A') = 1 - P(A) \text{ e } P(A) = 1 - P(A')$$

Probabilidade *a Posteriori*

$$P(A) = \frac{\left[\text{número de vezes que A ocorreu}\right]}{\left[\text{número de vezes que a experiência foi realizada}\right]} = \frac{A}{n}$$

Lei Multiplicativa

$$P(A_1 \cap A_2 \cap \ldots \cap A_n) = P(A_1) \cdot P(A_2) \ldots P(A_n)$$

Ocorrências Independentes

$$P(A_1 \cap A_2 \cap \ldots \cap A_n) = P(A)^n$$

Lei Associativa, Dois Eventos

$$P(A \cup B) = P(A) + P(B) - P(A \cap B)$$

Eventos Mutuamente Excludentes

$$P(A \cup B) = P(A) + P(B)$$

Eventos Dependentes

$$P(A \cap B) \neq P(A) \cdot P(B)$$

Eventos Independentes

$$P(A \cap B) = P(A) \cdot P(B)$$

Probabilidade Condicionada

$$P(A|B) = \frac{P(A \cap B)}{P(B)}$$

Lei da Multiplicação de Probabilidades

$$P(A \cap B) = P(B) \cdot P(A|B) = P(A) \cdot P(B|A)$$

$$\sum_{i=1}^{k} P(A_i|B) = 1$$

se $k = 2$,

$$P(A_1|B) = 1 - P(A_2|B) \text{ e } P(A_2|B) = 1 - P(A_1|B)$$

Risco Relativo

$$RR = \frac{P(A|B)}{P(A|B')} = \frac{\dfrac{AB}{B}}{\dfrac{AB'}{B'}}$$

Coeficiente de Associação de Yule

$$Y = \frac{a \cdot d - b \cdot c}{a \cdot d + b \cdot c}$$

Teorema de Bayes

$$P(c_i|A) = \frac{P(c_i) \cdot P(A|c_i)}{P(A)} \text{ ou } P(c_i|A) = \frac{P(c_i) \cdot P(A|c_i)}{\sum_{i=1}^{k} P(c_i) \cdot P(A|c_i)}$$

Sensibilidade

$$\frac{a}{a+c}$$

Especificidade

$$\frac{d}{b+d}$$

Valor Preditivo Positivo

$$\frac{a}{a+b}$$

Valor Preditivo Negativo

$$\frac{d}{c+d}$$

Acuidade

$$\frac{a+d}{a+b+c+d}$$

Prevalência

$$\frac{a+c}{a+b+c+d}$$

Proporção da Concordância Observada

$$p_o = \frac{a+d}{n}$$

Proporção da Concordância Casual

$$p_c = \frac{(a+b)\cdot(a+c)+(c+d)\cdot(b+d)}{n_2}$$

Coeficiente de Kappa

$$Kappa = \frac{p_o - p_c}{1 - p_c}$$

Função de Probabilidade

Dada a variável aleatória $X = \{x_1, x_2, \ldots, x_n\}$

$$x_i \rightarrow f(x_i)$$

Distribuição Binomial

$$P(X = k) = {}_nC_k \cdot p^k \cdot q^{n-k}$$

$${}_nC_k = \frac{n!}{k! \cdot (n-k)!}$$

Média = valor esperado = E[X] = $\mu = n \cdot p$

Variância = $\sigma^2 = n \cdot p \cdot q = n \cdot p \cdot (1 - p)$

Desvio padrão $= \sigma = \sqrt{n \cdot p \cdot q} = \sqrt{n \cdot p \cdot (1 - p)}$

Distribuição de Poisson

$$P(X = k_i) = \frac{e^{-\mu} \cdot \mu^{k_i}}{k_i!} = \frac{e^{-n \cdot p} \cdot (n \cdot p)^{k_i}}{k_i!}$$

Média = valor esperado = E[X] = $\mu = \lambda$

Variância = $\sigma^2 = \lambda$

Desvio padrão $= \sigma = \sqrt{\lambda}$

Distribuição Normal

$$f(x) = \frac{e^{\frac{-(x-\mu)^2}{2 \cdot \sigma^2}}}{\sigma \cdot \sqrt{2\pi}}$$

Variável Aleatória Padronizada

$$z = \frac{x - \mu}{\sigma}$$

Amostragem com Reposição (ou População Infinita)

Média da distribuição amostral das médias

$$\mu_{DAM} = \mu$$

Variância da distribuição amostral das médias

$$\sigma^2_{DAM} = \frac{\sigma^2}{n}$$

Distribuição Amostral das Médias, DAM

$$P \to N[\mu, \sigma] \therefore DAM \to N\left[\mu, \frac{\sigma}{\sqrt{n}}\right]$$

$$P \to D[\mu, \sigma] \therefore \underset{n \to \infty}{DAM}(z) \to N\left[\mu, \frac{\sigma}{\sqrt{n}}\right]$$

Variável Aleatória Padronizada, Médias Amostrais

$$z = \frac{\overline{X} - \mu}{\sigma / \sqrt{n}}$$

Amostragem sem Reposição, População Finita e $N \geq n$

$$\mu_{DAM} = \mu \qquad \sigma^2_{DAM} = \frac{\sigma^2}{n} \cdot \left(\frac{N-n}{N-1} \right)$$

Distribuição Amostral das Proporções, DAP

$$\underset{N \to \infty}{P} \to B\,[\,p, q = 1 - p\,]$$

$$\mu_{DAP} = p \qquad \sigma^2_{DAP} = \frac{p \cdot q}{n}$$

Distribuição Amostral das Diferenças, DAD

$$\mu_{DAD} = \mu_A - \mu_B$$

Distribuição Amostral das Somas, DAS

$$\mu_{DAS} = \mu_A + \mu_B$$

Variância, DAD, DAS

$$\sigma^2_{DADS} = \frac{\sigma^2_A}{n_A} + \frac{\sigma^2_B}{n_B}$$

Proporções

$$\mu_{DADP} = \pi_A - \pi_B \qquad \mu_{DASP} = \pi_A + \pi_B$$

$$\sigma^2_{DADSP} = \frac{p_A \cdot q_A}{n_A} + \frac{p_B \cdot q_B}{n_B}$$

Estimador Consistente

$$E[\hat{\varphi}] = \varphi$$

Intervalo de Confiança para a Média Populacional

Desvio padrão populacional conhecido

$$IC_{GC}(\mu) \rightarrow \bar{x} \mp z_{GC} \cdot \frac{\sigma}{\sqrt{n}}$$

Desvio padrão estimado, s

$$IC_{GC}(\mu) \rightarrow \bar{x} \mp t_{GC,gl} \cdot \frac{s}{\sqrt{n}}$$

Intervalo de Confiança para a Diferença de Médias Populacionais

Amostras independentes

$$IC_{GC}(\mu_A - \mu_B) \rightarrow \bar{x}_A - \bar{x}_B \mp t_{GC,gl} \cdot \sqrt{\frac{s_A^2}{n_A} + \frac{s_B^2}{n_B}}$$

Graus de liberdade

$$gl = n_A + n_B - 2$$

Amostras pareadas

$$IC_{GC}(\Delta_{A-B}) \rightarrow \bar{d}_{A-B} \mp t_{GC,gl} \cdot \frac{s_d}{\sqrt{n}}$$

$$d_i = x_{A,i} - x_{B,i} \qquad \bar{d}_{A-B} = \frac{\sum\limits_{i=1}^{n} d_i}{n} \qquad s_d = \sqrt{\frac{\sum\limits_{i=1}^{n} (d_i - \bar{d}_{A-B})^2}{n-1}}$$

Intervalo de Confiança para Proporções Populacionais

$$IC_{GC}(\pi) \rightarrow p \mp t_{GC,gl} \cdot \sqrt{\frac{p \cdot q}{n}}$$

Intervalo de Confiança para Diferenças de Proporções Populacionais

$$IC_{GC}(\pi_A - \pi_B) \rightarrow p_A - p_B \mp t_{GC,gl} \cdot \sqrt{\frac{p_A \cdot q_A}{n_A} + \frac{p_B \cdot q_B}{n_B}}$$

Teste de Qui-quadrado Clássico

$$\chi_c^2 = \sum_{i=1}^{r} \sum_{j=1}^{s} \frac{(O_{ij} - E_{ij})^2}{E_{ij}}$$

Valores da Matriz E

$$E_{ij} = \frac{\sum\limits_{j=1}^{s} O_{ij} \cdot \sum\limits_{i=1}^{r} O_{ij}}{\sum\limits_{i=1}^{r} \sum\limits_{j=1}^{s} O_{ij}} = \frac{A_i \cdot B_j}{T}$$

Teste de Qui-quadrado, Correção de Yates

$$\chi_c^2 = \sum\limits_{i=1}^{r} \sum\limits_{j=1}^{s} \frac{(|O_{ij} - E_{ij}| - 0,5)^2}{E_{ij}}$$

$$\chi_t^2 = f(\alpha, gl)$$

$$gl = (r-1) \cdot (s-1)$$

Teste Exato de Fisher

$$F = \frac{A_1! \cdot A_2! \cdot B_1! \cdot B_2!}{\left(\prod\limits_{i=1}^{r} \prod\limits_{j=1}^{s} O_{ij}!\right) \cdot T!}$$

$$p = F_0 + F_{x1} + F_{x2}$$

Teste de McNemar

$$Mc = \frac{4 \cdot \left(\left|O_{12} - \dfrac{O_{12} + O_{21}}{2}\right| - 0,5\right)^2}{O_{12} + O_{21}}$$

Teste de Mantel-Haenszel

$$\chi_{MH}^2 = \frac{(|SO - SE| - 0,5)^2}{SV}$$

$$V = \frac{A_1 \cdot A_2 \cdot B_1 \cdot B_2}{T^2 \cdot (T-1)}$$

Teste de Student "*t*"

Populações homocedásticas

$$t = \frac{|\bar{x}_A - \bar{x}_B|}{s_{A,B} \cdot \sqrt{\dfrac{1}{n_A} + \dfrac{1}{n_B}}}, \text{ onde } s_{A,B} = \sqrt{\frac{s_A^2 \cdot (n_A - 1) + s_B^2 \cdot (n_B - 1)}{n_A + n_B - 2}}$$

Graus de liberdade para populações homocedásticas

$$gl = n_A + n_B - 2$$

Populações heterocedásticas

$$t = \frac{\bar{x}_A - \bar{x}_B}{\sqrt{\dfrac{s_A^2}{n_A} + \dfrac{s_B^2}{n_B}}}$$

Graus de liberdade para populações heterocedásticas

$$gl = \frac{\left(\dfrac{s_A^2}{n_A} + \dfrac{s_B^2}{n_B}\right)^2}{\dfrac{\left(\dfrac{s_A^2}{n_A}\right)^2}{n_A - 1} + \dfrac{\left(\dfrac{s_B^2}{n_B}\right)^2}{n_B - 1}}$$

Amostras dependentes (pareadas)

$$t = \frac{\bar{d}}{\sqrt{\dfrac{s_d^2}{n}}}, \text{ onde } s_d^2 = \frac{\sum\limits_{j=1}^{k}(d_j - \bar{d})^2}{n-1}, \text{ e } \bar{d} = \frac{\sum\limits_{j=1}^{k}d_i}{n}$$

Teste de Fisher (*F*)

$$F_C = \frac{s_A^2}{s_B^2}, \text{ com } s_A^2 > s_B^2$$

$$gl_n = n_A - 1 \qquad gl_d = n_B - 1$$

Teste ANOVA, um Fator

Soma dos quadrados, SQ

$$SQ_E = c \cdot \sum_{i=1}^{r}(\bar{x}_i - \bar{\bar{x}})^2$$

$$SQ_C = \sum_{i=1}^{r}\sum_{j=1}^{c}(x_{ij} - \bar{x}_i)^2$$

Graus de liberdade, *gl*
para SQ_E $(r - 1)$
para SQ_C $r(n - 1)$

Variabilidade média da soma dos quadrados, SMQ

$$MSQ_E = SQ_E/gl_E$$
$$MSQ_C = SQ_C/gl_C$$

Quociente de Fisher, F

$$F = \frac{MSQ_E}{MSQ_C}$$

Teste ANOVA, Mais de um Fator

Variabilidade conjunta

$$MSQ_C = \frac{\displaystyle\sum_{i=1}^{r} \sum_{j=1}^{c} (x_{ij} - \bar{x}_i - \bar{x}_j + \bar{\bar{x}})^2}{(r-1) \cdot (c-1)}$$

Variabilidade devida ao fator A

$$MSQ_E(A) = \frac{c \cdot \displaystyle\sum_{i=1}^{r} (\bar{x}_i - \bar{\bar{x}})^2}{r-1}$$

Variabilidade devida ao fator B

$$MSQ_E(B) = \frac{r \cdot \displaystyle\sum_{j=1}^{c} (\bar{x}_j - \bar{\bar{x}})^2}{c-1}$$

Teste de Tukey

$$d_{ij} = t_s \cdot \sqrt{\frac{MSQ_C}{H_{ij}}}$$

Teste dos Sinais

$$p = 0{,}5^n \cdot \sum_{i=s+1}^{n} {}_nC_i$$

Aproximação normal

$$z_c = \frac{2 \cdot S - n}{\sqrt{n}}$$

Teste WMW

$$z_W = \frac{|U - 0{,}5| - 0{,}5 \cdot n_A \cdot (n_A + n_B + 1)}{\sqrt{\dfrac{n_A \cdot n_B \cdot (n_A + n_B + 1)}{12}}}, \text{com}$$

$$\mu_W = \frac{n_A(n_A + n_B + 1)}{2} \qquad \sigma_W^2 = \frac{n_A \cdot n_B \cdot (n_A + n_B + 1)}{12}$$

Teste de Kruskal-Wallis

$$H = \frac{12 \cdot \displaystyle\sum_{i=1}^{h} \frac{U_i^2}{n_i}}{N(N+1)} - 3 \cdot (N+1)$$

Método de Dunn

$$z = \frac{\dfrac{U_A}{n_A} - \dfrac{U_B}{n_B}}{\sqrt{\dfrac{N \cdot (N+1)}{12} \cdot \left(\dfrac{1}{n_A} + \dfrac{1}{n_B} \right)}}$$

$$p = \frac{(1 - \phi_{bi}(z))}{h \cdot (h-1)}$$

onde $\phi_{bi}(z)$ é o valor da área sob a curva normal para z, com $\alpha/2$

$N = n_A + n_B$

Teste de Friedman, *Fr*

$$Fr = \left[\frac{12}{a \cdot h \cdot (h+1)} \right] \cdot \sum_{i=1}^{h} W_i^2 - 3 \cdot a \cdot (h+1)$$

$gl = h - 1$

Método de Mínimos Quadrados

Princípio Fundamental

$$\sum_{i=1}^{n} d_i^2 = \sum_{i=1}^{n} (y_i - \hat{y}_i)^2 = m\'inimo$$

Regressão Linear Simples

$$\hat{y} = \hat{a}_0 + \hat{a}_1 \cdot x$$

Equações Normais de Mínimo Quadrado

$$\begin{cases} \displaystyle\sum_{i=1}^{n} y_i = n \cdot \hat{a}_0 + \hat{a}_1 \cdot \sum_{i=1}^{n} x_i \\ \displaystyle\sum_{i=1}^{n} x_i \cdot y_i = \hat{a}_0 \cdot \sum_{i=1}^{n} x_i + \hat{a}_1 \cdot \sum_{i=1}^{n} x_i^2 \end{cases}$$

Cálculo dos Parâmetros $\hat{a}_0$ e $\hat{a}_1$

$$\hat{a}_0 = \frac{\sum y \cdot \sum x^2 - \sum x \cdot \sum x \cdot y}{n \cdot \sum x^2 - \left(\sum x\right)^2}$$

$$\hat{a}_1 = \frac{n \cdot \sum x \cdot y - \sum y \cdot \sum x}{n \cdot \sum x^2 - \left(\sum x\right)^2} \quad \text{ou}$$

$$\hat{a}_0 = \bar{y} - \hat{a}_1 \cdot \bar{x}$$

Regressão da Equação do 2.º Grau

$$\hat{y} = \hat{a}_0 + \hat{a}_1 \cdot x + \hat{a}_2 \cdot x^2$$

$$\begin{cases} \sum y = n \cdot \hat{a}_0 + \hat{a}_1 \cdot \sum x + \hat{a}_2 \cdot \sum x^2 \\ \sum y \cdot x = \hat{a}_0 \cdot \sum x + \hat{a}_1 \cdot \sum x^2 + \hat{a}_2 \cdot \sum x^3 \\ \sum y \cdot x^2 = \hat{a}_0 \cdot \sum x^2 + \hat{a}_1 \cdot \sum x^3 + \hat{a}_2 \cdot \sum x^4 \end{cases}$$

Regressão de Curvas do Grau i

$$\begin{cases} \sum y = n \cdot \hat{a}_0 + \hat{a}_1 \cdot \sum x + \hat{a}_2 \cdot \sum x^2 + \ldots + \hat{a}_i \cdot \sum x^i \\ \sum y \cdot x = \hat{a}_0 \sum x + \hat{a}_1 \cdot \sum x^2 + \hat{a}_2 \cdot \sum x^3 + \ldots + \hat{a}_i \cdot \sum x^{i+1} \\ \sum y \cdot x^2 = \hat{a}_0 \sum x^2 + \hat{a}_1 \cdot \sum x^3 + \hat{a}_2 \cdot \sum x^4 + \ldots + \hat{a}_i \cdot \sum x^{i+2} \\ \vdots \\ \sum y \cdot x^i = \hat{a}_0 \cdot \sum x^i + \hat{a}_1 \cdot \sum x^{i+1} + \hat{a}_2 \cdot \sum x^{i+2} + \ldots + \hat{a}_i \cdot \sum x^{2i} \end{cases}$$

A Exponencial de Base Ajustável

$$\hat{y} = \hat{a}_0 \cdot \hat{a}_1^x$$

$$\begin{cases} \sum_{i=1}^{n} \log y_i = n \cdot \log \hat{a}_0 + \log \hat{a}_1 \cdot \sum_{i=1}^{n} x_i \\ \sum_{i=1}^{n} x_i \cdot \log y_i = \log \hat{a}_0 \cdot \sum_{i=1}^{n} x_i + \log \hat{a}_1 \cdot \sum_{i=1}^{n} x_i^2 \end{cases}$$

A Exponencial de Base Neperiana

$$\hat{y} = \hat{a}_0 \cdot e^{\hat{a}_1 \cdot x}$$

$$\begin{cases} \sum_{i=1}^{n} ln\ \hat{y}_i = n \cdot ln\ \hat{a}_0 + \hat{a}_1 \cdot \sum_{i=1}^{n} x_i \\ \sum_{i=1}^{n} x_i \cdot ln\ \hat{y}_i = ln\ \hat{a}_0 \cdot \sum_{i=1}^{n} x_i + \hat{a}_1 \cdot \sum_{i=1}^{n} x_i^2 \end{cases}$$

A Geométrica

$$\hat{y} = \hat{a}_0 \cdot x^{\hat{a}_1}$$

$$\begin{cases} \sum_{i=1}^{n} \log \hat{y} = n \cdot \log \hat{a}_0 + \hat{a}_1 \cdot \sum_{i=1}^{n} \log x_i \\ \sum_{i=1}^{n} \log x \cdot \log \hat{y} = \log \hat{a}_0 \cdot \sum_{i=1}^{n} \log x_i + \hat{a}_1 \cdot \sum_{i=1}^{n} (\log x_i)^2 \end{cases}$$

Função Logística

$$\hat{y} = \frac{\hat{a}_0}{1 + \hat{a}_1 \cdot e^{-\hat{a}_2 \cdot x}}$$

$$\hat{a}_0 = \frac{y_2^2 \cdot y_3 + y_2^2 \cdot y_1 - 2 \cdot y_1 \cdot y_2 \cdot y_3}{y_2^2 - y_1 \cdot y_3}$$

$$\hat{a}_1 = \frac{\hat{a}_0 - y_1}{y_1}$$

$$\hat{a}_2 = -\frac{1}{x_2} \cdot ln\left[\frac{(\hat{a}_0 - y_2) \cdot y_1}{(\hat{a}_0 - y_1) \cdot y_2}\right]$$

Regressão Múltipla

$$y = f(x_1, x_2, ..., x_k) + u$$
$$y = \hat{a}_0 + \hat{a}_1 \cdot x_1 + \hat{a}_2 \cdot x_2 + ... + \hat{a}_k \cdot x_k + u$$

$$\begin{cases} \sum y = n \cdot \hat{a}_0 + \hat{a}_1 \cdot \sum x_1 + \hat{a}_2 \cdot \sum x_2 + ... \hat{a}_k \cdot \sum x_k \\ \sum y \cdot x_1 = \hat{a}_0 \sum x_1 + \hat{a}_1 \cdot \sum x_1^2 + \hat{a}_2 \cdot \sum x_2 \cdot x_1 + ... + \hat{a}_k \cdot \sum x_k \cdot x_1 \\ \sum y \cdot x_2 = \hat{a}_0 \cdot \sum x_2 + \hat{a}_1 \cdot \sum x_1 \cdot x_2 + \hat{a}_2 \cdot \sum x_2^2 + ... + \hat{a}_k \cdot \sum x_k \cdot x_2 \\ \quad \vdots \qquad\qquad \vdots \qquad\qquad \vdots \qquad\qquad \vdots \\ \sum y \cdot x_k = \hat{a}_0 \cdot \sum x_k + \hat{a}_1 \cdot \sum x_1 \cdot x_k + \hat{a}_2 \cdot \sum x_2 \cdot x_k + ... + \hat{a}_k \cdot \sum x_k^2 \end{cases}$$

Função Logística Múltipla

$$\hat{y} = \frac{1}{1 + e^{-k}}$$

$$\hat{P}(Y) = \frac{1}{1 + e^{-k}}$$

$$k = \hat{a}_0 + \hat{a}_1 \cdot x_1 + \hat{a}_2 \cdot x_2 + \ldots + \hat{a}_h \cdot x_h$$

Análise da Qualidade do Ajustamento

$$VR = \sum_{i=1}^{n}(y_i - \hat{y}_i)^2 \quad VT = \sum_{i=1}^{n}(y_i - \bar{y})^2 \quad VER = \sum_{i=1}^{n}(\hat{y}_i - \bar{y})^2$$

$$VR = VT - VER \text{ ou } VT = VER + VR$$

$$R^2 = \frac{\displaystyle\sum_{i=1}^{n}(\hat{y}_i - \bar{y})^2}{\displaystyle\sum_{i=1}^{n}(y_i - \bar{y}_i)^2}$$

$$r = \sqrt{R^2} \text{ ou } R = \sqrt{\frac{\displaystyle\sum_{i=1}^{n}(\hat{y}_i - \bar{y})^2}{\displaystyle\sum_{i=1}^{n}(y_i - \bar{y}_i)^2}}$$

ou

$$r = \frac{\displaystyle\sum_{i=1}^{n} X_i \cdot Y_i}{\sqrt{\displaystyle\sum_{i=1}^{n} X_i^2 \cdot \sum_{i=1}^{n} Y_i^2}} \text{ onde } X_i = x_i - \bar{x} \text{ e } Y_i = y_i - \bar{y}$$

Significância dos Parâmetros

$$t_C = \frac{\hat{a}_i}{S_{\hat{a}_i}}$$

$$t_{C,\hat{a}_0} = \frac{\hat{a}_0}{S_{\hat{a}_0}} \text{ e } t_{C,\hat{a}_1} = \frac{\hat{a}_1}{S_{\hat{a}_1}}$$

$$S_{\hat{a}_0}^2 = \frac{\sum e^2 \cdot \sum x^2}{gl \cdot n \cdot \sum X^2} \text{ e } S_{\hat{a}_1}^2 = \frac{\sum e^2}{gl \cdot \sum X^2}$$

Intervalos de Confiança da Regressão

$$s_{x,y}^2 = \frac{\sum_{i=1}^{n}(y_i - \hat{y}_i)^2}{n-k} \text{ ou } s_{x,y}^2 = \frac{\sum_{i=1}^{n}e_i^2}{n-k}$$

$$\hat{y}_x \mp t_{\alpha, gl} \cdot s_{x,y}$$

Intervalos de Confiança para as Estimativas dos Parâmetros

$$\hat{a}_0 \mp t_{\alpha, gl} \cdot s_{\hat{a}_0} \text{ e } \hat{a}_1 \mp t_{\alpha, gl} \cdot s_{\hat{a}_1}$$

Dimensionamento Amostral
Estudos Observacionais (Intervalos de Confiança)
Tamanho da Amostra, Estimativa, Médias

Erro absoluto, população infinita

$$n = \frac{z^2 \cdot \sigma^2}{d^2}$$

Erro relativo, população infinita

$$n = \frac{z^2 \cdot \sigma^2}{\delta^2 \cdot \bar{x}^2}$$

Erro absoluto, população finita

$$n = \frac{z^2 \cdot \sigma^2 \cdot N}{d^2(N-1) + z^2 \cdot \sigma^2}$$

Erro relativo, população finita

$$n = \frac{z^2 \cdot \sigma^2 \cdot N}{\delta^2 \cdot \bar{x}^2 \cdot (N-1) + z^2 \cdot \sigma^2}$$

Tamanho da Amostra, Proporções

Erro absoluto, população infinita

$$n = \frac{z^2 \cdot p \cdot q}{e^2}$$

Erro relativo, população infinita

$$n = \frac{z^2 \cdot q}{\varepsilon^2 \cdot p}$$

Erro absoluto, população finita

$$n = \frac{z^2 \cdot p \cdot q \cdot N}{e^2(N-1) + z^2 \cdot p \cdot q}$$

Erro relativo, população finita

$$n = \frac{z^2 \cdot q \cdot N}{\varepsilon^2 \cdot p(N-1) + z^2 \cdot q}$$

Correção para Populações Finitas

$$cpf = \sqrt{\frac{N-n}{N-1}}$$

Estudos Experimentais (Testes de Significância)

Diferença entre duas estatísticas, nível de significância (α) e poder do teste (1-β) definidos

Teste para Comparação de Médias

Normal para médias. Uma média experimental contra um valor referência (unilateral)

$$n = \left(\frac{(z_\alpha + z_{1-\beta}) \cdot \sigma}{(\mu_1 - \mu_0)}\right)^2$$

Normal para médias. Uma média experimental contra um valor referência (bilateral)

$$n = \left(\frac{(z_{\alpha/2} + z_{1-\beta}) \cdot \sigma}{(\mu_1 - \mu_0)}\right)^2$$

Student, t (amostras do mesmo tamanho). Duas médias experimentais (unilateral)

$$n = \frac{(\sigma_1^2 + \sigma_2^2) \cdot (z_\alpha + z_{1-\beta})^2}{(\mu_2 - \mu_1)^2}$$

Student, t (amostras do mesmo tamanho). Duas médias experimentais (bilateral)

$$n = \frac{(\sigma_1^2 + \sigma_2^2) \cdot (z_{\alpha/2} + z_{1-\beta})^2}{(\mu_2 - \mu_1)^2}$$

Student, t (amostras de tamanhos diferentes). Duas médias experimentais (unilateral)

$$n_1 = \frac{(\sigma_1^2 + \sigma_2^2/k) \cdot (z_\alpha + z_{1-\beta})^2}{(\mu_2 - \mu_1)^2}$$

$$n_2 = \frac{(k\sigma_1^2 + \sigma_2^2) \cdot (z_\alpha + z_{1-\beta})^2}{(\mu_2 - \mu_1)^2}$$

Student, t (amostras de tamanhos diferentes). Duas médias experimentais (bilateral)

$$n_1 = \frac{(\sigma_1^2 + \sigma_2^2/k) \cdot (z_{\alpha/2} + z_{1-\beta})^2}{(\mu_2 - \mu_1)^2}$$

$$n_2 = \frac{(k\sigma_1^2 + \sigma_2^2) \cdot (z_{\alpha/2} + z_{1-\beta})^2}{(\mu_2 - \mu_1)^2}$$

Student, t, para amostras pareadas. O mesmo grupo antes *vs.* depois

$$n = \frac{(2 \cdot \sigma_d^2) \cdot (z_{\alpha/2} + z_{1-\beta})^2}{\Delta^2}$$

Student, t, para amostras pareadas, em estudos cruzados (*crossover*). Estudo pareado (tratamento *vs.* controle)

$$n = \frac{\sigma_d^2 (z_{\alpha/2} + z_{1-\beta})^2}{2\Delta^2}$$

Teste para Comparação de Proporções

Normal para proporções. Uma proporção experimental contra um valor referência (unilateral)

$$n = \frac{p_0 \cdot q_0 \cdot \left(z_{1-\beta} + z_\alpha \cdot \sqrt{\dfrac{p_1 \cdot q_1}{p_0 \cdot q_0}} \right)^2}{(p_1 - p_0)^2}$$

Normal para proporções. Uma proporção experimental contra um valor referência (bilateral)

$$n = \frac{p_0 \cdot q_0 \cdot \left(z_{1-\beta} + z_{\alpha/2} \cdot \sqrt{\dfrac{p_1 \cdot q_1}{p_0 \cdot q_0}} \right)^2}{(p_1 - p_0)^2}$$

Qui-quadrado, χ^2 (amostras de tamanhos iguais). Duas proporções experimentais (p_1 vs. p_2) (unilateral)

$$n = \frac{\left[z_\alpha \cdot \sqrt{p_1 \cdot q_1 + p_2 \cdot q_2} + z_{1-\beta} \cdot \sqrt{(p_1 \cdot q_1 + p_2 \cdot q_2)} \right]^2}{(p_2 - p_1)^2}$$

Qui-quadrado, χ^2 (amostras de tamanhos iguais). Duas proporções experimentais (p_1 vs. p_2) (bilateral)

$$n = \frac{\left[z_{\alpha/2} \cdot \sqrt{p_1 \cdot q_1 + p_2 \cdot q_2} + z_{1-\beta} \cdot \sqrt{(p_1 \cdot q_1 + p_2 \cdot q_2)} \right]^2}{(p_2 - p_1)^2}$$

Qui-quadrado, χ^2 (amostras de tamanhos diferentes). Duas proporções experimentais (p_1 vs. p_2) (unilateral)

$$n_1 = \frac{\left[z_\alpha \cdot \sqrt{\bar{p} \cdot \bar{q} \cdot \left(1 + \dfrac{1}{k} \right)} + z_{1-\beta} \cdot \sqrt{p_1 \cdot q_1 + \dfrac{p_2 \cdot q_2}{k}} \right]^2}{(p_2 - p_1)^2}$$

$$n_2 = k \cdot n_1$$

com:

$$\bar{p} = \frac{p_1 + k \cdot p_2}{1 + k} \qquad \bar{q} = 1 - \bar{p}$$

Qui-quadrado, χ^2 (amostras de tamanhos diferentes). Duas proporções experimentais (p_1 vs. p_2) (bilateral)

$$n_1 = \frac{\left[z_{\alpha/2} \cdot \sqrt{\bar{p} \cdot \bar{q} \cdot \left(1 + \dfrac{1}{k} \right)} + z_{1-\beta} \cdot \sqrt{p_1 \cdot q_1 + \dfrac{p_2 \cdot q_2}{k}} \right]^2}{(p_2 - p_1)^2}$$

$$n_2 = k \cdot n_1$$

Pareado McNemar. Duas proporções (antes/depois, A/D)

$$n = \frac{\left(z_{\alpha/2} + 2 \cdot z_{1-\beta} \cdot \sqrt{p_A \cdot q_A} \right)^2}{4 \cdot (p_A - 0{,}5)^2 \cdot p_D}$$

Regressão Linear Simples

$$n = \left(z_{(1-\beta)} + z_{\alpha/2} \right)^2 \cdot \frac{\left(s_y^2 - \hat{b}^2 \cdot s_x^2 \right)}{\hat{b}^2 \cdot s_x^2}$$

Bibliografia

Artigos

BORINI, P. *et al*. Médicos: uso e abuso de álcool. Conceitos e concepções etiológicas do alcoolismo — Parte 3. *Jornal Brasileiro de Psiquiatria*, Vol. 43, Num. 4, págs. 213-219, 1994.

CASANOVA-CARDIEL, L.J.; HERMIDA-ESCOBEDO, C. Sarampión en el adulto joven. Características clínicas en 201 casos. *Revista de Investigación Clínica*, Vol. 46, Num. 2, marzo-abril, 1994.

COURA, J.R. *et al*. Aspectos epidemiológicos, sociais e sanitários em áreas do Meio Solimões, Parte I. *Anais da Academia Nacional de Medicina*, Vol. 153, Num. 3, págs. 122-126, julho-setembro, 1993.

DUPONT, W.D.; PLUMMER, W.D. Power and Sample Size Calculations for Studies Involving Linear Regression. *Controlled Clinical Trials Elsevier Science*, New York, vol. 19, págs. 589-601, 1998.

FIOCRUZ, Fundação Oswaldo Cruz. *Dados*. Ano VI, agosto-setembro, 1988.

FRASURE-SMITH, N. *et al*. Depressão após Infarto do Miocárdio: Impacto na Sobrevida em Seis Meses. Suplemento *JAMA*, Vol. 4, Num. 3, págs. 1.335-1.343, abril, 1994.

GUARDIOLA, A. *et al*. Uso da Imipramina no distúrbio de hiperatividade com déficit de atenção. *Revista de Pesquisa Médica*, Porto Alegre, Vol. 26, Num. 1, págs. 10-20, 1992.

KAISER, S. Gastrectomia total: Uma técnica de baixo risco associando os modelos Roscoe-Graham e Lima Basto. *Anais da Academia Nacional de Medicina*, Vol. 152, Num. 3, págs. 85-88, julho-setembro, 1992.

LUCAS, E.A. *et al*. Melanoma maligno: estudo casuístico retrospectivo de 1982 a 1992, no Hospital Universitário da UFES. *Arquivos Brasileiros de Medicina*, Vol. 68, Num. 2, págs. 67-70, março-abril, 1994.

MARINA, N.M. *et al*. Phase I Study of Escalating Targeted Doses of Carboplatin Combined with Ifosfamide and Etoposide in Treatment of Newly Diagnosed Pediatric Solid Tumors. *Journal of the National Cancer Institute*, Vol. 86, Num. 7, abril, 1994.

MAURI, A.L. *et al*. Qual o número ideal de embriões a ser transferido para o útero após fertilização *in vitro*? *Reprodução*, Vol. 8, Num. 3, págs. 116-119, setembro-dezembro, 1993.

MEDINA, L.; MORANTE, A. Mortalidad Neonatal en la Maternidad Concepción Palacios durante el año de 1989. *Gaceta Médica de Caracas*, Vol. 102, Num. 1, págs. 57-65, 1994.

MINISTÉRIO DA SAÚDE, SNABS, DNE. *Estatísticas de Mortalidade*, Brasil, 1983. Centro de Documentação do Ministério da Saúde, Brasília, 1987.

MINISTÉRIO DA SAÚDE/FNS/CENEPI. *Informe Epidemiológico do SUS*, Ano II, N.° 4, julho-agosto, 1993.

MORAES, J.S. Colangite esclerosante. *Anais da Academia Nacional de Medicina*, Vol. 52, Num. 3, págs. 107-110, julho-setembro, 1992.

NOGUEIRA, T.S.; PENAFIEL, P.R.; BAMBIRRA, E.A. Serviço de referência em patologia renal: análise da casuística do departamento de anatomia patológica da UFMG, de 1980 a 1990. *Revista Médica de Minas Gerais*, Vol. 2, Num. 3, julho-setembro, 1992.

NOLETO, P.P. Úlcera péptica perfurada. *Anais da Academia Nacional de Medicina*, Vol. 153, Num. 2, págs. 67-69, abril-junho, 1993.

RODRIGUES, P.P.B. Contribuição ao estudo das manifestações clínicas na meningoencefalite tuberculosa na infância. *Anais da Academia Nacional de Medicina*, Vol. 153, Num. 3, págs. 135-136, julho-setembro, 1993.

TIMERMAN, A.; SAUAIA, N. Resultados da ressuscitação cardiopulmonar intra-hospitalar. *Revista da SOCESP*, Vol. 6, Num. 5.

Livros

BEAUMONT, G.P.; KNOWLES, J. D. *Statistical Tests*. Prentice-Hall International, 1996.

BUSSAB, W.O. *Análise de Variância e Regressão*. Editora Atual, 1988.

COX, D.R. *Planning of Experiments*. Wiley Classics Library, 1992.

DOWNING, D.; CLARK, J. *Estatística Aplicada*. São Paulo, Saraiva, 1998.

DUNN, Graham; EVERITT, Brian. *Clinical Biostatistics*. London, Edward Arnold, 1995.

JEKEL, J.F.; KATZ, D.L.; ELMORE, J.G. *Epidemiologia, Bioestatística e Medicina Preventiva*. 2.ª ed. Porto Alegre, Artmed, 2004.

KAZMIER, L.J. *Estatística Aplicada à Economia e Administração*. São Paulo, McGraw-Hill, 1982.

LINDGREN, B.W.; MCELRATH, G.W. *Introdução à Estatística*. Rio de Janeiro, Ao Livro Técnico, 1972.

MICHELSON, Seth; SCHOFIEL, Timothy. *The Biostatistics Cookbook*. Kluwer Academic Publishers, 1996.

MORETTIN, P.A.; TOLOI, C.M. de C. *Previsão de Séries Temporais*. Editora Atual, 1987.

MUKHOPADHYAY, N. *Probability and Statistical Inference*. New York, Marcel Dekker, 2000.

MÜLLER, Christine, H. *Robust Planning and Analysis of Experiments*. Springer-Verlag, 1995.

PETERS, W.S.; SUMMERS, G.W. *Análise Estatística e Processo Decisório*. Editora da Universidade de São Paulo, 1973.

RIEGELMAN, R.K.; HIRSCH, R.P. *Cómo Estudiar un Estudio y Probar una Prueba: Lectura Crítica de la Literatura Médica*. Publicación Científica 531, Organização Panamericana da Saúde, OPAS, 1992.

ROSNER, Bernard. *Fundamentals of Biostatistics*. Duxbury Press, 1995.

SCHOTT, S. *Estadística*. Barcelona, Editoral Labor, 1928.

SPIEGEL, M.R. *Estatística*. São Paulo, McGraw-Hill do Brasil, 1974.

SPIEGEL, M.R. *Probabilidade e Estatística*. São Paulo, McGraw-Hill do Brasil, 1978.

TRIOLA, Mário F. *Introdução à Estatística*. Rio de Janeiro, Livros Técnicos e Científicos, 1999.

VIEIRA, S. *Introdução à Bioestatística*. Rio de Janeiro, Campus, 1980.

WASSERTHEIL-SMOLLER, Sylvia. *Biostatistics and Epidemiology*. Springer-Verlag, 1995.

WONNACOTT, T.H.; WONNACOTT, R.J. *Estatística Aplicada à Economia e à Administração*. Rio de Janeiro, Livros Técnicos e Científicos, 1981.

Programa DIMAM 1.0

Acompanha esta obra uma cópia livre[1] do programa DIMAM, versão 1.0, para determinação do tamanho mínimo necessário de amostras em estudos científicos. Os princípios teóricos do dimensionamento de amostras se encontram no Cap. 14 deste livro. A leitura desse capítulo antes do uso do programa é fundamental para a compreensão adequada dos procedimentos e dos resultados obtidos.

Aspecto Geral do Programa

Após a instalação do programa DIMAM 1.0, ficará disponível na tela do computador um ícone (Fig. 1) com o atalho para iniciar o programa.

Fig. 1 Ícone do programa DIMAM 1.0.

Clicando no ícone, o programa mostra a tela inicial, como ilustra a Fig. 2.
Na barra principal de ferramentas do programa, podem ser encontradas as seguintes opções:

- Instruções
- Tipos de estudo
- Exibir
- Janelas
- Ajuda

Embaixo dessas opções, o programa disponibiliza ícones de atalho para essas mesmas funções.

A opção *instruções* habilita um conjunto de opções que descrevem de forma sintetizada alguns conceitos sobre dimensionamento de amostras. Funciona como um guia rápido de aprendizado.

A opção *tipos de estudo* permite escolher entre os estudos de natureza ***observacional*** ou ***experimental***, além de possibilitar a escolha de iniciar pela realização de um *estudo piloto*.

A opção *exibir* serve para ativar/desativar a barra de ferramentas.

---

[1] O programa DIMAM 1.0 é parte integrante do livro *Bioestatística: Teórica e Computacional*, Rio de Janeiro: Guanabara Koogan, 2005. Permitido o uso particular, desde que citada a fonte, como indicado no programa. Não é permitido o uso comercial do programa.

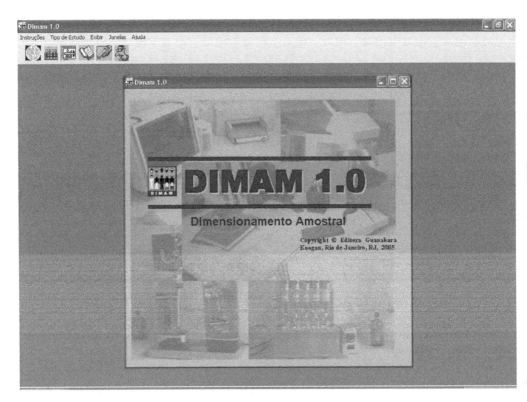

Fig. 2 Tela inicial do programa DIMAM 1.0.

A opção *janelas* permite organizar as janelas na tela do programa. Essa ferramenta é muito útil quando se tem várias janelas abertas simultaneamente.

A opção *ajuda* fornece a opção **tutorial**. Clicando nela, é possível aprender de forma detalhada como utilizar o programa. Na opção *suporte*, está listada a equipe de trabalho que participou da elaboração do programa, bem como o endereço eletrônico para contatos com os autores. Em *autores*, pode ser encontrada uma breve descrição das atividades dos autores do programa. E na opção *sobre*, constam informações sobre os direitos da obra e sobre a Editora Guanabara Koogan.

Exemplo de Utilização

Para efetuar os cálculos de tamanho de amostra usando o programa DIMAM 1.0, é necessário escolher entre as opções **observacional** e **experimental**, em **tipos de estudo**, ou clicar diretamente nos atalhos correspondentes.

Se estiver sendo efetuado um dimensionamento amostral para estimativa de intervalos de confiança, a opção escolhida deverá ser **observacional**. Clicando nessa opção, é aberta uma janela como a mostrada na Fig. 3.

Na Fig. 3, pode ser observado que existem duas pastas: uma destinada à estimativa de proporções e a outra para médias. O usuário deverá escolher a opção correspondente ao seu estudo. Será necessário também definir o **tipo de erro** e o **tipo de população**, como estudado no Cap. 14. O preenchimento desses campos habilita ou desabilita as **variáveis de entrada** necessárias para os cálculos.

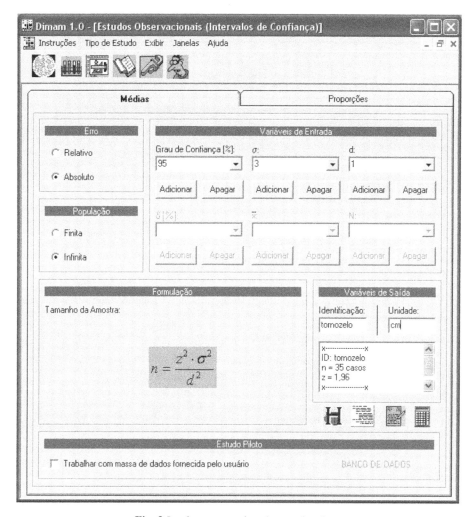

Fig. 3 Janela para estudos observacionais.

Caso as variáveis de entrada sejam estimadas a partir de um estudo piloto, será necessário habilitar a opção **trabalhar com massa de dados fornecida pelo usuário**, encontrada na parte inferior da janela.

A tela da Fig. 3 mostra um exemplo para determinar a amostra para uma estimativa do diâmetro médio do tornozelo na população geral. Os critérios selecionados foram erro absoluto e população geral, ou infinita. Assim, foi necessário indicar, no campo das variáveis de entrada, o grau de confiança (95%), o desvio padrão e o erro absoluto (respectivamente foram determinados valores de 3 e de 1 cm).

Uma vez preenchidos todos os campos das variáveis de entrada, é possível efetuar os cálculos clicando no ícone da calculadora que se encontra logo abaixo do campo das **variáveis de saída**. Neste caso, o campo das variáveis de saída mostra os resultados de forma condensada. Para exibir os resultados de forma detalhada, deve-se clicar no ícone de texto branco próximo à calculadora, denominado: visualizar relatório.[2] A Fig. 4 mostra o relatório gerado pelo exemplo do diâmetro do tornozelo.

---

[2]Passe o *mouse* em cima dos ícones e será indicada sua função.

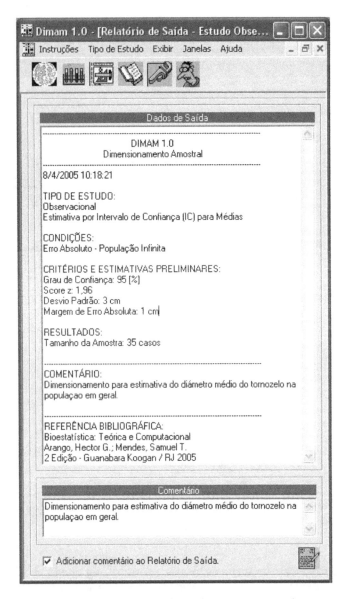

Fig. 4 Relatório final do dimensionamento amostral.

O ícone do texto escrito situado no canto inferior direito da janela permite a impressão do relatório final.

Os procedimentos, no caso de estudos experimentais, são semelhantes, e as funções do programa são as mesmas.

No caso da realização de um estudo piloto (Fig. 5) para a estimativa das variáveis de entrada em estudos observacionais ou experimentais, os dados podem ser inseridos no programa manualmente, ou carregados a partir de um arquivo de texto já existente. Os ícones na parte inferior da janela permitem estas opções.

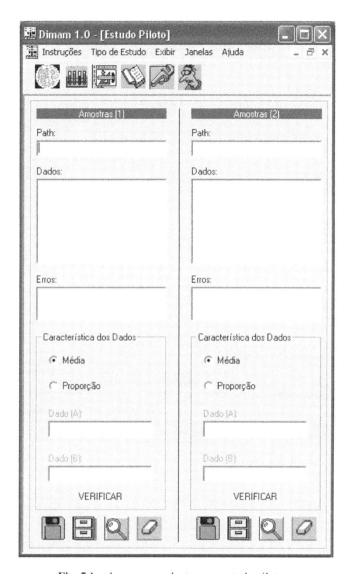

Fig. 5 Janela correspondente a um estudo piloto.

Após a introdução dos dados, a opção *verificar* efetua os cálculos preliminares (média, desvio padrão ou proporção, conforme o caso) e utilizá-los nos cálculos finais de tamanho de amostra.

Para maiores detalhes sobre o uso do programa, consultar o Tutorial do DIMAM 1.0 e o Cap. 14 desta obra.

Índice Alfabético

A

Ácido
- ascórbico, taxa, 130
- úrico, taxa, 125
Acuidade, 163
Ambiente
- macro, 2
- micro, 2
Amodal, 100
Amostra, 3
- definição, 4
- dimensionamento, 335-368
- - como dimensionar, 340
- - comparações, 352
- - conceito, 336
- - estimativas
- - - de médias, 343
- - - de proporções, 347
- - guia rápido de expressões, 363
- - importância, 336
- - intervalos de confiança, 341
- - problema da determinação do tamanho das amostras, 340
- - problema da referência circular, 342
- - regressão linear simples, 362
- - resumo das etapas do planejamento experimental, 337
- - testes de significância, 352
- - tipos de estudos científicos, 340
- extração, técnicas, 200
- independentes, 209, 269
- indicadores, correção, 110
- mesmo tamanho, 360
- obtenção, 16
- pareadas, 210, 269, 357
- população, extração, 4
- representativa, 12
- tamanho(s), 19
- - determinação, problema, 340
- - diferentes, 360
- - para obter um intervalo de confiança determinado, 207
- - resultados dos testes, 225
- tendenciosa, 12
Amostragem
- aleatória, 17
- - estratificada, 18
- com reposição (ACR), 149, 200
- conglomerado, 18
- conveniência, 18
- estratificada, 18
- por área, 18
- sem reposição (ASR), 200
- sistemática (seqüencial), 17
- teoria, 199
- distribuição amostral
- - - diferenças ou das somas, 204
- - - médias, 201
- - - proporções, 203
- - objetivo, 199

- - técnicas de extração de amostras, 200
Amplitude total, 37, 106
- estudentizada, 376
Análise
- qualidade do ajustamento, 320
- regressão, 306
- variância, 27, 276
Anormalidade, taxa, 113
ANOVA, teste, 276
APACHE (Acute Physiology and Chronic Health Evaluation), 320
Apresentação gráfica de dados, 58-90
- exemplos em publicações científicas, 63-73
- gráficos
- - barras, 59, 77
- - caixas, 60
- - circular, 75
- - colunas, 76
- - linha, 59
- - setores, 58
- módulos do programa STATISTICA, 73-90
- recursos computacionais, 62
- utilidade, 58
Área acumulada sob a curva normal padronizada, 370
Arquivos de dados, montagem, 21
Arredondamento de dados, 7
Assimetria, 115
- coeficientes, 117
- - momento de assimetria, 118
- - Pearson, 118
- - quartílico, 118
Assistência à saúde, 6
Avaliação da qualidade de um exame diagnóstico, 161

B

Bancos de dados, 2
Basic Statistics and Tables, 22
- construção de tabelas, 48
- gráficos, 73
Bayes, teorema, 159
BD1pediat no programa STATISTICA, 77, 80
Bimodal, 100
Binários, 185
Binomial, distribuição, 185
Bioestatística, 1-31
- aspectos históricos da estatística, 24
- - Brasil, 27
- - mundo, 24
- conceitos preliminares, 1
- - amostras, 3
- - bioestatística, 2
- - censo, 5
- - dados
- - - primários, 5
- - - secundários, 5

- - estatística, 1
- - - saúde no Brasil, 6
- - população, 3
- informações preliminares importantes, 7
- preparação de um estudo, 8-20
- - efeitos indesejados no levantamento de dados, 13
- - - complacência, 15
- - - desmascaramento, 16
- - - Hawthorne, 15
- - - ilusão de Müller-Lyer, 15
- - - memória, 16
- - - placebo, 13
- - - Rosenthall, 14
- - escolha das variáveis ou dos fatores, 10
- - obtenção de amostras, 16
- - problemas usuais no levantamento de dados, 11
- - recursos computacionais, 20
- - - escolha do programa, 20
- - - montagem de arquivos de dados, 21
- - tipos, 9
- recursos computacionais, 20
Bivariate histograms, 80
Bula de remédios, 5

C

Cabeçalho da tabela, 33
Cálculo(s)
- abreviado, 103
- abreviados para a variância e para dados agrupados, 111
- automático dos parâmetros de uma distribuição, 123-142
- probabilidades, 147
- - epidemiologia, 160
- - lei
- - - associativa, 150
- - - multiplicativa, 148
Cardiologia, 3
Casa da tabela, 33
Censo, 5
- agropecuário, 6
- comercial, 6
- demográfico, 6
- industrial, 65
- serviços, 6
Centers for Disease Control, 43
Chamadas da tabela, 33
Classes, 35
- freqüência, 41
- homogêneas, 35
- intervalo, 35
- limite inferior e superior, 35
- mediana, 104
Coeficiente
- assimetria, 117
- associação de Yule, 27, 158
- correlação, 26
- Kappa, 164

ÍNDICE ALFABÉTICO **435**

- momento
- - de assimetria, 118
- - de curtose, 121, 122
- percentílico de curtose, 121
- quartílico de assimetria, 118
- variação, 112
Colesterol, taxa, 140
Coluna indicadora da tabela, 33
Comparação entre populações, testes
- não-paramétricos, 289-305
- - duas populações, 289
- - mais de duas populações, 298
- paramétricos, 268-288
- - duas populações, 268
- - - resumo dos procedimentos, 271
- - mais de duas médias, 276
- - - análise de variância, ANOVA, 276
- - - testes não-planejados, 278
- - suporte computacional, 283
Complacência, efeito, 15
Computadores, recursos gráficos, 62
Concentração mínima inibitória (CMI), 95
Condicionada, probabilidade, 153
Confusão estatística, 247
Consistência, 12
Constante, 8
Construção de tabelas, 41
Coortes, estudo, 9
Corpo da tabela, 33
Correção
- amostral, 110
- continuidade, 223
- indicadores para amostras, 110
Correlação, 26
Critérios
- aleatoriedade, 12
- proporcionalidade, 12, 18
Curtose, 121
- medidas, 121

D

Dados
- agrupados
- - cálculos abreviados, 111
- - média, 102
- - mediana, 104
- - moda, 104
- apresentação gráfica, 58-90
- - exemplos em publicações científicas, 63-73
- - módulo do programa STATISTICA, 73-90
- - recursos computacionais, 62
- - utilidade, 58
- arquivos, montagem, 21
- arredondamento, 7
- categorizados, testes, 239-260
- - exato de Fisher, 243
- - Mantel-Haenszel, 247
- - McNemar, 245
- - qui-quadrado clássico, 240
- - recursos computacionais, 253
- - tabelas de contingência, 239
- efeitos indesejados no levantamento de, 13
- - complacência, 15
- - desmascaramento, 16
- - Hawthorne, 15
- - ilusão de Müller-Lyer, 15
- - memória, 16
- - placebo, 13
- - Rosenthall, 14
- organização em tabelas, 32-57
- - classificação, 43

- - construção, 41
- - dados brutos e rol, 34
- - exemplos em publicações científicas, 43
- - freqüência, 41
- - normas para apresentação, 32
- - número de classes e intervalo de classe, 35-41
- - recursos computacionais, 48
- primários, 5
- problemas usuais, 11
- - fidedignidade, 13
- - representatividade, 12
- secundários, 5
- simples, tratamento, 106
Decisão
- erros, 220
- regra, 220
Desenho experimental, 338
- escolha do número de unidades (grupos) experimentais que serão empregados, 338
- escolha dos níveis aos quais os fatores escolhidos serão tomados, 338
- observação de possíveis medidas para redução de erros não controlados, 338
Desmascaramento, efeito, 16
Desvio
- absoluto, 109
- em classes, 103
- médio, 108
- padrão, 110
- - populacional, 205, 207
- quadrado, 109
- quadrático médio, 110
- simples, soma, 107
Dimensionamento amostral, 19, 335-368
- como dimensionar amostras, 340
- comparações ou baseado em testes de significância, 352-362
- - duas médias experimentais (teste de Student, t), 355
- - duas proporções experimentais, 360
- - duas proporções pareadas (teste de McNemar), 361
- - média experimental contra um valor referência (normal para médias), 354
- - proporção experimental contra uma taxa de referência (normal para proporções), 359
- conceito, 336
- estimativas ou baseado em intervalos de confiança, 341
- - de médias, 343
- - de proporções, 347
- - intervalos de confiança e tamanho da amostra, 341
- - problema da referência circular, 342
- etapas do planejamento experimental, resumo, 337
- - definição dos objetivos e das hipóteses, 337
- - desenho experimental, 338
- - escolha dos fatores (ou das variáveis), 337
- guia rápido de expressões, 363
- importância, 336
- problemas da determinação do tamanho das amostras, 340
- regressão linear simples, 362
- tabelas, 377-392
- tipos de estudos científicos, 340
Dispersão, 105
Distribuição
- amodal, 100
- amostral
- - diferenças, 204

- - médias (DAM), 201
- - proporções (DAP), 203
- - somas, 204
- bimodal, 100
- Fisher, valores, 373
- medidas características, 91-142
- - assimetria, 115-121
- - cálculo automático dos parâmetros de uma distribuição, 123
- - curtose, 121
- - dispersão ou variabilidade, 105-115
- - tendência central, 91-105
- multimodal, 100
- probabilidade, 183-198
- - binomial, 185
- - construção da função de probabilidade dada a probabilidade de uma ocorrência, 184
- - Fisher, 191
- - normal ou de Gauss, 26, 187
- - - cálculo usando a tabela, 190
- - - características, 187
- - - variável aleatória padronizada, 188
- - Poisson, 186
- - Qui-quadrado, 191
- - recursos computacionais para o cálculo, 191
- - Student, 190
- qui-quadrado, valores da distribuição, 375
Distúrbio de hiperatividade com déficit de atenção (DHDA), 166
Duplo cego, estudo, 14

E

Ecológico, estudo, 9
Editores
- gráficos, 21, 83
- textos, 21
Efeitos
- indesejados no levantamento de dados
- - complacência, 15
- - desmascaramento, 16
- - Hawthorne, 15
- - memória, 16
- - placebo, 13
- - Rosenthall, 14
- - transferência, 358
Ensaio clínico aleatório, 9
Epidemiologia, 2
- cálculo de probabilidades, 160-182
- - avaliação da qualidade de um exame diagnóstico, 161
- - coeficiente de Kappa, 164
Erros da decisão, 220
- absoluto população
- - finita, 346, 350
- - infinita, 343, 348
- desenho experimental, 338
- relativo população
- - finita, 347, 352
- - infinita, 345, 349
Especificidade, 162
Estatística, 1
- analítica, 2
- aspectos históricos, 24
- - Brasil, 27
- - mundo, 24
- descritiva, 2
- objetivo, 2
- planejamento, 2
- saúde no Brasil, 6
- - assistência à saúde, 6

- - informações demográficas e socieconômicas, 7
- - morbidade e informação epidemiológica, 7
- - recursos financeiros, 7
- - rede assistencial, 6
- - vitais e mortalidade e nascidos vivos, 7
- vitais e mortalidade e nascidos vivos, 7
Estimação, teoria, 204
Estimadores
- consistente, 205
- eficiente, 205
- tendenciosos, 205
Estimativa, 204
- de média, dimensionamento amostral, 343
- pontuais, 204
- por intervalo, 205
- proporções, dimensionamento amostral, 347
Estudo(s), preparação, 8-20
- cego, 14
- científicos, tipos, 340
- coortes, 9
- duplo cego, 14
- ecológico, 9
- experimentais, 9
- - testes de significância, 365
- fases da realização, 336
- observacionais, 9
- - intervalos de confiança, 364
- prevalência ou transversal, 9
- retrospectivo ou de casos controle, 9
Exame diagnóstico, avaliação da qualidade, probabilidade, 161
Excel, 63
Expressões para dimensionamento de amostras, guia, 363
Extração de amostras, técnica, 200
- população, 4

F

Farmacologia, 2
Fatores
- escolha, 18, 337, 338
- prevenção, 156
- risco, 156
Fidedignidade, dados, 13
Fisher
- distribuição, 191
- teste, 243
Fisiologia, 2
Fonte da tabela, 33
Freqüência de uma classe, 41
- absoluta, 41
- acumuladas, 41
- limite real, 41
- relativa, 41, 143
- relativa acumulada, 41
Frequency tables, 49
Função
- logística múltipla, 317
- poder, 237
- probabilidade, 183

G

Gastroenterologia, 3
Gauss, distribuição de probabilidade, 187
- características, 187
- rotina para calcular, 190
- variável aleatória padronizada, 188
Genética humana, lei de Hardy-Weinberg, 150

Gráficos, 58-90
- barras, 26, 59, 77
- caixas, 60
- circular, 75
- colunas, 76
- dispersão, 84
- editor gráfico do Excel, 83
- exemplos em publicações científicas, 63
- folhas, 27
- linhas, 26, 59
- módulo gráfico do programa STATISTICA, 73-90
- ramos e folhas, 60
- recursos computacionais, 62
- setores, 26, 58
- tipo torta, *pizza* ou *pie*, 64
- três dimensões, 3D, 80
- utilidade, 58
Graph, 63
Graus de liberdade, 269
Gravidez assistida, 149
Guia de expressões para dimensionamento de amostras, 363

H

Harvard Graphics, 63
Hawthorne, efeito, 15
Hipertensão, 151
Hipótese(s), 219
- alternativa, 220
- definição, 337
- nulidade, 26, 219
- teste(s), 219-238
- - bilaterais, 226
- - erros da decisão, 220
- - nível de significância, 222
- - - clássico, 224
- - poder, 235
- - regra de decisão, 220
- - tamanho das amostras e resultados, 225
- - unilaterais, 226
Histogramas
- bivariado, 82
- freqüências, 77

I

IBGE, 6
Idade
- gestacional, 47
- prevalente, 102
Ilusão de Müller-Lyer, 15
Imunologia, 2
Indicadores para amostras, correção, 110
Índice
- massa corporal, 26
- PAR, 320
Indutivo, método, 26
Inferência, 199
Informações demográficas e socioeconômicas, 7
Intervalo
- classe, 35
- confiança
- - comparação de grupos, 213
- - diferença de médias populacionais, 209
- - diferenças de proporções populacionais, 212
- - estudos observacionais, 364
- - média populacional, 205
- - - desvio padrão populacional conhecido, 205
- - - desvio padrão populacional estimado, 207

- - - tamanho da amostra para obter um intervalo de confiança determinado, 207
- - proporções populacionais, 212
- - regressão, 326
- - tamanho da amostra, 341
- estimativas, 205

J

Journal
- *American Medical Association*, 5, 45
- *National Cancer Institute*, 45

K

Kappa, coeficiente, 164
Kolmogorov, teste, 27, 262
KPS, escore, 320

L

Lei
- associativa, 150
- grandes números, 25
- Hardy-Weinberg, 150
- multiplicativa, 148
Limite, classe
- inferior, 35
- real, 41
- superior, 35

M

Mantel-Halnszel, teste, 247
McNemar, teste, 245
Média
- aritmética, 92
- dados agrupados, 102
- harmônica, 96
- ponderada, 93
- populacional
- - intervalo de confiança, 205
- - - desvio padrão populacional conhecido, 205
- - - desvio padrão populacional estimado, 207
- - - diferença, 209
- - - tamanho da amostra, 207
Mediana, 96, 98
- dados agrupados, 104
Medicina
- preventiva, 2
- probabilidade na, 147, 160
Medidas características de uma distribuição, 91-142
- assimetria, 115-121
- - coeficientes, 117
- cálculo automático dos parâmetros de uma distribuição, 123
- curtose, 121
- dispersão ou variabilidade, 105-115
- - aspectos gerais, 105
- - tratamento para dados simples, 106
- - amplitude total, 106
- - cálculos abreviados para a variância e para dados agrupados, 111
- - - correção dos indicadores para amostras, 110
- - desvio médio, 108
- - - soma dos desvios simples, 107
- - - soma dos quadrados dos desvios, 108
- - - taxa de anormalidade, 113, 114

ÍNDICE ALFABÉTICO   **437**

- - - variabilidade normalizada: coeficiente de variação, 112
- - - variância e o desvio padrão, 110
- tendência central, 91-105
- - aspectos gerais, 91
- - tratamento de dados agrupados, 102
- - - média, 102
- - - mediana, 104
- - - moda, 104
- - tratamento de dados simples, 92
- - - média aritmética, 92
- - - mediana, 96
- - - moda, 100
Memória, efeito, 16
Mensuração da probabilidade, 143
Método
- mínimos quadrados, 308
- variáveis
- - contínuas, 38
- - discretas, 37
MINITAB, programa, 20
Moda, 100
- dados agrupados, 104
Module Switcher, 22, 73
Morbidade e informações epidemiológicas, 7
Müller-Lyer, ilusão, 15
Multimodais, 100

N

Neonatal, fatores de risco, 47
Neurologia, 3
Nível de significância, 26
- teste de hipótese, 222
- - clássico, 224
Nonparametrics/Distrib., 253
Normalidade, testes, 261
- finalidade, 261
- Kolmogorov-Smirnov (K-S), 262
- Shapiro-Wilks (W), 262
- suporte computacional, 264
Normas para apresentação tabular de dados, 32
- regras gerais, 32
- simbologia e números, 34
Notas da tabela, 33
Números
- aleatórios, 17
- classes, 35
- de unidades (grupos) experimentais que serão empregados, 338
- probabilidade como, 144

O

Óbito ao nascer, 47
Obtenção de amostras, 16
Operador
- produto, 142
- soma, 141
Organização
- dados em tabelas, 32-57
- - brutos e rol, 34
- - classificação, 43
- - construção de tabelas, 41
- - exemplos em publicações científicas, 43
- - freqüência, 41
- - normas, 32
- - número de classes e intervalo de classe, 35-41
- - recursos computacionais, 48
- - regras gerais, 32
- - simbologia e números, 34
- sistemas de saúde, 2

P

Parâmetros amostrais, 201
Pediatria, 3
Pergunta problema, 337
Peso, 92
- diferenciados, 93
Placebo, 14
Planejamento experimental, 27
- desenho experimental, 338
- escolha dos fatores (ou das variáveis), 337
- etapas, resumo, 337
- objetivos e hipóteses, definição, 337
Pneumologia, 3
Poder de um teste, 235
Poisson, distribuição, 186
Pontual, estimativa, 204
População(ões), 3
- comparação de duas, testes
- - não-paramétricos, 289
- - paramétricos, 268
- definição, 4
- extração de amostras, 4
- finita, erro
- - absoluto, 346, 350
- - relativo, 347, 352
- heterocedásticas, 269
- homocedásticas, 269
- infinita, erro
- - absoluto, 343, 348
- - relativo, 345, 349
- média, intervalo de confiança, 205, 209, 212
Precisão, dados, 13
Prevalência, 101, 163
Prevenção, fator, 156
Probabilidade, 143-160
- cálculo, 147
- com noções de epidemiologia, 160
- como um número, 144
- condicionada, 153
- - coeficiente de associação de Yule, 158
- - risco relativo, 156
- - teorema de Bayes, 159
- distribuições, 183-198
- - binomial, 185
- - construção da função de probabilidade dada a probabilidade de uma ocorrência, 184
- - Fisher, 191
- - normal ou de Gauss, 187
- - Poisson, 186
- - qui-quadrado, 191
- - recursos computacionais para o cálculo, 191
- - Student, 190
- eventos dependentes, 153
- medicina, 147
- mensuração, 143
Problema de referência circular, 342
Produtório, 142
Programas de computador
- DIMAMM 1.0, 429
- - aspecto geral, 429
- - exemplo de utilização, 430
- ideal, 20
- MINITAB, 20, 62
- S-PLUS, 20
- SPSS, 20, 62
- Statgraphics Plus, 20
- STATISTICA, 20
- - cálculo de distribuições de probabilidade, 191
- - edição de tabelas, 48

- - módulo gráfico, 73
- - - barras, 77
- - - circular, 75
- - - colunas, 76
- - - editor gráfico do Excel, 83
- - - histogramas de freqüências, 77
- - - interpretação e análise do histograma bivariado, 82
- - - três dimensões, 3D, 80
- - regressão, teoria, 327
- - testes
- - - categorizados, 253
- - - não-paramétricos, 302
- - - normalidade, 264
- - - paramétricos, 283
Proporções
- distribuição amostra, 203
- populacionais, intervalo de confiança, 212
Prova
- aderência, 262
- ouro, 161
Psiquiatria, 3
Publicações científicas, exemplos
- gráficos, 63-73
- organização de dados em tabelas, 43

Q

Qualidade de um exame diagnóstico, avaliação, 161
Quartil, 118
Qui-quadrado
- distribuição, 191
- teste, 240

R

Recursos
- computacionais
- - construção de tabelas, 48
- - gráficos, 62
- financeiros, 7
Rede assistencial, 6
Referência circular, problema, 342
Regra de decisão, 220
Regressão, teoria, 306-334
- análise, 306
- análise da qualidade do ajustamento, 320
- intervalos de confiança, 326
- métodos de mínimos quadrados, 308
- múltipla, 315
- - função logística, 317
- significância dos parâmetros, 323
- simples, 308
- - curvas do grau i, 313
- - exponencial de base
- - - ajustável, 313
- - - neperiana, 314
- - função logística, 315
- - geométrica, 314
- - linear, 309
- suporte computacional, 327
Representatividade, dados, 12, 93
Risco relativo, 156
Rodapé da tabela, 33
Rosenthall, efeito, 14

S

Saúde pública, 2
Sensibilidade, 162
Separatriz, determinação do valor, 98
Shapiro-Wilks, teste, 262

438 BIOESTATÍSTICA

Significância
- nível, 222
- parâmetros, 323
Símbolos em tabelas estatísticas, 34
Simetria, 116
Soma
- desvios simples, 107
- quadrados dos desvios, 108
Somatório, 142
S-PLUS, programa, 20
SPSS, programa, 20
Statgraphics Plus, programa, 20
STATISTICA, programa, 20
- edição de tabelas de freqüência, 48
- - duplas, 51
- - simples, 49
- módulo gráfico, 73-90
- - barras, 77
- - circular, 75
- - colunas, 76
- - três dimensões, 3D, 80
Stats 2D Graphs no programa
    STATISTICA, 77
Stats 3D sequential graphs no programa
    STATISTICA, 80
Student
- distribuição, 190
- teste, 27

T

Tabelas
- contingência, 239
- dimensionamento de amostras, 377-392
- organização de dados em, 32-57
- - brutos e rol, 34
- - classificação, 43
- - construção, 41
- - exemplos em publicações científicas,
    43-47
- - freqüência, 41
- - normas, 32
- - número de classes e intervalo de
    classe, 35
- - recursos computacionais, 48
- - regras gerais, 32
- - simbologia e números, 34
- - STATISTICA, programa, 48
Tables and Banners, 49, 51
Tamanho das amostras, 19
- determinação, problemas, 340
- resultados dos testes, 225
Taxa de anormalidade, 113
- melhorada: taxa de anormalidade de
    risco, 114
Tempo gestacional, 124
Teorema de Bayes, 26, 259
Teorias
- amostragem, 199-204
- - distribuição amostral
- - - diferenças ou das somas, 204
- - - médias, 201
- - - proporções, 203
- - objetivo, 199
- - técnicas de extração de amostras, 200
- estimação, 204-213
- - atributos de um estimador, 205
- - estimativas
- - - pontuais, 204

- - - por intervalo, 205
- - intervalo de confiança
- - - comparação de grupos, 213
- - - diferença de médias populacionais, 209
- - - diferenças de proporções
        populacionais, 212
- - - média populacional, 205
- - - proporções populacionais, 212
- regressão, 306-334
- - análise, 306
- - análise da qualidade do
    ajustamento, 320
- - intervalos de confiança, 326
- - método de mínimos quadrados, 308
- - múltipla, 315
- - significância dos parâmetros, 323
- - simples, 308
- - suporte computacional, 327
- testes de hipóteses, 219-238
Testes
- ANOVA, 276
- - fator de classificação, 277
- - mais de um fator de classificação, 277
- Bonferroni, 278
- categorizados, 240
- - recursos computacionais, 253
- dados categorizados, 239-260
- distribuição livre, 261, 289
- dos sinais, 289, 303
- Duncan, 278
- Dunn, 278
- Fisher, 243
- - comparação de duas variâncias, 270
- Friedman, 299
- hipóteses, 27, 219-238
- - bilaterais, 226
- - conceitos básicos, 219
- - erros de decisão, 220
- - nível de significância, 222
- - - clássicos, 224
- - poder, 235
- - regra de decisão, 220
- - tamanho das amostras e resultados, 225
- - unilaterais, 226
- Kolmogorov-Smirnov (K-S), 27, 262
- Kruskal-Wallis, 297
- Mantel-Haenszel, 247
- McNemar, 245, 361
- média experimental contra um valor de
    referência, 354
- - bilateral, 355
- - unilateral, 354
- não-paramétricos, 289-305
- Newman-Keuls, 278
- normalidade, 261-267
- - conceito, 261
- - finalidade, 261
- - normas para apresentação tabular de
    dados, 32
- paramétricos, 268-288
- - comparação de duas populações, 268
- - comparação de mais de duas médias
    populacionais, 276-282
- - suporte computacional, 283-288
- proporção experimental contra uma taxa
    de referência, 359
- qui-quadrado, 27
- - amostras de tamanhos diferentes, 360
- - amostras do mesmo tamanho, 360

- - clássico, 240
- Scheffé, 278
- Shapiro-Wilks (W), 262
- significância
- - dimensionamento das amostras, 352
- - estudos experimentais, 365
- Student, 27
- - amostras
- - - pareadas, 357, 358
- - - tamanhos diferentes, 356
- - - tamanhos iguais, 355
- - comparação de duas populações, 268
- Tukey, 27, 278
- Wilcoxon-Mann-Whitney, 293, 303
Título da tabela, 33
Tratamento de dados
- agrupados, 102
- - média, 102
- - mediana, 104
- - moda, 104
- - simples, medidas de dispersão ou
    variabilidade, 106
- - amplitude total, 106
- - cálculos abreviados para a variância, 111
- - correção dos indicadores para
    amostras, 110
- - desvio médio, 108
- - soma dos desvios simples, 107
- - soma dos quadrados dos desvios, 108
- - taxa de anormalidade, 113, 114
- - uma medida de variabilidade
    normalizada, 112
- - variância e o desvio padrão, 110
- - simples, medidas de tendência central, 92
- - média aritmédica, 92
- - mediana, 96
- - moda, 100
Tukey, teste, 27

V

Valores
- de t para testes bilaterais e unilaterais, 372
- distribuição
- - Fisher, 373
- - qui-quadrado, 375
- preditivo
- - negativo, 163
- - positivo, 162
Variabilidade, 105
Variação
- explicada pela regressão, 320
- residual, 320
- total, 320
Variância, 110
- amostral, 111
Variáveis, 8
- contínuas, método, 38
- discretas, método, 37
- escolha, 10, 337

W

Wilcoxon-Mann-Whitney, teste, 293, 303

Y

Yule, coeficiente de associação, 158